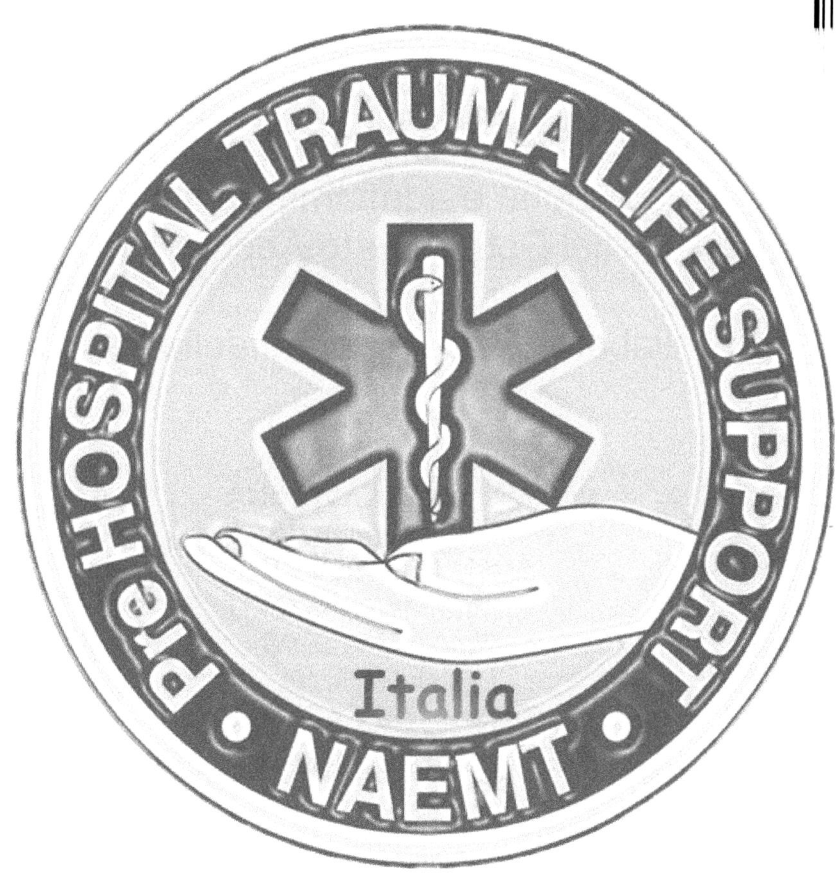

Manuale
Pre Hospital Trauma Life Support

Dispensa con traduzione in italiano
associata al manuale PHTLS inglese 8a edizione

Traduzione e
adattamento a cura
del Dott. Alberto Adduci

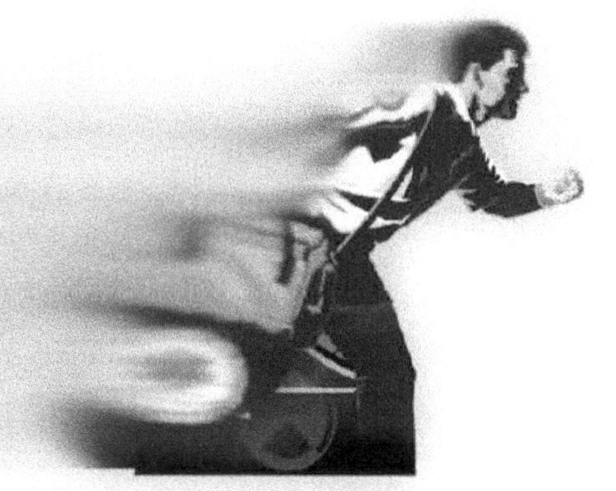

Traduzione e adattamento a cura
del Dott. Alberto Adduci

Hanno collaborato alla revisione della traduzione:

Valerio BAGATTONI
Edoardo CERAOLO
Michele CHIAVERINA
Gabriella GREA
Maria Cristina GRECI
Milena MASSAROTTI
Nicolò PASSONI
Elisa SAGLIO
Stefano RAFFAGHELLI

Luglio 2016

MANUALE PHTLS 8° ed.

INDICE DEI CAPITOLI TRADOTTI

CAPITOLO 4
FISIOLOGIA DELLA VITA E DELLA MORTE

INTRODUZIONE

La vita dipende dalla complessa interrelazione e interdipendenza dei vari sistemi del corpo che lavorano insieme per assicurare che gli elementi necessari per sostenere la produzione di energia cellulare ed i processi metabolici vitali siano garantiti e distribuiti a ogni cella in ogni organo del corpo. Il sistema respiratorio, iniziando con le vie aeree e procedendo agli alveoli dei polmoni, e il sistema circolatorio sono sistemi cruciali che devono funzionare insieme per fornire e distribuire il componente fondamentale della produzione di energia cellulare: ossigeno. Tutto ciò che interferisce con la capacità del corpo di fornire ossigeno ai globuli rossi o che compromette la fornitura di globuli rossi ossigenato ai tessuti porterà alla morte e morte cellulare e infine del paziente se non corretto prontamente.

La valutazione e la gestione del paziente traumatizzato iniziano con la valutazione primaria, che si concentra sull'identificazione e la correzione dei due principali killer dei pazienti traumatizzati: una alterata ossigenazione e una alterata perfusione cellulare. Questo è il motivo per cui, per gli operatori preospedalieri, è essenziale la comprensione della fisiologia della vita e della fisiopatologia che può portare alla morte.

Vie aere e apparato respiratorio

Le vie aeree è il percorso che conduce l'aria atmosferica attraverso il naso, bocca, faringe, trachea, bronchi fino agli alveoli (Figura 4-1). Con ogni respiro, l'aria viene aspirata nei polmoni. Il movimento dell'aria dentro e fuori gli alveoli consegue da variazioni della pressione intratoracica generate dalla contrazione e rilassamento dei gruppi muscolari specifici (Figura 4-2). Il muscolo primario di respirazione è il diaframma. In una persona sana, le fibre muscolari del diaframma si accorciano quando ricevono uno stimolo dal cervello. Questo appiattimento del diaframma è un movimento attivo che crea una pressione negativa all'interno della cavità toracica. Questo fa sì che la pressione negativa aspiri l'aria atmosferica attraverso l'albero polmonare intatto (Figura 4-3).

Anche altri muscoli della parete toracica contribuiscono alla creazione di questa pressione negativa; questi includono lo sternocleidomastoideo e lo scaleno (vedi Figura 4-2). L'uso di questi muscoli secondari diventa evidente quando il lavoro respiratorio aumenta nel paziente traumatizzato. Al contrario, l'espirazione è normalmente un processo passivo in natura, causata dal rilassamento del diaframma e della parete toracica. Questo rilassamento consente al petto di tornare nella sua posizione di riposo, aumentare la pressione all'interno del torace e infine spingere in fuori l'aria. Tuttavia, questo processo può diventare attivo quando il lavoro di respirazione diventa più intenso.

Con ogni respiro, l'adulto medio inala in circa 500 millilitri (ml) di aria. L'albero respiratorio può contenere fino a 150 ml d'aria che non raggiunge mai in realtà gli alveoli e quindi non partecipa al processo degli scambi gassosi. Questo volume d'aria è conosciuto come *spazio morto*. L'aria all'interno di questo spazio morto non è disponibile per l'ossigenazione perché non raggiunge gli alveoli. Pertanto, affinchè l'aria (e ossigeno) raggiunga gli alveoli, il volume inalato deve superare lo spazio morto delle vie aeree.

Quando i restanti 350 ml di aria atmosferica in un respiro medio raggiungono gli alveoli, l'ossigeno si sposta, attraverso la membrana alveolo-capillare, sui globuli rossi (GR) dove si attacca all'emoglobina per il trasporto (Figura 4-4). Poi il sistema circolatorio trasporta i globuli rossi che a loro volta veicolano l'ossigeno ai tessuti del corpo. A livello cellulare, i globuli rossi ossigenati cedono il loro ossigeno alle cellule che lo utilizzano per il metabolismo aerobico.

L'anidride carbonica, un sottoprodotto del metabolismo aerobico per la produzione di energia, viene rilasciata nel plasma sanguigno. Il sangue deossigenato insieme all'anidride carbonica ritorna quindi verso il cuore destro. Ancora una volta, l'ossigeno viene trasferito dagli alveoli attraverso l'endotelio capillare, attraverso il plasma e nei globuli rossi. Allo stesso tempo, l'anidride carbonica, trasportata nel plasma, nei globuli rossi e come bicarbonato, si muove in direzione opposta, dal sangue, attraverso la membrana alveolo-capillare, e negli alveoli, dove viene eliminata durante l'espirazione. Al termine di questo scambio, gli eritrociti ossigenati e il plasma con un livello basso di anidride carbonica, dal lato sinistro del cuore viene pompato a tutte le cellule del corpo.

Gli alveoli devono essere costantemente riforniti di aria fresca contenente una quantità sufficiente di ossigeno. Questo rifornimento di aria, noto come *ventilazione*, è anche essenziale per l'eliminazione dell'anidride carbonica. (Vedere il capitolo delle vie aeree e ventilazione per ulteriori informazioni sulla ventilazione.)

La valutazione della funzione ventilatoria comprende sempre una valutazione di quanto efficacemente un paziente stia inspirando aria, di quanto bene il sangue carico di ossigeno viene distribuito in periferia ai tessuti e a quanto efficacemente l'ossigeno riesce ad essere ceduto alle cellule. In mancanza anche solo di uno di questi tre fattori non sarà possibile mantenere la produzione di energia mediante il metabolismo aerobico e inizierà il metabolismo detto anaerobico

Ossigenazione e ventilazione del traumatizzato

Il processo di ossigenazione nel corpo umano comprende le seguenti tre fasi:

1. Respirazione esterna: è il trasferimento di molecole di ossigeno dall'aria al sangue. L'aria contiene ossigeno (20,95%), azoto (78,1%), argon (0,93%), e anidride carbonica (0,031%). Per scopi pratici, consideriamo la composizione dell'aria con il 21% di ossigeno e 79% di azoto. Tutto l'ossigeno alveolare esiste come gas libero; pertanto, ogni molecola di ossigeno esercita una pressione. L'aumento della percentuale di ossigeno nell'atmosfera ispirata aumenterà la pressione di ossigeno alveolare o tensione. Quando viene fornito ossigeno supplementare, la percentuale di ossigeno in ogni inspirazione aumenta, provocando un aumento della quantità di ossigeno in ogni alveolo.
2. Il rilascio di ossigeno: è il risultato del trasferimento di ossigeno dall'atmosfera ai globuli rossi durante la ventilazione ed il trasporto di questi GR ricchi di ossigeno ai tessuti, attraverso il sistema cardiovascolare. Il volume di ossigeno consumato dal corpo in 1 minuto per mantenere la produzione di energia è noto come *consumo di ossigeno* e dipende dalla gittata cardiaca e dalla cessione di ossigeno alle cellule da parte dei GR. Si potrebbero paragonare i globuli rossi a delle cisterne di ossigeno che si muovono lungo il sistema stradale (vascolare) e che scaricano il loro contenuto nei punti di distribuzione del corpo, i letti capillari.
3. Respirazione interna: è il movimento, o diffusione, di ossigeno dai globuli rossi alle cellule dei tessuti. Il metabolismo avviene normalmente attraverso la glicolisi e il ciclo di Krebs per produrre energia che è immagazzinata in una molecola chiamata adenosina trifosfato (ATP). Il glucosio viene scisso mediante la glicolisi per formare due molecole di piruvato, che a loro volta entrano nel ciclo di Krebs per

produrre energia ed i sottoprodotti di anidride carbonica e acqua. In assenza di ossigeno, il piruvato viene convertito in acido lattico.

Poiché l'effettivo scambio di ossigeno tra GR e tessuti si verifica nelle sottili pareti dei capillari, tutto ciò che interrompe un rifornimento di ossigeno ostacolerà il metabolismo del corpo. Un fattore importante a questo proposito è la quantità di liquido (o edema) accumulato tra le pareti alveolari, nelle pareti dei capillari, e nello spazio tra le cellule del tessuto (noto anche come spazio interstiziale). Una eccessiva infusione di cristalloidi, che fuoriescono dal sistema vascolare nello spazio interstiziale entro 30-45 minuti dopo la somministrazione, è un problema importante durante la rianimazione, che può compromettere anche la diffusione dell'ossigeno dagli alveoli nei capillari (Figura 4-5). Somministrare ossigeno supplementare può aiutare a superare questo ostacolo, aumentando la quantità di ossigeno disponibile per attraversare la membrana alveolo-capillare.

Una ossigenazione adeguata dipende quindi da tutte e tre queste fasi. Anche se la capacità di valutare l'ossigenazione dei tessuti in situazioni preospedaliera sta migliorando rapidamente, la strategia di garantire una ventilazione adeguata a tutti i pazienti traumatizzati contribuirà ad evitare l'ipossia.

Fisiopatologia

Il trauma può influenzare la capacità del sistema respiratorio di fornire adeguatamente ossigeno ed eliminare l'anidride carbonica nei seguenti modi:

- ipossiemia (diminuzione del livello di ossigeno nel sangue) può derivare da una diminuzione della diffusione di ossigeno attraverso la membrana alveolo-capillare.
- ipossia (carente ossigenazione dei tessuti) può essere causata da:
  - incapacità dell'aria di raggiungere i capillari, di solito perché gli alveoli sono pieni di liquido o secrezioni
  - diminuzione del flusso sanguigno agli alveoli
  - diminuzione del flusso sanguigno alle cellule del tessuto
- ipoventilazione può derivare da:
  - ostruzione del flusso d'aria attraverso le vie aeree superiori e inferiori
  - diminuzione dell'espansione dei polmoni come risultato di lesioni diretta alla parete toracica o ai polmoni
  - perdita dello stimolo ventilatorio, di solito a causa di una alterazione della funzione neurologica, il più delle volte dopo una lesione cerebrale traumatica

Iperventilazione può causare vasocostrizione, che può essere particolarmente dannosa nella gestione del paziente con trauma cranico.

Ipoventilazione è dovuta alla riduzione del volume minuto, che è la quantità di aria spostata dentro e fuori i polmoni in un minuto. Se non trattata, l'ipoventilazione provoca un accumulo di anidride carbonica, acidosi, e infine la morte. Il trattamento prevede una ottimizzazione della frequenza e della profondità ventilatoria del paziente e correggendo i problemi correlati alle vie aeree fino a supportare artificialmente la ventilazione.

Apparato circolatorio

Il sistema circolatorio è il secondo sistema fondamentale per garantire l'erogazione di una quantità adeguata di ossigeno alle cellule del corpo e allo stesso tempo consentendo la rimozione dei prodotti di scarto come l'anidride carbonica. Proprio come un trauma del sistema respiratorio può compromettere la ventilazione e l'ossigenazione, un trauma che coinvolge il sistema circolatorio può anche influenzare l'erogazione di ossigeno alle cellule del corpo. (Vedere il capitolo Shock per ulteriori informazioni.)

Circolazione e ossigenazione

Il sistema circolatorio deve funzionare in modo adeguato perché l'ossigeno venga distribuito ad ogni cellula del corpo (Figura 4-6). Il cuore deve pompare in modo efficace, i vasi sanguigni di ogni organo devono essere intatti, e ci deve essere una adeguata quantità di sangue all'interno del sistema vascolare per raggiungere e perfondere ogni organo.

Fisiopatologia

Il trauma può influenzare la capacità del sistema circolatorio di fornire ossigeno e rimuovere l'anidride carbonica dal corpo nei seguenti modi:

- Il cuore può sostenere un trauma diretto con conseguente compromissione della sua capacità di pompare in modo efficace.
- Il trauma può produrre condizioni come tamponamento cardiaco o pneumotorace iperteso che ostacolano il ritorno del sangue al cuore, diminuendo così il flusso di sangue pompato dal cuore.
- Lesioni ai vasi sanguigni si tradurranno in emorragia e la compromissione nella capacità di trasportare ossigeno dei globuli rossi.

Shock

Anche se l'esistenza di uno "shock" conseguente a trauma sia stato riconosciuto da più di tre secoli, la sua descrizione fatta da Samuel Gross nel 1872 come "*brusco inceppamento dei meccanismi della vita*" e da John Collins Warren come "*una pausa momentanea nel processo di morte*" sottolinea il suo ruolo centrale tra le cause di maggiore morbilità e mortalità nel paziente vittima di trauma. Una diagnosi tempestiva, la rianimazione e la gestione definitiva dello shock post traumatico sono tutti essenziali nel determinare la prognosi del paziente. Per migliorare la sopravvivenza a un trauma è necessaria una chiara comprensione della definizione, della fisiopatologia, e delle caratteristiche cliniche dei vari tipi di shock. Maggiori informazioni sulla gestione di shock o di rianimazione si sono rese disponibili ai fornitori di cura dei traumi negli ultimi 5 a 10 anni rispetto ai 30 anni precedenti.

Questo capitolo definisce il processo di produzione di energia e la sua perdita, che noi chiamiamo "shock". Descrive anche i cambiamenti fisiopatologici che minacciano la vita stessa. Si sottolinea l'importanza della produzione di energia e la conservazione del metabolismo aerobico nella produzione di energia, che è la chiave della vita.

Definizione di Shock

Benché abbia molte definizioni, lo shock è il più delle volte considerato uno stato di **ipoperfusione** cellulare generalizzata in cui l'apporto di ossigeno a livello cellulare è inadeguato a soddisfare le necessità metaboliche. Basandosi su questa definizione, lo shock può essere classificato in termini di determinanti della perfusione e ossigenazione cellulare. Una comprensione delle modificazioni cellulari che derivano da questo stato di ipoperfusione, nonché degli effetti endocrini, microvascolari, cardiovascolari, tessutali e sugli organi terminali, contribuirà anch'essa a dirigere le strategie di trattamento.

Probabilmente oggi non esiste una definizione migliore per descrivere l'impatto devastante di questo processo sul paziente di quella proposta da Samuel Gross. Quelle più recenti tendono a concentrarsi sull'identificare il meccanismo dello shock e gli effetti sull'omeostasi del paziente. Sono più specifiche e magari forniscono un quadro più completo sulle disfunzioni fisiopatologiche specifiche in atto. Un principio di base dell'assistenza preospedaliera è che lo shock non è definito come bassa pressione sanguigna, rapida frequenza del polso o cute fredda e sudaticcia: queste sono solo manifestazioni sistemiche del processo patologico chiamato shock. La corretta definizione di shock è la mancanza di perfusione tessutale (ossigenazione) a livello cellulare che porta al metabolismo anaerobico e deficit della produzione energetica necessari alla vita.

Se l'EMT, o un altro soccorritore, deve capire questa condizione anomala ed essere in grado di sviluppare un piano di trattamento per evitare o invertire lo shock, è importante che sappia e comprenda che cosa accade all'organismo a livello cellulare. Si devono comprendere, riconoscere e interpretare le risposte fisiologiche normali che il corpo utilizza per proteggersi dallo sviluppo dello shock. Solo allora si può sviluppare un approccio razionale per gestire i problemi del paziente sotto shock. La parola fondamentale è "comprendere".

Lo shock può uccidere il paziente sul campo, al pronto soccorso, in sala operatoria o nell'unità di terapia intensiva. Sebbene si possa ritardare la morte per parecchie ore, fino a giorni o persino settimane, la causa più comune di morte è il fallimento della rianimazione primaria. La mancanza di perfusione nelle cellule tramite sangue ossigenato dà inizio al metabolismo anaerobico e fa diminuire le funzioni per la sopravvivenza degli organi. Anche quando alcune cellule vengono risparmiate inizialmente, la morte può sopraggiungere in seguito, perché le cellule rimanenti non sono in grado di svolgere le funzioni di quell'organo. Questo capitolo offre una spiegazione a questo fenomeno e presenta i metodi per evitare un esito simile.

Fisiologia dello shock

Metabolismo: il motore umano

Il corpo umano consiste di oltre 100 milioni di cellule e ognuna di queste richiede ossigeno per funzionare e produrre energia. Queste cellule assumono ossigeno e lo metabolizzano attraverso un complicato processo fisiologico che produce energia. Il metabolismo di queste cellule richiede energia e le cellule devono avere il carburante, il glucosio, per portare a termine questo processo. Ogni molecola di glucosio produce 38 molecole di ATP quando è presente ossigeno. Come in ogni combustione, si produce anche un prodotto di scarto. Nel corpo, l'ossigeno e il glucosio vengono metabolizzati per produrre energia, acqua (H2O) e anidride carbonica (CO2).

È simile al processo che ha luogo in un motore quando la benzina e l'aria si mescolano e bruciano per produrre energia, liberando monossido di carbonio (CO) come prodotto di scarto. Il motore muove la macchina, il riscaldamento scalda il conducente, l'elettricità generata viene impiegata dai fari per illuminare la strada: tutto questo a partire dalla combustione della benzina per produrre energia.

Il metabolismo aerobico descrive l'uso dell'ossigeno da parte delle cellule. Questa forma di metabolismo è il principale processo di combustione dell'organismo. Produce energia utilizzando ossigeno in un processo articolato che si chiama ciclo di Krebs. Le cellule nel corpo contengono una fonte di energia alternativa. **Il metabolismo anaerobico** ha luogo senza l'impiego di ossigeno. È il sistema di sostegno energetico del corpo e impiega come fonte di energia il grasso immagazzinato.

Per fare un confronto, anche nelle automobili sono disponibili fonti alternative al carburante: è possibile far andare l'automobile solo grazie alla batteria e al motorino di avviamento in assenza di aria e benzina. L'automobile può muoversi solo finché dura l'energia immagazzinata nella batteria. Questo movimento è più lento e meno efficiente di quello ottenuto tramite la benzina e l'aria. Tuttavia, potrebbe funzionare in qualche modo, sebbene la batteria si esaurirebbe rapidamente e non ci sarebbe più energia per far spostare la macchina anche se l'aria e la benzina fossero di nuovo disponibili. Nel corpo, i problemi relativi all'uso del metabolismo anaerobico per fornire energia sono simili agli svantaggi dell'uso della batteria per far funzionare un'automobile: può andare solo per un breve periodo, non produce altrettanta energia, rilascia sottoprodotti dannosi per il corpo e alla fine può essere irreversibile.

Il principale sottoprodotto del metabolismo anaerobico è una quantità eccessiva di acido. Inoltre, la produzione di energia è ridotta di 15 volte. Se il metabolismo anaerobico non viene invertito rapidamente, le cellule non riescono a funzionare e muoiono. Se muore un numero sufficiente di cellule in un organo, questo smette di funzionare. Se muoiono molte cellule in un organo, ma non abbastanza da distruggerlo, la funzionalità dell'organo si riduce significativamente e le cellule restanti si sforzano per mantenere l'organo in funzione. Queste cellule sotto sforzo non sempre sono capaci di sostenere il funzionamento di tutto l'organo. Pur con qualche cellula rimanente, l'organo può ancora morire.

Un esempio è costituito dal paziente affetto da attacco cardiaco. Il flusso e l'ossigeno sono interrotti in una porzione del miocardio (muscolo cardiaco) e alcune cellule del cuore muoiono, diminuendo quindi il rifornimento di sangue e ossigeno al resto del cuore. Ciò determina un'ulteriore riduzione dell'ossigenazione nelle cellule cardiache rimanenti. Se non rimangono abbastanza cellule, o se non sono abbastanza forti per prendersi carico di tutte le funzioni cardiaca atte a soddisfare l'apporto ematico necessario, può sopraggiungere l'insufficienza cardiaca. Almeno che non si metta in atto un miglioramento dell'irrorazione e dell'ossigenazione, il paziente non sopravvivrà.

Un altro esempio di questo processo letale ha luogo nei reni. Quando i reni sono lesi o non ricevono un adeguato apporto di sangue ossigenato, alcune delle cellule cominciano a morire e la funzione del rene diminuisce. Altre cellule possono essere compromesse ma continuare a funzionare per poco prima di morire. Se muore un numero sufficiente di cellule, la diminuzione della funzione renale farà sì che i sottoprodotti dell'organismo non verranno eliminati nel modo adeguato, aggravando la morte cellulare. Se questo deterioramento sistemico continua, moriranno via via tutti gli organi e alla fine tutto il corpo. Secondo l'organo coinvolto inizialmente, la progressione dalla morte cellulare alla morte dell'organismo può essere rapida o lenta. Possono passare anche due o tre settimane prima che i danni causati dall'ipossia o dall'ipoperfusione nei primi minuti successivi al trauma provochino la morte del paziente. L'efficacia delle azioni dell'EMT per invertire o evitare l'ipossia (apporto di ossigeno insufficiente per soddisfare il fabbisogno cellulare) e l'ipoperfusione (irrorazione ematica inadeguata nei tessuti cellulari) nella fase cruciale preospedaliera possono non essere immediatamente evidenti. Tuttavia, tali misure di rianimazione sono indubbiamente necessarie se il paziente deve sopravvivere. Queste attività iniziali sono una parte essenziale della "Golden Hour" (ora d'oro) dell'assistenza al traumatizzato secondo R. Adams Cowley.

La sensibilità delle cellule alla mancanza di ossigeno e l'utilità del metabolismo anaerobico varia da organo a organo. Tale sensibilità viene definita ischemica (mancanza di ossigeno) ed è maggiore nel cervello, nel cuore e nei polmoni. Possono trascorrere solo da 4 a 6 minuti di metabolismo anaerobico prima che uno o più di questi organi vitali vengano compromessi irrimediabilmente. I tessuti cutanei e muscolari hanno una sensibilità ischemica significativamente più lunga, di 4-6 ore. Gli organi addominali generalmente ricadono fra questi due gruppi e sono in grado di sopravvivere a 45-90 minuti di metabolismo anaerobico.

La sopravvivenza a lungo termine dei singoli organi e del corpo intero richiede l'apporto di nutrienti fondamentali (ossigeno e glucosio) alle cellule del tessuto. Anche altri nutrienti sono importanti, ma poiché il loro rifornimento non riguarda il sistema preospedaliero EMS, non sono trattati nel capitolo. Ciononostante, esulano dagli scopi della pratica e delle risorse dell'EMT. L'elemento di somministrazione più importante è l'ossigeno.

Il principio di Fick

Il principio di Fick è una descrizione dei componenti necessari per l'ossigenazione delle cellule dell'organismo. In breve, questi tre componenti sono:

1. immagazzinamento dell'ossigeno nei globuli rossi (GR) nel polmone;
2. trasporto dei GR nelle cellule tessutali;
3. cessione dell'ossigeno dai GR alle cellule tessutali.

Un presupposto essenziale di questo processo è che il paziente abbia un numero sufficiente di globuli rossi (GR) disponibili per trasportare una quantità di ossigeno adeguata alle cellule tessutali in tutto il corpo, affinché queste possano produrre energia. Inoltre, le vie aeree del paziente devono essere pervie e il volume e la profondità dei respiri adatti (si veda il capitolo Vie aeree e ventilazione).

Il trattamento preospedaliero dello shock ha lo scopo di garantire che i componenti essenziali del principio di Fick siano mantenuti per evitare o invertire il metabolismo anaerobico, evitando perciò la morte cellulare e, infine, la morte del paziente. Questi componenti dovrebbero costituire la base operativa del soccorritore preospedaliero e si attuano nel trattamento del paziente traumatizzato tramite le seguenti azioni:

- mantenere le vie aeree pervie e una ventilazione adatta, fornendo quindi un apporto di ossigeno adeguato ai globuli rossi;
- utilizzo appropriato dell'ossigeno supplementare come parte della ventilazione del paziente;
- mantenere una circolazione adeguata, perfondendo quindi le cellule tessutali con sangue ossigenato.

Il primo componente (ossigenare i polmoni e i globuli rossi) è trattato nel Capitolo Vie aeree e ventilazione. Il secondo componente del principio di Fick comprende la perfusione, ossia il trasporto del sangue alle cellule tessutali.

La componente liquida del sistema circolatorio, il sangue, contiene non soltanto GR ma anche fattori che combattono le infezioni (leucociti, o globuli bianchi e anticorpi), piastrine essenziali per la coagulazione nell'emorragia, proteine per la ricostruzione cellulare, nutrienti sotto forma di glucosio e altre sostanze necessarie al metabolismo e alla sopravvivenza.

Perfusione cellulare e shock

I determinanti principali della perfusione cellulare sono il cuore (in quanto pompa o motore del sistema), il volume del fluido (in qualità di liquido idraulico), i vasi sanguigni (intesi come condotte o tubi), e, infine, le cellule del corpo. Sulla base di queste componenti del sistema di perfusione, lo shock può essere classificato nelle seguenti categorie:

1. **ipovolemico** - soprattutto emorragico nel paziente traumatizzato, in relazione alla perdita di cellule del sangue e del volume di fluido circolante con capacità di trasportare ossigeno. Questa è la causa più comune di shock nel paziente traumatizzato.
2. **distributivo** (o vasogenico) – correlato ad una anomalia nel tono vascolare derivanti da varie cause, tra cui lesioni del midollo spinale, anafilassi, etc.
3. **cardiogeno** - correlato alle interferenze con l'azione della pompa del cuore, che spesso si verificano dopo un attacco di cuore.

Di gran lunga la causa più comune di shock nel paziente traumatizzato è ipovolemico, derivanti da emorragia, e l'approccio più sicuro nella gestione del paziente traumatizzato in stato di shock è quello di considerare la causa dello shock come emorragico, fino a prova contraria.

Anatomia e fisiopatologia dello shock

Risposta cardiovascolare

Cuore

Il cuore consiste in due camere riceventi (atri) e due camere maggiori di pompaggio (ventricoli). La funzione degli atri è quella di accumulare e immagazzinare il sangue in modo che i ventricoli si possano riempire rapidamente, riducendo al minimo i ritardi nel ciclo di pompaggio. L'atrio destro riceve sangue dalle vene del corpo e lo pompa nel ventricolo destro. Con ogni contrazione del ventricolo destro (Fig. 4.7), il sangue è pompato attraverso i polmoni per immagazzinare l'ossigeno nei globuli rossi (GR) (Fig. 4.4). Il sangue ossigenato nei polmoni ritorna nell'atrio sinistro e viene pompato nel ventricolo sinistro. I GR vengono quindi pompati dalle contrazioni del ventricolo nelle arterie per raggiungere le cellule dei tessuti (Fig. 4.8).

Sebbene sia un solo organo, il cuore è costituito in effetti da due sottosistemi. L'atrio destro, che riceve il sangue dal corpo, e il ventricolo destro, che pompa sangue ai polmoni, sono detti "cuore destro". L'atrio sinistro, che riceve il sangue ossigenato dai polmoni, e il ventricolo sinistro, che pompa sangue al corpo, sono detti "cuore sinistro" (Fig. 4.9). Il precarico (volume del sangue in entrata nel cuore) e il postcarico (pressione con cui il sangue viene spinto fuori dal ventricolo) dei sistemi di pompaggio del cuore destro (polmonare) e sinistro (sistemico) sono concetti importanti da capire.

Il sangue è sospinto attraverso il sistema dalla contrazione del ventricolo sinistro. Questo improvviso aumento di pressione provoca un'onda pulsatile che sospinge il sangue attraverso il sistema. Il picco dell'aumento di pressione è la pressione sistolica e rappresenta la forza dell'onda di pressione prodotta dalla contrazione ventricolare (sistole). La pressione a riposo nei vasi fra le contrazioni ventricolari è la pressione diastolica e rappresenta l'energia residua che rimane nei vasi e continua a far passare il sangue mentre il cuore si sta riempiendo per la successiva pulsazione (diastole). La differenza tra la pressione sistolica e quella diastolica è detta pressione differenziale. Questa è la pressione del sangue quando viene sospinto nella circolazione. È la pressione che si sente sulla punta del dito quando si controlla il polso.

Un altro termine usato nella trattazione della gestione dello shock, ma spesso non enfatizzato nel contesto preospedaliero, è pressione arteriosa media (PAM). Questo numero fornisce una valutazione più realistica della pressione complessiva per produrre un flusso ematico rispetto alle pressioni sistolica o diastolica considerate singolarmente.

La PAM è la pressione media nel sistema vascolare e viene calcolata come segue:

PAM = Pressione diastolica + 1/3 Pressione differenziale

Ad esempio, la PAM di un paziente con una pressione sanguigna di 120/80 mmHg viene calcolata come segue:

MAP = 80 + ([120 − 80]/3) = 80 + (40/3) = 80 + 13,3= 93,3, arrotondato a 93

Numerosi dispositivi automatici e non invasivi per la misurazione della pressione sanguigna calcolano anche la PAM oltre alle pressioni sistolica e diastolica.

Il volume di liquido pompato nel sistema con ogni contrazione del ventricolo è detto gittata sistolica, e il volume di sangue pompato nel sistema nell'arco di 1 minuto è detto gittata cardiaca (GC). La formula per calcolare la GC è la seguente:

Gittata cardiaca (GC) = frequenza cardiaca (FC) × gittata sistolica (GS)

La gittata cardiaca è riportata in litri per minuto (LPM, o L/min). La gittata cardiaca non viene misurata nell'ambiente preospedaliero. Tuttavia, comprendere la gittata cardiaca e i suoi rapporti con il volume di eiezione è importante per comprendere la gestione dello shock. Perché il cuore lavori efficacemente, nella vena cava e nelle vene polmonari deve essere presente un volume di sangue adeguato a riempire i ventricoli.

La legge di Starling del cuore è un concetto importante che spiega il modo in cui questo rapporto agisce. Questa pressione (precarico) che riempie il cuore stira le fibre del muscolo miocardico. Quanto più i ventricoli si riempiono, tanto maggiore sarà la forza di contrazione del cuore, fino al punto di stiramento massimo. Un'emorragia significativa o una relativa ipovolemia riduce il precarico cardiaco causando un volume ridotto di sangue che non riesce a stirare a sufficienza le fibre, portando a un volume di eiezione inferiore. Se la pressione di riempimento del cuore è troppo grande, le fibre del muscolo cardiaco vengono stirate eccessivamente e possono non essere in grado di erogare un volume di eiezione soddisfacente.

La resistenza al flusso sanguigno che il ventricolo sinistro deve superare per pompare il sangue nel sistema arterioso è detta postcarico, o **resistenza vascolare sistemica** (RVS). Con l'aumentare della vasocostrizione arteriosa periferica, la resistenza al flusso ematico aumenta e il cuore deve generare una forza maggiore per pompare il sangue nel sistema arterioso. Viceversa, una diffusa vasodilatazione periferica riduce il postcarico.

Il circolo sistemico contiene più capillari e una maggior lunghezza di vasi sanguigni rispetto al circolo polmonare. Pertanto il sistema del cuore sinistro lavora a una pressione più elevata e sopporta un carico maggiore rispetto al sistema del cuore destro. Anatomicamente, il muscolo del ventricolo sinistro è più spesso e più forte di quello del ventricolo destro.

Vasi sanguigni

I vasi sanguigni contengono sangue e lo dirigono alle varie regioni e cellule del corpo. Essi sono le "autostrade" del processo fisiologico della circolazione. Il singolo, grande tubo di uscita dal cuore, l'aorta, non può rifornire ogni singola cellula del corpo, e pertanto si divide in multiple arterie di diametro decrescente, le più piccole delle quali sono i capillari (Fig. 4.10). Un capillare può avere lo spessore di una sola cellula; pertanto, l'ossigeno e i nutrienti veicolati dai globuli rossi (GR) e dal plasma sono in grado di diffondersi facilmente attraverso le pareti dei capillari nelle cellule dei tessuti (Fig. 4.11). Ogni cellula tessutale presenta un involucro membranoso detto membrana cellulare. Tra la membrana cellulare e la parete capillare si trova il liquido interstiziale. La quantità di liquido interstiziale varia enormemente. Se è presente poco liquido interstiziale, la membrana cellulare e la parete capillare si avvicinano e l'ossigeno può facilmente diffondersi fra di esse (Fig. 4.5 A). Quando viene sospinto altro liquido (edema) in questo spazio (come avviene nella rianimazione con liquidi cristalloidi), le cellule si allontanano ulteriormente dai capillari, rendendo meno efficiente il trasferimento di ossigeno e nutrienti (Fig. 4.5 B).

Le dimensioni del "contenitore" vascolare sono controllate dalla muscolatura liscia nelle pareti di arterie e arteriole e, in grado minore, dai muscoli nelle pareti di venule e vene. Questi muscoli rispondono ai segnali provenienti dal cervello attraverso il sistema nervoso simpatico, agli ormoni circolanti, adrenalina e noradrenalina, e ad altre sostanze chimiche, come l'ossido nitrico (NO). A seconda che vengano stimolate o lasciate rilassare, queste fibre muscolari nella parete dei vasi, portano alla costrizione o alla dilatazione dei vasi sanguigni, cambiando in questo modo le dimensioni della componente di contenitore del sistema cardiovascolare e influendo, quindi, sulla pressione sanguigna del paziente.

Esistono tre compartimenti dei liquidi: intravascolare (liquido all'interno dei vasi), intracellulare (liquido all'interno delle cellule) e interstiziale (liquido situato tra cellule e vasi). Il liquido interstiziale in eccesso produce un edema e provoca una sensazione di mollezza quando si preme la pelle con un dito.

Risposta emodinamica

Sangue

La componente liquida del sistema circolatorio, il sangue, contiene non soltanto GR ma anche fattori che combattono le infezioni (leucociti, o globuli bianchi [GB], e anticorpi), piastrine e fattori coagulanti essenziali per la coagulazione in caso di lesione vascolare, proteine per la ricostruzione cellulare, nutrienti sotto forma di glucosio e altre sostanze necessarie al metabolismo e alla sopravvivenza. Il volume di liquido all'interno del sistema vascolare deve essere uguale alla capacità dei vasi sanguigni per poter riempire adeguatamente il contenitore e mantenere la perfusione. Qualsiasi variazione nel volume del sistema vascolare rispetto al volume di sangue nel sistema influenzerà il flusso di sangue in senso positivo o negativo.

Il peso del corpo umano è costituito per il 60% da acqua, che è la base di tutti i liquidi corporei. Una persona che pesa 70 kg contiene approssimativamente 40 litri di acqua. L'acqua corporea è presente in due componenti: liquido intracellulare ed extracellulare. Come notato sopra, ciascun tipo di liquido presenta specifiche, importanti proprietà (Fig. 4.12). Il **liquido intracellulare**, il liquido dentro le cellule, rappresenta circa il 45% del peso corporeo. Il **liquido extracellulare**, il liquido al di fuori delle cellule, può essere ulteriormente classificato in due sottotipi: liquido interstiziale e liquido intravascolare. Il **liquido interstiziale**, che circonda le cellule dei tessuti e comprende il liquido cefalorachidiano (nell'encefalo e nel canale vertebrale) e il liquido sinoviale (nelle articolazioni), rappresenta circa il 10,5% del peso corporeo. Il liquido intravascolare, che si riscontra nei vasi e trasporta i vari componenti del sangue nonché ossigeno e altri nutrienti vitali, rappresenta circa il 4,5% del peso corporeo.

In questa trattazione sul modo in cui i liquidi operano nel corpo è utile una revisione di alcuni concetti fondamentali. Oltre ai movimenti del liquido attraverso il sistema vascolare, vi sono due principali tipi di movimenti di liquido: (1) movimento tra il plasma e il liquido interstiziale (attraverso i capillari) e (2) movimento tra il compartimento intracellulare e quello interstiziale (attraverso le membrane cellulari).

Il movimento di liquido attraverso i capillari è determinato da (1) la differenza tra la pressione idrostatica all'interno del capillare (che tende a espellere i liquidi) e la pressione idrostatica fuori dal capillare (che tende a fare entrare i liquidi), (2) la differenza nella pressione oncotica derivante dalla concentrazione di proteine all'interno del capillare (che mantiene il liquido all'interno) e la pressione oncotica fuori dal capillare (che estrae il liquido), e (3) la "porosità" o permeabilità del capillare (Fig. 4.13). Pressione idrostatica, pressione oncotica e permeabilità capillare sono tutte influenzate dallo stato di shock in sé, nonché dal tipo e dal volume di ripristino dei liquidi, portando a modificazioni nel volume di sangue circolante, nell'emodinamica, e a edema tessutale o polmonare.

Il movimento del liquido tra lo spazio intracellulare e quello interstiziale avviene attraverso le membrane cellulari ed è determinato prevalentemente da effetti osmotici. **L'osmosi** è il processo attraverso il quale soluti separati da una membrana a cui sono impermeabili regolano il movimento di acqua attraverso questa membrana semipermeabile, sulla base della concentrazione del soluto. L'acqua si sposta dal compartimento a concentrazione inferiore di soluto a quello con concentrazione più elevata di soluto, per mantenere un equilibrio osmotico attraverso la membrana semipermeabile (Fig. 4.14).

Risposta endocrina

Sistema nervoso

Il sistema nervoso autonomo dirige e controlla le funzioni involontarie del corpo, come respirazione, digestione e funzione cardiovascolare. È suddiviso in due sottosistemi, il sistema nervoso simpatico e quello parasimpatico. Questi sistemi si oppongono l'uno all'altro per mantenere in equilibrio i sistemi vitali del corpo.

Il **sistema nervoso simpatico** produce la risposta "combatti o fuggi". Questa risposta causa contemporaneamente un battito più veloce e più forte del cuore, aumenta la frequenza ventilatoria e provoca una costrizione dei vasi sanguigni degli organi non essenziali (cute e tratto gastrointestinale), mentre dilata i vasi e migliora il flusso sanguigno nei muscoli. Lo scopo di questa risposta è mantenere apporti sufficienti di sangue ossigenato ai tessuti critici in modo che un individuo possa rispondere a una situazione di emergenza, allontanando al tempo stesso il sangue da aree non essenziali. Invece, il **sistema parasimpatico** rallenta la frequenza cardiaca, diminuisce la frequenza ventilatoria e aumenta l'attività gastrointestinale.

Nei pazienti affetti da emorragia dopo un trauma, l'organismo cerca di compensare la perdita di sangue. Il sistema cardiovascolare è regolato dal centro vasomotore nel bulbo. In risposta a una caduta transitoria della pressione sanguigna, gli stimoli viaggiano attraverso i nervi cranici IX e X da recettori di stiramento posti nel seno carotideo e nell'arco dell'aorta. Questo conduce a un aumento dell'attività del sistema nervoso simpatico, con crescita della resistenza vascolare periferica derivante da costrizione arteriolare e da un aumento della gittata cardiaca conseguente all'incremento della frequenza e della forza della contrazione cardiaca. Lo sviluppo del tono venoso aumenta il volume di sangue circolante. Il sangue viene in questo modo deviato da arti, intestino e reni ad aree più vitali, ovvero cuore e cervello, dove i vasi si costringono assai poco sotto intensa stimolazione simpatica. Queste risposte portano ad arti freddi, cianotici, ridotta produzione di urina e ridotta perfusione intestinale.

Una diminuzione della pressione di riempimento atriale sinistra, una caduta della pressione sanguigna e modificazioni nell'osmolalità plasmatica causano la liberazione di ormone antidiuretico (ADH) dall'ipofisi e di aldosterone dalle ghiandole surrenali, il che aumenta la ritenzione di sodio e acqua da parte dei reni. Ciò contribuisce a espandere il volume intravascolare; tuttavia, devono passare molte ore perché questo meccanismo dia una risposta clinicamente significativa.

Tipi di shock

Esistono tre principali tipi di shock:

- Shock **ipovolemico**
  - Volume vascolare inferiore al normale
    - Perdita di liquido ed elettroliti - Disidratazione
    - Perdita di sangue e liquido - Shock emorragico
- Shock **distributivo**
  - Lo spazio vascolare è maggiore del normale
    - "Shock" neurogeno (ipotensione)
    - Shock psicogeno
    - Shock settico
    - Shock anafilattico
- Shock **cardiogeno**
  - Insufficienza di pompa

Verranno brevemente descritti tutti questi tipi di shock anche se non tutti sono dovuti al trauma.

Shock ipovolemico

Una perdita acuta di volume sanguigno, dovuta a disidratazione (perdita di liquido ed elettroliti) o emorragia (perdita plasmatica e di GR), provoca uno sbilanciamento nel rapporto tra volume liquido e dimensioni del contenitore. Il contenitore conserva le sue normali dimensioni, ma il volume liquido è diminuito. Lo shock ipovolemico è la causa più comune di shock incontrata nell'ambiente preospedaliero, e la perdita ematica è di gran lunga la causa più comune di shock nei pazienti traumatizzati e la più pericolosa.

Quando si verifica una perdita ematica dalla circolazione, il cuore è stimolato ad aumentare la gittata cardiaca intensificando la forza e la frequenza delle contrazioni. Questo avviene grazie al rilascio di adrenalina dalle ghiandole surrenali. Il sistema nervoso simpatico libera noradrenalina per scatenare la costrizione dei vasi sanguigni, in modo da ridurre le dimensioni del contenitore a proporzioni adatte al volume rimanente di liquido. La vasocostrizione porta alla chiusura dei capillari periferici, che riduce il trasporto di ossigeno, e induce il passaggio dal metabolismo aerobico a quello anaerobico a livello cellulare.

Questi meccanismi compensatori di difesa funzionano bene fino a un certo punto. Quando i meccanismi di difesa non possono più compensare la riduzione del volume, la pressione sanguigna del paziente crolla. Una riduzione della pressione sanguigna indica il passaggio dallo shock compensato a quello scompensato – un segno di morte imminente. Un paziente che presenta segni di compenso, quali tachicardia, è già in shock, non sta "andando in shock". In mancanza di un'aggressiva rianimazione, il paziente che entra in shock scompensato ha davanti a sé un solo ulteriore grado di peggioramento irreversibile, che porta alla morte.

Shock emorragico

Lo shock emorragico (shock ipovolemico da perdita di sangue) può essere suddiviso nelle seguenti quattro categorie, a seconda della gravità dell'emorragia (Fig. 4.15):

1. *L'emorragia di Classe I* rappresenta una perdita che arriva fino al 15% del volume sanguigno nell'adulto (fino a 750 mL). Questo stadio ha poche manifestazioni cliniche. La tachicardia è spesso minima, e non vi sono modificazioni misurabili della pressione sanguigna, della pressione differenziale, o della frequenza ventilatoria. La maggior parte dei pazienti sani che va incontro a un'emorragia di questa entità richiede soltanto liquidi di mantenimento purché non si verifichino ulteriori perdite ematiche. I meccanismi di compensazione dell'organismo ristabiliscono il rapporto volume contenitore/liquido intravascolare e contribuisce al mantenimento della pressione sanguigna.
2. *L'emorragia di Classe II* rappresenta una perdita del 15-30% del volume ematico (750-1.500 mL). La maggior parte degli adulti è in grado di compensare una perdita ematica di questa entità attivando il sistema nervoso simpatico che mantiene la pressione sanguigna. I reperti clinici comprendono aumento della frequenza ventilatoria, tachicardia e una ridotta pressione differenziale. I segni clinici di questa fase sono tachicardia, tachipnea e pressione sanguigna sistolica normale. Poiché la pressione sanguigna è normale, è chiamato "shock compensato": il paziente è in stato di shock ma è ancora capace di compensare. Spesso il paziente mostra ansia o irrequietezza. La diuresi si riduce leggermente a valori compresi tra 20 e 30 mL/ora negli adulti, sebbene di solito non la si misuri sul campo. Talvolta questi pazienti possono richiedere una trasfusione di sangue; tuttavia, la maggior parte risponderà bene all'infusione di cristalloidi se a questo punto l'emorragia è sotto controllo.
3. *L'emorragia di Classe III* rappresenta una perdita del 30-40% del volume ematico (1.500-2.000 mL). Quando le perdite ematiche raggiungono questo punto, la maggior parte dei pazienti non è più in grado di compensare la perdita di volume e compare ipotensione. I reperti classici dello shock sono evidenti e comprendono tachicardia (frequenza cardiaca >120 battiti/minuto), tachipnea

(frequenza respiratoria 30-40 atti respiratori/minuto) e grave ansia o confusione. La diuresi scende a 5-15 mL/ora. Molti di questi pazienti richiedono trasfusioni di sangue, un intervento chirurgico per una rianimazione adeguata e il controllo dell'emorragia.

4. *L'emorragia di Classe IV* rappresenta una perdita di più del 40% del volume ematico (>2.000 mL). Questo stadio di grave shock è caratterizzato da marcata tachicardia (frequenza cardiaca >140 battiti/minuto), tachipnea (frequenza respiratoria >35 atti respiratori/minuto), grave confusione o letargia e pressione sistolica fortemente diminuita, tipicamente nella fascia dei 60 mmHg. Questi pazienti hanno veramente solo pochi minuti da vivere. La sopravvivenza dipende dal controllo immediato dell'emorragia (per via chirurgia in caso di emorragia interna) e da una rianimazione aggressiva, con trasfusioni di sangue e plasma e minima infusione di cristalloidi.

La rapidità con cui un paziente sviluppa lo shock dipende dalla velocità con cui il sangue si perde dalla circolazione. Bernoulli, un matematico svizzero, sviluppò la formula matematica che calcola la velocità di perdita di liquido in entrata e uscita da un tubo. I dettagli non sono richiesti per la comprensione dell'emorragia e della produzione dello shock, ma le basi del principio sono necessarie. In parole semplici, il principio di Bernoulli enuncia che la velocità di perdita di liquido da un tubo è direttamente proporzionale alla dimensione del buco nella parete del tubo e alla pressione differenziale della pressione intraluminale rispetto alla pressione extraluminale. Questi semplici principi si applicano ai vasi sanguigni.

Immaginate i vasi sanguigni come un impianto idrico in una casa e il sangue entro essi come acqua nei tubi. Se l'impianto idrico ha una perdita, la quantità di acqua perduta è direttamente correlata alle dimensioni del foro e alla differenza di pressione dentro e fuori il tubo. Ad esempio, se il foro nel tubo è di 2,5 cm di diametro e la pressione dentro l'impianto idrico è 100 psi, verrà perduta più acqua che se il foro fosse di 2,5 cm di diametro e la pressione dentro l'impianto idrico di 50 psi. Allo stesso modo, il flusso di sangue da una ferita in un vaso è proporzionale alla differenza tra le dimensioni del foro nella parete del vaso e la differenza tra le pressioni intraluminale (nel vaso) ed extraluminale (fuori dal vaso).

La gestione definitiva del deficit di volume consiste nell'arrestare le perdite di liquidi e sostituire il liquido perduto. Un paziente disidratato richiede reintegro dei liquidi con acqua e sale, mentre in un paziente traumatizzato che ha perso sangue si deve fermare la fonte dell'emorragia, se è significativa, e considerare il ripristino del sangue. Una disidratazione da lieve a moderata può essere trattata con una soluzione elettrolitica che un paziente cosciente può bere. Un paziente incosciente o gravemente disidratato deve ricevere il ripristino per via endovenosa. Il ripristino di sangue in genere non è disponibile nel contesto preospedaliero; perciò, i pazienti traumatizzati affetti da shock emorragico devono essere sottoposti a misure per controllare le perdite ematiche esterne e ricevere una soluzione elettrolitica minima per via endovenosa ed essere rapidamente trasportati all'ospedale, dove sono disponibili sangue, plasma e fattori della coagulazione e si possono mettere in atto le operazioni necessarie a controllare l'emorragia (Fig. 4.16).

Shock distributivo (vasogenico)

Lo shock distributivo, o shock vasogenico, insorge quando il contenitore vascolare si ingrandisce senza un proporzionale aumento del volume di liquidi. Sebbene il volume di liquidi intravascolari non sia cambiato, è disponibile una quantità di liquido relativamente inferiore alle dimensioni del contenitore. Come risultato, il volume di liquidi disponibile da pompare per il cuore (precarico) diminuisce e causa la riduzione della gittata cardiaca. Nella maggior parte dei casi, il liquido non è stato perduto dal sistema vascolare. Questa forma di shock non è un caso di ipovolemia, in cui il liquido è stato perduto attraverso emorragia, vomito o diarrea. Invece, il problema risiede nelle dimensioni del contenitore che è ora più grande dei liquidi che dovrebbero riempirlo. Per questa ragione, tale condizione è a volte denominata ipovolemia relativa. Benché alcuni dei segni e dei sintomi di presentazione possano ricordare da vicino quelli dello shock ipovolemico, la causa delle due condizioni è differente.

Nello shock distributivo, la resistenza al flusso ematico è ridotta a causa delle dimensioni relativamente aumentate dei vasi sanguigni. Questa ridotta resistenza provoca una riduzione della pressione diastolica. Quando tale ridotta resistenza si associa alla riduzione del precarico, e pertanto alla riduzione della gittata cardiaca, il risultato netto è una riduzione sia della pressione sistolica sia di quella diastolica. L'ossigenazione del tessuto può rimanere adeguata nella forma neurogena dello shock e il flusso ematico rimane normale nonostante la pressione bassa (ipotensione neurogena). Inoltre, nell'ipotensione neurogena la produzione di energia rimane adeguata.

Lo shock distributivo può derivare da perdita di controllo del sistema nervoso autonomo sulla muscolatura liscia che controlla le dimensioni dei vasi sanguigni, o dalla liberazione di sostanze chimiche che portano a vasodilatazione periferica. La perdita di controllo può derivare da trauma al midollo spinale, da semplice svenimento, da gravi infezioni o da reazioni allergiche. La gestione dello shock distributivo è rivolta a migliorare l'ossigenazione del sangue e a migliorare o a mantenere il flusso sanguigno al cervello e agli organi vitali.

"Shock" neurogeno

Lo shock neurogeno, o meglio ipotensione neurogena, insorge quando una lesione del midollo spinale interrompe le vie del sistema nervoso simpatico. Di solito implica una lesione nella regione toraco-lombare. A causa della perdita di controllo simpatico sul sistema vascolare, che controlla la muscolatura liscia nelle pareti dei vasi sanguigni, i vasi periferici si dilatano al di sotto del livello della lesione. La marcata riduzione delle resistenze vascolari sistemiche e la vasodilatazione periferica che si verificano quando il contenitore per il volume ematico si ingrandisce portano a una ipovolemia relativa. Il paziente non è davvero ipovolemico, ma il volume ematico normale riempie in maniera insufficiente un contenitore aumentato di volume. Questa diminuzione della pressione sanguigna non altera la perfusione né compromette la produzione dell'energia e, pertanto, non è shock poiché la produzione dell'energia non viene coinvolta. Tuttavia, poiché c'è meno resistenza al flusso ematico, la pressione sistolica e diastolica sono inferiori.

Sia lo shock ipovolemico scompensato sia lo shock neurogeno producono una riduzione della pressione sistolica. Tuttavia, gli altri segni vitali e clinici, e il trattamento delle due forme, sono differenti (Fig. 4.13). La riduzione della pressione sistolica e diastolica e della pressione differenziale caratterizza lo shock ipovolemico. Anche lo shock neurogeno mostra riduzione delle pressioni sistolica e diastolica, ma la pressione differenziale rimane normale o aumenta. L'ipovolemia causa una cute fredda, umida, pallida o cianotica e un ritardo del tempo di riempimento capillare. Nello shock neurogeno il paziente ha una cute calda e asciutta, soprattutto al di sotto della zona della lesione. Il polso nei pazienti con shock ipovolemico è debole, filiforme, e rapido. Nello shock neurogeno, a causa dell'attività parasimpatica non contrastata sul cuore, si osserva tipicamente bradicardia piuttosto che tachicardia, ma il polso può essere debole. L'ipovolemia produce una riduzione del livello di coscienza (LDC), o almeno ansia e spesso agitazione. In assenza di una lesione cerebrale traumatica, il paziente con shock neurogeno è in genere vigile, orientato e lucido quando in posizione supina (Fig. 4.14).

I pazienti con shock neurogeno possono avere di frequente lesioni associate che producono un'emorragia significativa. Pertanto un paziente con shock neurogeno e segni di ipovolemia, come una tachicardia, deve essere trattato come se l'emorragia fosse presente.

"Shock" psicogeno (vasovagale)

Lo shock psicogeno è tipicamente mediato attraverso il sistema nervoso parasimpatico. La stimolazione del decimo nervo cranico (nervo vago) produce bradicardia. L'aumentata attività parasimpatica può anche portare a transitoria vasodilatazione periferica e ipotensione. Se la bradicardia e la vasodilatazione sono abbastanza pronunciate, la gittata cardiaca si riduce drammaticamente, portando a insufficiente flusso di sangue al cervello. La sincope vaso-vagale si verifica quando il paziente perde conoscenza. In confronto allo shock neurogeno, i periodi di bradicardia e vasodilatazione sono generalmente molto brevi e limitati a non oltre pochi minuti, mentre lo shock neurogeno può durare anche diversi giorni. Nei pazienti con shock psicogeno, la pressione sanguigna normale viene rapidamente ripristinata quando il paziente è posto in posizione orizzontale. Poiché è autolimitante, un episodio vasovagale ha scarsa probabilità di portare a un vero "shock" e l'organismo recupera rapidamente prima che si verifichi una significativa compromissione della perfusione sistemica.

Shock settico

Lo shock settico, che si osserva nei pazienti con infezioni potenzialmente letali, è un'altra condizione che presenta vasodilatazione. Le citochine, liberate in risposta all'infezione, causano danni alle pareti dei vasi sanguigni, provocando vasodilatazione periferica e una perdita di liquidi dai capillari nello spazio interstiziale. Pertanto, lo shock settico ha le caratteristiche sia di uno shock distributivo sia di uno shock ipovolemico. Il precarico è diminuito a causa della vasodilatazione e della perdita di liquidi, e compare ipotensione quando il cuore non è più in grado di compensare. Lo shock settico non si riscontra praticamente mai entro minuti da una lesione traumatica; tuttavia, il soccorritore preospedaliero può essere chiamato ad assistere un paziente traumatizzato in shock settico durante un trasferimento tra due strutture, o se il paziente ha subito una lesione al tratto gastrointestinale e non ha ricercato rapidamente assistenza medica.

Shock anafilattico

Lo shock anafilattico è una reazione allergica grave, potenzialmente letale, che coinvolge diversi organi. Quando alcuni individui vengono esposti a un allergene per la prima volta, sviluppano la sensibilità. Se successivamente vengono riesposti allo stesso allergene, ha luogo una risposta sistemica. Oltre ai sintomi più comuni di reazione allergica quali eritema, orticaria, prurito, si elencano anche quelli più seri, tra cui distress respiratorio, ostruzione delle vie respiratorie e vasodilatazione che porta allo shock. In alcuni casi può essere necessario il trattamento attivo delle vie aeree, che comprende la somministrazione di adrenalina, antistaminici e steroidi in ospedale.

Shock cardiogeno

Lo shock cardiogeno, o insufficienza dell'attività di pompa del cuore, deriva da cause che possono essere distinte come intrinseche (da diretta lesione del cuore) o estrinseche (in relazione a problemi al di fuori del cuore).

Cause intrinseche

Danno al muscolo cardiaco. Qualsiasi processo che indebolisce il muscolo cardiaco influirà sulla sua gittata. Il danno può derivare da un'interruzione acuta dell'apporto ematico proprio del cuore (come nell'infarto del miocardio da coronaropatia) o da una contusione diretta al muscolo cardiaco (come in un trauma chiuso del torace). Ne consegue un circolo vizioso: la ridotta ossigenazione causa riduzione della contrattilità, che porta a riduzione della gittata cardiaca e pertanto a ridotta perfusione sistemica. La riduzione della perfusione porta a una continua riduzione dell'ossigenazione e pertanto a una perpetuazione del circolo. Come qualsiasi muscolo, il muscolo cardiaco non lavora efficacemente quando è contuso o danneggiato.

Aritmie. Lo sviluppo di un'aritmia cardiaca può alterare l'efficienza delle contrazioni, portando a compromissione della perfusione sistemica. L'ipossia può portare a ischemia miocardica e causare aritmie, come contrazioni premature e tachicardia. Poiché la gittata cardiaca è determinata del volume di eiezione con ogni contrazione (volume di eiezione), qualsiasi aritmia che porti a una bassa frequenza di contrazione (bradicardia) o abbrevi il tempo di riempimento del ventricolo sinistro (tachicardia) può ridurre il volume di gittata e la gittata cardiaca. Anche i traumi chiusi al cuore possono portare ad aritmie, la più comune delle quali è una lieve tachicardia persistente.

Rottura valvolare. Un'improvvisa e violenta compressione del torace o dell'addome (si veda capitolo sulla Cinematica) può danneggiare le valvole del cuore. Una grave lesione valvolare porta a insufficienza acuta, in cui una significativa quantità di sangue ritorna indietro nella camera da cui è stata appena pompata. Questi pazienti spesso sviluppano rapidamente uno scompenso cardiaco, manifestato da edema polmonare e shock cardiogeno. La presenza di un nuovo rumore cardiaco è un importante indizio per questa diagnosi.

Cause estrinseche

Tamponamento cardiaco. La presenza di liquido nel sacco pericardico impedirà al cuore di riempirsi completamente durante la fase di diastole (rilassamento). Nel caso del trauma, il sangue penetra nel sacco pericardico e le pareti del ventricolo non possono espandersi completamente. Inoltre, questo riempimento inadeguato fa sì che il muscolo non sia teso e diminuisca la forza della contrazione cardiaca. Nel caso di un trauma cardiaco penetrante, con ogni contrazione può entrare una maggiore quantità di sangue nel sacco pericardico, compromettendo ulteriormente la gittata cardiaca. Possono rapidamente conseguire grave shock e morte.

Pneumotorace iperteso. Quando la cavità toracica si riempie con aria sotto pressione, il polmone collassa e non può riempirsi con aria dall'esterno e riduce il flusso ematico nei polmoni. Se il volume dell'aria e la pressione all'interno del torace leso è sufficientemente grande, il mediastino viene dislocato verso il lato opposto alla lesione. Con lo spostamento del mediastino, la compressione e l'inginocchiamento della vena cava superiore e di quella inferiore e la crescita della resistenza vascolare polmonare impediscono drasticamente il ritorno venoso al cuore, producendo una caduta significativa del precarico. A causa della compromissione del riempimento, il cuore perde la sua efficienza come pompa e si instaura rapidamente uno shock.

Complicanze dello shock

La comparsa triade mortale (ipotermia, coagulopatia e acidosi) non è direttamente una causa di morte ma è piuttosto sono sintomi di una grave compromissione. Sono di fatto degli indicatori di metabolismo anaerobico e di una carenza di produzione di energia che richiedono un intervento rapido nel tentativo di invertire questa tendenza e ristabilire un metabolismo aerobico.

Nei pazienti con uno shock persistente o trattato in modo inadeguato possono insorgere diverse complicanze, e questo è il motivo per cui una diagnosi precoce e una gestione aggressiva dello shock sono essenziali. La qualità dell'assistenza fornita nel contesto preospedaliero può modificare il decorso ospedaliero e gli esiti di un paziente. Non essere in grado di riconoscere uno shock e non iniziare un corretto trattamento nel contesto preospedaliero può allungare il ricovero ospedaliero del paziente o provocarne la morte. Le seguenti complicanze dello shock non si osservano spesso nel contesto preospedaliero, ma sono il risultato dello shock sul campo e nel PS. Inoltre, si possono presentare mentre si trasferiscono i pazienti fra due strutture. Conoscere gli esiti del processo di shock contribuisce a comprendere la gravità della condizione, l'importanza del controllo rapido dell'emorragia e del ripristino di liquidi adeguato.

Insufficienza renale acuta

La compromissione della circolazione renale, derivante da uno shock prolungato, può causare insufficienza renale, temporanea o permanente. Le cellule che costituiscono i tubuli renali sono più sensibili all'ischemia e possono morire se il loro apporto di ossigeno è compromesso per più di 45-60 minuti. Questa necrosi tubulare acuta (NTA) può causare insufficienza renale. Poiché i reni non funzionano più, il liquido in eccesso non viene eliminato e può derivarne sovraccarico di volume. Inoltre, i reni perdono la loro capacità di eliminare gli acidi metabolici e gli elettroliti, portando ad acidosi metabolica e iperkaliemia (potassiemia aumentata). Questi pazienti spesso richiedono la dialisi per diverse settimane o mesi. La maggior parte dei pazienti che sviluppano NTA derivante da shock, se sopravvivono, recuperano una funzione renale normale.

Sindrome da distress respiratorio acuto

La sindrome da distress respiratorio acuto (Acute Respiratory Distress Syndrome, ARDS) è la conseguenza del danno al rivestimento dei capillari nel polmone e della diminuzione della produzione energetica per mantenere il metabolismo di queste cellule. Questo porta alla perdita di liquidi negli spazi interstiziali e negli alveoli dei polmoni, rendendo molto più difficile per l'ossigeno diffondersi attraverso le pareti alveolari e nei capillari e legarsi ai GR. Benché questi pazienti presentino in effetti edema polmonare, questo non è il risultato di una compromissione della funzione cardiaca come nello scompenso cardiaco. L'ARDS rappresenta un edema polmonare *non cardiogeno.* Il cambiamento di strategia rianimatoria con restrizione di cristalloidi, ipotensione permissiva e la Damage Control Resuscitation (rapporto GR:Plasma = 1:1) ha ridotto significativamente l'incidenza di ARDS nei pazienti traumatizzati nelle prime 24-72 ore.

Insufficienza ematologica

Il termine coagulopatia si riferisce alla compromissione delle normali capacità di coagulazione del sangue. Questo può derivare da ipotermia (temperatura corporea ridotta), diluizione dei fattori della coagulazione per trasfusioni di liquidi, o deplezione delle sostanze coagulanti quando esse vengono utilizzate nel tentativo di controllare un'emorragia (coagulopatia da consumo). La normale cascata della coagulazione coinvolge diversi enzimi e da ultimo conduce alla creazione di molecole di fibrina che fungono da reticolo per intrappolare le piastrine e formare un tappo nella parete del vaso (Fig. 4.21). Questi enzimi agiscono meglio in una ristretta fascia di temperature (cioè, temperatura corporea quasi normale). Quando la temperatura centrale del corpo scende e la produzione di energia diminuisce, la coagulazione del sangue rallenta provocando un'emorragia continua. I fattori della coagulazione possono anche essere utilizzati quando formano coaguli sanguigni nel tentativo di rallentare e controllare un'emorragia. La diminuita temperatura corporea peggiora i problemi di coagulazione, il che accentua l'emorragia, che riduce ulteriormente la temperatura del corpo. Pertanto, con una rianimazione inadeguata, questo diviene un ciclo di continuo peggioramento. Alcuni studi hanno registrato meno difficoltà con la coagulopatia da quando è aumentato l'uso del plasma per la rianimazione.

Insufficienza epatica

Un grave danno al fegato è una conseguenza meno frequente di uno shock prolungato. L'insufficienza epatica si manifesta con ipoglicemia e acidosi lattica persistenti e con ittero. Poiché il fegato produce molti dei fattori della coagulazione necessari per l'emostasi, l'insufficienza epatica può essere accompagnata da una coagulopatia.

Infezione inarrestabile

Esiste un maggior rischio di infezione associate allo shock grave. Si ritiene che derivi da diverse cause:

- Un'altra manifestazione di insufficienza ematologica è una marcata riduzione nel numero di GB, che predispone il paziente in shock alle infezioni.
- L'ischemia e la riduzione della produzione di energia nelle cellule della parete dell'intestino nel paziente affetto da shock può consentire ai batteri di penetrare nella cavità peritoneale (traslocazione batterica).
- A fronte dell'ischemia e della perdita di produzione di energia, ha luogo una diminuzione delle funzioni immunitarie.

Insufficienza multi-organo

Lo shock, se non trattato efficacemente, può portare alla disfunzione prima di un singolo organo, poi seguita da diversi altri organi contemporaneamente, con una sepsi associata, portando alla sindrome da insufficienza multiorgano.

L'insufficienza di un singolo importante sistema del corpo (ad esempio, polmoni, reni, cascata della coagulazione, fegato) è associata a un tasso di mortalità del 40% circa. L'insufficienza cardiovascolare, sotto forma di shock cardiogeno e settico associati, può solo occasionalmente essere invertita. Quando l'insufficienza coinvolge quattro sistemi d'organo, il tasso di mortalità arriva praticamente al 100%.6

CAPITOLO 5
CINEMATICA DEL TRAUMA

INTRODUZIONE

La cinematica è la branca della meccanica che riguarda il movimento di oggetti senza riferimenti alle forze che causano tale movimento. Qualsiasi lesione che risulti dall'applicazione di una forza al corpo deriva strettamente dall'interazione dell'ospite con l'oggetto in movimento che ha impattato l'ospite. Se il soccorritore non comprende i principi della cinematica e dei meccanismi di lesione coinvolti, rischia di misconoscere alcune lesioni. La comprensione di tali principi incrementa l'indice di sospetto verso talune lesioni identificabili valutando le energie entrate in gioco nell'evento traumatico già all'arrivo sulla scena.

Alcune gravi lesioni non immediatamente evidenti, possono risultare fatali se non riconosciute e trattate sulla scena o durante il trasporto verso l'ospedale.

Sapere cosa cercare e dove guardare nel valutare un paziente vittima di trauma è altrettanto importante quanto sapere cosa fare dopo aver individuato queste lesioni.

Molte delle lesioni di un paziente possono essere previste e sospettate valutando la scena e la dinamica del trauma ancor prima di aver valutato la vittima stessa.

Principi Generali

Un evento traumatico è diviso in tre fasi: pre-evento, evento e post-evento. In parole semplici, la fase del pre-evento è la fase di prevenzione. La fase dell'evento è quella parte dell'evento traumatico che coinvolge lo scambio di energia (o cinematica). L'ultima, la fase post-evento è la fase che concerne il trattamento del paziente.

Che la lesione dipenda da un incidente stradale, da una caduta, da un crollo o un'arma, questa si verifica quando l'energia viene assorbita dai tessuti del corpo umano.

Pre-evento

La fase pre-evento comprende tutti gli eventi che hanno preceduto l'incidente. Le condizioni che sono presenti prima dell'incidente, ma importanti nella gestione delle lesioni del paziente, sono valutate come parte della storia pre-evento. Esse comprendono, ad esempio, una condizione medica acuta o preesistente del paziente (e le medicazioni assunte per trattarla), l'ingestione di sostanze voluttuarie (farmaci e droghe d'abuso, alcol ecc.) e lo stato d'animo del paziente. In genere i giovani pazienti traumatizzati non hanno patologie croniche. Con pazienti più anziani, tuttavia, condizioni mediche che sono presenti prima dell'evento traumatico possono causare serie complicanze nella valutazione e gestione preospedaliera del paziente e possono significativamente influenzare la prognosi. Ad esempio, l'anziano guidatore di un veicolo che ha urtato un palo può avere un dolore toracico indicativo di un infarto del miocardio (attacco di cuore). Il guidatore ha urtato il palo e poi ha subito un attacco cardiaco, o ha subito un attacco cardiaco e quindi ha urtato il palo? Il paziente assume dei farmaci (ad esempio beta-bloccanti) che impediranno l'aumento della frequenza del polso in caso di shock? La maggior parte di queste condizioni non solo influisce direttamente sulle strategie di valutazione e trattamento trattate nei Capitoli 4 e 5, ma è importante anche nell'assistenza complessiva al paziente, anche se non influenza necessariamente la cinematica dello scontro.

Evento

La fase dell'evento inizia nel momento in cui un oggetto in movimento colpisce un secondo oggetto. Il secondo oggetto può essere in movimento o stazionario e può essere un oggetto o una persona. Nella maggior parte degli incidenti stradali avvengono tre impatti:

1. l'impatto dei due oggetti;
2. l'impatto degli occupanti del veicolo;
3. l'impatto degli organi vitali degli occupanti.

Ad esempio, quando un veicolo colpisce un albero, il primo impatto è la collisione del veicolo contro l'albero. Il secondo impatto è quello dell'occupante del veicolo contro il volante o il parabrezza (se il paziente è vincolato, si verifica un impatto tra l'occupante e la cintura di sicurezza). Il terzo impatto è quello tra gli organi interni del paziente e il suo torace, la sua parete addominale o il suo cranio.

Parlando di impatto non si deve sempre pensare esclusivamente all'incidente stradale: il pedone investito, l'addome colpito da un proiettile, o il lavoratore che cade sul marciapiede dall'impalcatura sono tutti esempi di impatto. Notare che in caso di caduta si verificano solo il secondo e il terzo impatto.

Sono ugualmente importanti all'inizio della valutazione la direzione in cui si verifica il trasferimento di energia, la quantità di energia trasferita e gli effetti di queste forze sul paziente.

Post-Evento

Durante la fase post-evento le informazioni raccolte sulle fasi di evento e pre-evento sono usate per valutare e trattare un paziente. Questa fase inizia non appena sia stata assorbita l'energia del trauma. L'insorgenza delle complicanze da traumi pericolosi per la vita può essere lenta o rapida (o queste complicanze possono essere prevenute o significativamente ridotte) e dipende in parte dall'assistenza fornita sulla scena e nel tragitto verso l'ospedale. Nella fase post-impatto, la comprensione della cinematica del trauma, un indice di sospetto circa le lesioni e una forte capacità di valutazione divengono tutti elementi cruciali per gli esiti del soccorso.

In parole semplici, la fase del pre-evento è la fase di prevenzione. La fase dell'evento è quella parte dell'evento traumatico in cui avviene il trasferimento di energia o la cinematica (meccanismi dell'energia). Infine, il post-evento è la fase di assistenza al paziente.

Per comprendere gli effetti delle forze che producono lesioni corporee, il soccorritore preospedaliero deve innanzitutto comprendere due componenti – trasferimento di energia e anatomia umana. Ad esempio, in un incidente stradale, qual è l'aspetto della scena? Che cosa ha colpito cosa e a quale velocità? Quanto era lungo lo spazio di arresto? Le vittime utilizzavano dispositivi di protezione adeguati, come le cinture di sicurezza? L'airbag si è aperto? I bambini erano correttamente vincolati sui sedili di sicurezza, o non erano vincolati e sono stati sballottati nel veicolo? Gli occupanti sono stati eiettati dal veicolo? Hanno colpito degli oggetti? Se sì, quanti oggetti e di quale natura? Queste e molte altre domande devono ricevere una risposta se il soccorritore preospedaliero vuole comprendere il trasferimento di forze che ha avuto luogo e tradurre questa informazione in una previsione di lesioni e quindi un'adeguata assistenza al paziente.

Il processo di valutazione della scena per determinare le forze e il movimento coinvolti e quali lesioni potrebbero essere derivate da tali forze è detto cinematica. Poiché la cinematica si basa su principi fondamentali della fisica, è meglio richiamarli brevemente.

Energia

Il passo iniziale per comprendere una dinamica è valutare gli eventi che si sono verificati al momento dello scontro (Fig. 5.1), stimare l'energia che è stata trasferita al corpo umano e compiere una valutazione approssimativa delle condizioni specifiche che ne sono derivate.

Leggi dell'energia e del moto

La **prima legge del moto di Newton** afferma che un corpo a riposo rimarrà a riposo e un corpo in movimento rimarrà in movimento finché su di esso non verrà esercitata una forza esterna. Lo sciatore nella Figura 5.2 era stazionario nella postazione di partenza. Poi la forza di gravità lo ha trascinato lungo la discesa e lui è rimasto in movimento anche quando la pista sotto di lui è terminata. Il suo moto verrà arrestato dal contatto col terreno.

Come accennato in precedenza, in qualsiasi collisione, quando il corpo del potenziale paziente è in movimento, ci sono tre impatti:

1) il veicolo che urta un oggetto, in movimento o stazionario,
2) il potenziale paziente che urta l'interno del veicolo, un oggetto oppure viene colpito ad esempio dall'energia di un'esplosione,
3) gli organi interni che impattano le pareti interne delle cavità che li contengono oppure che vengono strappati dalle proprie strutture di sostegno.

Un esempio è una persona seduta sul sedile anteriore di un veicolo. Quando il veicolo urta un albero e si ferma, la persona non vincolata continua a muoversi - alla stessa velocità - fino a quando non urta lo sterzo, il cruscotto o il parabrezza. L'impatto con questi oggetti arresta il movimento in avanti del tronco o del capo, ma gli organi interni della persona rimangono in movimento fino a quando non urtano l'interno della parete toracica, addominale o del cranio, interrompendo il movimento in avanti.

La **legge della conservazione dell'energia** associata alla **seconda legge del moto di Newton** dice che l'energia non può essere creata o distrutta, ma solo trasformata. Il movimento del veicolo è una forma di energia. Per far partire il veicolo, il carburante esplode all'interno del cilindro del motore. Questo muove i pistoni. Il movimento dei pistoni è trasmesso da una serie di ingranaggi alle ruote, che fanno presa sulla strada nel girare e impartiscono un movimento al veicolo. Per arrestare il veicolo, l'energia del suo movimento deve essere trasformata in un'altra forma, come il riscaldamento dei freni, l'urto contro un oggetto e la deformazione del telaio. Quando un guidatore frena, l'energia del movimento è convertita in calore dalla frizione (energia termica) delle pastiglie dei freni sui dischi e delle ruote sull'asfalto. Il veicolo quindi decelera.

La **terza legge del moto di Newton** è forse la più conosciuta: afferma che per ogni azione o forza esiste una uguale reazione opposta e contraria. Quando camminiamo sul suolo, la terra oppone una forza contro di noi uguale a quella che noi applichiamo al suolo. Coloro che hanno sparato con un fucile, hanno avvertito la terza legge di Newton sulla propria spalla, sotto forma di rinculo del calcio dell'arma.

Proprio come l'energia meccanica di un veicolo che urta un muro viene dissipata attraverso la deformazione del telaio o di altre parti del veicolo (Fig. 5.3), anche l'energia del movimento degli organi e delle strutture interne del corpo viene dissipata allo stesso modo. Gli stessi concetti si applicano al corpo umano quando è stazionario ed entra in contatto e interagisce con un oggetto in movimento come un coltello, un proiettile o una mazza da baseball.

L'**energia cinetica** (EC) è una funzione della massa e della velocità di un oggetto. Sebbene non siano esattamente la stessa cosa, il peso di una vittima viene spesso usato per rappresentare la sua massa. Allo stesso modo, la velocità è usata per rappresentare ciò che in realtà è velocità e direzione. La relazione tra peso e velocità rispetto all'energia cinetica è la seguente:

Energia cinetica = metà della massa x quadrato della velocità

EC = ½mv² $EC = \frac{1}{2}mv^2$

Pertanto l'energia cinetica coinvolta quando una persona di 70 kg viaggia a 50 km/ora viene calcolata come segue:

EC = 70/2 × 50^2 = 87.500 unità

Per lo scopo di questa trattazione, non viene usata alcuna specifica unità di misura fisica (ad esempio, joule). Le unità sono usate solamente per illustrare come questa formula influisca sul cambiamento della quantità di energia. Come appena mostrato, una persona di 70 kg che viaggia a 50 km/ora avrebbe 87.500 unità di energia che devono essere convertite in un'altra forma quando si arresta. Questo cambiamento assume la forma di danno al veicolo e di lesioni alla persona dentro di esso, a meno che l'energia non possa dissiparsi in modo meno dannoso, come contro una cintura di sicurezza o un airbag.

Quale fattore della formula, tuttavia, ha il maggiore effetto sulla quantità di energia cinetica prodotta, la massa o la velocità? Supponiamo di aggiungere 10 kg alla persona di 70 kg che viaggia a 50 km/ora nell'esempio precedente, rendendo la massa pari a 72 kg:

EC = 80/2 × 50^2 = 100.000 unità

Essendo aumentata la massa, è aumentata la quantità di energia cinetica.

Infine, tornando allo stesso esempio di una persona di 70 kg, se invece di aumentare la massa di 10 kg si aumenta la velocità di 10 km/ora, l'energia cinetica risulta:

EC = 70/2 × 60^2 = 126.000 unità

Tali calcoli dimostrano che l'aumento della velocità incrementa l'energia cinetica molto più che l'aumento della massa. Si verificheranno trasferimenti di energia molto maggiori (che produrranno pertanto maggiori lesioni all'occupante, al veicolo o a entrambi) sia in uno scontro ad alta velocità che in uno scontro a velocità più bassa. La velocità è esponenziale e la massa è lineare; questo è fondamentale anche quando vi è una grande differenza di massa tra due oggetti.

Massa × Accelerazione = Forza = Massa × Decelerazione

La forza (energia) è necessaria per mettere in movimento una oggetto e per creare una velocità specifica. La velocità impartita dipende dal peso (massa) della struttura. Una volta che l'energia è trasferita all'oggetto e questo è messo in movimento, il movimento perdurerà finché l'energia non sarà esaurita (prima legge del moto di Newton). Questa perdita di energia metterà in movimento altri componenti (particelle dei tessuti) o sarà dispersa sotto forma di calore (dissipata ad esempio nei dischi dei freni sulle ruote). Facciamo l'esempio di un'arma e un paziente. Nella camera di caricamento di un'arma da fuoco c'è una cartuccia che contiene polvere da sparo. Se questa polvere da sparo viene innescata, brucia rapidamente generando energia e vapori che spingono il proiettile fuori dalla canna a grande velocità. Questa velocità è equivalente al peso del proiettile e alla quantità di energia prodotta dalla combustione della polvere da sparo, o forza. Per rallentare (prima legge del moto di Newton), il proiettile deve trasferire la propria energia nella struttura che colpisce. Questo produrrà un'esplosione nel tessuto pari all'esplosione che è avvenuta nella camera di caricamento dell'arma da fuoco quando la velocità iniziale è stata conferita al proiettile. Lo stesso fenomeno si verifica nell'auto in movimento, nel paziente che cade da un edificio o nell'esplosione di un ordigno esplosivo improvvisato (improvised explosive device, IED).

Un altro importante fattore in uno scontro è lo **spazio di arresto**. Più breve è lo spazio e la velocità dell'arresto, tanto maggiore sarà l'energia trasferita al paziente e il danno subito dal paziente. Un veicolo che si arresta contro un muro di mattoni o uno che si arresta in seguito a una frenata dissipa la stessa quantità di energia, ma in una maniera differente. Il tasso di trasferimento energetico (nella carrozzeria del veicolo o nei dischi dei freni) è diverso e si verifica su una distanza e un tempo differenti. Nel primo caso, l'energia è assorbita in una distanza e una quantità di tempo molto brevi dalla deformazione del telaio del veicolo. Nel secondo caso, l'energia è assorbita su una distanza e un periodo di tempo più lunghi dal calore dei freni. Il movimento in avanti dell'occupante del veicolo (energia) è assorbito nel primo caso dal danno alle parti molli e alle ossa dell'occupante. Nel secondo caso, l'energia è dissipata, insieme all'energia del veicolo, nei freni.

Tale correlazione inversa tra spazio di arresto e lesioni è valida anche per le cadute. Una persona ha maggiori possibilità di sopravvivere a una caduta se atterra su una superficie comprimibile, come uno spesso strato di neve farinosa. Una caduta dalla stessa altezza ma che termina su una superficie dura come il cemento, provoca lesioni più gravi. Il materiale compressibile (cioè la neve) aumenta lo spazio di arresto e assorbe almeno parte dell'energia piuttosto che consentire l'assorbimento di tutta l'energia da parte del corpo. Il risultato è una riduzione delle lesioni e del danno al corpo. Questo principio è anche applicabile ad altri tipi di scontri. Inoltre, un guidatore non vincolato subirà lesioni più gravi di uno vincolato. Il sistema di contenzione è progettato per assorbile una porzione significativa dell'energia trasferita.

Perciò, una volta che un oggetto è in movimento e ha un'energia sotto forma di movimento, per giungere a un arresto completo deve perdere tutta la sua energia convertendola in un'altra forma o trasferendola a un altro oggetto. Ad esempio, se un veicolo colpisce un pedone, il pedone è scagliato lontano dal veicolo (Fig. 5.4). Benché il veicolo sia in certa misura rallentato dall'impatto, esso, in virtù della maggiore energia, impartisce un'accelerazione molto maggiore al pedone, più leggero, rispetto a quanto perde in velocità a causa della differenza di massa tra i due. Le parti corporee più soffici del pedone rispetto alle parti più dure del veicolo sono anch'esse motivo di un danno maggiore al pedone che al veicolo.

Trasferimento di energia tra un oggetto solido e il corpo umano

Quando il corpo umano viene urtato da un oggetto solido, il numero di particelle tessutali del corpo che ricevono l'impatto determina l'entità del trasferimento di energia (lesione) che si verifica. Il numero di particelle di tessuto interessate è determinato (1) dalla densità (numero di particelle per volume) del tessuto e (2) dalle dimensioni della superficie di contatto dell'impatto.

Densità

Quanto più denso è un tessuto (misurato in particelle per volume), tanto maggiore è il numero di particelle che vengono colpite da un oggetto in movimento e, quindi, la quantità totale di energia trasferita. Dare un pugno a un cuscino di piume e dare un pugno con la stessa forza a un muro di mattoni produrrà effetti diversi sulla mano. Il pugno assorbe più energia collidendo con il denso muro di mattoni che non con il meno denso cuscino di piume (Fig. 5.5).

Semplificando molto, il corpo presenta tre diversi tipi di densità dei tessuti: densità aerea (buona parte del polmone e parti dell'intestino), densità acquea (i muscoli e la maggior parte degli organi solidi, come fegato e milza) e densità solida (osso). Pertanto, la quantità di energia trasferita (con risultante lesione) dipenderà da quale tipo di organo subisce l'impatto.

Superficie di contatto

Il vento esercita una pressione su una mano quando la si sporge fuori dal finestrino di un veicolo in movimento. Quando il palmo della mano è orizzontale e parallelo alla direzione del flusso del vento, questo esercita una certa pressione sulla mano messa di taglio, ma ruotando la mano di 90 gradi in posizione verticale si espone al flusso di aria una maggiore area di superficie; così, un maggior numero di particelle d'aria viene a contatto con la mano, aumentando l'entità della forza su di essa.

Negli eventi traumatici, l'energia assorbita e il danno conseguente possono essere modificati da un qualsiasi cambiamento della dimensione della superficie di impatto. Esempi di questo effetto sul corpo umano possono comprendere il frontale di un'auto, una mazza da baseball, la pallottola di una carabina o di un fucile da caccia. La superficie frontale di un'auto impatta una grande porzione del corpo della vittima. Una mazza da baseball invece colpisce un'area più piccola, e una pallottola un'area ancora più piccola. L'entità del trasferimento di energia che si verifica dipende quindi direttamente dall'energia dell'oggetto e dalla densità del tessuto che viene colpito.

Se tutta l'energia di impatto è in una piccola area e questa forza supera la resistenza della cute, l'oggetto viene spinto attraverso di essa. Pensiamo alla differenza tra colpire un tavolo di legno con un martello (provocando una ammaccatura sulla superficie) oppure colpire col medesimo martello la testa di un chiodo appoggiato al tavolo di legno (che penetrerà nel tavolo). È questa la definizione di trauma penetrante. Se la forza si distribuisce su un'area più vasta e la cute non viene attraversata, allora questo trauma corrisponde alla definizione di trauma chiuso. In entrambi i casi, viene creata una cavità nel paziente dalla forza dell'oggetto che giunge a impatto. Anche con un oggetto come una pallottola, l'area della superficie di impatto può essere diversa a seconda di fattori quali il calibro della pallottola, il suo movimento (rotolamento) nel corpo, la deformazione ("a fungo") e la frammentazione.

Cavitazione

I meccanismi di base del trasferimento di energia sono relativamente semplici. L'impatto sulle particelle di tessuto le accelera allontanandole dal punto dell'impatto. Questi tessuti quindi divengono essi stessi oggetti in movimento e urtano contro altre particelle di tessuto, producendo un effetto "a cascata". Un esempio per meglio comprendere la cavitazione è rappresentato dal biliardo.

La prima biglia viene spinta attraverso il tavolo grazie alla forza impressa dai muscoli del braccio e va ad urtare il castello delle altre biglie. L'energia della biglia viene così trasferita a tutte le altre biglie del castello (Fig. 5.6). Le altre biglie caricate di energia ceduta dalla prima biglia iniziano a muoversi e si allontanano dal punto di impatto mentre la prima biglia, che ha perso la sua energia, rallenta o si ferma. Dove prima c'era il castello di biglie ora si è creata una cavità. Un altro esempio è quello della palla da bowling che rotola lungo la pista, urta i birilli all'altro estremo della pista e, trasferendo loro la propria energia produce una cavità. Questo tipo di trasferimento di energia avviene sia nei traumi chiusi sia in quelli penetranti.

Si possono creare due tipi di cavità:

1. Una cavità temporanea è causata dallo stiramento dei tessuti che si verifica al momento dell'impatto. Grazie alle caratteristiche di elasticità dei tessuti corporei, tutto o parte del contenuto della cavità temporanea torna alla sua posizione precedente. Le dimensioni, la forma e le porzioni della cavità che diventano parte del danno permanente dipendono dal tipo di tessuto, dalla sua elasticità e dalla quantità di tessuto compresso e poi tornato al suo posto. L'entità di questa cavità di solito non è visibile quando il soccorritore preospedaliero od ospedaliero esamina il paziente, anche dopo pochi secondi dall'impatto.
2. Una cavità permanente rimane dopo la chiusura della cavità temporanea ed è la parte visibile della distruzione tessutale. Inoltre vi è una cavità da schiacciamento che è prodotta dall'impatto diretto dell'oggetto sul tessuto. Entrambe sono visibili quando il paziente viene esaminato (Fig. 5.7).

L'entità della cavità temporanea che residua come cavità permanente è correlata all'elasticità (capacità di estensione) dei tessuti coinvolti. Ad esempio, colpire con forza con una mazza da baseball un bidone d'acciaio lascia un'ammaccatura, o cavità, su un suo lato. Urtare con la stessa mazza da baseball, con la stessa forza, contro un oggetto di forma e dimensioni analoghe ma di gommapiuma non lascerà alcuna intaccatura una volta rimossa la mazza (Fig. 5.8). La differenza è l'elasticità; la gomma è più elastica del bidone di acciaio. Il corpo umano ha un comportamento più simile alla gommapiuma che al bidone d'acciaio. Se una persona colpisce con il pugno l'addome di un'altra persona, lo sente penetrare. Tuttavia, quando la persona retrae il pugno, non rimane un'intaccatura. Allo stesso modo, una mazza da baseball che urta il torace non lascia un'evidente cavità nella parete toracica, ma causa un danno, sia per il contatto diretto che per la cavità temporanea creata dal trasferimento di energia. La storia dell'incidente e la sua interpretazione forniranno le informazioni necessarie per determinare le potenziali dimensioni della cavità temporanea al momento dell'impatto. Gli organi o le strutture coinvolte consentono di predirne le lesioni.

Quando si preme il grilletto di un'arma da fuoco, il cane urta la capsula e produce un'esplosione nella cartuccia. L'energia creata da questa esplosione viene trasmessa alla pallottola, che esce dalla bocca dell'arma. La pallottola ha ora energia, o forza (accelerazione x massa = forza). Una volta impartita tale forza, la pallottola non può rallentare fino a quando non subisce l'azione di una forza esterna (prima legge del moto di Newton). Perché la pallottola si arresti dentro al corpo umano, deve verificarsi un'esplosione equivalente all'esplosione dell'arma (accelerazione x massa = *forza* = massa x decelerazione) dentro ai tessuti (Fig. 5.9). Questa esplosione è il risultato del trasferimento di energia che accelera le particelle tessutali spostandole dalle posizioni normali e creando una cavità.

Traumi chiusi e penetranti

Un trauma è generalmente classificato come chiuso o penetrante. Tuttavia, il trasferimento di energia e la lesione prodotta sono simili in entrambi i tipi di trauma. In entrambi avviene una cavitazione; solo il tipo e la direzione sono diversi. La sola reale differenza è la penetrazione della cute. Se l'intera energia di un oggetto è concentrata su di una piccola area di cute, la cute probabilmente si lacererà, e l'oggetto penetrerà nel corpo e creerà un trasferimento di energia più concentrato lungo la sua traiettoria. Questo può portare a una maggior forza distruttiva in una regione più limitata. Un oggetto più grande la cui energia è dissipata su di una superficie cutanea molto più ampia può non penetrare la cute. Il danno sarà distribuito su un'area più grande del corpo, e il quadro lesivo sarà meno localizzato. Un esempio è la differenza tra l'impatto di un grosso camion contro un pedone rispetto all'impatto di un'arma da fuoco (Fig. 5.10).

La cavitazione in un trauma chiuso è spesso solo una cavità temporanea che si allontana dal punto di impatto. Un trauma penetrante crea sia una cavità permanente sia una temporanea. La cavità temporanea che viene creata si diffonderà allontanandosi dal tragitto del proiettile in direzione sia frontale sia laterale.

Traumi chiusi

Principi meccanici

Questa sezione è suddivisa in due parti principali. Inizialmente sono trattati gli effetti meccanici e strutturali dell'urto su un veicolo, quindi vengono affrontati gli effetti sugli organi interni e le varie strutture corporee. Entrambi sono importanti e devono essere compresi per valutare correttamente il paziente traumatizzato e le lesioni potenziali presenti dopo l'urto.

Le osservazioni sulla scena delle circostanze probabili che hanno portato a un incidente forniscono indizi circa la gravità delle lesioni e gli organi potenzialmente coinvolti. I fattori da valutare sono: 1) direzione dell'impatto, (2) danno esterno al veicolo (tipo e gravità) e (3) danno interno (ad esempio intrusione nell'abitacolo, volante e piantone sterzo, fratture del parabrezza, rottura dello specchietto retrovisore, impatto del ginocchio contro il cruscotto).

Nell'impatto da trauma chiuso si verificano due meccanismi lesivi: lacerazione e compressione, ambedue in grado di causare una cavitazione. La lacerazione è il risultato del cambiamento repentino di velocità di un organo o di una struttura rispetto ad altre parti del corpo. Questa differenza di accelerazione (o decelerazione) provoca appunto una separazione o lacerazione tra le parti. La compressione si verifica quando un un organo o una struttura vengono direttamente schiacciati tra altri organi e strutture.

Come detto in precedenza in questo capitolo, nel trauma chiuso avvengono tre tipi di impatto distinti. Il primo quando il veicolo collide con un altro oggetto. Il secondo quando l'occupante del veicolo impatta l'interno dell'abitacolo, urta il suolo alla fine di una caduta o viene investito dall'onda d'urto di una esplosione. Il terzo quando le strutture interne del corpo urtano le pareti interne delle cavità che li contengono o vengono lacerate dalle loro inserzioni, legamenti o peduncoli. Di seguito verrà trattata la prima di queste dinamiche riferibile a incidenti stradali, cadute ed esplosioni. Le altre due saranno trattate nell'ambito delle specifiche regioni coinvolte.

Incidenti stradali

Si verificano molte forme di traumi chiusi, ma gli incidenti stradali (compresi gli incidenti di moto) sono i più comuni. Nel 2011 solo negli USA sono morte 32.367 persone e ne sono rimaste ferite oltre 2,2 milioni in incidenti della strada. La maggioranza dei decessi è avvenuto tra gli occupanti dei veicoli e oltre 5000 morti erano pedoni o ciclisti.

Gli incidenti stradali possono essere suddivisi nei cinque tipi seguenti:

1. impatto frontale;
2. impatto posteriore;
3. impatto laterale;
4. impatto rotatorio;
5. capottamento.

Benché ciascun tipo abbia poi le sue varianti, una accurata identificazione delle cinque tipologie fornirà indizi sulle possibili caratteristiche delle lesioni e degli scambi di energia.

Un metodo per stimare il potenziale lesivo per l'occupante è guardare i danni sul veicolo e determinare quale dei cinque tipi di dinamica si è verificato, che trasferimento di energia si è verificato e qual è la direzione dell'impatto. L'occupante assorbe lo stesso quantitativo di energia del veicolo secondo la stessa direzione (anche se parte dell'energia può essere dissipata attraverso la deformazione del veicolo o dai dispositivi di contenzione).

Impatto frontale

Nella Figura 5.11, ad esempio, il veicolo ha colpito un palo con la sua parte anteriore. Il palo ha arrestato il suo movimento in avanti, ma il resto dell'auto ha continuato il moto in avanti fino a che l'energia non è stata assorbita dalla deformazione dell'auto. Lo stesso tipo di movimento si verifica nel guidatore: il piantone dello sterzo viene urtato dal torace ma proprio come l'auto prosegue la sua corsa in avanti, deformandosi, anche il corpo del guidatore prosegue il suo moto in avanti: la parete toracica posteriore continua fino a quando l'energia non è assorbita dalla deformazione ed eventualmente dalla frattura delle coste. Questo processo comprimerà anche il cuore e i polmoni, bloccati tra lo sterno, la colonna vertebrale e la parete toracica posteriore.

L'entità del danno al veicolo indica la sua velocità approssimativa al momento dell'impatto. Quanto maggiore è la deformazione della carrozzeria, tanto più elevata è la velocità al momento dell'impatto. Quanto più elevata è la velocità del veicolo, tanto maggiore è il trasferimento di energia e tanto più è probabile che gli occupanti siano feriti.

Quando il veicolo improvvisamente smette di muoversi in avanti in un impatto frontale, l'occupante continua a muoversi seguendo due possibili traiettorie dentro il veicolo: "su e sopra" o "giù e sotto".

Le cinture di sicurezza, gli airbag o qualsiasi altro sistema di contenzione assorbono una parte o gran parte dell'energia, riducendo quindi le lesioni alla vittima. Per chiarezza e semplicità di trattazione, in questi esempi si presume che l'occupante non sia vincolato.

Traiettoria "su e sopra"

In questa dinamica il corpo dell'occupante si muove verso l'alto e al di sopra dello sterzo (Fig. 5.12). Il capo è di solito la porzione del corpo che per prima urta il parabrezza o il tettuccio. Quando il movimento in avanti del capo viene arrestato, il tronco continua a muoversi dissipando l'energia attraverso la colonna vertebrale. Quello cervicale è il segmento meno protetto della colonna vertebrale. Quindi il tronco (torace e addome) impattano contro il piantone dello sterzo, provocando lesioni a gabbia toracica, cuore, polmoni e aorta. L'impatto dell'addome sul piantone dello sterzo può comprimere e schiacciare gli organi solidi, produrre lesioni da iperpressione (soprattutto al diaframma) e rompere gli organi cavi. Anche reni, milza e fegato sono soggetti a lacerazioni quando, per la decelerazione brusca, vengono trazionati dai loro normali normali vincoli anatomici o tessuti di sostegno (Fig. 5.13). Ad esempio l'aorta e la vena cava sono strettamente vincolate alla parete addominale posteriore e alla colonna vertebrale. La continuazione del movimento in avanti può lacerare l'aorta nel torace dove l'arco non vincolato si trasforma in aorta discendente (istmo), come rappresentato nella Figura 5.14.

Traiettoria "giù e sotto"

Nella traiettoria giù e sotto, l'occupante si muove in avanti, verso il basso, scivolando sotto il cruscotto (Fig. 5.15). L'importanza di comprendere la cinematica aiuta ad identificare le lesioni provocate all'arto inferiore da questa dinamica, lesioni che altrimenti sarebbero difficili da identificare.

Il piede, se esteso sul pavimento o sul pedale del freno, con la gamba rigida, assorbe la maggior parte dell'energia, e mentre il resto del corpo e della gamba prosegue la sua corsa, l'articolazione della caviglia si trova ad assorbire la maggior parte dell'energia, con fratture e lussazioni in questa sede. Se invece le ginocchia sono flesse, saranno queste ultime, impattando il cruscotto, a subire buona parte della forza dell'impatto.

Il ginocchio ha due possibili punti di impatto contro il cruscotto: la tibia e il femore (Fig. 5.16 A). Se la tibia colpisce il cruscotto e si arresta, il femore in movimento tende a scavalcarla, con conseguente lussazione, lacerazione di legamenti, tendini e altre strutture di sostegno del ginocchio. Poiché l'arteria poplitea si trova in prossimità dell'articolazione del ginocchio, la sua lussazione è spesso associata a lesioni vascolari, con lesioni complete o solo dell'intima (Fig. 5.16 B). In entrambi i casi, si può formare un coagulo nel vaso danneggiato, che porta a una significativa riduzione di flusso ematico ai tessuti della gamba sotto al ginocchio. La tempestiva individuazione della lesione al ginocchio e della possibile lesione vascolare orienterà verso una valutazione intraospedaliera dei vasi in quest'area.

L'identificazione e il trattamento di una lesione all'arteria poplitea riducono significativamente le complicanze di ischemia distale dell'arto. La perfusione a questi tessuti deve essere ristabilita entro 6 ore circa. Possono verificarsi ritardi perché il soccorritore preospedaliero non ha considerato la cinematica della lesione o ha trascurato importanti indizi durante la valutazione del paziente.

Benché la maggior parte di questi pazienti presenti segni di lesioni al ginocchio, un'impronta sul cruscotto, nel punto in cui viene colpito dal ginocchio, diventa un indicatore chiave del fatto che una significativa quantità di energia si è concentrata su questa articolazione e le sue strutture (Fig. 5.17). In ospedale saranno necessarie ulteriori indagini per escludere con maggiore sicurezza le possibili lesioni.

Quando il punto dell'impatto è il femore, l'energia è assorbita dalla diafisi dell'osso, che può quindi fratturarsi (Fig. 5.18). La continuazione del movimento in avanti del bacino su un femore che rimane intatto può fargli disarticolare la testa del femore dall'acetabolo, con una lussazione posteriore dell'anca (Fig. 5.19).

Dopo che ginocchia e gambe hanno arrestato il loro movimento, la parte superiore del corpo si fletterà in avanti contro il piantone dello sterzo o il cruscotto. La vittima non vincolata da cinture può quindi subire con questo impatto molte delle lesioni già descritte con la dinamica "su e sopra".

Riconoscere queste potenziali lesioni e trasmettere l'informazione al medico del Pronto Soccorso può portare a benefici a lungo termine per il paziente.

Impatto posteriore

Le collisioni con impatto posteriore o tamponamenti si verificano quando un veicolo che si muove più lentamente o è fermo viene colpito posteriormente da un veicolo che si muove a maggior velocità. Per facilitare la descrizione dell'impatto, il veicolo che si muove più rapidamente è detto "veicolo proiettile", e l'oggetto che si muove più lentamente oppure è fermo è detto "veicolo bersaglio". In tali collisioni l'energia del veicolo proiettile al momento dell'impatto viene convertita nell'accelerazione del veicolo bersaglio ed entrambi i veicoli subiscono un danno. Quanto maggiore è la differenza di momento dei due veicoli, tanto più grande è la forza dell'impatto iniziale e la quantità di energia disponibile per generare danno e accelerazione.

Durante una collisione a impatto posteriore, il veicolo bersaglio viene accelerato in avanti. Tutto ciò che è ancorato al telaio si muoverà anch'esso in avanti alla stessa velocità, compresi i sedili su cui gli occupanti stanno viaggiando. Gli oggetti non vincolati nel veicolo, compresi gli occupanti, inizieranno il movimento in avanti solo dopo essere stati spinti da una parte solidale con il telaio (come gli schienali dei sedili).

Se il poggiatesta non è posizionato correttamente e si trova al di sotto dell'occipite, la testa tenderà a seguire il movimento dopo il tronco, con un movimento iniziale di iperestensione del collo che provoca lo stiramento dei legamenti e di altre strutture di sostegno del rachide cervicale (Fig. 5.20 A).

Se il poggiatesta è invece posizionato correttamente, la testa si muoverà in avanti in contemporanea col resto del tronco, senza movimenti di iperestensione (Fig. 4.20 B e Fig. 4.21). Se al veicolo bersaglio è consentito di muoversi in avanti senza ostacoli fino a rallentare e fermarsi, l'occupante probabilmente non subirà altre lesioni significative perché la maggior parte del movimento del corpo è sostenuto dal sedile, allo stesso modo di quanto avviene a un astronauta che viene lanciato in orbita.

Tuttavia, se il veicolo impatta a sua volta un altro veicolo o un oggetto, o se il guidatore preme con forza il freno e arresta improvvisamente il veicolo, gli occupanti continueranno il movimento in avanti, seguendo il caratteristico quadro di una collisione a impatto frontale. La dinamica in questo caso presenterà due impatti: posteriore e frontale. Il doppio impatto aumenta la probabilità di lesioni.

Impatto laterale

I meccanismi di impatto laterale entrano in gioco quando il veicolo è coinvolto in un incidente in un incrocio o quando il veicolo esce di strada e urta lateralmente un palo, un albero o altri ostacoli a bordo strada. Se la collisione avviene a un incrocio, il veicolo bersaglio è accelerato dall'impatto con il veicolo proiettile. La fiancata del veicolo o la portiera che ricevono l'urto vengono spinte contro il fianco dell'occupante. Gli occupanti possono quindi subire lesioni se vengono scagliati in direzione laterale (Fig. 5.22) o per l'intrusione della portiera o della fiancata (Fig. 5.23). I danni causati dall'impatto laterale sono di minore entità se l'occupante rimane solidale con il veicolo mediante le cinture di sicurezza.

In un impatto laterale possono subire lesioni cinque regioni corporee:

1. Clavicola. La clavicola può essere compressa e fratturata se la forza viene esercitata contro la spalla (Fig. 5.24).
2. Torace. La compressione della parete toracica può portare a fratture costali, contusione polmonare, o lesioni da compressione degli organi solidi nella gabbia toracica, nonché a lesioni da iperpressione (ad esempio, pneumotorace) (Fig. 5.24 B). Le lacerazioni dell'aorta possono derivare dall'accelerazione laterale (il 25% delle lesioni aortiche post-traumatiche si verificano in seguito a un impatto laterale).
3. Addome e bacino. L'intrusione della fiancata comprime e frattura il bacino e spinge la testa del femore attraverso l'acetabolo (Fig. 5.24 C). Gli occupanti sul lato del guidatore sono vulnerabili a lesioni della milza perché questa si trova sul lato sinistro del corpo, mentre quelli sul lato del passeggero hanno una maggior probabilità di subire una lesione al fegato.
4. Collo. Il tronco può spostarsi bruscamente sotto la testa in caso di impatto laterale, oltre che negli impatti posteriori. Il punto di inserzione del capo sul collo è posto in basso e in dietro rispetto al suo baricentro. Perciò il movimento del capo rispetto al collo si traduce in una flessione laterale associata a una rotazione. La parte controlaterale della colonna subirà una distrazione mentre quella omolaterale verrà compressa, con il rischio di fratture o lussazioni delle faccette articolari (e possibile lesione del midollo spinale) (Fig. 5.25).
5. Capo. Il capo può urtare il telaio della portiera. Gli occupanti più vicini al punto di impatto subiranno le conseguenze peggiori.

Impatto rotatorio

Una collisione con impatto rotatorio si verifica quando un angolo di un veicolo colpisce un oggetto immobile, l'angolo di un altro veicolo, o un veicolo che si muove più lentamente o in direzione opposta. Secondo la prima legge del moto di Newton, questo angolo del veicolo si fermerà mentre il resto del veicolo continuerà il suo movimento in avanti fino a quando la sua energia non sarà completamente trasformata.

Le collisioni con impatto rotatorio portano a lesioni che sono una combinazione di quelle osservate nelle collisioni frontali e laterali. La vittima continua a muoversi in avanti e viene quindi colpita dalla parte laterale del veicolo (come nelle collisioni laterali) mentre il veicolo ruota attorno al punto di impatto (Fig. 5.26). Le lesioni più gravi si osservano nella vittima più vicina al punto di impatto.

Capottamento

Durante un capottamento, un veicolo può subire più impatti con vari angoli differenti, e così anche il corpo e gli organi interni di un occupante non vincolato dalle cinture (Fig. 5.27). In ciascuno di questi impatti possono verificarsi lesioni. Nei capottamenti un occupante assicurato dalle cinture spesso subisce lacerazioni interne a causa delle significative forze generate da un veicolo che rotola. Benché gli occupanti siano mantenuti saldamente dalle cinture, gli organi interni continuano a muoversi e possono lacerarsi nei punti di inserzione dei legamenti o dei peduncoli vascolari. Naturalmente le lesioni più gravi sono dovute alla mancanza di mezzi di contenzione; in questi casi spesso gli occupanti sono eiettati dal veicolo, potendo anche finire schiacciati dal veicolo stesso che rotola o subendo lesioni nell'impatto col terreno. Se gli occupanti sono eiettati sulla strada, possono essere anche investiti dai veicoli che sopraggiungono. La NHTSA riferisce che il 77% dei passeggeri completamente eiettati dai veicoli è rimasto ucciso (dati del 2008).

Incompatibilità dei veicoli

Le caratteristiche dei veicoli coinvolti negli incidenti ricoprono un ruolo significativo nel concorrere a provocare lesioni o decesso degli occupanti. Ad esempio, in un impatto laterale tra due automobili prive di airbag, gli occupanti dell'auto colpita sul fianco hanno una probabilità di 5,6 volte maggiore di morire rispetto agli occupanti del veicolo che li ha urtati. Questo può in gran parte essere spiegato dalla relativa mancanza di protezione nella fiancata dell'automobile rispetto alla capacità di assorbire energia della parte frontale del veicolo prima che vi sia un'intrusione nell'abitacolo. Tuttavia, quando il veicolo che viene colpito in un impatto laterale è un SUV, un furgone o pick-up, il rischio di morte degli occupanti è quasi il medesimo per tutti i veicoli coinvolti poiché l'abitacolo si trova più in alto rispetto a quello di un'automobile, e gli occupanti subiscono un minore trauma diretto in un impatto laterale.

Sono stati documentati traumi più gravi e un rischio maggiore di morte per gli occupanti di un'automobile che viene colpita sul fianco da un furgone, un SUV o un pick-up. In questo caso gli occupanti dell'auto hanno una probabilità di morte 13 volte maggiore se vengono investiti da un furgone e di 25-30 volte se vengono colpiti da un pick-up o un SUV. Questa straordinaria differenza deriva dal più alto baricentro e dalla massa maggiore del furgone, SUV o pick-up. La conoscenza dei tipi di veicolo in cui si trovavano gli occupanti in un incidente può portare il soccorritore preospedaliero ad avere un più elevato indice di sospetto per gravi lesioni.

Sistemi di contenzione e protezione dei passeggeri

Cinture di sicurezza.

Nei tipi di lesione descritti in precedenza, si presume che le vittime non indossino le cinture di sicurezza. La NHTSA ha riferito che, nel 2011, solo il 16% dei passeggeri non era vincolato rispetto al 67% segnalato in un rapporto NHTSA del 1999. L'eiezione dai veicoli era responsabile all'incirca del 25% dei 44.000 decessi da incidente stradale nel 2002. Circa il 77% dei passeggeri completamente eiettati dai veicoli è rimasto ucciso e 1 su 13 ha riportato una frattura vertebrale. Dopo l'eiezione da un veicolo, il corpo è sottoposto a un secondo impatto quando urta il suolo (o un altro oggetto) fuori dal veicolo. Questo secondo impatto può portare a lesioni che sono ancora più gravi di quelle dell'impatto iniziale. Il rischio di morte per le vittime eiettate è 6 volte maggiore di quello degli occupanti non eiettati. Chiaramente, le cinture di sicurezza salvano delle vite.

La NHTSA riferisce che 49 Stati e il distretto di Columbia hanno leggi sulle cinture di sicurezza. Dal 2004 alla fine del 2008, più di 75.000 vite sono state salvate dall'uso di questi dispositivi di contenzione. La NHTSA stima che, solo negli Stati Uniti, sono state salvate oltre 255.000 vite dal 1975. Inoltre, la NHTSA riferisce che oltre 13.000 vite sono state salvate dalle cinture di sicurezza solo negli Stati Uniti nel 2008 e che se tutti gli occupanti avessero indossato le cinture, il totale delle vite salvate sarebbe stato superiore alle 17.000.

Che cosa avviene quando le vittime indossano le cinture? Se una cintura di sicurezza è posizionata correttamente, la pressione dell'impatto è assorbita dal bacino e dal torace, portando a poche (o nessuna) lesioni gravi (Fig. 5.28). Quindi con i sistemi di contenzione, la probabilità di subire lesioni potenzialmente letali è molto ridotta.

Le cinture di sicurezza devono però essere indossate correttamente per essere efficaci. Una cintura indossata in modo non corretto può non essere efficace e addirittura causare danni. Se la parte addominale della cintura viene indossata in modo lasso o collocata sull'addome e non sul bacino, possono verificarsi lesioni da compressione degli organi addominali (milza, fegato e pancreas (Fig. 5.29). L'aumento della pressione intraddominale può causare rottura del diaframma con erniazione degli organi addominali. Le cinture di sicurezza addominali inoltre non vanno indossate da sole, ma sempre in associazione con la cintura diagonale sulla spalla. Possono verificarsi fratture anteriori da compressione delle vertebre lombari quando la parte superiore e inferiore del tronco fanno perno sulla cintura addominale che vincola la 12a vertebra toracica (T12), la 1a e la 2a lombare (L1 e L2). Molti occupanti di veicoli fanno ancora passare la cintura diagonale sotto il braccio e non sulla spalla, rischiando queste lesioni gravi.

Con la promulgazione di leggi sull'uso obbligatorio delle cinture di sicurezza, si è significativamente ridotta la gravità complessiva delle lesioni e il numero di incidenti mortali.

Airbag.

Gli airbag (oltre alle cinture di sicurezza) forniscono una protezione supplementare all'occupante di un veicolo. Originariamente, i sistemi di airbag dei sedili anteriori per guidatore e passeggero erano progettati per attutire il movimento in avanti solo degli occupanti dei sedili anteriori. Funzionano assorbendo gradualmente l'energia aumentando lo spazio di arresto del corpo. Sono estremamente efficaci nella prima collisione in caso di impatti frontali e quasi frontali (dal 65% al 70% degli incidenti che si verificano entro un raggio di 30° dai fari). Tuttavia, gli airbag si sgonfiano immediatamente dopo l'impatto e pertanto non sono efficaci negli incidenti con impatti multipli o in caso di tamponamento. Un airbag si apre e si sgonfia entro 0,5 secondi, quindi dopo l'impatto iniziale gli airbag non sono più in grado di offrire protezione. Gli airbag laterali forniscono una ulteriore protezione agli occupanti.

Quando gli airbag si aprono esplodendo, possono a loro volta produrre lesioni minori, ma rilevabili, che il soccorritore preospedaliero deve riconoscere e trattare (Fig. 5.30), quali abrasioni delle braccia, del torace e del viso (Fig. 5.31) oppure dovute all'urto di corpi estranei contro viso e occhi o provocate dagli occhiali indossati al momento dell'impatto (Fig. 5.32). Gli airbag che non si aprono dopo in incidente possono ancora essere pericolosi sia per il paziente sia per il soccorritore preospedaliero. Gli airbag possono e dovrebbero essere disattivati dal personale specializzato in modo corretto e sicuro. La loro disattivazione non deve ritardare l'assistenza al paziente o l'estricazione di un paziente critico.

Gli airbag costituiscono un rischio significativo per neonati e bambini se questi non sono vincolati o viaggiano su un sedile di sicurezza girato in senso contrario a quello di marcia sul sedile anteriore. Degli oltre 290 decessi da apertura dell'airbag, quasi il 70% erano passeggeri sul sedile anteriore, il 90% dei quali erano neonati o bambini.

Incidenti motociclistici

Gli incidenti che coinvolgono i motocicli sono responsabili di un numero significativo dei decessi all'anno. Mentre le leggi della fisica per gli incidenti motociclistici sono le stesse, il meccanismo lesivo varia rispetto agli incidenti che coinvolgono automobili e veicoli pesanti. Questa variabilità si osserva in ciascuno dei seguenti tipi di impatto: frontale, angolare e con eiezione (disarcionamento). Un altro fattore che determina il numero maggiore di decessi, invalidità e lesioni è la mancanza di un'intelaiatura che circondi il motociclista, presente negli altri veicoli a motore.

Impatto frontale

Una collisione frontale con un oggetto solido arresta il movimento in avanti di un motociclo (Fig. 5.33). Poiché il baricentro del motociclo è posto al di sopra e posteriormente all'asse della ruota anteriore, che funge da perno in questo tipo di impatto, il motociclo si inclinerà in avanti e il motociclista si troverà ad impattare contro il manubrio. Il motociclista potrà subire lesioni a capo, torace, addome o pelvi a seconda di quale parte del suo corpo urterà il manubrio. Se i piedi del motociclista restano sui pedalini e le cosce urtano il manubrio, il movimento in avanti sarà assorbito dalla diafisi del femore, con possibili fratture bilaterali (Fig. 5.34). Anche le fratture "a libro aperto" del bacino sono frequenti in caso di impatto del bacino con il manubrio.

Impatto angolare

In una collisione a impatto angolare, il motociclo colpisce un oggetto con una certa angolazione. Il motociclo quindi cadrà sul guidatore o lo schiaccerà tra sé e l'oggetto colpito. Possono verificarsi traumi agli arti superiori o inferiori, con fratture e perdita delle parti molli (Fig. 5.35). Si possono anche verificare lesioni agli organi addominali, in conseguenza del trasferimento di energia.

Impatto con eiezione o disarcionamento

A causa della mancanza di vincoli il motociclista può essere eiettato. Egli continuerà il suo volo fino a quando capo, gli arti superiori, il tronco o gli arti inferiori urteranno un ostacolo (come un veicolo, un palo del telefono o la strada). Le lesioni si verificheranno nel punto di impatto e si irradieranno al resto del corpo quando l'energia sarà assorbita.

Prevenzione delle lesioni traumatiche

Molti motociclisti non usano protezioni adeguate. Le protezioni per i motociclisti comprendono calzature e indumenti appositi e naturalmente i caschi. Un casco è progettato in modo simile al cranio: forte e di sostegno esternamente e in grado di assorbire energia internamente. Infatti la struttura del casco assorbe gran parte dell'impatto, riducendo le lesioni a volto, cranio e cervello. È stato dimostrato che il mancato uso del casco aumenta l'incidenza di traumi cranici di oltre il 300%. Il casco fornisce solo una protezione minima per il collo, ma non ne provoca le lesioni. Le leggi sull'obbligo del casco sono efficaci. Ad esempio, la Louisiana ha avuto una riduzione del 60% nei traumi cranici nei primi 6 anni dopo avere emanato una legge sull'uso del casco. La maggior parte degli Stati che ha promulgato leggi sull'uso obbligatorio del casco ha rilevato una corrispondente riduzione degli incidenti motociclistici.

"Coricare la moto" è una manovra protettiva usata dai motociclisti per separarsi dal motociclo in un imminente scontro (Fig. 5.36). Il motociclista piega la moto sul fianco e striscia la gamba interna sul terreno. Questa azione rallenta il motociclista più del motociclo, in modo che quest'ultimo si allontanerà da sotto il motociclista. Questi allora scivolerà sull'asfalto ma non resterà intrappolato tra il motociclo e l'oggetto che sta per colpire. Questi motociclisti in genere subiscono escoriazioni e fratture minori, ma di solito evitano le gravi lesioni associate agli altri tipi di impatto, a meno che non urtino direttamente un altro oggetto (Fig. 5.37).

Traumi dei pedoni

Gli investimenti di pedoni da parte di autoveicoli presentano tre fasi caratteristiche, ciascuna delle quali con un proprio schema lesivo.

1. L'impatto iniziale avviene agli arti inferiori e talora alle anche (Fig. 5.38 A).
2. Quindi il tronco rotola sul cofano del veicolo (e può impattare il parabrezza) (Fig. 5.38 B).
3. Infine la vittima cade al suolo, spesso a testa in avanti, con possibile trauma al rachide cervicale (Fig. 5.38 C).

Le lesioni prodotte negli incidenti che coinvolgono i pedoni variano a seconda dell'altezza della vittima e del veicolo (Fig. 5.39). I punti di impatto in un bambino e in un adulto che stanno in piedi davanti a un'auto si collocano in zone anatomiche diverse. Siccome sono più bassi, i bambini sono inizialmente impattati in un punto del corpo più alto rispetto agli adulti (Fig. 5.40 A). Il primo impatto in genere avviene quando il paraurti colpisce gli arti inferiori (al di sopra delle ginocchia) o il bacino del bambino, danneggiando il femore o il cingolo pelvico. Il secondo impatto avviene quasi subito dopo, quando la parte anteriore del cofano continua il movimento in avanti e colpisce il torace del bambino. Quindi, testa e volto urtano la parte anteriore o superiore del cofano (Fig. 5.40 B). A causa delle minori dimensioni del bambino, anziché essere scagliato lontano dal veicolo, come avviene nell' adulto, può venire trascinato dal veicolo mentre si trova parzialmente al di sotto di quest'ultimo (Fig. 5.40 C). Se il bambino cade di lato, è anche possibile che gli arti inferiori siano travolti da una ruota anteriore. Se il bambino cade all'indietro, può essere arrotato e subire quasi ogni tipo di lesione.

Se al momento dell'impatto il piede del bambino è a terra, l'energia sarà assorbita da coscia, anca e addome. La parte superiore del tronco seguirà in un secondo momento il movimento, quindi arti inferiori e tronco tenderanno a rimanere sul posto mentre la parte centrale del corpo, investita primariamente dall'urto, verrà scagliata lontano. Questo fratturerà il bacino e femori, con una forte angolazione nel punto dell'impatto e rischio di una possibile lesione spinale.

A complicare ulteriormente queste lesioni c'è il fatto che il bambino probabilmente si girerà verso l'auto investitrice spinto da curiosità, quindi esponendo la parte anteriore del corpo, mentre un adulto che si accorge di essere investito tenterà sempre movimenti di fuga, venendo colpito più probabilmente alla schiena o su di un fianco.

Gli adulti sono generalmente colpiti dapprima dal paraurti alle gambe, con conseguente frattura di tibia e fibula. La collisione prosegue su bacino e torace, quando la vittima urta la parte anteriore del cofano, fino a impattare la parte superiore del cofano e il parabrezza. Questo impatto può provocare fratture della parte superiore del femore, di bacino, coste e colonna vertebrale, e produrre danni intraddominali o intratoracici da schiacciamento e lacerazione. Se il capo della vittima colpisce il cofano o se la vittima arriva a urtare il parabrezza, possono verificarsi lesioni a volto, capo e colonna cervicale e toracica. Se il veicolo ha una grande superficie frontale (veicoli pesanti e SUV), l'intero paziente viene colpito simultaneamente.

Il terzo impatto avviene quando la vittima è scagliata lontano dal veicolo e colpisce l'asfalto. La vittima può subire un traumatismo sul lato del corpo che tocca il suolo, con lesioni ad anca, spalla e capo. Infine siccome tutti questi tre meccanismi di impatto producono improvvisi e violenti movimenti di tronco, collo e capo, può risultare una frattura della colonna vertebrale instabile. Dopo la caduta, la vittima può essere investita da un secondo veicolo che segue il primo.

Come gli adulti, i bambini colpiti da un veicolo possono subire un trauma cranico e a causa delle improvvise violente forze che agiscono su capo, collo e tronco, le lesioni della colonna cervicale si presentano con una elevata frequenza.

Cadute

Anche le vittime di cadute possono subire lesioni per impatti multipli. Una stima dell'altezza della caduta, della superficie su cui la vittima è atterrata e della parte del corpo che urta per prima sono fattori importanti da determinare, poiché forniscono indicazioni circa l'energia coinvolta e, quindi, il trasferimento di energia che è avvenuto. Le vittime che cadono da maggiore altezza hanno un'incidenza più elevata di lesioni, in quanto la loro velocità aumenta mentre cadono. Cadute da un'altezza maggiore di 6 metri negli adulti o di 3 metri nei bambini (da 2 a 3 volte l'altezza del bambino) sono spesso gravi. Anche il tipo di superficie su cui la vittima atterra e il suo grado di compressibilità (capacità di essere deformata dal trasferimento di energia) ha un effetto sullo spazio di arresto.

La tipologia delle lesioni da caduta in cui la vittima urta per prima a terra con i piedi è detta sindrome di Don Giovanni. Solo nei film si può vedere Don Giovanni in grado di saltare dal balcone della donna amata, atterrare in piedi e allontanarsi camminando senza alcun dolore. Nella vita reale, si verificano spessissimo fratture bilaterali del calcagno, fratture da compressione delle caviglie e fratture della tibia e del perone distali. Dopo che i piedi toccano il suolo e smettono di muoversi, le gambe sono la successiva parte del corpo ad assorbire energia. Ciò può causare fratture del piatto tibiale del ginocchio, fratture delle ossa lunghe e dell'anca. Il corpo viene compresso dal peso della testa e del tronco, che sono ancora in movimento e possono causare fratture da compressione della colonna vertebrale nella regione toracica e lombare. Si verifica quindi un'iperflessione in ogni concavità della colonna vertebrale (che ha una forma a S) che produce lesioni da compressione sul versante concavo mentre sul versante convesso avvengono lesioni da distrazione. Viene spesso detto che una vittima di questo tipo ha rotto la sua "S".

Se una vittima cade in avanti sulle mani tese, il risultato possono essere fratture bilaterali da compressione e flessione dei polsi, dette "di *Colles*". Se la vittima non è atterrata sui piedi, il soccorritore preospedaliero valuterà quale parte del corpo che ha colpito per prima il terreno e la direzione della trasmissione di energia, determinando così la tipologia della lesione.

Se la vittima atterra con la testa con il corpo quasi in linea, come spesso avviene nelle lesioni conseguenti a un tuffo in acqua troppo bassa, l'intero peso e la relativa forza di movimento di tronco, bacino e arti inferiori comprimono il capo e la colonna cervicale. Spesso può derivarne una frattura della colonna cervicale, come avviene nel caso delle collisioni frontali con traiettoria "su e sopra".

Lesioni sportive

Possono verificarsi gravi lesioni durante molti sport o attività ricreazionali come sci, tuffi, baseball e football. Queste lesioni possono essere causate da improvvise forze di decelerazione o da eccessiva compressione, torsione, iperestensione o iperflessione. Negli ultimi anni sono state rese più accessibili molte nuove attività sportive adatte a un'ampia gamma di partecipanti occasionali e amatoriali, che spesso mancano del necessario allenamento e del corretto equipaggiamento protettivo. Sport come sci da discesa, sci d'acqua, ciclismo e skate-board sono tutte attività potenzialmente ad alta velocità. Altri sport, come mountain bike, guida di quad o motoslitte, possono produrre decelerazioni, collisioni e impatti simili a quelli degli incidenti motociclistici o automobilistici.

Le potenziali lesioni di una vittima coinvolta in una collisione ad alta velocità e che viene eiettata da uno skateboard, una motoslitta o una bicicletta sono simili a quelle subite da una persona che viene eiettata da un'auto alla stessa velocità, poiché la quantità di energia è la stessa. I meccanismi specifici degli incidenti automobilistici e motociclistici sono già stati descritti in precedenza.

I potenziali meccanismi associati a ciascuno sport sono troppo numerosi per essere elencati dettagliatamente. Tuttavia, i principi generali sono gli stessi degli incidenti automobilistici. Nel valutare il meccanismo lesivo, il soccorritore preospedaliero prende in considerazione le seguenti domande utili all'identificazione delle lesioni:

- Quali forze hanno agito sulla vittima, e come?
- Quali sono le lesioni evidenti?
- A quale oggetto o parte del corpo è stata trasmessa l'energia?

- Quali altre lesioni hanno probabilità di essere state prodotte da questo trasferimento di energia?
- Erano indossati indumenti protettivi?
- Vi è stata un'improvvisa compressione, decelerazione o accelerazione?
- Quali movimenti lesivi si sono prodotti (ad esempio, iperflessione, iperestensione, compressione, eccessivo piegamento laterale)?

Quando il meccanismo lesivo è dovuto ad una collisione ad alta velocità tra due sportivi, come in uno scontro tra due sciatori, spesso è difficile la ricostruzione dell'esatta sequenza di eventi in base ai racconti dei testimoni oculari. In tali scontri le lesioni subite da uno sciatore fungono spesso da linee guida per l'esame dell'altro. In generale, è importante stabilire quale parte della vittima ha colpito quale parte dell'altra vittima e quale lesione è derivata dal trasferimento di energia. Ad esempio, se una vittima subisce una frattura da impatto dell'anca, una parte del corpo dell'altro sciatore deve essere stata colpita con forza uguale e pertanto deve aver subito un danno di pari entità. Se la testa del secondo sciatore ha colpito l'anca del primo, il soccorritore preospedaliero sospetterà un trauma cranico potenzialmente grave e una colonna instabile per il secondo sciatore.

Anche la presenza di attrezzatura rotta o danneggiata è un importante indicatore di lesione, e deve essere inclusa nella valutazione del meccanismo lesivo. Un casco sportivo rotto è un segno dell'entità della forza con cui è stato colpito. Poiché gli sci sono costruiti con materiale estremamente resistente, uno sci spezzato indica che ha dovuto subire una forza estrema localizzata, anche quando il meccanismo lesivo appare banale. Una motoslitta con il frontale gravemente deformato indica la forza con cui ha colpito un albero. La presenza di una mazza spezzata dopo una mischia di hockey su ghiaccio solleva la questione di chi sia il proprietario del corpo che l'ha rotta, e specificamente di quale parte del corpo della vittima sia stata colpita dalla mazza o sia caduta su di essa.

Le vittime di scontri significativi che non lamentano lesioni evidenti devono essere valutate come se fossero presenti gravi lesioni. I passaggi sono i seguenti:

1. Valutare il paziente alla ricerca di lesioni potenzialmente letali.
2. Valutare il paziente per individuare il meccanismo lesivo. (Che cosa è successo ed esattamente come è successo?)
3. Determinare come le forze che hanno prodotto lesioni in una vittima possano avere colpito anche altre persone.
4. Determinare se erano indossati indumenti protettivi (potrebbero essere già stati rimossi).
5. Valutare il danno all'equipaggiamento di protezione. (Quali sono le implicazioni di questi danni sulle possibili lesioni del paziente?)
6. Valutare il paziente alla ricerca di possibili lesioni associate.

Scontri ad alta velocità e cadute anche da notevole altezza senza lesioni gravi sono comuni in molti sport di contatto. La capacità degli atleti di andare incontro a incredibili collisioni e cadute subendo solo lesioni minime, in gran parte in conseguenza dell'uso di attrezzatura ad assorbimento degli impatti, può essere sconcertante. I principi della cinematica e un'accurata valutazione dell'esatta sequenza e meccanismo della lesione forniranno degli indizi nelle collisioni sportive nelle quali si esercitano forze superiori al normale. La cinematica è uno strumento essenziale per identificare possibili lesioni sottostanti e determinare quali pazienti richiederanno un'ulteriore valutazione e trattamento presso una struttura sanitaria.

Effetti regionali dei traumi chiusi

Il corpo può essere suddiviso in numerose regioni: capo, collo, torace, addome, bacino e arti. Ciascuna regione del corpo è suddivisa in (1) parte esterna del corpo, in genere composta da cute, osso, parti molli, vasi e nervi e (2) parte interna del corpo, intendendo gli organi vitali interni. Le lesioni prodotte in conseguenza di forze di lacerazione, cavitazione e compressione sono usate per fornire una visione generale in ciascuna componente e regione alla ricerca di lesioni potenziali.

Testa

La sola indicazione esterna che possono essersi verificate lesioni da compressione e lacerazione al capo del paziente può scaturire dalla presenza di ferite delle parti molli del cuoio capelluto o dalla presenza di una rottura a "stella" del parabrezza (Fig. 5.41).

Compressione.

Quando il corpo si muove in avanti, con la testa in posizione più avanzata (es. scontro frontale fra veicoli o tuffo), il capo è la prima struttura che assorbe l'impatto e il trasferimento di energia, per il movimento continuo del tronco. Il cranio può essere compresso e fratturato, e frammenti ossei possono penetrare nel cervello (Fig. 5.42).

Lacerazione.

Dopo che il cranio ha arrestato il suo movimento, il cervello continua a muoversi in avanti, all'interno della scatola cranica. Questo movimento produrrà lesioni dovute alla lacerazione dei peduncoli vascolari e in seguito all'impatto del cervello con la scatola cranica, quali commozione e contusione. Il cervello infatti è soffice e compressibile, quindi la parte posteriore può continuare il movimento in avanti, provocando lo stiramento o la lacerazione del tessuto cerebrale stesso o dei vasi sanguigni in tale area (Fig. 5.43). Può quindi crearsi un'emorragia nello spazio epidurale, subdurale o subaracnoideo, nonché una lesione assonale diffusa dell'encefalo. Se il cervello si distacca dal midollo spinale, questo con ogni probabilità avverrà a livello del tronco cerebrale.

Collo

Compressione.

La volta del cranio è piuttosto resistente e può assorbire l'impatto di una collisione; tuttavia, la colonna cervicale è molto più flessibile. La pressione continua derivante dal momento del tronco verso il cranio ne provoca l'angolazione o la compressione (Fig. 5.44). Iperestensione o iperflessione del collo spesso portano a fratture o lussazioni di una o più vertebre e lesione del midollo spinale. (Fig. 5.45). Una compressione diretta in asse (caricamento assiale) può schiacciare i corpi vertebrali e i movimenti di flessione estrema possono provocare lesioni che rendono instabile la colonna.

Lacerazione.

Il baricentro del cranio è anteriore e in alto rispetto al punto in cui il cranio si fissa sulla colonna. Perciò un impatto laterale sul tronco con il collo non vincolato produrrà una flessione laterale con rotazione del collo (Fig. 5.25). La massima flessione o iperestensione può anche causare lesioni da stiramento delle parti molli del collo.

Torace

Compressione.

Se l'impatto si verifica sulla parte anteriore del torace, lo sterno riceverà l'iniziale trasferimento di energia. Quando lo sterno smette di muoversi, la parete toracica posteriore (muscoli e rachide toracico) e gli organi nella cavità toracica continuano a muoversi in avanti fino a quando colpiscono e si comprimono contro lo sterno.

La continuazione del movimento in avanti del torace posteriore flette le coste. Se la resistenza tensile delle coste viene superata, possono verificarsi fratture costali e un lembo costale (Fig. 5.46). Questo processo è simile a quanto avviene quando un veicolo si ferma bruscamente contro un terrapieno (si veda Fig. 5.3). Il telaio del veicolo si deforma, il che assorbe una parte dell'energia. La parte posteriore del veicolo continua a muoversi in avanti fino a quando la deformazione del telaio non avrà assorbito tutta l'energia. Allo stesso modo, la parete toracica posteriore continua a muoversi fino a quando le coste non hanno assorbito tutta l'energia.

La compressione della parete toracica è comune negli impatti frontali e laterali, e produce un interessante fenomeno detto effetto del sacchetto di carta, che può portare a uno pneumotorace. Una vittima istintivamente fa un profondo respiro e trattiene il fiato appena prima dell'impatto. Questo chiude la glottide, sigillando i polmoni. Con un significativo trasferimento di energia al momento dell'impatto e la compressione della parete toracica, i polmoni possono quindi scoppiare come un sacchetto di carta pieno di aria che viene schiacciato tra le mani(Fig. 5.47). I polmoni possono anche essere compressi e contusi, compromettendo ulteriormente la ventilazione.

Tra le lesioni da compressione delle strutture interne del torace può verificarsi la contusione cardiaca, quando il cuore è compresso tra lo sterno e la colonna e che può portare a significative aritmie. Forse la lesione più frequente è la compressione dei polmoni che provoca la contusione polmonare. Sebbene le conseguenze cliniche possano svilupparsi con il tempo, si può verificare nel paziente la perdita immediata della capacità di un'adeguata ventilazione. La contusione polmonare può avere conseguenze sul campo per il soccorritore preospedaliero e per i medici durante la rianimazione dopo l'arrivo in ospedale.

Lacerazione.

Cuore, aorta ascendente e arco aortico sono relativamente liberi all'interno del torace. L'aorta discendente, invece, aderisce strettamente alla parete toracica posteriore e alla colonna vertebrale. Quando la struttura scheletrica si arresta bruscamente in una collisione, il cuore e il segmento iniziale dell'aorta continuano il loro movimento in avanti. Le forze di inerzia possono lacerare l'aorta alla giunzione tra la porzione libera e quella strettamente fissata (si veda Fig. 5.14).

La lacerazione dell'aorta può portare a una gravissima emorragia che porta a morte per un rapido dissanguamento. Ma alcune lacerazioni aortiche sono solo parziali, e uno o più strati di tessuto del vaso sanguigno possono rimanere intatti. Tuttavia, gli strati residui sono sotto grande pressione, e spesso si sviluppa un aneurisma traumatico, analogo alla bolla che può formarsi sulla parte indebolita di uno pneumatico. L'aneurisma può da ultimo rompersi entro minuti, ore, o giorni dopo la lesione originale. Circa l'80% dei pazienti con rottura traumatica di aorta muore sulla scena al momento dell'impatto iniziale. Del rimanente 20%, un terzo muore entro 6 ore, un terzo entro 24 ore, e un terzo soprqvvive 3 giorni o più. È importante che il soccorritore preospedaliero riconosca la possibilità di tali lesioni e trasmetta queste informazioni al personale ospedaliero.

Addome

Compressione.

Gli organi interni compressi dalla colonna vertebrale contro il volante o il cruscotto durante una collisione frontale possono lacerarsi. Tra questi troviamo pancreas, milza, fegato e reni.

La lesione può derivare anche da una iperpressione all'interno dell'addome. Il diaframma è un muscolo spesso 5 mm situato nella parte superiore dell'addome che separa la cavità addominale dalla cavità toracica. La sua contrazione causa l'espansione della cavità pleurica per la ventilazione. La parete addominale anteriore è costituita da due strati di fascia e da un muscolo molto robusto. Lateralmente si trovano tre strati muscolari con una fascia associata, e la colonna lombare e i muscoli associati forniscono robustezza alla parete addominale posteriore. Il diaframma è la più debole fra tutte le pareti che formano la cavità addominale. Quindi può lacerarsi o rompersi per aumento della pressione intraddominale (Fig. 5.48). Questa lesione presenta quattro conseguenze comuni.

1. L'effetto "mantice" abitualmente creato dal diaframma va perduto e la ventilazione viene compromessa.
2. Gli organi addominali possono penetrare nella cavità toracica e ridurre lo spazio disponibile per l'espansione dei polmoni.
3. Gli organi spostati possono divenire ischemici per compromissione del loro apporto ematico.
4. Se è presente un'emorragia intraddominale, il sangue può anche causare emotorace.

Un'altra lesione può verificarsi per l'aumento brusco della pressione addominale che produce un flusso ematico retrogrado che risale l'aorta e preme contro la valvola aortica fino a causarne la rottura (lacerazione delle cuspidi valvolari). Questa lesione è rara ma tuttavia possibile.

Lacerazione.

La lesione degli organi addominali si verifica nel loro punto di inserzione nel mesentere. Durante una collisione, il movimento in avanti del corpo si ferma, ma gli organi continuano a muoversi, causando lacerazioni nei punti di inserzione degli organi nella parete addominale. Se l'organo è fissato attraverso un peduncolo o legamento, la lacerazione può verificarsi dove questo si inserisce nell'organo, nella parete addominale, o in un qualsiasi punto della sua lunghezza (si veda Fig. 5.13). Gli organi che si possono lacerare in questo modo sono i reni, l'intestino tenue, l'intestino crasso e la milza.

Un altro tipo di trauma che spesso si verifica durante la decelerazione è la lacerazione del fegato causata dal suo impatto con il legamento rotondo. Il fegato è sospeso al diaframma, ma è fissato solo in misura minima alla parete addominale posteriore presso le vertebre lombari. Il legamento rotondo si fissa sulla parete addominale anteriore a livello dell'ombelico e sul lobo sinistro del fegato sulla linea mediana del corpo. (Il fegato non è una struttura mediana; sta più sulla destra che sulla sinistra.) Una traiettoria "giù e sotto" in un impatto frontale, o una caduta sui piedi fanno sì che il fegato trascini con sé il diaframma mentre si muove in basso verso il legamento rotondo (Fig. 5.49). Il legamento rotondo romperà o taglierà il fegato, proprio come un filo taglierebbe del burro.

Le fratture del bacino sono la conseguenza di un traumatismo della parte esterna dell'addome e possono causare lesioni alla vescica o lacerazioni dei vasi sanguigni nella cavità pelvica. Circa il 10% dei pazienti con fratture pelviche presenta anche una lesione genito-urinaria.

Le fratture del bacino causate da una compressione laterale, di solito in seguito a una collisione con impatto laterale, hanno due componenti. Una è la compressione del femore prossimale nel bacino che spinge la testa del femore attraverso l'acetabolo stesso, con possibili fratture che coinvolgono l'intera articolazione. L'ulteriore compressione del femore e/o delle pareti laterali del bacino provoca fratture da compressione delle ossa del cingolo pelvico. Poiché un anello in genere non si può fratturare solo in un punto, spesso troviamo lesioni in due punti, anche se alcune fratture possono interessare l'acetabolo.

L'altro tipo di frattura da compressione avviene anteriormente quando la forza di compressione è esercitata direttamente sopra la sinfisi pubica. Questa si lacererà con apertura simmetrica dei due emibacini oppure solo una parte verrà fratturata, con movimento indietro e apertura dell'articolazione sacroiliaca. Ciò fa aprire l'articolazione determinando il cosiddetto "libro aperto".

Trauma penetrante

Fisica del trauma penetrante

I principi di fisica discussi in precedenza sono ugualmente importanti nell'affrontare i traumi penetranti. L'energia cinetica che un oggetto trasferisce ai tessuti del corpo è rappresentata dalla formula seguente: $EC = 1/2mv^2$

L'energia non può essere creata o distrutta, ma soltanto trasformata. Questo principio è importante per comprendere i traumi penetranti. Ad esempio, benché una pallottola di piombo si trovi nella cartuccia di ottone piena di polvere esplosiva, la pallottola non ha energia. Tuttavia, quando il detonatore esplode, la polvere brucia, producendo gas in rapida espansione che sono trasformati in energia. La pallottola quindi esce dall'arma e si dirige verso il bersaglio.

Secondo la prima legge del moto di Newton, dopo che questa forza ha agito sul proiettile, la pallottola manterrà la stessa velocità ed energia fino a quando non subirà l'effetto di una forza esterna. Quando la pallottola urta qualcosa, come un corpo umano, colpisce le singole cellule dei tessuti. L'energia cinetica (velocità e massa) della pallottola si trasforma in energia che lede queste cellule e le allontana (cavitazione) dal percorso della pallottola: Massa × accelerazione = forza = massa × decelerazione

Fattori che influenzano le dimensioni dell'area frontale

Quanto più grande è la regione frontale del proiettile in movimento, tanto maggiore sarà il numero di particelle che verranno colpite; quindi maggiore il trasferimento di energia che si verifica e più grande la cavità creata. Le dimensioni della superficie frontale di un proiettile sono influenzate da tre fattori: profilo, rotolamento e frammentazione. Il trasferimento di energia, o il potenziale trasferimento di energia, può essere analizzato sulla base di questi tre fattori.

Profilo. Il profilo descrive le dimensioni iniziali di un oggetto e il fatto che tali dimensioni cambino al momento dell'impatto. Il profilo, o area frontale, di un punteruolo da ghiaccio è molto più piccolo di quello di una mazza da baseball, il cui profilo è a sua volta molto più piccolo di quello di un autocarro. Una pallottola a punta cava si appiattisce e allarga al momento dell'impatto (Fig. 5.50). Questo cambiamento aumenta la superficie frontale in modo da colpire più particelle e produrre un trasferimento di maggiore energia. Di conseguenza, si forma una cavità più grande, e ne deriva una maggiore lesione.

In generale, un proiettile deve rimanere molto aerodinamico mentre viaggia nell'aria verso il bersaglio. Una bassa resistenza mentre attraversa l'aria (colpendo il minor numero di particelle aeree possibile) è un fatto positivo. Questo gli consente di mantenere la maggior parte della sua velocità. Per ottenere ciò, la sua area frontale rimane piccola e di forma conica. Una grande resistenza aerodinamica è un fatto negativo. Un proiettile ben progettato incontra pochissima resistenza mentre attraversa l'aria, ma molta più resistenza quando attraversa i tessuti del corpo. Se questo proiettile colpendo la cute si deforma, impatterà una superficie maggiore che crea molta più resistenza, quindi si verificherà un trasferimento di energia molto maggiore. Perciò, la pallottola ideale è progettata per mantenere la sua forma mentre è in volo e deformarsi solo all'impatto.

Rotolamento. Il rotolamento si ha quando un oggetto rotola e assume un angolo differente all'interno del corpo rispetto a quello che aveva nel momento in cui vi è entrato, creando in tal modo una resistenza maggiore nel corpo rispetto all'aria. Il baricentro di una pallottola a forma di cuneo si trova più vicino alla base che alla punta.

Quando la punta della pallottola colpisce qualcosa, rallenta rapidamente. Ma il momento continua a portare la base della pallottola in avanti e il baricentro tenta di divenire il suo punto più anteriore; la forma leggermente asimmetrica causa un movimento di testacoda, o rotolamento. Quando la pallottola rotola, i suoi lati normalmente orizzontali divengono la parte più anteriore, colpendo in tal modo molte più particelle di quando la pallottola era nell'aria (Fig. 5.51). Si produce un maggior trasferimento di energia, e pertanto si verifica un maggior danno tessutale.

Frammentazione. La frammentazione si ha quando un oggetto si rompe e produce più parti o frammenti, e quindi più resistenza aerodinamica e trasferimento di energia. Vi sono due tipi di frammentazione: 1) frammentazione all'uscita dall'arma (ad es. i pallini di fucile da caccia) (Fig. 5.52) e 2) frammentazione dopo l'ingresso nel corpo. Quest'ultima può essere attiva o passiva. La frammentazione attiva si ha quando una pallottola, contenente esplosivo al suo interno, esplode sotto la cute. Pallottole a punta morbida o con scanalature verticali sull'ogiva e cartucce che contengono molti piccoli frammenti per aumentare i danni all'organismo frammentandosi al momento dell'impatto sono alcuni esempi di frammentazione passiva. La risultante massa di frammenti crea una superficie frontale maggiore rispetto a una singola pallottola solida, e l'energia viene rapidamente dispersa nel tessuto. Se il proiettile si frammenta, si distribuirà su di un'area più ampia, con due conseguenze: (1) un maggior numero di particelle verrà colpito dalla più grande superficie frontale e (2) le lesioni saranno distribuite su una parte maggiore del corpo perché saranno colpiti più organi (Fig. 5.53). I molti pallini di un colpo di fucile da caccia producono risultati analoghi. Le ferite da fucile da caccia sono un eccellente esempio di lesioni da frammentazione.

Danno e livelli di energia

Il danno causato in una lesione penetrante può essere stimato classificando le armi in tre categorie a seconda della capacità energetica: armi a bassa, media e alta energia.

Armi a bassa energia

Le armi a bassa energia comprendono le armi manuali come un coltello o un punteruolo da ghiaccio. Queste armi producono danno soltanto con la punta acuminata o i margini taglienti. Poiché queste sono lesioni a bassa velocità, vi sono in genere associati meno traumi secondari (cioè, con minore cavitazione). L'entità delle lesioni può essere prevista seguendo il tragitto dell'arma nel corpo. Se l'arma è stata rimossa, il soccorritore preospedaliero deve tentare di identificare il tipo di arma utilizzato.

Il sesso dell'aggressore è un fattore importante per determinare la traiettoria di un coltello. Gli uomini tendono a colpire con la lama rivolta verso il pollice e con un movimento dal basso verso l'alto, mentre le donne tendono a tenere la lama rivolta verso il mignolo e a colpire dall'alto verso il basso (Fig. 5.54).

Un aggressore può pugnalare una vittima e quindi muovere la lama all'interno del corpo. Una ferita di entrata apparentemente semplice può far pensare a un danno contenuto. Ma anche quando la ferita di entrata è piccola, il danno interno può essere esteso. La regione potenzialmente raggiunta dal movimento della lama nel corpo rappresenta l'area di possibile danno (Fig. 5.55).

La valutazione del paziente alla ricerca di lesioni associate è importante. Ad esempio, il diaframma può risalire fino alla linea dei capezzoli in un'espirazione profonda. Una ferita da arma bianca al torace inferiore può ledere sia strutture intratoraciche sia intraddominali e una ferita all'addome superiore può interessare anche il torace inferiore.

Un trauma penetrante può derivare dall'urto con oggetti piantati nel terreno, come staccionate e segnali stradali negli incidenti stradali e nelle cadute, o racchette da sci negli sport sulla neve o ancora lesioni da manubrio nel ciclismo.

Armi a media e alta energia

Le armi da fuoco ricadono in due gruppi: a media energia e ad alta energia. Le armi a media energia comprendono pistole e alcune carabine in cui la velocità di uscita dei proiettili è di 300 m/sec. La cavità temporanea creata dal proiettile sparato da quest'arma è tre-cinque volte il suo calibro (diametro). Le armi ad alta energia hanno una velocità di uscita dei proiettili superiore a 600 m/sec e un'energia di uscita significativamente maggiore. Esse creano una cavità temporanea oltre 25 volte maggiore del del calibro della pallottola. È ovvio che, con l'aumentare della quantità di polvere da sparo nella cartuccia e della dimensione della pallottola, aumentano la velocità e la massa della pallottola e pertanto la sua energia cinetica (Fig. 5.56 A-B). La massa della pallottola è una componente importante, ma inferiore ($EC = \frac{1}{2}\, mv^2$). Tuttavia non deve essere sottovalutata. Ulteriori informazioni sono disponibili nel capitolo sulle esplosioni nell'edizione per militari del PHTLS.

In linea generale, le armi a media e alta energia non solo danneggiano il tessuto direttamente sul tragitto del proiettile, ma anche il tessuto interessato dalla cavità temporanea ai lati di tale tragitto. Le variabili di profilo, rotolamento e frammentazione del proiettile influenzano la rapidità del trasferimento di energia e, quindi, l'entità e la direzione della lesione. La forza delle particelle di tessuto, che sono spostate dal tragitto diretto del proiettile, comprime e stira il tessuto circostante (Fig. 5.57).

Le armi ad alta energia sparano proiettili ad alta energia (Fig. 5.58 A e B). Il danno tessutale è molto più esteso con un oggetto penetrante ad alta energia che con uno a media energia. Il vuoto creato nella cavità generata da questo proiettile ad alta velocità può trascinare dentro la ferita indumenti, batteri e altri detriti dalla superficie.

Una considerazione da fare nel prevedere il danno derivato da una ferita da arma da fuoco è la gittata o distanza da cui il colpo (a media o alta energia) viene sparato. La resistenza dell'aria rallenta la pallottola; pertanto, aumentare la distanza ridurrà l'energia al momento dell'impatto e porterà a minori lesioni. La maggior parte delle sparatorie avviene con pistole a distanza ravvicinata, pertanto la probabilità di gravi lesioni è correlata sia alle strutture anatomiche coinvolte sia all'energia dell'arma, piuttosto che alla perdita di energia cinetica.

Armi ad alta energia

Cavitazione. Fackler e Malinowski descrissero l'insolito quadro lesivo di un AK-47. A causa della sua eccentricità, la pallottola rotola e viaggia quasi ad angolo retto verso l'area di entrata. Questo movimento di rotolamento prosegue anche all'interno del corpo, tanto che si creano due o a volte addirittura tre (a seconda della durata di permanenza della pallottola nel corpo) cavitazioni. L'elevatissimo trasferimento di energia determina la cavitazione e un danno di grande entità.

La dimensione della cavità permanente è legata all'elasticità del tessuto colpito dal proiettile. Ad esempio, se la stessa pallottola penetra alla stessa velocità sia il muscolo sia il fegato, le conseguenze sono molto diverse. Il muscolo è molto più elastico e si espanderà per poi tornare a una cavità permanente relativamente piccola. Al contrario, il fegato ha un'elasticità molto limitata, quindi sviluppa linee di frattura e una cavità permanente molto più ampia di quella provocata nel muscolo dallo stesso trasferimento di energia.

Frammentazione. La combinazione tra un'arma ad alta energia e la frammentazione può provocare un danno significativo. Se il proiettile ad alta energia si frammenta all'impatto (cosa che può non avvenire), il punto di entrata iniziale può essere molto grande e provocare lesioni significative del tessuto molle. Al contrario, se la pallottola si frammenta solo quando colpisce una struttura dura all'interno del corpo (come un osso), questa ampia cavitazione si verifica in questo punto di impatto e i frammenti ossei stessi diventano una componente che genera danno. Ne può derivare una distruzione ingente dell'osso e degli organi e vasi circostanti.

Emil Theodor Kocher, un chirurgo vissuto alla fine del XIX secolo, fu molto attivo nello studio della balistica e del danno prodotto dalle armi. Fu un convinto sostenitore del divieto di utilizzo della pallottola "dum-dum" (prodotta dalla fabbrica di armi di Dum Dum in India). La Dichiarazione di San Pietroburgo del 1868 dichiarò fuori legge i proiettili esplosivi di peso inferiore a 400 grammi. Fece seguito la Convenzione dell'Aia del 1899, che dichiarò fuori legge l'uso di pallottole dum-dum in guerra.

Anatomia

Ferite di entrata e di uscita

Si verifica un danno tessutale nel punto di ingresso del proiettile nel corpo, lungo il tragitto e all'uscita dal corpo. Conoscere la posizione della vittima, quella dell'aggressore e l'arma utilizzata è utile per determinare il percorso della lesione. Se è possibile collegare la ferita di entrata e quella di uscita, si possono determinare approssimativamente le strutture anatomiche che si trovano sulla traiettoria.

Valutare le sedi delle ferite fornisce preziose informazioni per indirizzare il trattamento del paziente e per informare la struttura che lo riceve. Due fori nell'addome della vittima indicano che un singolo proiettile è entrato e uscito, o che due proiettili sono entrati e sono entrambi ancora dentro il paziente? Il proiettile ha attraversato la linea mediana (in questo caso di solito causa lesioni più gravi) o è rimasto sullo stesso lato? In che direzione viaggiava il proiettile? Quali organi interni si sono probabilmente trovati sul suo percorso?

Le ferite di entrata e uscita in genere, ma non sempre, provocano un quadro lesivo identificabile nelle parti molli. La valutazione della traiettoria apparente di un oggetto penetrante è molto utile per il medico. Questa informazione deve essere fornita ai medici dell'ospedale. D'altro canto, i soccorritori preospedalieri (e la maggior parte dei medici) non hanno l'esperienza e le competenze di un patologo forense; pertanto, la valutazione di quale sia una ferita di entrata o di uscita è carica di incertezza. Questa informazione serve unicamente a chi assiste il paziente per cercare di determinare la traiettoria del proiettile e non ha finalità legali, per stabilire le specificità dell'incidente. Questi due aspetti non devono essere confusi. Il soccorritore deve avere quante più informazioni possibili per individuare le lesioni potenziali subite dal paziente e prendere le decisioni più giuste su come deve essere gestito. Gli aspetti legali relativi alle specificità delle ferite di entrata e uscita competono ad altri. Una ferita di entrata di un'arma da fuoco si poggia sui tessuti sottostanti, mentre una ferita di uscita non ha sostegno. La prima è tipicamente una ferita rotonda od ovale a seconda del tragitto di ingresso, mentre la seconda ha di solito un aspetto stellato (frastagliato) (Fig. 5.59). Poiché il proiettile è in rotazione quando entra nella cute, esso lascia una piccola abrasione (di 1-2 mm) che è rosa (Fig. 5.60). Sul foro di uscita non è presente abrasione. Se la bocca dell'arma è stata posta direttamente contro la cute al momento dello sparo, i gas in espansione entreranno nel tessuto e produrranno crepitio all'esame obiettivo (Fig. 5.61). Se la bocca di fuoco è entro 5-7 cm, i gas caldi che escono ustioneranno la cute, a 5-15 cm il fumo aderirà alla cute, ed entro 25 cm le particelle infiammate di cordite tatueranno la cute con piccole aree (1-2 mm) ustionate (Fig. 5.62).

Effetti regionali dei traumi penetranti

Questa sezione tratta le lesioni subite da varie parti del corpo in occasione di traumi penetranti.

Testa

Dopo che un proiettile è penetrato nel cranio, la sua energia viene distribuita in uno spazio confinato. Le particelle che vengono accelerate lontano dal proiettile sono sospinte contro il cranio rigido, che non può espandersi come la cute, il muscolo o anche l'addome. Pertanto il tessuto cerebrale viene compresso contro l'interno del cranio, producendo più danni di quelli che si verificherebbero se potesse espandersi liberamente. È come mettere un petardo in una mela e poi chiudere la mela in un barattolo di metallo. Quando il petardo esplode, la mela sarà distrutta dall'urto contro la parete del barattolo. Se le forze sono abbastanza elevate, il cranio può esplodere dall'interno verso l'esterno (Fig. 5.63).

Una pallottola può seguire la curvatura interna del cranio se entra con sufficiente angolatura e non possiede una forza sufficiente per uscirne. Questo percorso può produrre un danno significativo (Fig. 5.64). A causa di queste caratteristiche, le armi a media velocità di piccolo calibro, come le pistole calibro 22 o 25 (il calibro viene misurato in centesimi di pollice), sono state definite "armi dell'assassino". Le pallottole penetrano e trasferiscono tutta la loro energia nell'encefalo.

Torace

All'interno della cavità toracica si trovano tre gruppi principali di strutture: il sistema respiratorio, il sistema cardiovascolare, e l'apparato gastrointestinale. Non sono inclusi le ossa e i muscoli della parete e della colonna toracica. Una o più strutture anatomiche di questi sistemi possono essere lesionate da un oggetto penetrante.

Sistema respiratorio. Il tessuto polmonare è meno denso di sangue, organi solidi o osso; perciò un oggetto penetrante colpirà un numero minore di particelle, trasferirà meno energia e causerà meno danno a questo tipo di tessuto. Il danno ai polmoni può essere clinicamente significativo (Fig. 5.65), ma meno del 15% dei pazienti necessiterà di esplorazione chirurgica.

Sistema cardiovascolare. I vasi più piccoli, che non sono fissati alla parete toracica, possono essere spostati senza danni significativi. Tuttavia, i vasi più grandi, come aorta e vena cava, sono meno mobili perché sono vincolati alla colonna o al cuore. Non possono facilmente spostarsi e sono maggiormente suscettibili a lesione.

Il miocardio (quasi completamente muscolare) si stira quando la pallottola lo attraversa e quindi si contrae, lasciando un foro più piccolo. Lo spessore del muscolo può controllare una penetrazione a bassa energia come da parte di un coltello o anche di una piccola pallottola calibro 22 a media energia. Questa chiusura può evitare il dissanguamento immediato e concedere il tempo per trasportare la vittima a una struttura adeguata.

Apparato gastrointestinale. L'esofago, la parte del tratto gastrointestinale che percorre la cavità toracica, può essere perforato e disperdere il proprio contenuto nella cavità toracica. I sintomi di una tale lesione possono comparire solo dopo molte ore o giorni.

Addome

L'addome contiene strutture di tre tipi: a contenuto aereo, solide e ossee. La penetrazione di un proiettile a bassa energia può non causare un danno significativo; solo il 30% delle ferite penetranti da arma bianca richiede l'esplorazione chirurgica per riparare i danni. Una lesione a media energia (ad es. da pistola) è più grave; l'85-95% richiede una riparazione chirurgica. Tuttavia, nelle lesioni causate da proiettili a media energia, il danno alle strutture solide o vascolari spesso non produce un dissanguamento immediato. Questo consente al soccorritore preospedaliero di trasportare il paziente a una struttura appropriata in tempo per un efficace intervento chirurgico.

Arti

Lesioni penetranti agli arti possono comprendere danni a ossa, muscoli, nervi o vasi. Quando sono colpite le ossa, i frammenti ossei divengono proiettili secondari, lacerando i tessuti circostanti (Fig. 5.66). I muscoli spesso si allontanano dalla traiettoria del proiettile, causando emorragia. Il proiettile può perforare i vasi sanguigni, o un passaggio ravvicinato può ledere il rivestimento di un vaso sanguigno, causando coagulazione e ostruzione del vaso entro minuti od ore.

Ferite da fucili da caccia

Benché i fucili da caccia non siano armi ad alta velocità, essi sono armi ad alta energia e, a distanza ravvicinata, possono essere più letali di alcune delle carabine a più alta energia. Pistole e carabine usano prevalentemente la rigatura all'interno della canna per imprimere una rotazione a un singolo proiettile nel suo volo verso il bersaglio. Al contrario, la maggior parte dei fucili da caccia presenta una canna liscia e cilindrica che dirige una rosa di proiettili verso il bersaglio. Dispositivi noti come diffusori e deviatori possono essere fissati all'estremità della canna di un fucile da caccia per conferire una forma particolare alla rosa di proiettili (ad esempio, cilindrica o rettangolare). Indipendentemente da ciò, quando un fucile da caccia spara, un grande numero di proiettili viene espulso in forma diffusa, o a ventaglio. Le canne possono essere accorciate ("mozzate") per allargare prematuramente la traiettoria dei proiettili.

Benché i fucili da caccia possano utilizzare vari tipi di munizioni, la struttura della maggior parte delle cartucce da caccia è simile. Una tipica cartuccia da caccia contiene polvere da sparo, stoppa e proiettili. Quando viene esplosa, tutti questi singoli componenti sono propulsi dalla bocca e possono creare lesioni alla vittima. Alcuni tipi di polvere da sparo possono puntinare ("tatuare") la cute nelle lesioni a distanza ravvicinata. La stoppa, che è in genere carta lubrificata, fibra o plastica utilizzata per separare i pallini dalla carica di polvere da sparo, può costituire un'altra fonte di infezione nella ferita, se non viene rimossa. I proiettili possono variare per dimensioni, peso e composizione. È disponibile un'ampia varietà di proiettili, da polveri metalliche compresse a pallini, pallettoni, pallottole, e più recentemente, alternative in plastica e gomma. La cartuccia media è caricata con 28-42 g di pallini. I riempitivi interposti tra i pallini (polietilene o polipropilene in granuli) possono collocarsi negli strati superficiali della cute.

Una cartuccia a pallini media può contenere da 200 a 2000 proiettili, mentre una cartuccia a pallettoni può contenerne solo da 6 a 20 (Fig. 5.67). È importante notare che con l'aumentare delle dimensioni dei pallettoni, essi si avvicinano alle caratteristiche lesive dei proiettili calibro 22, per quanto riguarda gittata efficace e caratteristiche di trasferimento energetico. Sono anche disponibili cartucce più grandi o "magnum". Tali cartucce contengono una maggior quantità di proiettili e una carica di polvere più grande, o solo una carica maggiore, per potenziare la velocità di uscita del colpo.

Il tipo di munizione è importante nelle lesioni da fucili da caccia, ma la distanza da cui si è sparato fornisce la variabile più importante nella valutazione della vittima di fucile da caccia. I fucili da caccia emettono un grande numero di proiettili, la maggior parte dei quali è sferica. Tali proiettili sono particolarmente sensibili agli effetti della resistenza dell'aria, pertanto rallentano rapidamente una volta fuoriusciti dalla canna (Fig. 5.68). L'effetto della resistenza dell'aria sui proiettili riduce la gittata effettiva dell'arma e modifica le caratteristiche di base delle ferite che causa. Di conseguenza, le ferite da fucile da caccia sono state classificate in quattro categorie principali: ferite a contatto, a distanza ravvicinata, a distanza intermedia, a grande distanza (Fig. 5.69).

Le ferite a contatto avvengono quando la bocca dell'arma tocca la vittima al momento in cui l'arma viene scaricata. Questo tipicamente porta a ferite di entrata circolari, che possono presentare o meno fuliggine o l'impronta della canna (si veda Fig. 5.61). Scottature o ustioni ai margini della ferita sono comuni, conseguenti alle elevate temperature e all'espansione di gas caldi quando i proiettili escono dalla bocca. Alcune ferite a contatto possono avere un aspetto più frastagliato (a forma di stella), causato dai gas surriscaldati provenienti dalla canna che fuoriescono dai tessuti. Le ferite a contatto in genere causano un diffuso danno tessutale e sono associate a elevata mortalità. La lunghezza della canna di un fucile da caccia standard rende difficile commettere suicidio con quest'arma, poiché è difficile raggiungere e tirare il grilletto. Questi tentativi di solito portano a una lacerazione del volto senza che il colpo raggiunga il cervello.

Le ferite a distanza ravvicinata (inferiore a 2 metri), benché ancora tipicamente caratterizzate da ferite di entrata circolari, avranno probabilmente più segni di puntinatura da fuliggine, polvere da sparo o riempitivo attorno ai margini rispetto a quelle a contatto. Inoltre, si possono riscontrare abrasioni e marcature dovute all'impatto della stoppa, che coincidono con le ferite provocate dai proiettili. Anche le ferite a distanza ravvicinata creano un danno significativo al paziente; i proiettili sparati a questa distanza mantengono ancora energia sufficiente a penetrare strutture profonde e presentano una rosa leggermente più ampia. Questo aumenta l'entità del danno causato dai proiettili mentre attraversano le parti molli.

Le ferite a distanza intermedia sono caratterizzate dalla comparsa di fori satellite di pallini che emergono da un margine attorno a una ferita di entrata circolare. Questo aspetto è il risultato della diffusione di singoli pallini che si allontanano dalla colonna principale della rosa e in genere si verifica a una distanza di 2-5,5 metri. Queste lesioni sono un misto di ferite profonde penetranti, ferite superficiali e abrasioni. A causa delle componenti profonde penetranti di queste ferite, tuttavia, le vittime possono ancora avere un elevato tasso di mortalità.

Le ferite a grande distanza sono raramente letali. Queste ferite sono tipicamente caratterizzate dalla classica diffusione dei pallini e sono fatte a una distanza di oltre 5,5 metri. Tuttavia, anche a queste velocità inferiori, i proiettili possono causare danno significativo a certi tessuti sensibili (ad esempio, occhi). Inoltre, pallettoni più grandi possono mantenere una velocità sufficiente a infliggere danni alle strutture profonde, anche a distanza più grande. Il soccorritore preospedaliero deve anche prendere in considerazione gli effetti cumulativi di molti piccoli proiettili e delle loro sedi, focalizzando l'attenzione sui tessuti sensibili. Un'esposizione adeguata è essenziale quando si esaminano tutti i pazienti coinvolti in eventi traumatici, e le lesioni da fucili da caccia non fanno eccezione.

Si deve tener conto di queste caratteristiche variabili quando si valutano le tipologie delle lesioni di pazienti con ferite da fucili da caccia. Ad esempio, una singola ferita circolare da fucile da caccia potrebbe derivare da una lesione a contatto o a distanza ravvicinata con pallini o pallettoni, in cui i proiettili sono rimasti in una rosa ristretta o raggruppati. Viceversa, può anche derivare da una lesione a distanza intermedia o grande con una pallottola o un proiettile solitario. Solo l'esame dettagliato della ferita consentirà di differenziare le lesioni che probabilmente comporteranno un danno significativo alle strutture interne nonostante le caratteristiche marcatamente diverse dei proiettili.

Ferite a contatto e a distanza ravvicinata al torace possono causare una ferita ampia, impressionante alla vista, che provoca uno pneumotorace aperto, e attraverso tali ferite l'intestino può fuoriuscire dall'addome. Talvolta un singolo proiettile sparato da distanza intermedia può penetrare abbastanza in profondità da perforare l'intestino, portando infine a peritonite, o può danneggiare un'arteria importante, causando la compromissione vascolare di un arto. In alternativa, un paziente che presenta piccole ferite multiple a distribuzione diffusa può avere dozzine di ferite di entrata. Tuttavia, nessuno dei proiettili può avere conservato energia sufficiente a penetrare attraverso la fascia, meno ancora per produrre danni significativi alle strutture interne.

Benché l'assistenza immediata al paziente debba sempre rimanere una priorità, qualsiasi informazione (tipo di proiettile, distanza del paziente dall'arma, numero di colpi sparati) che i soccorritori preospedalieri possono raccogliere dalla scena e trasmettere alla struttura ricevente può contribuire alla corretta valutazione diagnostica e al trattamento del paziente con ferita da fucile da caccia. Inoltre, riconoscere i vari tipi di ferita può aiutare i soccorritori a mantenere un elevato indice di sospetto circa lesioni interne, indipendentemente dall'impressione iniziale della lesione.

Lesioni da esplosione

Lesione derivante da esplosioni

Gli ordigni esplosivi sono le armi più frequentemente usate in combattimento e dai terroristi. Essi causano lesioni tramite molteplici meccanismi, alcuni dei quali sono estremamente complessi. Le sfide più grandi che i medici a tutti i livelli di assistenza devono affrontare in seguito a un'esplosione sono il numero elevato di vittime e lesioni multiple e penetranti (Fig. 5.70).

Fisica dell'esplosione

Le esplosioni sono reazioni fisiche, chimiche o nucleari che determinano il rilascio quasi istantaneo di grandi quantità di energia in forma di calore e di gas altamente compresso che si espande rapidamente, in grado di proiettare frammenti a velocità estremamente elevate. L'energia associata a un'esplosione può assumere varie forme: energia cinetica e termica nell'"onda dell'esplosione"; energia cinetica dei frammenti formati dalla rottura dell'involucro dell'ordigno e dai detriti circostanti; energia elettromagnetica.

Le onde di un'esplosione possono viaggiare a oltre 5.000 metri/secondo e presentano componenti statiche e dinamiche. La componente statica ("iperpressione da scoppio") circonda gli oggetti nel campo di flusso dell'esplosione, caricandoli su tutti i lati con un aumento discontinuo di pressione chiamato "fronte d'urto" o "onda d'urto" fino a un valore di "picco di iperpressione". In seguito all'onda d'urto, l'iperpressione si abbassa alla pressione ambientale e quindi spesso si forma un vuoto parziale come conseguenza del risucchio di aria (Fig. 5.71). La componente dinamica ("pressione dinamica") è direzionale ed è percepita come uno "spostamento d'aria" dovuto all'esplosione. Il significato principale dello spostamento d'aria è che esso scaglia i frammenti a velocità maggiori di molte migliaia di metri al secondo (più veloci dei proiettili balistici standard come pallottole e cartucce). Mentre la gittata efficace della pressione sia statica sia dinamica è misurata in decine di metri, i frammenti accelerati dalla pressione dinamica supereranno velocemente l'onda dell'esplosione e diventeranno la causa dominante di lesione nel raggio di migliaia di metri.

Interazione tra le onde dell'esplosione e il corpo umano

Le onde dell'esplosione interagiscono con il corpo umano e le altre strutture trasmettendo energia al loro interno. Questa energia provoca una deformazione della struttura che dipende dalla forza e dal periodo naturale di oscillazione della struttura colpita. La variazione di densità delle interfacce all'interno di una struttura causa complesse interazioni quali ricostituzioni, convergenze e accoppiamenti delle onde trasmesse dall'esplosione. Questo accade in particolare nel caso di interfacce ad elevata densità come tessuto solido e aria o liquido (ad es., polmone, cuore, fegato e intestino).

Lesioni associate alle esplosioni

Le lesioni da esplosione sono generalmente classificate come primarie, secondarie, terziarie, quaternarie e quinarie secondo la tassonomia delle lesioni della Direttiva 6025.21E24 del Dipartimento della Difesa americano (Fig. 5.72). La detonazione di un ordigno esplosivo avvia una catena di interazioni negli oggetti e negli individui sul suo percorso. Se una persona è abbastanza vicina, l'onda d'urto iniziale innalza la pressione all'interno del corpo, causando lesioni in particolare negli organi contenenti gas come le orecchie, i polmoni e (raramente) l'intestino (Fig. 5.73). Queste lesioni primarie da esplosione sono più frequenti quando l'esplosione avviene in uno spazio confinato poiché l'onda d'urto rimbalza sulle superfici, aumentando il potenziale distruttivo delle onde pressorie. La morte immediata dovuta a barotrauma polmonare (lesione polmonare da scoppio) si verifica più spesso in uno spazio chiuso che nei bombardamenti all'aperto. La maggior parte (95%) delle lesioni da esplosione in Iraq e Afghanistan si sono verificate durante esplosioni all'aperto. La forma più comune di lesione primaria da esplosione è la rottura della membrana timpanica. Essa si può verificare con pressioni basse, come 5 psi (35 kPa), e spesso è l'unica lesione significativa da iperpressione subita. La seconda lesione principale avviene a meno di 40 psi (276 kPa), una soglia nota per essere associata a lesioni polmonari come pneumotorace, embolia gassosa, enfisema interstiziale e sottocutaneo e pneumomediastino. I dati raccolti dai soldati ustionati nell'operazione denominata Iraqi Freedom (OIF) confermano che la rottura della membrana timpanica non è predittiva di lesione polmonare.

Il fronte d'urto dell'onda dell'esplosione si disperde velocemente ed è seguito dallo spostamento d'aria, che scaglia i frammenti e crea lesioni penetranti multiple. Nonostante siano definite lesioni secondarie, esse sono solitamente l'agente lesivo predominante. Lo spostamento d'aria dovuto all'esplosione scaglia oggetti di grandi dimensioni contro le persone o le persone stesse contro superfici dure (traslazione totale o parziale del corpo), generando lesioni chiuse (terziarie); questa categoria di lesioni comprende le lesioni da schiacciamento causate da collasso strutturale. Calore, fiamme, gas e fumo generati durante le esplosioni causano lesioni quaternarie quali ustioni, lesioni da inalazione e asfissia. Le lesioni quinarie si hanno quando l'ordigno esplosivo contiene batteri, sostanze chimiche o materiali radioattivi che vengono liberati al momento della detonazione.

Lesione dovuta ai frammenti

Le armi esplosive convenzionali sono progettate in modo da frammentarsi per causare il massimo danno. Con velocità iniziali di molte migliaia di metri al secondo, la distanza che i frammenti di una bomba di 23 kg (50 lb) possono raggiungere sarà di ben oltre 300 metri, mentre il raggio letale dell'iperpressione da scoppio misura circa 15 metri. Gli ideatori degli ordigni sia militari sia terroristici, quindi, progettano le armi per causare la massima quantità di lesione da frammentazione in modo da aumentare il raggio di danno di un esplosivo in campo libero.

Sono molto pochi gli ordigni che causano un danno unicamente dovuto a iperpressione da scoppio; la lesione primaria grave da esplosione è relativamente rara rispetto alla quantità prevalente di lesioni secondarie e terziarie. Pertanto, sono pochi i pazienti che presentano lesioni caratterizzate principalmente dagli effetti primari dell'esplosione. L'intera casistica delle lesioni associate alle esplosioni viene spesso definita "lesioni da scoppio" in generale, causando grande confusione in merito a come è formata una lesione da scoppio. Poiché l'energia dell'onda dell'esplosione si disperde rapidamente, la maggior parte degli ordigni esplosivi è costruita per causare danno principalmente tramite i frammenti. Questi possono essere frammenti primari, generati dalla rottura dell'involucro che circonda l'esplosivo, o frammenti secondari, dati dai detriti che si trovano nell'ambiente circostante. Indipendentemente dal fatto che i frammenti derivino dall'involucro frantumato dell'ordigno, da detriti volanti o da oggetti spesso contenuti nelle bombe artigianali dei terroristi, essi aumentano in modo esponenziale il raggio e il potenziale letale degli esplosivi e sono la causa primaria delle lesioni ad essi associate.

Lesione a eziologia multipla

Oltre agli effetti diretti di un'esplosione, gli operatori sanitari devono ricordare le altre cause di lesione da attacchi con esplosivi. Ad esempio, un IED (bomba artigianale) che colpisce un veicolo può causare un danno iniziale minimo ai suoi occupanti. Tuttavia, il veicolo stesso può essere ribaltato o mandato fuori strada causando agli occupanti un trauma chiuso secondario. In questi casi, gli occupanti subiscono lesioni basate sui meccanismi precedentemente descritti nel trauma chiuso. In ambito militare, gli occupanti di un veicolo possono essere in parte protetti dai traumi chiusi poiché indossano giubbotti antiproiettile. Infine bisogna ricordare che gli occupanti di un veicolo vittima di un attacco con IED possono essere fatti bersaglio dal fuoco nemico durante l'imboscata e diventare vittime potenziali di lesioni penetranti.

Utilizzare la cinematica nella valutazione

La valutazione di un paziente traumatizzato deve comprendere la conoscenza della cinematica. Ad esempio, un guidatore che urta il volante (trauma chiuso) subirà un'ampia cavità nel torace anteriore al momento dell'impatto; tuttavia, il torace ritorna rapidamente alla forma originale, o quasi, quando il guidatore rimbalza dal volante. Se due soccorritori preospedalieri esaminano separatamente il paziente – e uno di essi comprende la cinematica mentre l'altro no – quello senza conoscenza della cinematica sarà preoccupato solo dell'ecchimosi visibile sul torace del paziente. Il soccorritore preospedaliero che comprende la cinematica dedurrà che al momento dell'impatto si è formata una cavitazione temporanea, che le coste si sono dovute flettere perché tale cavità si formasse e che cuore, polmoni e grandi vasi sono stati compressi dalla formazione della cavità. Pertanto il soccorritore esperto sospetterà lesioni a cuore, polmoni, grandi vasi e parete toracica. L'altro soccorritore preospedaliero non sarà neppure conscio di tali possibilità.

L'identificazione precoce, l'adeguata comprensione e il trattamento appropriato delle lesioni sospettate grazie alla cinematica influenzeranno significativamente la sopravvivenza del paziente.

CAPITOLO 6
VALUTAZIONE DELLA SCENA

INTRODUZIONE

Ci sono una serie di aspetti che il soccorritore preospedaliero deve considerare quando si approccia e arriva sulla scena:

1. Immediatamente dopo aver ricevuto la chiamata e le informazioni del dispatch, il soccorritore dovrebbe anticipare i potenziali problemi e rischi associati al tipo di chiamata. La valutazione preliminare relativa alle problematiche legate alla sicurezza della scena inizia quando il soccorritore riceve il dispatch e prosegue durante l'arrivo. Questa valutazione non tiene conto solamente dei possibili problemi legati alla scena ma anche le potenziali necessità legate al tipo di situazione (forze dell'ordine, vigili del fuoco) e altri specialisti in caso di tipologie particolari di pazienti/situazioni.
2. La prima priorità per chiunque arrivando sulla scena di un evento traumatico è valutare complessivamente la scena stessa. La valutazione della scena deve prevedere una valutazione sulla sicurezza, andando a definire la scena come sicura per l'intervento del personale preospedaliero, una valutazione accurata dell'esatta dinamica della situazione ed una determinazione delle alterazioni principali per il paziente. La valutazione della sicurezza della scena continuerà non solo al primo approccio ma durante tutte le fasi del soccorso. Ogni problema identificato durante la valutazione della scena deve essere trattato, prima di iniziare la valutazione dei singoli pazienti. In alcune situazioni, come situazioni di maxi-emergenza o di incidenti riguardanti materiali pericolosi, questa valutazione diventa prioritaria e potrebbe pregiudicare la successiva fase di soccorso individuale al paziente. La valutazione della scena non è una valutazione estemporanea, svolta una sola volta e conclusa. Una attenzione continua infatti deve essere messa in atto per comprendere cosa sta succedendo, continuamente, durante tutte le fasi del soccorso. Situazioni che inizialmente possono sembrare sicure, possono altresì cambiare rapidamente e tutti i soccorritori devono essere preparati per verificare costantemente i possibili cambiamenti, permettendo di mantenere la propria sicurezza e dei pazienti vittime di incidente.
3. Dopo aver valutato la scena, la successiva priorità per il soccorritore preospedaliero è quella di valutare individualmente i pazienti (vedi capitolo seguente). La valutazione complessiva della scena dovrà prevedere se l'incidente ha coinvolto un solo paziente o se si tratta di un evento multi paziente. Se la scena coinvolge più di un paziente, la situazione sarà classificata in un evento con multipli feriti (MCI Mass Casualty Incident, vedi capitolo gestione disastri). Nelle situazioni MCI, il numero dei pazienti è maggiore del numero dei soccorritori, in modo importante e sbilanciato. La priorità cambierà dal focalizzare tutte le risorse a disposizione del paziente più grave verso garantire il trattamento migliore e realisticamente più realizzabile al numero maggiore di feriti. Una iniziale attività di triage, semplificata, permetterà di identificare i pazienti più gravi per permettere il trattamento prioritario a questi pazienti. La priorità della gestione del paziente è data da: (a) condizioni che potrebbero provocare la perdita della vita (b) condizioni

che potrebbero portare alla perdita di un arto (c)tutte le altre condizioni che non sono una minaccia per la vita o per la perdita di un arto.

Valutazione della scena

La valutazione della scena e del paziente inizia molto prima che il soccorritore preospedaliero giunga sulla scena. Il dispatch rappresenta l'inizio del processo fornendo le informazioni iniziali sull'incidente e sul paziente, basate su quanto riferito dagli astanti o sulle informazioni fornite da altre forze di pubblica sicurezza o unità di soccorso giunte prima sulla scena. La maggior parte delle lesioni del paziente può essere prevista basandosi sulla conoscenza della cinematica e dei suoi effetti sui pazienti.

Prendere il tempo necessario per prepararsi mentalmente a una chiamata e condividere le strategie di intervento con i colleghi può fare la differenza. Buona osservazione, percezione e capacità di comunicazione sono i migliori strumenti.

Il processo di raccolta delle informazioni sulla scena inizia immediatamente all'arrivo sul luogo dell'incidente. Prima di prendere contatto con il paziente, il soccorritore preospedaliero deve valutare la scena:

1. ottenendo un'impressione generale della situazione e della sicurezza della scena,
2. considerando le cause e gli effetti dell'incidente
3. osservando familiari ed astanti.

L'aspetto della scena crea un'impressione che influenza l'intera valutazione; perciò, una corretta valutazione della scena è cruciale. Numerosissime informazioni possono essere raccolte semplicemente guardando, osservando, ascoltando e catalogando quante più informazioni possibili, compresi il meccanismo lesivo, la situazione attuale e il grado complessivo di sicurezza. Proprio come le condizioni del paziente possono migliorare o peggiorare, lo stesso può accadere per le condizioni della scena. Valutare la scena tralasciando di considerare il modo in cui essa può evolvere può portare a conseguenze gravi per il soccorritore e il paziente. La consapevolezza al riguardo della scena, non solo al momento dell'arrivo, ma intesa come scena a possibile rischio evolutivo ed ai possibili cambiamenti nel tempo, è fondamentale per la sicurezza di tutti i soccorritori presenti sul luogo dell'incidente.

La valutazione della scena presenta due aspetti principali: sicurezza e situazione.

Sicurezza

La prima aspetto da considerare nell'avvicinarsi a qualsiasi scena riguarda la sicurezza, che deve riguardare tutto il personale di soccorso. Se non si è addestrati a situazioni specifiche, non si dovrebbero effettuare tentativi di soccorso, per il rischio di trasformarsi da soccorritore a vittima, e quindi non essere più in grado di assistere le altre persone ferite e di aggiungersi al numero di pazienti da soccorrere. Il soccorso del paziente deve attendere fino a che la scena non sia posta in sicurezza e venga garantito al personale di soccorso di agire in sicurezza. Non esistono scene sicure al 100% e il personale di soccorso deve rimanere sempre all'erta per possibili cambiamenti dello scenario ed effettuando continue rivalutazioni di ciò che sta accadendo. La sicurezza del soccorritore può essere compromessa da diversi fattori, spaziando dall'esposizione a fluidi corporei fino all'esposizione, più rara ma possibile, a sostanze chimiche legate ad armi di distruzione di massa. Le situazioni potenziali a rischio e pericolose riguardano non soltanto ciò che il soccorritore vede o sente (come ad esempio un'arma da fuoco, o gli spari dell'arma da fuoco o la presenza appunto di fluidi o liquidi biologici) ma anche situazioni più subdole legate ad odori o vapori. La sicurezza della scena comporta non solo la sicurezza del soccorritore, ma anche quella del paziente. In generale, i pazienti in una situazione pericolosa devono essere spostati in una zona sicura prima di iniziare valutazione e trattamento. Condizioni a rischio per la sicurezza di paziente o soccorritore comprendono incendi, linee elettriche abbattute, esplosivi, materiali pericolosi (inclusi sangue e liquidi organici, traffico, inondazioni e armi quali pistole e coltelli) e condizioni ambientali. Inoltre, un aggressore può essere ancora presente sulla scena e colpire nuovamente il paziente, i soccorritori o altri.

Le misure adottate per l'assistenza al paziente possono cambiare drasticamente secondo le condizioni della scena. Ad esempio, un'esplosione industriale o una fuoriuscita di prodotti chimici può causare una condizione pericolosa per il soccorritore preospedaliero, che lo obbliga a un cambiamento di strategia nel metodo di assistenza al paziente.

Situazione

La valutazione della situazione segue quella della sicurezza e include sia la valutazione di come e in che modo il soccorritore può soccorrere il paziente rispetto alle caratteristiche dell'incidente e a quali preoccupazioni sulle condizioni della vittima derivano dal meccanismo lesivo.

Alcune problematiche devono essere valutate in base alla situazione individuale:

- Che cos'è accaduto realmente sulla scena? Quali sono stati gli eventi che hanno portato al danno?
- Perché è stato chiesto aiuto? E chi ha chiesto aiuto?
- Qual è stato il meccanismo lesivo (cinematica), e quali forze ed energie hanno determinato le lesioni delle vittime? (Si veda capitolo cinematica del trauma). La maggior pare delle lesioni al paziente può essere predetta basandosi sulla valutazione e comprensione della cinematica che è alla base del meccanismo lesivo.
- Quante persone sono coinvolte e che età hanno?
- Sono necessarie ulteriori unità EMS per il trattamento o il trasporto?
- Sono richieste altre unità di soccorso per la gestione della scena, per il trattamento del paziente o per il trasporto delle vittime?
- È necessario un aiuto reciproco? Sono necessarie altre risorse o personale (ad esempio, forze di polizia, pompieri, società di produzione di energia)?
- È necessario speciale equipaggiamento per estricazione o recupero?
- È necessario un trasporto con elicottero?
- È necessario un medico per assistere nel triage o nell'assistenza medica sulla scena?
- È possibile che un problema medico sia il fattore scatenante che ha portato al trauma (ad esempio, un incidente dovuto a un malessere cardiaco del conducente)?

Aspetti relativi a sicurezza e situazione presentano significative sovrapposizioni; molti problemi di sicurezza sono inoltre specifici per certe situazioni, e certe situazioni presentano importanti rischi per la sicurezza. Questi argomenti sono discussi in maggior dettaglio nelle sezioni seguenti.

Aspetti della sicurezza

Sicurezza del traffico

La maggior parte dei soccorritori EMS che rimangono uccisi o feriti ogni anno risulta coinvolta in incidenti stradali (Fig. 6.1). Benché molti di questi siano correlati direttamente a incidenti dell'ambulanza durante la fase di intervento, un sottogruppo di queste vittime è conseguenza di interventi sulla scena di un incidente stradale. Negli Stati Uniti, gli incidenti stradali hanno portato a circa due milioni di vittime/anno. Molti fattori possono far sì che i soccorritori preospedalieri siano feriti o uccisi sulla scena di un incidente stradale (Fig. 6.2). Alcuni fattori, come condizioni atmosferiche (ad esempio, neve, ghiaccio, pioggia, nebbia) e tipologia della strada (ad esempio, ad accesso limitato o strade rurali), non possono essere modificati; tuttavia, il soccorritore può essere cosciente che tali condizioni esistono e può agire adeguatamente per ridurre il rischio insito in queste situazioni.

Condizioni relative a tempo/luce

Molti interventi per incidenti stradali hanno luogo in condizioni meteorologiche avverse o di notte. Tali condizioni meteorologiche variano secondo la sede geografica e il periodo dell'anno. I soccorritori in molte aree hanno a che fare con ghiaccio e neve nei mesi invernali, mentre quelli delle regioni costiere e montuose devono spesso affrontare la nebbia. I temporali sono comuni nella maggior parte delle aree geografiche, e in altre regioni possono verificarsi tempeste di sabbia. Le macchine in arrivo possono non vedere, o non essere in grado di fermarsi in tempo per evitare i veicoli o il personale di emergenza che staziona sulla scena.

Tipologia di autostrada

Le strade ad alta velocità e ad accesso limitato hanno reso efficiente il flusso del traffico intenso, ma quando si verifica un incidente, il conseguente ingorgo e il "curiosare" dei guidatori creano situazioni pericolose per i soccorritori. Le strade sopraelevate e i cavalcavia, per esempio, limitano la visione in caso di veicoli fermi. Gli agenti di pubblica sicurezza preferiscono evitare di chiudere una strada ad accesso limitato e tentano in ogni modo di mantenere il deflusso del traffico. Benché questo possa apparentemente produrre ulteriori pericoli per i soccorritori, può impedire nuovi tamponamenti causati dall'arresto dei veicoli.

Le strade rurali presentano altri problemi. Sebbene il volume di traffico sia molto inferiore rispetto alle strade urbane, la natura tortuosa, stretta e a saliscendi di queste strade limita la visibilità dei guidatori che si avvicinano alla scena di un incidente stradale. Le strade rurali possono essere meno curate di quelle urbane, mantenendo una condizione di scivolosità anche molto tempo dopo che un temporale è finito, e cogliendo quindi di sorpresa i guidatori ignari. Zone isolate di neve, ghiaccio o nebbia che hanno causato l'incidente originale possono ancora essere presenti prima dell'arrivo dei soccorritori e possono portare a condizioni non ottimali per i guidatori che sopraggiungono.

Strategie di limitazione del rischio

La cosa più sicura sarebbe intervenire sugli incidenti stradali solo nelle ore diurne nei giorni limpidi; sfortunatamente, i soccorritori preospedalieri devono rispondere a ogni ora del giorno e della notte e con qualsiasi condizione meteorologica. Tuttavia, è possibile prendere delle precauzioni che riducono il rischio di divenire una vittima mentre si opera presso un incidente stradale. Il numero di persone presenti sulla scena in ogni dato momento deve essere solo quello necessario per svolgere i compiti; ad esempio, avere tre ambulanze e un veicolo di supervisione in una scena ove è presente un solo paziente aumenta clamorosamente il rischio che un soccorritore sia investito da un veicolo di passaggio. Benché molti protocolli di centrale operativa richiedano l'intervento di più ambulanze nelle autostrade ad accesso limitato, tutti i veicoli tranne l'ambulanza iniziale dovrebbero stazionare su una rampa di ingresso vicina, a meno che non siano immediatamente necessari.

Anche la posizione dell'attrezzatura sull'ambulanza svolge un ruolo nella sicurezza. L'attrezzatura deve essere posizionata in modo che sia possibile prelevarla senza entrare nel flusso del traffico. Il lato del passeggero dell'ambulanza è in genere verso il guard-rail, e porre l'attrezzatura utilizzata più frequentemente negli incidenti stradali su tale lato manterrà i soccorritori fuori dal flusso del traffico.

Indumenti rifrangenti

Nella maggior parte dei casi in cui i soccorritori preospedalieri sono stati investiti dai veicoli che sopraggiungevano, i guidatori hanno affermato di non aver visto il soccorritore sulla strada. Sia la National Fire Protection Association (NFPA) sia la Occupational Safety and Health Administration (OSHA) hanno degli standard relativi a indumenti rifrangenti. La OSHA ha tre livelli di protezione per i lavoratori sulle autostrade, e il livello più alto (livello 3) è usato di notte su una strada ad alta velocità. La Federal Highway Administration (FHA) ha stabilito che tutti i lavoratori, compresi i primi soccorritori e le forze di pubblica sicurezza, indossino il giubbetto rifrangente di classe 2 o 3 dell'American National Standards Institute (ANSI) quando intervengono su una strada federale. Il buon senso suggerisce che i soccorritori preospedalieri dovrebbero indossare indumenti rifrangenti ad alta visibilità come misura di sicurezza in ogni incidente stradale. Questi standard ANSI possono essere soddisfatti sia applicando materiale rifrangente al giubbotto, sia indossando un giubbotto rifrangente approvato.

Posizionamento del veicolo e dispositivi di segnalazione

Il posizionamento del veicolo sulla scena di un incidente stradale presenta la massima importanza. Chi coordina i mezzi intervenuti deve assicurarsi che i veicoli intervenuti siano posti nelle posizioni migliori per proteggere i soccorritori preospedalieri. È importante che il primo veicolo di emergenza che arriva "si accodi" all'incidente (Fig. 6.3). Sebbene la posizione dell'ambulanza dietro la scena non faciliterà il caricamento del paziente, proteggerà i soccorritori e il paziente dal traffico in arrivo. Gli eventuali ulteriori veicoli di soccorso devono in genere essere posizionati sullo stesso lato della strada dell'incidente. Questi veicoli vanno posti più lontano dall'incidente per fungere da segnale ai guidatori in arrivo.

I fari, soprattutto gli abbaglianti, devono essere spenti in modo da non abbagliare i guidatori in arrivo, tranne nel caso in cui i fari servano per illuminare la scena. Il numero di luci di segnalazione sulla scena deve essere valutato; troppe luci serviranno solo a confondere i guidatori in arrivo. Numerosi dipartimenti utilizzano insegne di avviso che riportano "Incidente" per avvisare con un buon anticipo i guidatori. Si possono utilizzare fiaccole per avvisare e incanalare il traffico; tuttavia, si deve prestare attenzione in condizioni secche, in modo da non dare origine a incendi. I coni rifrangenti fungono da buoni dispositivi per dirigere il traffico lontano dalla corsia occupata dall'emergenza (Fig. 6.4).

Se è indispensabile dirigere il traffico, è necessario rivolgersi ad agenti di pubblica sicurezza o a coloro che hanno uno speciale addestramento nel controllo del traffico. Le migliori situazioni si creano quando il traffico non è ostacolato ed è possibile mantenere un flusso normale attorno alla zona dell'emergenza..

Educazione alla sicurezza nella gestione del traffico

Esistono diversi e numerosi programmi di educazione, creati allo scopo di educare il personale di emergenza sulla sicurezza delle operazioni su una scena di incidente stradale. Ogni organizzazione dovrebbe riferirsi alle agenzie di soccorso preospedaliero, all'NHTSA o all'OSHA sulle disponibilità locali di questi programmi ed includerli nei programmi annuali di training.

Violenza

Ogni intervento può condurre il soccorritore preospedaliero in un contesto emotivamente teso. Alcune agenzie EMS hanno adottato misure che richiedono la presenza di personale di pubblica sicurezza prima che i soccorritori accedano a una scena di violenza attuale o potenziale. Anche da una scena apparentemente innocua può scaturire un episodio violento; perciò, i soccorritori devono sempre essere attenti ai minimi segnali che possano suggerire un cambiamento della situazione. Il paziente, la sua famiglia o gli astanti possono non essere in grado di percepire razionalmente la situazione. Questi individui possono pensare che il tempo di risposta sia stato troppo lungo, possono essere ipersensibili a parole o azioni, e possono equivocare l'"abituale" approccio alla valutazione del paziente. Mantenere dei modi tranquilli e professionali dimostrando al tempo stesso rispetto e considerazione è importante per guadagnare la fiducia del paziente e per tenere la scena sotto controllo.

È importante che il personale preospedaliero si preoccupi di "osservare" la scena e non solo di "guardarla". Deve imparare a notare il numero e la posizione degli individui quando si arriva sulla scena, i movimenti degli astanti entro o fuori dalla scena, gli indicatori di stress o tensione, le reazioni insolite o fuori luogo alla presenza dell'EMS, o altre sensazioni "viscerali" che si possono percepire. Non deve dimenticare di osservare sempre le mani degli astanti, di cercare protuberanze insolite in cinture, notare indumenti fuori stagione come soprabiti durante la stagione calda o vestiti larghi che potrebbero facilmente nascondere un'arma.

Se si percepisce una minaccia incipiente, bisogna prepararsi immediatamente a lasciare la scena. Una valutazione o una procedura possono dover essere completate in ambulanza poiché la sicurezza dei soccorritori preospedalieri ha la priorità. Si consideri la seguente situazione: Voi e il vostro collega siete nel soggiorno della casa del vostro paziente. Mentre il vostro collega sta controllando la pressione sanguigna del paziente, un individuo apparentemente sotto effetto di droghe entra nella stanza dal retro della casa. Appare adirato, e notate quello che sembra il calcio di una pistola che sporge dalla cintura dei suoi pantaloni. Il vostro collega non vede né sente questa persona entrare nella stanza, poiché è concentrato sul paziente. La persona sospetta inizia a mettere in discussione la vostra presenza ed è estremamente agitata per la vostra uniforme e il vostro tesserino di riconoscimento. Le sue mani ripetutamente si avvicinano e allontanano dalla cintura. Egli inizia a camminare avanti e indietro e a mugugnare. Come potete prepararvi per una situazione simile?

Gestire una scena violenta

Prima di iniziare un turno, è necessario che i soccorritori stabiliscano i metodi per gestire i pazienti violenti o che recano disturbo. Cercare di improvvisare una strategia nel corso degli eventi non è l'approccio più adeguato. I colleghi possono utilizzare un approccio attivo/passivo, nonché parole in codice predeterminate e segnali manuali, per le emergenze.

- Il ruolo del soccorritore preospedaliero attivo è farsi carico della valutazione del paziente, fornendogli l'attenzione necessaria. Il soccorritore passivo si tiene a distanza (finché non c'è bisogno di lui) per osservare la scena, interagire con la famiglia o gli astanti, raccogliere le informazioni necessarie e creare migliori vie di accesso e uscita. In pratica, il soccorritore passivo monitorizza la scena e "copre le spalle" al suo collega.
- Una parola in codice predeterminata e segnali manuali permettono ai colleghi di comunicare una minaccia senza far conoscere ad altri i propri timori. In molte situazioni, tensione e ansia sono immediatamente ridotte quando un soccorritore preospedaliero premuroso inizia a interagire con il paziente e ad assisterlo.

Se entrambi i soccorritori incentrano tutta la loro attenzione sul paziente, la scena può rapidamente divenire pericolosa, e possono sfuggire i primi indizi e svanire le opportunità di fuga.

In molte situazioni, la tensione e l'ansia di pazienti famigliari e astanti sono immediatamente ridotte quando un soccorritore preospedaliero realizza una interazione e una valutazione con il paziente.

Esistono diversi metodi per gestire una scena che si presenta pericolosa:

1. Non esserci. Quando si interviene su una scena violenta nota, stazionare in un posto sicuro fino a che la scena è stata resa sicura dal personale di pubblica sicurezza ed è stata data l'autorizzazione a intervenire.
2. Ritirarsi. Se vengono presentate minacce mentre ci si avvicina alla scena, eseguire una ritirata tattica verso il veicolo e lasciare la scena. Stazionare in un posto sicuro e avvisare il personale competente.
3. Disinnescare. Se una scena diviene minacciosa durante l'assistenza al paziente, usare le proprie capacità dialettiche per tentare di scaricare la tensione e aggressività, disinnescare appunto, ma allo stesso tempo prepararsi a lasciare la zona.
4. Difendersi. Infine, il soccorritore preospedaliero può trovarsi nella necessità di difendersi. È importante che tali sforzi siano volti a "disimpegnarsi e allontanarsi". Non tentare di rincorrere o neutralizzare un elemento aggressivo. Assicurarsi che le autorità di pubblica sicurezza siano state avvisate e siano in arrivo. Ancora una volta, la sicurezza dei soccorritori rappresenta la priorità.

Uomo armato

Sfortunatamente, le situazioni che coinvolgono soggetti armati sulla scena stanno diventando molto frequenti (in USA). Per migliorare l'outcome del paziente in questo tipo di situazioni, vi è un crescente trend da parte delle agenzie di soccorso preospedaliero a creare un legame forte con le forze dell'ordine durante le situazioni che coinvolgono scene potenzialmente a rischio. In questi casi, il personale dedicato entrerà sulla scena e neutralizzerà la minaccia prima delle fasi del soccorso. (Guarda il capitolo TEMS per ulteriori informazioni)

Materiali pericolosi

Comprendere il rischio di esposizione del soccorritore preospedaliero a materiali pericolosi non è così semplice come riconoscere ambienti che presentano evidente rischi potenziali di esposizione a materiale pericoloso. I materiali pericolosi sono diffusi ovunque e sono potenzialmente presenti in veicoli, edifici e perfino abitazioni. Per questo motivo, tutti i soccorritori preospedalieri devono sottoporsi a un addestramento per un livello minimo di consapevolezza. Il termine "materiali pericolosi" viene abitualmente abbreviato in hazmat o HazMat (hazardous materials).

Esistono quattro livelli di addestramento per i materiali pericolosi:

- Consapevolezza: è il primo dei quattro livelli di addestramento disponibili per i soccorritori e ha lo scopo di fornire le conoscenze di base.
- Operativo: questi soccorritori sono addestrati a stabilire perimetri e zone di sicurezza, limitando la diffusione dell'evento. Mentre la consapevolezza rappresenta il livello minimo di addestramento, il livello operativo sarebbe utile per tutti i soccorritori e fornirebbe inoltre un addestramento per aiutare a controllare l'evento.
- Tecnico: i tecnici sono addestrati ad agire all'interno della zona pericolosa per arrestare la dispersione di materiali nocivi.
- Specialista: questo livello avanzato consente al soccorritore di offrire capacità di comando e supporto in un evento che coinvolge materiale pericoloso.

Sicurezza della scena

I soccorritori preospedalieri accettano il fatto che la sicurezza della scena sia la prima parte dell'approccio a ogni malato e in ogni intervento. Una parte importante della determinazione della sicurezza della scena consiste nel valutare il potenziale di esposizione a materiale pericoloso. L'accertamento dei rischi potenziali deve iniziare dalla centrale operativa. L'informazione fornita dalla centrale può stabilire un elevato indice di sospetto. Ulteriori informazioni possono essere richieste nel tragitto se i soccorritori preospedalieri hanno timori o domande che potrebbero essere trasmesse alla scena.

Una volta stabilito che una scena presenta materiale pericoloso, l'attenzione deve spostarsi a rendere sicura la scena e richiedere aiuto per isolare in sicurezza la zona coinvolta e allontanare e decontaminare i pazienti. La semplice regola generale è "Se la scena non è sicura, renderla sicura". Se il soccorritore non può rendere sicura la scena, deve richiedere aiuto. L'Emergency Response Guidebook (ERG), prodotto dal Dipartimento dei Trasporti statunitense, può essere usato per identificare potenziali rischi (Fig. 6.5). Il libro usa un semplice sistema che permette l'identificazione di un materiale attraverso il nome o il numero di codice fornendo informazioni di base sulle distanze di sicurezza per soccorritori, pericoli di morte e di incendio e probabili sintomi del paziente.

Si devono usare i binocoli per leggere le etichette; se si riesce a leggere l'etichetta senza l'uso di dispositivi di visione, è probabile che il soccorritore si trovi troppo vicino e quindi esposto.

In una scena con materiali pericolosi, si deve assicurare una sicurezza definita: "nessuno dentro, nessuno fuori". La zona di sosta deve essere scelta sopravento e più in alto, a una distanza di sicurezza dal pericolo. L'ingresso e l'uscita dalla scena devono essere impediti fino all'arrivo degli specialisti di materiali pericolosi. Nella maggior parte dei casi, l'assistenza al paziente inizia quando il paziente viene decontaminato e quindi affidato al soccorritore preospedaliero.

È importante che il soccorritore preospedaliero comprenda il sistema di comando e la strutturazione delle zone di lavoro in una scena con materiali pericolosi. (Figura 6.6):

- HOT – La zona "calda" è l'area a maggior contaminazione e solo lavoratori specificamente addestrati e protetti possono entrare in quest'area. Se i pazienti sono in quest'area, la squadra di intervento per materiali pericolosi (e non i soccorritori) dovrà portarli fuori. Tentare di soccorrere un paziente nella zona calda aumenterà il tempo di esposizione dei soccorritori all'ambiente ostile e aumenterà il rischio che sostanze contaminanti possano entrare nel corpo del paziente a causa delle procedure adottate (ad esempio su vie aeree, accessi venosi, etc) e che anche i presidi dei soccorritori vengano ulteriormente contaminati.
- WARM – Un corridoio di riduzione della contaminazione attraversa la zona seguente, detta zona "tiepida", dove i pazienti saranno decontaminati dalla squadra di intervento per materiali pericolosi. Da qui, si sposteranno nella zona "fredda".
- COLD – La zona "fredda" è un'area priva di contaminazioni. L'assistenza al paziente ha solitamente luogo in questa zona. Posto di comando e aree di trattamento e di triage saranno nella zona fredda (si veda "Armi di distruzione di massa" per ulteriori informazioni).

Situazioni varie

Esistono diverse situazioni che possono riguardare il soccorso preospedaliero e che il soccorritore deve essere in grado di gestire.

Scene di crimini

Sfortunatamente, una certa percentuale di pazienti traumatizzati sono feriti intenzionalmente. Oltre a sparatorie e ferite da arma bianca, i pazienti possono essere vittime di altri tipi di crimine violento (percosse con pugni o corpi contundenti, tentativi di strangolamento, investimenti intenzionali con veicoli, spinte da strutture elevate con traumi da precipitazione, etc). Anche un incidente stradale può essere considerato la scena di un crimine, se si ritiene che uno dei guidatori abbia tenuto una guida pericolosa, o abbia superato i limiti di velocità mentre era sotto l'effetto di alcol o altre sostanze intossicanti (Fig. 6.7).

Nel gestire questi tipi di pazienti, il personale di soccorso preospedaliero interagisce con il personale di pubblica sicurezza. Benché sia l'EMS sia la pubblica sicurezza condividano l'obiettivo di salvare delle vite, essi talora scoprono che i rispettivi doveri sulla scena di un crimine sono in conflitto tra di loro. Il personale EMS si concentra sulla necessità di valutare una vittima ricercando segni di vita e vitalità, mentre il personale di pubblica sicurezza è preoccupato di conservare le prove sulla scena di un crimine o assicurare un colpevole alla giustizia.

Essendo consapevoli dell'approccio generale assunto dal personale di pubblica sicurezza sulla scena di un crimine, i soccorritori preospedalieri possono non solo aiutare il proprio paziente, ma anche cooperare meglio con la forza pubblica, portando all'arresto dell'aggressore del proprio paziente.

Sulla scena di un crimine importante (omicidio, morte sospetta, stupro, morte da incidente stradale), la maggior parte delle forze di pubblica sicurezza raccoglierà ed archivierà delle prove. Gli agenti tipicamente svolgeranno le seguenti compiti:

- setacciare inizialmente la scena per identificare ogni prova, comprese armi e bossoli;
- fotografare la scena;
- disegnare uno schizzo della scena;
- creare un elenco di tutti coloro che sono entrati nella scena;
- condurre una ricerca più accurata dell'intera scena, ricercando ogni possibile prova;
- ricercare e raccogliere prove latenti, che vanno da impronte digitali a oggetti che possono contenere tracce del DNA (ad esempio, mozziconi di sigarette, capelli, fibre).

Gli investigatori di polizia ritengono che chiunque entri nella scena di un crimine possa apportare o rimuovere inconsapevolmente delle prove. Per risolvere il delitto, lo scopo dell'investigatore è identificare le prove lasciate ed eliminate dal colpevole. Quindi gli investigatori devono tener conto di ogni prova lasciata o rimossa da altri agenti di polizia, dal personale EMS, e dagli eventuali cittadini entrati nella scena. Un comportamento incauto da parte del personale di soccorso sulla scena di un crimine può alterare, distruggere o contaminare prove vitali, ostacolando un'indagine criminale.

Talvolta, i soccorritori preospedalieri giungono su una potenziale scena di un crimine prima di qualsiasi agente di pubblica sicurezza. Se la vittima è ovviamente morta, i soccorritori dovrebbero allontanarsi cautamente dalla scena senza toccare alcun oggetto e attendere l'arrivo degli agenti. Benché preferiscano che la scena di un crimine non sia alterata, gli investigatori comprendono che in determinate circostanze i soccorritori preospedalieri hanno la necessità di ruotare un corpo o spostare degli oggetti per valutare una vittima e determinarne i segni vitali. Se i soccorritori devono trasportare un paziente o spostare un corpo o altri oggetti nell'area prima dell'arrivo della forza pubblica, gli investigatori tipicamente accerteranno quanto segue.

- Quando sono state realizzate le alterazioni della scena?
- Qual era lo scopo del movimento?

- Chi ha realizzato le alterazioni?
- Il personale EMS a quando fa risalire la morte del soggetto?

Se il soccorritore preospedaliero è entrato sulla scena di un crimine prima del personale di pubblica sicurezza, gli investigatori possono volere interrogare e formalmente raccogliere una dichiarazione dai soccorritori relativamente alle loro azioni o osservazioni. I soccorritori preospedalieri non devono mai essere allarmati o preoccupati per questa richiesta. Lo scopo dell'interrogatorio non è criticare le azioni dei soccorritori, ma ottenere informazioni che possono essere utili agli investigatori per risolvere il caso. Gli investigatori possono anche richiedere di rilevare le impronte digitali dei soccorritori preospedalieri se oggetti sulla scena sono stati toccati o maneggiati dal personale senza guanti.

Una corretta manipolazione dei vestiti di un paziente può conservare preziose prove. Se è necessario rimuovere gli indumenti del paziente, gli agenti di pubblica sicurezza e gli esaminatori medici preferiscono che i soccorritori preospedalieri evitino di alterare, tramite tagli, eventuali fori di pallottola o di lama nei vestiti. Se gli indumenti sono tagliati, gli investigatori possono chiedere quali alterazioni sono state fatte ai vestiti, chi le ha fatte e per quale motivo. Ogni indumento rimosso deve essere posto in un sacchetto di carta (non di plastica) e consegnato agli investigatori.

Un ultimo importante problema circa le vittime di crimini violenti è il valore di ogni affermazione fatta dal paziente mentre viene assistito dai soccorritori. Alcuni pazienti, comprendendo la natura critica delle loro lesioni, possono dire ai soccorritori chi li ha feriti. Queste informazioni dovrebbero essere documentate e trasmesse agli investigatori. Se possibile, il personale di assistenza preospedaliera deve informare gli agenti della natura critica delle lesioni di un paziente, così che possa essere presente un pubblico ufficiale se il paziente è in grado di fornire informazioni circa il colpevole: una "dichiarazione in punto di morte".

Armi di distruzione di massa

L'intervento su una scena che comporta materiali pericolosi, come discusso in precedenza, comprende problematiche di sicurezza e di altro genere simili alla scena che coinvolge l'uso di un'arma di distruzione di massa (ADM).

Ogni scena che presenta più vittime o che sembra derivare da un'esplosione dovrebbe far sorgere due domande: (1) è coinvolta un'ADM? (2) potrebbe esserci un dispositivo secondario allo scopo di ledere i soccorritori? In particolare, quando molte vittime lamentano sintomi analoghi o si presentano con reperti simili, si deve considerare la possibilità di un'ADM (per approfondire, si veda il capitolo sulle esplosioni e armi di istruzioni di massa).

Il soccorritore preospedaliero deve affrontare tali scene con estrema cautela e resistere all'impulso di correre ad assistere la vittima più grave. Questa risposta naturale dei soccorritori serve solo ad aumentare la conta delle vittime. Piuttosto, il soccorritore deve avvicinarsi alla scena da una posizione sopravento e prendersi un momento per fermarsi, osservare e ascoltare indizi che allerteranno la squadra sulla possibile presenza di un'ADM. Evidenti fuoriuscite di materiale liquido o asciutto, vapori visibili e fumo devono essere evitati finché non sia stata accertata la natura del materiale. Non si deve mai entrare in spazi chiusi o limitati senza adeguati dispositivi di protezione individuale (DPI).

Una volta inclusa come possibile causa un'ADM, il soccorritore preospedaliero deve seguire tutti i passi appropriati per proteggersi. Questi passi comprendono l'uso di DPI adeguati alla funzione del singolo soccorritore. L'informazione che si può trattare di un incidente correlato ad ADM deve essere trasmessa alla centrale, per allertare il personale in arrivo di tutti i servizi. Le aree di stazionamento per ulteriore attrezzatura, personale ed elicotteri devono essere fissate sopravento e a una distanza di sicurezza dal sito.

La scena deve essere posta in sicurezza e devono essere distinte delle zone che costituiscono aree calde, tiepide e fredde. Si devono anche definire delle sedi per la decontaminazione. Una volta determinata la natura dell'agente (chimico, biologico o radiologico), si possono richiedere l'antidoto o gli antibiotici specifici.

Zone di controllo della scena

Per limitare la diffusione di un materiale pericoloso o un'ADM, il National Institute of Occupational Safety and Health (NIOSH) e l'Environmental Protection Agency (EPA) hanno sviluppato e sostenuto l'uso di zone di controllo. L'obiettivo è quello di realizzare attività specifiche in zone specifiche. L'adesione a tali principi riduce la probabilità di diffusione della contaminazione e di lesioni al personale di soccorso e agli astanti La figura 6.8 elenca le distanze di sicurezza negli scenari contenenti esplosivo.

Le zone costituiscono tre cerchi concentrici (Fig. 6.6); in realtà, in diversi scenari, queste zone saranno più facilmente irregolari e la loro estensione dipenderà dalle condizioni geografiche e del vento. La zona più interna, la zona calda, è la zona in immediata prossimità del materiale pericoloso o dell'ADM. Il compito dei soccorritori in questa zona è evacuare il paziente ferito, contaminato, senza fornirgli assistenza. A questo scopo, è in genere necessario il livello più alto di DPI. La zona successiva, la zona tiepida, è il luogo in cui si effettua la decontaminazione di vittime, personale e attrezzatura. In questa zona la sola assistenza fornita al paziente è la valutazione primaria e l'immobilizzazione spinale. La zona più esterna, la zona fredda, è dove stazionano attrezzatura e personale. Una volta che il paziente è evacuato alla zona fredda, i soccorritori possono fornirgli l'assistenza definitiva. Se il paziente viene trasportato all'ospedale o al centro di soccorso da una scena con materiali pericolosi o ADM, è più prudente rivalutare se il paziente è stato decontaminato e imitare il concetto di queste tre zone.

Decontaminazione

Se l'incidente coinvolge materiale pericoloso o ADM, spesso può essere necessaria la decontaminazione di un individuo esposto. La decontaminazione è la riduzione o l'eliminazione di agenti pericolosi chimici, biologici o radiologici. La massima priorità del soccorritore nell'assistenza di un paziente esposto, come in ogni emergenza, è la sicurezza del personale e della scena. Se esiste qualsiasi dubbio di una persistente esposizione al pericolo, l'assicurazione della sicurezza del personale è la prima priorità. Non attenersi a questo produrrà solamente un'ulteriore vittima (il soccorritore) e priverà le persone già ferite dell'assistenza del soccorritore. La decontaminazione del paziente è la priorità successiva. Questo ridurrà al minimo l'esposizione del soccorritore al rischio durante la valutazione e il trattamento del paziente e preverrà la contaminazione dell'attrezzatura, evitando in tal modo il rischio di esposizione di altri soggetti ad attrezzatura e veicoli contaminati.

L'OSHA fornisce linee guida normative per il DPI usato dai soccorritori preospedalieri durante l'assistenza di emergenza di vittime in un ambiente potenzialmente pericoloso. Gli individui che forniscono assistenza sanitaria in ambienti con rischio ignoto devono avere delle competenze di base adeguate e ricevere equipaggiamento e addestramento per una protezione di livello B. La protezione di livello B consiste in indumenti impermeabili e resistenti ad agenti chimici e in respiratori autonomi. È necessario un addestramento precedente per utilizzare questo livello di DPI.

Se il paziente è cosciente e in grado di collaborare, è preferibile utilizzare la sua collaborazione in modo che egli esegua la maggior parte possibile della decontaminazione, per ridurre la probabilità di contaminazione crociata dei soccorritori.

Rimuovere cautamente gli indumenti e i gioielli del paziente e riporli in sacchetti di plastica. Trasferire con cautela gli indumenti rimossi, in modo da non diffondere materiale particolato o versare liquido su personale o superfici non contaminate. Allontanare con spazzole tutto il materiale particolato dal paziente, quindi irrigarlo copiosamente con acqua. Il lavaggio con acqua diluirà la concentrazione del materiale potenzialmente pericoloso e rimuoverà l'eventuale agente residuo. Un assioma comune recita, "La soluzione alla contaminazione è la diluizione". Una decontaminazione efficace utilizzerà grandi quantità di acqua. Un errore frequente commesso dal soccorritore inesperto è irrigare il paziente con acqua soltanto fino a che l'irrigante inizia a versarsi sul terreno, il che in genere si verifica dopo 1 o 2 litri. Questa pratica presenta due problemi: l'area di contaminazione del corpo è aumentata, e l'agente lesivo non è diluito a sufficienza per essere reso inoffensivo. Non fornire un adeguato scorrimento e drenaggio del liquido di lavaggio può causare lesioni ad aree del corpo in precedenza non esposte quando il liquido contaminato si accumula. Abitualmente vanno evitati gli agenti neutralizzanti per ustioni chimiche. Nel processo di neutralizzazione gli agenti producono calore in una reazione esotermica. Pertanto, un soccorritore benintenzionato può creare un'ustione termica in aggiunta all'ustione chimica. La maggior parte delle soluzioni decontaminanti in commercio è prodotta con lo scopo di decontaminare l'attrezzatura, non il personale.

Ordigni secondari

Entro pochi mesi dopo l'attentato alle Olimpiadi estive di Atlanta nel 1996, l'area metropolitana di Atlanta ha subito due ulteriori attentati con bombe. Questi attentati, diretti a una clinica che praticava aborti e a un night-club, hanno rappresentato il primo attacco tramite bombe secondarie negli Stati Uniti dopo 17 anni, presumibilmente con lo scopo di uccidere o ferire i soccorritori accorsi sulla scena della prima esplosione. Sfortunatamente, l'ordigno secondario nella clinica non è stato localizzato prima che esplodesse provocando sei vittime. Gli ordigni secondari sono stati regolarmente usati dai terroristi in molti paesi. Tutto il personale di assistenza preospedaliera deve ricordare la potenziale presenza di un dispositivo secondario. Dopo tali incidenti, la Georgia Emergency Management Agency ha sviluppato le seguenti linee guida per i soccorritori e il personale di assistenza preospedaliera che giunge sulla scena di un attentato in cui potrebbe essere stata posizionata una bomba secondaria:

1. Evitare l'uso di apparecchiature elettroniche. Le onde sonore provenienti da telefoni cellulari e radio possono causare la detonazione di un ordigno secondario, soprattutto se usati in prossimità della bomba. Anche l'attrezzatura di ripresa usata dai media può innescare una detonazione.
2. Assicurare confini sufficienti per la scena. La potenziale zona di pericolo (zona calda) deve estendersi per circa 300 metri in tutte le direzioni (compresa la verticale) dal punto dell'esplosione originale. Con la creazione di bombe più potenti, le schegge possono giungere a maggiore distanza. L'esplosione iniziale può danneggiare infrastrutture, come tubi del gas e linee elettriche, che possono porre a rischio la sicurezza dei soccorritori. Accesso e uscita dalla zona calda devono essere attentamente controllati.
3. Realizzare una rapida evacuazione delle vittime dalla scena e dalla zona calda. Poiché la scena dell'esplosione di una bomba è considerata non sicura, il triage delle vittime non deve essere effettuato nella zona calda. Si deve stabilire un posto di comando EMS (o zona di triage) a 600-1200 m dal luogo dell'esplosione iniziale. I soccorritori possono rapidamente evacuare le vittime dalla scena dell'esplosione, con interventi minimi, finché vittime e soccorritori non sono fuori dalla zona calda.

4. Collaborare con il personale di pubblica sicurezza per conservare e recuperare prove. I luoghi ove è esplosa una bomba costituiscono la scena di un crimine, e i soccorritori devono alterare la scena solo nella misura necessaria a evacuare le vittime. Ogni potenziale prova che viene involontariamente rimossa dalla scena insieme a una vittima deve essere documentata e consegnata al personale di pubblica sicurezza per assicurare una corretta filiera di custodia. Il personale di assistenza preospedaliera può documentare con esattezza in quale posto della scena e quali oggetti ha toccato.

Struttura di comando

Un'ambulanza EMS che risponde a una chiamata avrà in genere una persona responsabile (con la funzione di Comandante dell'incidente) e un'altra persona che lo assiste, in una rudimentale struttura di comando. Quando l'incidente cresce di dimensioni e un numero maggiore di soccorritori da varie agenzie di pubblica sicurezza e di altro genere arriva sulla scena, la necessità di un sistema e di una struttura formale per supervisionare e controllare le risposte diviene sempre più importante.

Comando dell'incidente

Il sistema di comando dell'incidente (Incident Command System ICS) si è sviluppato negli anni come evoluzione dei sistemi di pianificazione usati dai servizi dei vigili del fuoco per risposte a diverse situazioni. Il programma è stato accettato in particolare in seguito all'esperienza di incendi boschivi di grandi dimensioni, su cui convergevano dozzine di diverse agenzie. L'esperienza collettiva dei loro sforzi ha portato al FIRESCOPE, o Firefighting Resources of California Organized for Potential Emergencies. Inoltre, il Phoenix Fire Department ha sviluppato il sistema Fire Ground Control (FGC). Benché vi fossero molte similitudini tra questi due approcci, vi erano anche differenze, e vennero realizzati dei tentativi di combinare i due sistemi in una struttura di comando complessiva.

Nel 1987 la National Fire Protection Association (NFPA) ha pubblicato il NFPA Standard 1561, gli standard per il Fire Department Incident Command Management System. L'NFPA 1561 è stato in seguito rivisto e intitolato Standard on Emergency Services Incident Management. Questa versione può essere implementata e adattata a qualsiasi tipo o dimensione di evento da ogni agenzia che gestisce un incidente. Negli anni Novanta è stato creato il National Fire Incident Management System (IMS), che ha ulteriormente raffinato l'approccio alla gestione del singolo incidente.

Il ICS consente di stabilire una precisa struttura di comando che facilita la gestione di qualsiasi incidente, indipendentemente dal numero di vittime coinvolte. Al centro del ICS vi sono la creazione di un comando centralizzato sulla scena e la successiva determinazione di responsabilità divisionali. La prima unità arrivata stabilisce il centro di comando, e si instaurano comunicazioni attraverso il comando per la determinazione della risposta. I cinque elementi chiave del sistema di comando dell'incidente sono i seguenti.

1. Il comando fornisce il controllo globale dell'evento e le comunicazioni che coordineranno il movimento delle risorse verso l'interno e dei pazienti verso l'esterno della scena dell'incidente.
2. Le operazioni comprendono divisioni volte a gestire le necessità tattiche dell'evento. Soppressione del fuoco, EMS e recupero sono esempi di divisioni operative.
3. La pianificazione è un processo continuo di valutazione delle necessità immediate e potenziali dell'incidente, e di pianificazione della risposta. Per tutta la durata dell'evento, questo elemento sarà utilizzato per valutare l'efficacia delle

operazioni e per realizzare modificazioni suggerite nella risposta e nell'approccio tattico.

4. La logistica gestisce il compito di acquisire risorse e spostarle dove sono richieste; queste includono personale, rifugi, veicoli e attrezzatura.
5. La finanza segue il flusso di denaro. Il personale di intervento di tutte le autorità coinvolte, gli appaltatori, il personale e i fornitori attivatisi nell'incidente saranno seguiti in modo che sia possibile determinare il costo dell'evento, e che questi gruppi possano essere pagati per merci, rifornimenti, attrezzature e servizi offerti.

Comando unificato

Un'espansione del ICS è il sistema di comando unificato. Questa espansione prende in considerazione la necessità di coordinare agenzie provenienti da diversi ambiti giurisdizionali. Gli aspetti tecnici del raccogliere risorse da varie comunità, contee e stati sono coperti da questa ulteriore struttura di coordinamento.

National Incident Management System

Il 28 febbraio 2003, il presidente George W. Bush ha richiesto al Segretario per la Sicurezza Nazionale, tramite una direttiva presidenziale HSPD-5 (Homeland Security Presidential Directive) di produrre un National Incident Management System (NIMS). Questo deve stabilire un coerente approccio, esteso a tutta la nazione, affinché agenzie federali, statali e locali lavorino efficacemente insieme per prepararsi, rispondere e recuperare dopo incidenti nazionali indipendentemente da causa, entità o complessità. Il Dipartimento per la Sicurezza Nazionale ha autorizzato il NIMS il 1 marzo 2004, dopo aver collaborato con distinti gruppi di lavoro costituiti da agenti di governo locale e statale e rappresentanti di National Association of Emergency Medical Technicians (NAEMT), Fraternal Order of Police (FOP), International Association of Fire Chiefs (IAFC), e International Association of Emergency Managers (IAEM), oltre a un'ampia gamma di altre organizzazioni di sicurezza pubblica.

Il NIMS si focalizza sulle seguenti caratteristiche di gestione degli incidenti:

- terminologia comune;
- organizzazione modulare;
- gestione per obiettivi;
- adesione a un piano di azione per l'incidente;
- estensione gestibile del controllo;
- "centro di mobilizzazione per l'incidente", sedi e strutture predeterminati;
- gestione complessiva dell'assistenza;
- integrazione delle comunicazioni;
- determinazione del trasferimento del comando;
- catena di comando e unità di comando;
- comando unificato;
- disponibilità di risorse e personale;
- dispiegamento;
- gestione delle informazioni e della loro raccolta.

Gli elementi chiave del NIMS sono i seguenti:

1. ICS;
2. gestione di comunicazioni e informazioni;
3. preparazione;
4. sistemi di informazione collegati (informazione coerente del pubblico);
5. National Incident Management Integration Center (NIC).

Comando

Il comando comprende il comandante dell'incidente (CI) e il personale di comando. Le posizioni del personale di comando vengono adeguate alle dimensioni e alla natura dell'evento e possono comprendere un responsabile dell'informazione pubblica (RIP), un responsabile della sicurezza (RS), e un responsabile dei collegamenti. Altre posizioni possono essere create in base a quanto ritenuto necessario dal CI.

Come descritto precedentemente, il comando unificato migliora il comando dell'incidente in situazioni che coinvolgono più di una giurisdizione. In una situazione con comando singolo, il CI è il solo responsabile della gestione dell'incidente. In una struttura di comando unificata, individui che rappresentano varie giurisdizioni determinano congiuntamente obiettivi, programmi e priorità. Il sistema di comando unificato tenta di risolvere i problemi che comportano differenze nelle comunicazioni e negli standard operativi (Fig. 6.9).

Un elemento non incluso nel ICS, che è aggiunto al comando unificato e al NIMS, è l'intelligence. In base alle dimensioni dell'evento, l'intelligence e la raccolta di informazioni correlate alla sicurezza nazionale possono anche comprendere la valutazione della gestione del rischio, l'intelligence medica, le informazioni meteorologiche, il progetto strutturale degli edifici e le informazioni sul contenimento di agenti tossici. Benché queste funzioni siano tipicamente gestite in sede di pianificazione, in certe situazioni il CI può separare la raccolta di informazioni dalla pianificazione.

Nel NIMS il CI può assegnare intelligence e informazione come segue:

- all'interno del personale di comando;
- come unità della sezione di pianificazione;
- come branca operativa;
- come funzione separata del personale generale.

Piani di azione per incidente

I piani di azione per incidente (PAI) comprendono obiettivi e strategie complessivi per l'incidente, definiti dal CI o dal comando unificato. La sezione di pianificazione sviluppa e documenta il PAI. Il PAI affronta anche gli obiettivi tattici e le attività di sostegno per il periodo delle operazioni, che è generalmente di 12-24 ore. La sezione di pianificazione fornisce anche un procedimento di valutazione continua per assicurare che la risposta soddisfi le esigenze dell'evento.

In incidenti molto grandi possono essere stabilite più organizzazioni di ICS. Può essere definito un comando di area per gestire le varie organizzazioni di ICS. Il comando di area non ha responsabilità operative, ma realizzerà i compiti seguenti:

- definire le priorità complessive relative all'incidente e l'agenzia;
- allocare le risorse critiche secondo le priorità stabilite;
- assicurarsi che gli incidenti siano gestiti correttamente;
- assicurare comunicazioni efficaci;
- assicurare che gli obiettivi della gestione dell'incidente siano raggiunti e non siano in conflitto tra di loro o con le politiche delle agenzie;
- identificare le necessità di risorse critiche e segnalarle al centro di Operazioni di Emergenza (COE);
- assicurare che il recupero di emergenza a breve termine sia coordinato in modo da assistere nella transizione a operazioni di recupero completo;
- provvedere all'affidabilità del personale e ad ambienti operativi sicuri.

Patogeni a trasmissione ematica

Prima del riconoscimento della sindrome da immunodeficienza acquisita (AIDS) nei primi anni Ottanta, gli operatori sanitari, sia a livello intraospedaliero che nei contesti preospedalieri, mostravano scarsa attenzione per l'esposizione al sangue e ai liquidi corporei. Benché si sapesse che il sangue trasmetteva i virus dell'epatite, i soccorritori preospedalieri e altre figure coinvolte nell'assistenza medica di emergenza spesso vedevano il contatto con il sangue del paziente come un fastidio piuttosto che come un rischio professionale. A causa dell'elevata mortalità associata alla contrazione dell'AIDS, e della scoperta che il virus dell'immunodeficienza umana (HIV), l'agente causale dell'AIDS, poteva essere trasmesso col sangue, gli operatori sanitari sono divenuti molto più attenti nel considerare il paziente come vettore di malattia. Agenzie federali, come i Center for Disease Control and Prevention (CDC) e l'OSHA, hanno sviluppato linee guida e regolamenti in modo che gli operatori sanitari riducano al minimo l'esposizione malattie a trasmissione ematica, comprese HIV ed epatite. Le principali infezioni trasmesse attraverso il sangue comprendono i virus dell'epatite B (HBV), dell'epatite C (HCV) e dell'HIV. Sebbene questo problema sia stato sollevato a causa dell'HIV, è importante notare che l'epatite è più facile da contrarre rispetto all'HIV, anche perché richiede un inoculo minore. Ha pure un tasso di mortalità superiore e non ha un trattamento specifico.

I dati epidemiologici dimostrano che gli operatori sanitari hanno una probabilità molto maggiore di contrarre malattie trasmesse col sangue dai loro pazienti, rispetto a quella dei pazienti di contrarre una malattia dagli operatori sanitari. Le esposizioni al sangue sono tipicamente caratterizzate come percutanee o mucocutanee. Le esposizioni percutanee avvengono quando un individuo viene ferito da un oggetto acuminato contaminato, come un ago o un bisturi, e il rischio di trasmissione è direttamente correlato all'agente contaminante e al volume di sangue infetto introdotto con la lesione. Le esposizioni mucocutanee caratteristicamente hanno meno probabilità di portare alla trasmissione, e comprendono esposizione al sangue di cute non integra, come una ferita delle parti molli (ad esempio, abrasioni, lacerazioni superficiali) o una patologia cutanea (ad esempio, acne), o delle mucose (ad esempio, congiuntivite).

Epatite virale

L'epatite può essere trasmessa agli operatori sanitari attraverso punture di ago ed esposizioni mucocutanee su cute non integra. Come detto in precedenza, il tasso di infezione dopo esposizione a sangue da pazienti con epatite è molto maggiore rispetto al tasso di infezione da HIV. Specificamente, il tasso di infezioni correlato alla esposizione a liquido biologico tramite ago sporco/infetto da HBV è tra il 23% e il 62% (da 1 su 4 a 1 su 2). L'infezione con HCV è approssimativamente 1.8% (2 su 100). La possibile spiegazione per questa variabilità nel tasso di infezione è relativa alla concentrazione di virus presente nel sangue. Di solito, la concentrazione in caso di HBV positivo, va da 100 milioni a un miliardo di particelle infette/ml , mentre la concentrazione in caso di HCV positivo, va da 100 a 10.000 particelle infette/ml.

Benché siano stati identificati numerosi virus dell'epatite, l'HBV e l'HCV sono quelli che maggiormente preoccupano gli operatori sanitari che vanno incontro a un'esposizione al sangue. L'epatite virale causa infiammazione epatica acuta (figura 6.11). Il periodo di incubazione, dall'esposizione alla manifestazione dei sintomi, è generalmente di 60-90 giorni. Fino al 30% dei soggetti infetti da HBV può avere un decorso asintomatico.

Un vaccino derivato dall'antigene di superficie dell'epatite B (HBsAg) può immunizzare gli individui contro l'HBV. Prima dello sviluppo di questo vaccino, più di 10.000 operatori sanitari erano annualmente infettati da HBV e numerose centinaia morivano ogni anno per grave epatite o per le complicanze dell'infezione cronica da HBV. L'OSHA richiede ora che i datori di lavoro propongano il vaccino anti HBV ai lavoratori che operano in ambienti ad alto rischio. Tutti i soccorritori preospedalieri

Figura 6.11
Epatite
I segni clinici dell'epatite virale sono dolore al quadrante addominale superiore destro, affaticamento, perdita di appetito, nausea, vomito e alterazione della funzione epatica. L'ittero, una colorazione giallastra della cute, deriva da un aumento del livello di bilirubina nel torrente sanguigno. Benché la maggior parte dei soggetti con epatite recuperi senza problemi seri, una piccola percentuale di pazienti sviluppa un'insufficienza epatica acuta fulminante e può morire. Un numero significativo di quelli che guariscono svilupperà lo stato di portatore, nel quale il proprio sangue può trasmettere il virus.
Come per l'HBV, l'infezione da HCV può andare da un decorso lieve e asintomatico a insufficienza epatica e morte. Il periodo di incubazione dell'HCV è leggermente più breve di quello dell'HBV, caratteristicamente 6-9 settimane. Le infezioni croniche da HCV sono molto più comuni di quelle da HBV, e circa l'80-85% dei soggetti che contraggono l'HCV svilupperà anomalie persistenti della funzionalità epatica, che li predisporranno a carcinoma epatocellulare. L'epatite C è principalmente trasmessa attraverso il sangue, mentre l'epatite B può essere trasmessa attraverso contatti col sangue o sessuali. Circa due terzi dei tossicodipendenti che fanno uso di droghe endovena è stato infettato dall'HCV. Prima dell'introduzione di esami di routine del sangue di donatori alla ricerca di HBV e HCV, le trasfusioni sanguigne erano il principale motivo per cui i pazienti contraevano l'epatite.

dovrebbero essere vaccinati contro l'HBV. Quasi tutti quelli che completano la serie di tre vaccinazioni svilupperanno anticorpi (Ac) contro l'HbsAg, e l'immunità può essere determinata esaminando il sangue alla ricerca di HBsAb. Se un operatore è esposto a sangue di un paziente potenzialmente infetto da HBV prima di aver sviluppato immunità (ossia prima della fine della sequenza vaccinale), una protezione passiva contro l'HBV può essere conferita con la somministrazione di immunoglobulina contro l'epatite B (HBIG).

Al momento non è disponibile immunoglobulina o un vaccino per proteggere gli operatori sanitari dall'esposizione all'HCV, il che sottolinea la necessità di utilizzare Precauzioni Standard.

Figura 6.12
Virus dell'immunodeficienza umana
Sono stati identificati due sierotipi di HIV. L'HIV-1 è responsabile praticamente di tutti i casi di AIDS negli Stati Uniti e nell'Africa equatoriale, e l'HIV-2 è presente quasi esclusivamente in Africa occidentale. Benché le prime vittime dell'HIV fossero maschi omosessuali, soggetti che facevano uso di droghe endovena, o emofilici, la malattia da HIV è attualmente identificata in molte popolazioni di adolescenti e adulti eterosessuali, con una crescita più rapida nelle comunità di minoranze. Il test di screening per l'HIV è molto sensibile, e occasionalmente si possono avere falsi positivi. Tutti i test di screening positivi devono essere confermati con una tecnica più specifica (ad esempio, l'elettroforesi Western Blot).
Dopo l'infezione da HIV, quando i pazienti sviluppano una delle infezioni o dei cancri opportunistici, non sono più solo positivi all'HIV, ma hanno contratto l'AIDS. Nel corso dell'ultimo decennio, sono stati fatti progressi significativi nel trattamento della malattia da HIV, soprattutto nello sviluppare nuovi farmaci per combattere i suoi effetti. Questo ha consentito a molti individui affetti da HIV di poter condurre vite quasi normali, in quanto la progressione della malattia è rallentata in modo notevole.
Benché gli OS tipicamente siano più preoccupati di contrarre HIV a causa della sua prognosi costantemente fatale, essi hanno un maggior rischio di contrarre l'HBV o l'HCV.

Virus dell'immunodeficienza umana

Dopo l'infezione, l'HIV attacca il sistema immunitario del suo nuovo ospite. Col tempo il numero di alcuni tipi di globuli bianchi si riduce drasticamente, lasciando l'individuo suscettibile di sviluppare infezioni o cancri inusuali (Fig. 6.12).

Solo circa lo 0,3% (circa 1 su 300) delle esposizioni a puntura d'ago con sangue positivo ad HIV porta a infezione, contro tassi di infezione del 23-62% (da 1 su 4 a 1 su 2) con l'esposizione ad aghi infetti da HBV. L'infezione da HCV cade tra questi due tassi (1,8%; 1 su 50). La probabile spiegazione della differente frequenza di infezione è la concentrazione relativa di particelle virali riscontrate nel sangue infetto. L'HIV è principalmente trasmesso attraverso sangue infetto o sperma, ma secrezioni vaginali e liquido pericardico, peritoneale, pleurico, amniotico e cerebrospinale sono tutti considerati potenzialmente infetti. A meno che non vi siano presenti tracce di sangue evidenti, urina, sudore, feci e saliva non sono in genere considerati infettivi.

Precauzioni standard

Poiché l'esame clinico non può identificare in modo affidabile il paziente che può essere un potenziale rischio per gli operatori, sono state sviluppate le precauzioni standard per impedire che i soccorritori vengano a contatto diretto con il sangue o i liquidi corporei di un paziente (ad esempio, saliva, vomito). L'OHSA ha sviluppato regolamenti che impongono a datori di lavoro e dipendenti di seguire precauzioni standard sul posto di lavoro, che consistono sia in barriere fisiche a sangue e liquidi corporei, sia in pratiche di manipolazione sicura per aghi e altri "taglienti". Poiché i pazienti traumatizzati spesso presentano emorragie esterne e poiché il sangue è un liquido corporeo a rischio estremamente elevato, durante l'assistenza ai pazienti si devono indossare tali dispositivi di protezione.

Barriere fisiche

Guanti.

Si devono indossare guanti quando si tocca cute non integra, mucose o aree contaminate da quantità notevoli di sangue o di altri liquidi corporei. Poiché si possono facilmente verificare perforazioni dei guanti durante l'assistenza al paziente, i guanti stessi vanno periodicamente esaminati alla ricerca di difetti, e immediatamente sostituiti se si rileva un problema (Fig. 6.13). I guanti dovrebbero essere cambiati tra un paziente e l'altro, in caso di incidente a più feriti coinvolti.

Maschere e barriere facciali.

Le maschere servono a proteggere le mucose orali degli operatori dall'esposizione ad agenti infettivi, specialmente in situazioni in cui si conoscono o si sospettano patogeni per via aerea. Maschere e barriere facciali devono essere immediatamente sostituite se si bagnano o si sporcano.

Protezioni per gli occhi.

Le protezioni per gli occhi vanno indossate nelle situazioni in cui possono essere diffuse gocce di liquido infetto, come durante il trattamento delle vie aeree di un paziente con sangue nell'orofaringe. Gli occhiali da vista non sono considerati adeguati perché mancano di protezioni laterali.

Camici.

Camici monouso con rivestimenti plastici impermeabili offrono la migliore protezione, ma possono essere estremamente scomodi e non pratici nell'ambiente preospedaliero. Anche questi devono essere immediatamente sostituiti se si sporcano in modo significativo.

Attrezzatura di rianimazione.

Gli operatori sanitari devono utilizzare maschere e palloni con valvole unidirezionali di sicurezza per prevenire il diretto contatto con la saliva, il sangue o il vomito del paziente.

Lavaggio delle mani

Il lavaggio delle mani è un principio fondamentale del controllo delle infezioni. Le mani devono essere lavate con sapone e acqua corrente se si verifica una contaminazione macroscopica con sangue o liquidi corporei. Gli antisettici alcolici per le mani sono utili per prevenire la trasmissione di vari agenti infettivi, ma non sono adatti per situazioni in cui si è verificata un'evidente contaminazione; tuttavia, possono offrire un certo effetto di pulizia e protezione in situazioni in cui acqua corrente e sapone non sono disponibili. Dopo la rimozione dei guanti, le mani devono essere lavate con acqua e sapone o un antisettico alcolico.

Figura 6.14

Prevenire le ferite penetranti

I soccorritori preospedalieri sono a significativo rischio di lesione da parte di aghi e altri taglienti. Le strategie per ridurre le lesioni da taglienti comprendono:

- usare dispositivi di sicurezza, come aghi o lame protetti o retrattili e bisturi a retrazione automatica;
- usare sistemi "senza ago" che consentono l'iniezione di farmaci nei portali senza aghi;
- evitare di rimettere il cappuccio agli aghi e ad altri taglienti;
- eliminare immediatamente gli aghi contaminati in contenitori predisposti piuttosto che riporli o passarli a qualcun altro affinché li elimini;
- usare siringhe precaricate con farmaci piuttosto che aspirare i farmaci da una fiala;
- fornire un piano scritto di controllo dell'esposizione, e assicurarsi che tutti gli operatori siano al corrente del piano.
- Mantenere un registro delle lesioni da taglienti.

Prevenire le ferite penetranti

Come precedentemente notato, un'esposizione percutanea al sangue o ad altro liquido corporeo del paziente costituisce un'importante modalità di trasmissione di infezioni virali agli operatori sanitari. Molte esposizioni percutanee sono causate da lesioni da punta con aghi contaminati o altri taglienti. Eliminare gli aghi non necessari, non riposizionare mai il cappuccio su un ago usato e impiegare dispositivi di sicurezza quando possibile (Fig. 6.14).

Gestione dell'esposizione professionale

Negli Stati Uniti, l'OSHA impone che ogni organizzazione che fornisce assistenza sanitaria abbia un piano di controllo per gestire le esposizioni professionali dei propri dipendenti a sangue e liquidi corporei. Ogni esposizione deve essere scrupolosamente documentata, comprendendo il tipo di lesione e la stima del volume inoculato. Se un operatore presenta un'esposizione mucocutanea o percutanea al sangue, o subisce una lesione da un tagliente contaminato, si tenta di prevenire un'infezione batterica, compresa l'infezione da tetano, HBV e HIV. Attualmente non è approvata o disponibile alcuna terapia profilattica per prevenire l'infezione da HCV. La Figura 6.15 descrive un tipico protocollo in caso di esposizione a sangue e liquidi corporei.

Valutazione e triage del paziente

Una volta affrontati tutti i precedenti problemi, può iniziare il vero processo di valutazione e trattamento dei pazienti. La sfida più grande si presenta quando il soccorritore preospedaliero si trova davanti a più vittime.

Gli incidenti con numerose vittime (Mass Casualty Indidents o MCI) presentano dimensioni molto variabili. La maggior parte dei soccorritori è intervenuta su incidenti con più di una vittima, ma eventi su larga scala con centinaia o persino migliaia di vittime si incontrano raramente.

Figura 6.15

Protocollo in caso di esposizione a materiale infetto

Dopo un'esposizione percutanea o muco-cutanea a sangue o altri liquidi corporei potenzialmente infetti, seguire le azioni opportune e istituire un'adeguata profilassi postesposizione (PPE) può contribuire a ridurre la probabilità di acquisire l'epatite virale o un'infezione da HIV. Tra le misure adeguate si indicano:

1. Prevenzione delle infezioni batteriche.
   - Pulire accuratamente la cute esposta con sapone germicida e acqua; le mucose esposte (bocca, occhi) devono essere irrigate con abbondante quantità di acqua.
   - Somministrare vaccino antitetanico di richiamo, se non ricevuto nei precedenti 5 anni.
2. Esami di laboratorio di base sono eseguiti sia sull'operatore sanitario esposto sia sul paziente sorgente, se noto.
   - OS: analisi di anticorpo di superficie dell'epatite B (HBsAb), virus dell'epatite C (HCV), e virus dell'immunodeficienza umana (HIV).
   - Paziente sorgente: sierologia per epatite B e C e test per HIV.
3. Prevenzione dell'infezione da virus dell'epatite B (HBV).
   - Se l'operatore non è stato vaccinato contro l'epatite B, la prima dose di vaccino HBV è somministrata insieme a immunoglobulina antiepatite B (HBIg).
   - Se l'operatore ha iniziato ma non ancora completato la serie di vaccini contro l'HBV, o se ha completato tutte le vaccinazioni, si somministra HBIg se l'esame H bsAb non evidenzia la presenza di anticorpi protettivi e gli esami del paziente sorgente dimostrano infezione attiva da HBV. L'HBIg può essere somministrata fino a 7 giorni dopo un'esposizione ed essere ancora efficace.
4. Prevenzione dell'infezione da HIV.
   - La PPE dipende dal tipo di esposizione (percutanea o mucocutanea) e la possibilità e gravità dell'infezione da HIV nel paziente sorgente. Se si sa che il paziente sorgente è negativo, la PPE non è indicata a prescindere dal tipo di esposizione. In passato, quando veniva raccomandata, la PPE comprendeva un protocollo bifarmaco. Con lo sviluppo di diversi farmaci antiretrovirali, il numero di combinazioni nei protocolli è aumentato. Inoltre, il trattamento trifarmaco è persino necessario in casi specifici con alto rischio di trasmissione. Perciò, si raccomanda che il soccorritore preospedaliero esposto sia valutato da un esperto per determinare il protocollo PPE più adatto, a seconda delle circostanze dell'esposizione.

Triage è un termine francese che significa "selezione." È un processo utilizzato per assegnare priorità al trattamento e al trasporto. Nell'ambiente preospedaliero, il termine triage è usato in due contesti differenti.

1. Sono presenti risorse sufficienti a gestire tutti i pazienti. In questa situazione di triage, i pazienti con lesioni più gravi sono trattati e trasportati per primi, e quelli con lesioni minori sono trattati e trasportati in seguito.
2. Il numero dei pazienti eccede le immediate capacità delle risorse disponibili sulla scena. L'obiettivo in tale triage è assicurare la sopravvivenza del maggior numero possibile di feriti. I pazienti sono suddivisi in categorie per l'assistenza. In un incidente con multipli feriti, l'assistenza al paziente deve essere razionalizzata, perché il numero di pazienti eccede le risorse disponibili. Relativamente pochi soccorritori preospedalieri hanno mai affrontato un incidente stradale con 50-100 o più persone ferite contemporaneamente, ma a qualcuno sarà capitato invece di intervenire in incidenti con 10-20 pazienti, mentre la maggior parte dei soccorritori veterani ha gestito un incidente con 2-10 pazienti. Incidenti che coinvolgono sufficienti soccorritori e risorse mediche consentono di trattare e

trasportare per primi i pazienti con le lesioni più gravi. In un incidente stradale con multipli feriti su larga scala, la limitatezza delle risorse richiederà che il trattamento e il trasporto del paziente abbiano come priorità salvare le vittime con la maggior probabilità di sopravvivenza. Queste vittime hanno la priorità di trasporto e trattamento (Fig. 6.16).

Figura 6.17

Triage START

Nel 1983, il personale medico del Hoag Memorial Hospital e i vigili del fuoco del Newport Beach Fire Department hanno creato un procedimento di triage per i primi soccorritori, Simple Triage and Rapid Treatment (START) (Fig. 6.18). Questo procedimento di triage era volto a identificare i pazienti con lesioni critiche semplicemente e rapidamente. Lo START non fornisce una diagnosi medica ma al contrario fornisce un rapido e semplice processo di selezione. Lo START usa tre semplici valutazioni per identificare le vittime che hanno il maggior rischio di morire per le loro lesioni. Tipicamente, il processo richiede 30-60 secondi per vittima. Lo START non richiede strumenti, attrezzatura medica specializzata, o conoscenze particolari.

<u>Come funziona lo START?</u>

Il primo passo è indirizzare tutti i pazienti in grado di camminare verso una determinata zona di sicurezza. Se le vittime possono camminare ed eseguire gli ordini, la loro condizione è definita "minor" e saranno sottoposti a ulteriore triage e categorizzati quando arriveranno più soccorritori. Questo porta quindi a un gruppo più piccolo di feriti presumibilmente più gravi di cui i soccorritori devono eseguire il triage. La formula mnemonica *"30-2-can-do"* è usata come suggerimento di triage (si veda Fig. 6.19). Il "30" si riferisce alla frequenza respiratoria del paziente, il "2" al tempo di riempimento capillare, e il "can-do" alla capacità del paziente di eseguire gli ordini. Ogni vittima con frequenza respiratoria inferiore a 30 atti per minuto, riempimento capillare di meno di 2 secondi, e capacità di eseguire ordini orali e deambulare è classificata come paziente "minore". Quando le vittime soddisfano questi criteri ma non sono in grado di camminare sono classificate come "differite". Gli incoscienti o quelli con respiro rapido o con ritardo del riempimento capillare o polso radiale assente sono classificati come "immediate". Mentre si resta al fianco della vittima, possono essere eseguite due manovre salvavita: apertura delle vie aeree e controllo delle emorragie esterne. Per le vittime che non respirano, il soccorritore deve rendere pervie le vie aeree, e se la respirazione riprende la vittima è classificata come "immediata". Non si deve tentare alcuna rianimazione cardiopolmonare (RCP). Se la vittima non riprende a respirare, è classificata come "deceduta". Gli astanti o i "feriti deambulanti" possono essere diretti dal soccorritore in modo da mantenere il controllo delle vie aeree e dell'emorragia.

È anche necessario un nuovo triage se la mancanza di trasporto prolunga il tempo di permanenza sulla scena della vittima. Usando criteri START, le vittime con lesioni significative possono essere classificate come "differite". Quanto più a lungo restano senza trattamento, tanto maggiore sarà la possibilità che le loro condizioni peggiorino. Perciò, è appropriato ripetere valutazione e triage dopo un certo periodo di tempo.

L'obiettivo del trattamento del paziente sulla scena di un incidente stradale con multipli feriti è quello di fare il massimo per il maggior numero di pazienti con le risorse disponibili. È responsabilità del soccorritore preospedaliero prendere decisioni su chi debba essere gestito per primo. Le regole abituali sul salvare delle vite sono differenti negli incidenti stradali con multipli feriti. La decisione è sempre quella di salvare il maggior numero di vite; tuttavia, quando le risorse disponibili non sono sufficienti per le necessità di tutti i pazienti feriti presenti, queste risorse devono essere usate per i pazienti che hanno le maggiori possibilità di sopravvivenza. In una scelta tra un paziente con una lesione catastrofica come un grave trauma cerebrale e un paziente con un'emorragia intraddominale acuta, la linea d'azione corretta in un incidente stradale è gestire per primo il paziente che si può salvare – la vittima con l'emorragia addominale. Trattare per primo il paziente con grave trauma cranico probabilmente porterà a perdere entrambi i pazienti; il paziente con trauma cranico può morire perché non è recuperabile, e il paziente con emorragia addominale può morire perché tempo, attrezzatura e personale utilizzati nel trattare il paziente irrecuperabile hanno impedito che questo paziente, che si sarebbe potuto salvare, ricevesse la semplice assistenza necessaria per sopravvivere fino a quando si fosse reso disponibile il trattamento chirurgico definitivo.

In una situazione di triage su un incidente stradale con multipli feriti, il paziente con lesioni catastrofiche può dover essere considerato "priorità inferiore", e il suo trattamento ritardato fino a che non siano disponibili ulteriori aiuti e attrezzature. Queste sono decisioni e circostanze difficili, a cui però un soccorritore preospedaliero deve rispondere prontamente e adeguatamente. L'equipe di soccorso non deve fare sforzi per rianimare un paziente con arresto cardiaco traumatico con poche o nulle possibilità di sopravvivenza, mentre tre altri pazienti muoiono per compromissione delle vie aeree ed emorragia esterna. Lo "schema di selezione" utilizzato il più delle volte suddivide i pazienti in cinque categorie in base alle necessità di assistenza e possibilità di sopravvivenza:

1. **Immediato**: pazienti le cui lesioni sono critiche ma che richiederanno solo un tempo o un'attrezzatura minimi per il trattamento e hanno una buona probabilità di sopravvivenza. Ad esempio, un paziente con una compromissione delle vie aeree o un'importante emorragia esterna.
2. **Differito**: pazienti le cui lesioni sono disabilitanti ma che non richiedono trattamento immediato per salvare la vita o un arto. Ad esempio un paziente con frattura di un osso lungo.
3. **Minore**: pazienti, spesso definiti "feriti deambulanti", che hanno lesioni minori che possono attendere il trattamento o possono addirittura assistere nel frattempo confortando gli altri pazienti o aiutando come barellieri.
4. **In attesa**: pazienti le cui lesioni sono così gravi che hanno solo una minima possibilità di sopravvivenza. Ad esempio un paziente con un'ustione a tutto spessore sul 90% del corpo e lesioni polmonari termiche.
5. **Deceduto**: pazienti incoscienti, senza polso ne' respiro. In un incidente maggiore, le risorse di rado consentono di tentare la rianimazione di pazienti in arresto cardiaco.

Le Figure 6.17 – 6.18 – 6.19 descrivono uno schema di triage d'uso comune chiamato START, che usa solo quattro categorie: immediato, differito, minore e deceduto (per ulteriori informazioni, consultare il capitolo sulla gestione dei disastri). Le Figure 6.20 e 6.21 descrivono il sistema di triage SALT recentemente pubblicato.

CAPITOLO 7
VALUTAZIONE E TRATTAMENTO DEL PAZIENTE

INTRODUZIONE

La valutazione è il cardine della corretta assistenza al paziente. Per il paziente traumatizzato, come per altri pazienti critici, la valutazione è il fondamento su cui si basano tutte le decisioni relative al trattamento e al trasporto. Il primo obiettivo nella valutazione è determinare la condizione del paziente all'arrivo. In questo modo si ottiene un quadro generale sulle condizioni del paziente e se ne stabiliscono i parametri respiratori, emodinamici e neurologici basali. Quindi si evidenziano rapidamente le condizioni potenzialmente letali e si procede con gli interventi appropriati. Qualsiasi condizione che richieda attenzione viene individuata e gestita sulla scena, prima di spostare il paziente. Se il tempo a disposizione lo permette, si esegue anche la valutazione secondaria delle lesioni che pongono a rischio la vita o un arto del paziente. Spesso questa valutazione viene eseguita durante il trasporto.

Tutte queste azioni sono eseguite in modo rapido ed efficiente per ridurre al minimo il tempo trascorso sulla scena. I pazienti critici devono rimanere sul campo solo il tempo necessario per la stabilizzazione ai fini del trasporto, a meno che non siano intrappolati o non siano presenti altre complicanze che ne impediscano un tempestivo trasferimento. Applicando i principi appresi in questo corso, è possibile ridurre al minimo i ritardi sulla scena e trasferire rapidamente i pazienti verso una struttura sanitaria adeguata. Valutazione e interventi efficaci richiedono una solida conoscenza di base della fisiologia del trauma e un piano di trattamento ben sviluppato, che va realizzato in maniera rapida ed efficiente.

La letteratura sul trattamento dei traumi spesso ricorda la necessità di trasportare il paziente traumatizzato al centro chirurgico definitivo entro un tempo minimo assoluto dal momento della lesione. Questo perché un paziente traumatizzato critico che non risponde alla terapia iniziale ha una forte probabilità di presentare un'emorragia interna. Questa perdita di sangue continuerà fino a quando non si controllerà l'emorragia. Eccetto le più banali emorragie esterne, tale controllo dell'emorragia può essere realizzato solo in sala operatoria (SO).

I principali punti nella valutazione e nel trattamento del paziente traumatizzato sono, in ordine di importanza: (1) vie aeree, (2) ventilazione, (3) ossigenazione, (4) controllo dell'emorragia, (5) perfusione e (6) funzione neurologica. Questa sequenza protegge la capacità dell'organismo di ossigenarsi, e la capacità dei globuli rossi (GR) di distribuire ossigeno ai tessuti. Il controllo dell'emorragia, che è solo temporaneo sul campo ma permanente in SO, dipende da un rapido trasporto da parte dei soccorritori preospedalieri e dalla presenza di una squadra traumatologica immediatamente disponibile all'arrivo presso la struttura ospedaliera ricevente.

Il Dott. R. Adams Cowley, è colui che ha sviluppato il concetto della "Golden Hour" del trauma. Egli riteneva che il tempo tra l'insorgenza della lesione e il trattamento definitivo fosse critico. Durante questo periodo, quando il sanguinamento non è controllato e vi è inadeguata ossigenazione dei tessuti a causa di una ridotta perfusione, si verificano danni in tutto il corpo. Se il sanguinamento non è controllato e l'ossigenazione tessutale non è ripristinata entro un'ora dalla lesione, le possibilità di sopravvivenza del paziente si riducono drasticamente.

La Golden Hour è ora conosciuta come "Golden Period", poiché il periodo critico non è necessariamente di un'ora; può essere un intervallo di tempo minore per alcuni pazienti o maggiore per altri. Per portare il paziente traumatizzato al trattamento definitivo è necessario identificare velocemente la gravità delle lesioni che ne mettono a rischio la vita, fornire solo l'assistenza salvavita sulla scena e provvedere al trasferimento verso la struttura più idonea. In molti sistemi preospedalieri urbani, il tempo medio fra lesione e arrivo sulla scena di un equipaggio è di 8-9 minuti. In genere sono necessari ulteriori 8-9 minuti per il trasporto del paziente. Se i soccorritori rimangono anche solo 10 minuti sulla scena, saranno già trascorsi 30 minuti del Golden Period nel momento in cui il paziente giunge alla struttura ricevente. Ogni minuto in più trascorso sulla scena sono minuti durante i quali il paziente sanguina riducendo tempo prezioso al Golden Period.

Per affrontare questa problematica essenziale del trattamento del trauma, l'obiettivo ultimo è una rapida ed efficiente valutazione e trattamento del paziente. Il tempo sulla scena non deve superare 10 minuti; quanto più breve sarà, tanto meglio. Quanto più a lungo il paziente viene tenuto sulla scena, tanto maggiore sarà il potenziale di perdite ematiche e morte. Questi parametri temporali cambiano se si presentano ritardi nell'estricazione, nel trasporto e altre circostanze inattese.

Questo capitolo tratta i punti essenziali della valutazione e del trattamento iniziale del paziente sul campo ed è basato sull'approccio insegnato ai medici nel programma Advanced Trauma Life Support (ATLS), che insegna il trattamento del paziente traumatizzato immediatamente dopo il suo arrivo in ospedale.

Stabilire le priorità

Vi sono tre priorità all'arrivo sulla scena:

1. La prima priorità, in caso di incidente traumatico, deve sempre essere la valutazione della scena. Il capitolo Valutazione della Scena affronta questa fase nel dettaglio.
2. Riconoscere l'esistenza di incidenti con numerosi pazienti e di incidenti con maxiemergenze (ME). In una maxiemergenza, la priorità non consiste nel focalizzare tutte le risorse sul paziente con le lesioni più gravi ma nel salvare il maggior numero di pazienti (fornire il maggiore aiuto al maggior numero). Anche queste problematiche di Triage sono state affrontate nel capitolo precedente.
3. In seguito a una breve valutazione della scena, si può rivolgere l'attenzione alla valutazione dei singoli pazienti. Il processo di valutazione e il trattamento iniziano concentrando l'attenzione sul paziente o i pazienti che sono stati identificati come i più critici, in base a quanto consentito dalle risorse. Si pone un'enfasi particolare su quanto segue, in questo ordine: (a) condizioni che possono portare alla perdita della vita; (b) condizioni che possono portare alla perdita di un arto; e (c) tutte le altre condizioni che non pongono a rischio la vita o un arto. A seconda della gravità della lesione, del numero dei pazienti feriti e della vicinanza alla struttura ricevente, è possibile che le lesioni minori che non pongono a rischio la vita o un arto non vengano addirittura trattate.

La maggior parte di questo capitolo si focalizza sulle capacità di ragionamento critico necessarie per eseguire una valutazione corretta, interpretare i reperti e stabilire le priorità per un'adeguata assistenza al paziente.

Valutazione primaria (valutazione iniziale)

Nel paziente politraumatizzato critico, la priorità del soccorso è la rapida identificazione e il trattamento delle condizioni che pongono a rischio la vita (Fig. 7.1). Più del 90% dei pazienti traumatizzati presenta lesioni semplici che coinvolgono solo un sistema (ad esempio, la frattura isolata di un arto). Per questi pazienti con trauma singolo, vi è il tempo per eseguire adeguatamente sia la valutazione primaria sia quella secondaria. Per il paziente con lesioni critiche, il soccorritore può non riuscire a realizzare nulla di più che una valutazione primaria.

L'enfasi si pone su rapida valutazione, inizio della rianimazione e trasporto a un'adeguata struttura sanitaria. L'urgenza non elimina la necessità del trattamento preospedaliero; piuttosto significa che tale trattamento deve essere eseguito più velocemente, in modo più efficace e durante il trasporto verso la struttura ospedaliera.

La rapida analisi delle priorità e la valutazione iniziale delle lesioni che mettono a rischio di vita devono diventare routinarie per un soccorritore. Pertanto, è necessario memorizzarne le componenti e comprendere la progressione logica della valutazione e del trattamento sulla base delle priorità. Un soccorritore preospedaliero deve pensare alla fisiopatologia delle lesioni e alle condizioni del paziente; non può sprecare tempo tentando di ricordare quali sono le priorità più importanti.

La base più comune delle lesioni potenzialmente mortali è la mancanza di adeguata ossigenazione tessutale, che porta a metabolismo (produzione di energia) anaerobico (senza ossigeno). La ridotta produzione di energia che si verifica con il metabolismo anaerobico è definita shock.

Per il metabolismo normale sono necessarie quattro componenti: (1) adeguato numero di GR a disposizione e mantenuto nel tempo; (2) ossigenazione dei GR nei polmoni; (3) trasporto dei GR alle cellule in tutto il corpo; (4) cessione di ossigeno a queste cellule. Le attività coinvolte nella valutazione primaria sono mirate a identificare e correggere i problemi relativi alle prime due componenti.

Fig. 7-1 **Paziente politraumatizzato vs paziente con trauma singolo**

- Un paziente politraumatizzato ha lesioni che coinvolgono più di un sistema corporeo, compresi i sistemi respiratorio, circolatorio, nervoso, gastrointestinale, muscoloscheletrico e tegumentario. Ad esempio, un paziente coinvolto in un incidente stradale che ha una lesione cerebrale traumatica, contusioni polmonari, una lesione della milza con shock e un femore fratturato.
- Un paziente con trauma isolato presenta lesioni a un solo sistema corporeo. Ad esempio, un paziente con una semplice frattura della caviglia senza segni di perdita ematica o shock.

Impressione generale

La valutazione primaria inizia con una visione simultanea, o globale, dello stato del sistema respiratorio, circolatorio e neurologico di un paziente, per identificare evidenti e importanti problemi esterni legati all'ossigenazione, circolazione, emorragia o deformità macroscopiche. Nell'approccio iniziale con un paziente, il soccorritore preospedaliero osserva se questi ha un'attività respiratoria efficace, se è cosciente o non è responsivo, se è in grado di stare in piedi e di muoversi spontaneamente. Una volta al fianco del paziente, un ragionevole punto di inizio è chiedergli, "Che cosa le è successo?". Se il paziente risponde con una spiegazione coerente e frasi compiute, il soccorritore preospedaliero può concludere che ha vie aeree pervie, una funzione respiratoria sufficiente per sostenere il discorso, un'adeguata perfusione cerebrale e una ragionevole funzione neurologica; ovvero, non vi sono probabilmente minacce immediate per la vita di questo paziente.

Se il paziente non è in grado di rispondere o appare in distress, bisogne eseguire una valutazione primaria dettagliata volta a identificare i problemi pericolosi per la vita.

Così in pochi secondi si ottiene un'impressione generale sulla condizione globale del paziente attraverso una rapida analisi dei segni vitali; la valutazione primaria serve a stabilire se il paziente è attualmente a rischio di vita e/o se le sue condizioni possano rapidamente precipitare.

La valutazione primaria viene svolta rapidamente secondo un ordine logico. Se il soccorritore preospedaliero è solo, alcune procedure chiave devono essere effettuate man mano che vengono identificate le condizioni critiche. Quando il problema è facilmente correggibile, come l'aspirazione delle vie aeree o l'applicazione di un tourniquet, il soccorritore può agire prima di passare al punto successivo. Al contrario, se il problema non si può risolvere velocemente sulla scena, come uno stato di shock provocato da un'emorragia interna, tutti i restanti passaggi della valutazione primaria devono essere rapidamente completati. Se è presente più di un soccorritore, uno può completare la valutazione, mentre un altro si fa carico di risolvere i problemi evidenziati. Quando coesistono diverse condizioni critiche, la valutazione primaria consente di stabilire le priorità di trattamento. In generale un problema di vie aeree deve essere trattato prima di un problema respiratorio e così via.

Si utilizza lo stesso approccio a prescindere dal tipo di paziente, che siano anziani, bambini, o donne in gravidanza.

Gli vari passi della valutazione primaria sono descritti e insegnati in modo sequenziale, ma molti possono e devono essere valutati simultaneamente. I componenti della valutazione primaria, che sono elencati in ordine di priorità per una gestione ottimale del paziente, sono facili da memorizzare ricordando la sequenza ABCDE.

A. Trattamento delle vie aeree e stabilizzazione della colonna cervicale
B. Respirazione (ventilazione)
C. Circolazione ed emorragie
D. Disabilità (deficit neurologico)
E. Esposizione e protezione dall'ambiente

Passo A – Trattamento delle vie aeree e stabilizzazione della colonna cervicale

Vie aeree

Si controllano rapidamente le vie aeree del paziente per assicurarsi che siano pervie (aperte e libere) e che non esista alcun pericolo di ostruzione. Se le vie aeree sono compromesse, sarà necessario aprirle, inizialmente usando metodi manuali (sollevamento del mento e sublussazione della mandibola) e ripulirle da sangue, fluidi corporei e corpi estranei, se necessario (Fig. 7.2). Infine, se ci sono presidi e tempo disponibili, il trattamento delle vie aeree può procedere con l'uso di mezzi meccanici (cannule orali o nasali, presidi sopraglottici, intubazione endotracheale o metodi transtracheali). Numerosi fattori entrano in gioco nella scelta del presidio per gestire la via aerea, incluso la disponibilità di strumenti, il livello di addestramento dei soccorritori preospedalieri e la distanza dall'ospedale. Alcuni traumi, come le fratture della laringe o la lesione incompleta della via aerea, possono essere aggravati dal tentativo di intubazione. La gestione della via aerea è discussa nel dettaglio nel capitolo Vie Aeree e Ventilazione.

Stabilizzazione della colonna cervicale

In ogni paziente traumatizzato, vittima di un trauma chiuso con un significativo meccanismo di lesione, si sospetta una lesione vertebrale fino a che questa non venga esclusa in maniera definitiva (si veda il capitolo Trauma della Colonna per un elenco completo delle indicazioni per l'immobilizzazione spinale). Pertanto, nello stabilire la pervietà di una via aerea, bisogna sempre considerare che esiste una possibilità di lesione della colonna cervicale e un suo movimento eccessivo può produrre o aggravare i danni neurologici per una compressione del midollo spinale in caso di una frattura vertebrale. La soluzione è assicurarsi che il collo e la testa del paziente vengano mantenuti stabili manualmente in posizione neutra durante l'apertura delle vie aeree e l'erogazione della ventilazione necessaria. Ciò non significa che le necessarie procedure di mantenimento delle vie aeree appena descritte non debbano o non possano essere eseguite. Piuttosto, significa che le procedure saranno eseguite proteggendo la colonna del paziente da movimenti non necessari. Se i presidi di stabilizzazione devono essere rimossi per rivalutare il paziente o per la necessità di eseguire determinati interventi, si passerà nuovamente all'immobilizzazione manuale, finché il paziente non potrà essere completamente immobilizzato.

Passo B – Ventilazione

Il primo passo consiste nell'erogare efficacemente ossigeno ai polmoni del paziente per concorrere a mantenere i processi metabolici aerobici. L'ipossia può risultare da un'inadeguata ventilazione dei polmoni e porta a carenza di ossigenazione ai tessuti del paziente. Una volta aperte le vie aeree, la qualità e quantità del respiro (ventilazione) possono essere valutate, come segue:

1. Controllare se il paziente respira.
2. Se il paziente non respira (apnoico), iniziare immediatamente la ventilazione assistita mediante un pallone rianimatore (o sistema Pallone Valvola Maschera detto anche PVM) con reservoir e ossigeno supplementare prima di continuare la valutazione.
3. Assicurarsi che le vie aeree del paziente siano pervie, continuare la ventilazione assistita e prepararsi a inserire una cannula orale, nasale o sopraglottica, intubare o fornire altri mezzi di protezione meccanica delle vie aeree. Nonostante si parli comunemente di frequenza respiratoria, il termine più corretto è "frequenza ventilatoria". La ventilazione definisce il processo di inspirazione ed espirazione, mentre la respirazione è il termine più appropriato per definire il processo fisiologico degli scambi gassosi alveolo-arteriosi.
4. Se il paziente respira, stimare l'adeguatezza della frequenza e della profondità della ventilazione per determinare se sta mobilizzando abbastanza aria e valutare l'ossigenazione. Assicurarsi che il paziente non sia ipossico e che la saturazione di ossigeno sia superiore al 90%. Fornire ossigeno supplementare per mantenere una saturimetria adeguata.
5. Osservare rapidamente se il torace del paziente si solleva e se egli è cosciente, ascoltarlo mentre parla per valutare se può pronunciare una frase intera senza difficoltà.

La frequenza ventilatoria può essere distinta in cinque livelli:

1. *Apnea*. Il paziente non respira.
2. *Lenta*. Una frequenza ventilatoria molto bassa può indicare ischemia (ridotto apporto di ossigeno) del cervello. Se la frequenza ventilatoria è scesa a 12 atti/min o meno (bradipnea), è necessario assistere o subentrare completamente alla respirazione del paziente con un pallone con reservoir. L'assistenza o il supporto ventilatorio totale mediante pallone rianimatore con reservoir devono assicurare un apporto di ossigeno tale da mantenere una SaO2 superiore al 90% (Figura 7.3).
3. *Normale*. Se la frequenza ventilatoria è compresa tra 12 e 20 atti/min (eupnea, una frequenza normale per un adulto), il soccorritore preospedaliero deve osservare attentamente il paziente. Benché il paziente possa apparire stabile, si deve prendere in considerazione la somministrazione di ossigeno supplementare.
4. *Rapida*. Se la frequenza ventilatoria è compresa tra 20 e 30 atti/min (tachipnea), è necessario osservare con attenzione il paziente per vedere se migliora o

peggiora. Lo stimolo che causa l'aumento della frequenza ventilatoria è l'aumento di anidride carbonica (CO2) o la riduzione del livello di ossigeno (O2) nel sangue. Quando un paziente presenta una frequenza ventilatoria anomala, è necessario ricercarne le cause. Una frequenza rapida indica un apporto insufficiente di ossigeno ai tessuti corporei. Questa carenza di ossigeno dà inizio a un metabolismo anaerobico (si veda il capitolo sulla Fisiologia della vita e della morte) e infine a un aumento di CO2. Appositi recettori nell'organismo riconoscono un aumentato livello di CO2 e ordinano al sistema ventilatorio di accelerare per espirare questo eccesso di acidi. Di conseguenza, un aumento della frequenza ventilatoria può indicare che il paziente necessita di una migliore perfusione od ossigenazione, o entrambe. In questo caso è indicata la somministrazione di ossigeno supplementare per ottenere una saturazione del 90% o superiore, almeno fino a quando non sia definito lo stato complessivo del paziente. È necessario rimanere in guardia sulla capacità del paziente di mantenere nel tempo una ventilazione adeguata e pronti a rilevare eventuali deterioramenti delle condizioni generali.

5. *Eccessivamente rapida*. Una frequenza ventilatoria superiore a 30 atti/min (tachipnea grave) indica ipossia, metabolismo anaerobico, o entrambi, con una risultante acidosi. La ventilazione con ossigeno supplementare deve essere eseguita immediatamente con un dispositivo PVM che consenta di avere una saturazione del 90% o superiore. Allo stesso tempo, è opportuno iniziare a ricercare la causa dell'elevata frequenza respiratoria per stabilire se si tratta di un problema di ossigenazione o di distribuzione di GR. I traumi che possono alterare maggiormente ossigenazione e perfusione sono: pneumotorace iperteso, *volet* costale con contusione polmonare, emotorace massivo e pneumotorace aperto. Una volta identificata la causa bisogna immediatamente correggere il problema (Vedere il capitolo Trauma Toracico).

Nel paziente con ventilazione anormale, il torace deve essere scoperto, osservato e palpato rapidamente. Poi, con l'auscultazione dei polmoni saranno identificati i suoni respiratori anormali, ridotti o assenti. Le lesioni che possono ostacolare la ventilazione comprendono pneumotorace iperteso, lesioni midollari e gravi traumi cranici. Tali lesioni devono essere identificate durante la valutazione primaria e richiedono che il supporto ventilatorio sia iniziato immediatamente.

Nel valutare lo stato ventilatorio del paziente traumatizzato, si misurano la profondità delle ventilazioni e la loro frequenza. Un paziente può respirare con una frequenza normale di 16 atti/min ma avere una profondità delle ventilazioni notevolmente ridotta. Viceversa, un paziente può avere una profondità di ventilazione normale ma una frequenza ventilatoria aumentata o diminuita. Profondità e frequenza ventilatoria si associano per produrre la ventilazione al minuto totale del paziente (Vedere il capitolo Vie aeree e Ventilazione).

In alcune circostanze può essere difficile anche per i soccorritori preospedalieri con esperienza, differenziare un problema di vie aeree da un problema respiratorio. Talvolta stabilire una via aerea sicura può essere una soluzione, e se il problema persiste è più probabile che si tratti di un problema respiratorio piuttosto che di una via aerea inadeguata.

Passo C – Circolazione e emorragie

La valutazione della compromissione del sistema circolatorio è il passo successivo nell'assistenza al paziente traumatizzato. La presenza di ossigeno sui GR senza che questi possano arrivare a livello tissutale è inutile. Nella valutazione primaria una emorragia esterna deve essere identificata e controllata rapidamente. Se è presente un'emorragia esterna massiva, è necessario tentare di arrestarla prima di occuparsi della via aerea (o simultaneamente se è presente personale di soccorso sufficiente sulla scena). Il soccorritore preospedaliero può quindi ottenere una stima grossolana della gittata cardiaca e della perfusione del paziente. L'emorragia, sia esterna che interna, è la più comune causa di morte "prevenibile" nel trauma.

Controllo dell'emorragia

Un'emorragia esterna deve essere individuata e controllata durante la valutazione primaria. Il controllo dell'emorragia è compreso nella valutazione della circolazione perché se un sanguinamento macroscopico non è prontamente controllato, la possibilità di morte del paziente aumenta drammaticamente. Esistono tre tipi di emorragia esterna:

1. *Sanguinamento capillare*: causato da abrasioni che hanno aperto i piccoli capillari appena al di sotto della superficie cutanea. Abitualmente il sanguinamento capillare è minimo o addirittura già cessato all'arrivo dei soccorritori preospedalieri.
2. *Sanguinamento venoso*: proviene da strati più profondi dei tessuti ed è in genere controllato con una lieve compressione diretta. Il sanguinamento venoso non è in genere pericoloso per la vita, a meno che la lesione non sia grave o la perdita di sangue non controllata.
3. *Sanguinamento arterioso*: è provocato da una lesione che ha lacerato un'arteria. Questo è il tipo di perdita ematica più importante e più difficile da controllare. È caratterizzato da sangue zampillante di colore rosso vivo. Anche una piccola, profonda ferita da punta di un'arteria può produrre un'emorragia arteriosa potenzialmente letale.

Il controllo dell'emorragia è una priorità perché ogni globulo rosso conta. Un rapido controllo delle perdite ematiche è uno degli obiettivi più importanti nell'assistenza del paziente traumatizzato. La valutazione primaria non può procedere se l'emorragia non è sotto controllo.

In caso di emorragia esterna, l'applicazione di una pressione diretta riesce a controllare la maggior parte delle emorragie gravi fino all'arrivo del paziente in un ospedale con una SO disponibile e attrezzature adeguate. Il controllo dell'emorragia viene iniziato durante la valutazione primaria e mantenuto per tutta la durata del trasporto. Il soccorritore può necessitare di aiuto per poter garantire la ventilazione del paziente e contemporaneamente il controllo del sanguinamento.

Una emorragia può essere controllata nei modi seguenti:

1. *Compressione diretta*. La compressione diretta consiste esattamente in ciò che il nome indica – applicare una pressione sulla sede di sanguinamento. Ciò viene realizzato ponendo una medicazione (ad es., una garza di 10 x 10 cm) o dei telini addominali direttamente sulla sede e applicando una pressione. Applicare e mantenere una pressione diretta richiederà tutta l'attenzione di un soccorritore, impedendogli quindi di occuparsi di altri aspetti connessi con l'assistenza al paziente. Tuttavia, se il personale è ridotto, si può confezionare una medicazione compressiva con tamponi di garza e un bendaggio elastica. Se il sanguinamento non si è arrestato, non avrà importanza quanto ossigeno o quanti liquidi il paziente riceverà; la perfusione non potrà migliorare di fronte a un'emorragia continua.
2. *Tourniquets*. I tourniquets (detti anche lacci emostatici) sono stati spesso descritti come "ultima risorsa". L'esperienza militare in Afghanistan e Iraq, oltre all'uso routinario e sicuro di lacci emostatici da parte dei chirurghi in sala operatoria, ha portato a riconsiderare questo presidio. Le manovre di "elevazione" dell'arto e della pressione sui "punti di compressione" non sono più raccomandate a causa

degli insufficienti dati a sostegno della loro efficacia. I tourniquets sono molto efficaci nel controllare una grave emorragia e devono essere utilizzati se la pressione diretta o il bendaggio compressivo hanno fallito nell'arrestare il sanguinamento di un arto. (Vedi il capitolo sullo Shock).

I principali siti di emorragia interna massiva includono il torace (entrambe le cavità pleuriche), l'addome (la cavità peritoneale), lo spazio retroperitoneale e le ossa lunghe (essenzialmente le fratture femorali). Se si sospetta un'emorragia interna, il torace, l'addome, il bacino e gli arti devono essere scoperti per consentire un'ispezione rapida e la palpazione per la ricerca di segni di trauma. Queste sedi di emorragia non sono facili da controllare nel soccorso preospedaliero. Il trattamento preospedaliero consiste nel trasporto rapido del paziente verso una struttura che disponga di attrezzature e personale in grado di controllare rapidamente l'emorragia in SO (ad esempio, centro traumatologico, se disponibile).

Perfusione

Lo stato circolatorio complessivo del paziente può essere determinato controllando il polso e colore, temperatura e umidità della cute (Fig. 7.4). La valuatzione della perfusione può essere difficile nell'anziano, nel paziente pediatrico, negli sportivi e nei pazienti che assumano alcuni farmaci (Vedi capitolo Shock).

Polso

Il polso viene valutato in base a presenza, qualità e regolarità dei battiti. La presenza di un polso periferico palpabile fornisce anche una stima della pressione sanguigna. Un rapido controllo del polso rivela se il paziente ha tachicardia, bradicardia, o un ritmo irregolare. Se un polso radiale non è palpabile in un arto non lesionato, è probabile che il paziente sia entrato nella fase scompensata dello shock, un segno tardivo di condizione critica del paziente. Nella valutazione primaria, non è necessario contare l'esatta frequenza del polso. E' sufficiente una stima grossolana per proseguire nella valutazione di altri aspetti del circolo. La reale frequenza del polso verrà rilevata più avanti. Se il paziente è privo di un polso carotideo o femorale palpabile, si trova in arresto cardiopolmonare (si veda in seguito). La combinazione di perfusione compromessa e di grave insufficienza respiratoria deve far sospettare immediatamente a un pneumotorace iperteso. Se i segni clinici sono presenti, la decompressione con ago può essere una procedura salvavita (vedi capitolo Trauma Toracico).

> Fig 7.4 **Tempo di Riempimento Capillare**
> Il tempo di riempimento capillare è valutato esercitando una pressione sul letto ungueale e successivo rilascio.
> La pressione esercitata rimuove il sangue dal letto capillare. La velocità di ritorno del sangue al letto capillare dopo il rilasciamento (tempo di riempimento) è un modo per stimare il flusso ematico attraverso il circolo periferico. Un tempo di riempimento capillare superiore ai due secondi indica che il letto capillare non riceve un'adeguata perfusione. Tuttavia da solo è un indicatore insufficiente di shock, perché è influenzato da molti altri fattori. Ad esempio le vasculopatie periferiche (aterosclerosi), le basse temperature, l'utilizzo di farmaci vasocostrittori e/o vasodilatatori o lo shock neurogeno possono alterare i risultati. La misura del tempo di riempimento capillare diventa di scarsa utilità per il monitoraggio della funzionalità di circolo, ma deve sempre essere utilizzato insieme ad altri parametri (ad esempio la PA).

Cute

- Colorito cutaneo. Un'adeguata perfusione determina una tonalità rosata della cute. La cute diviene pallida quando il sangue viene dirottato altrove, quindi il pallore è associato a scarsa perfusione. Una colorazione bluastra indica ossigenazione incompleta, per la mancanza di sangue o ossigeno in tale regione del corpo. La pigmentazione cutanea può spesso rendere difficile questa determinazione. L'esame del colore del letto ungueale e delle mucose serve a superare questa difficoltà, poiché queste alterazioni di colore appaiono per prime su labbra, gengive e punta delle dita.

- Temperatura. Come avviene per la valutazione complessiva della cute, la temperatura cutanea è influenzata da condizioni ambientali. Una cute fredda indica ridotta perfusione, indipendentemente dalla causa. Il soccorritore preospedaliero di solito valuta la temperatura cutanea toccando il paziente con il dorso della mano; perciò può essere difficile determinarla accuratamente se si indossano i guanti. La cute normale è tiepida al tatto, né fredda né calda. Normalmente i vasi sanguigni non sono dilatati e non portano il calore del corpo alla superficie cutanea.
- Umidità. Una cute asciutta indica una buona perfusione. La cute umida e sudata è associata a shock e ridotta perfusione. Tale diminuzione è causata dalla deviazione del sangue verso gli organi centrali del corpo come risultato della vasocostrizione dei vasi periferici.

Passo D – Deficit neurologico

Dopo aver valutato e corretto, per quanto possibile, i fattori coinvolti nell'apporto di ossigeno ai polmoni e ai tessuti, il passo successivo nella valutazione primaria è la stima della funzione cerebrale, che è una misura indiretta dell'ossigenazione cerebrale. Lo scopo è determinare il livello di coscienza (LdC) del paziente e accertare la possibilità di ipossia.

Il soccorritore preospedaliero può supporre che un paziente confuso, aggressivo, combattivo o non collaborativo sia ipossico, fino a prova contraria. La maggior parte dei pazienti vuole aiuto quando la propria vita è in pericolo. Se un paziente rifiuta l'aiuto, ci si deve chiedere il perché: si sente forse minacciato dalla presenza del soccorritore sulla scena? In tal caso si devono compiere tentativi per stabilire un rapporto di fiducia col paziente. Ma se la causa non sembra essere la minaccia, il soccorritore può supporre che il comportamento possa essere dovuto a cause psicologiche e quindi identificare e trattare le condizioni reversibili. Durante la valutazione, l'anamnesi può aiutare a determinare se il paziente ha perso conoscenza dopo il trauma, se e quali sostanze tossiche potrebbero essere state assunte e se il paziente ha una qualsiasi patologia pregressa che può causare una riduzione del livello di coscienza o un comportamento anormale.

Una riduzione del livello di coscienza allerta il soccorritore preospedaliero sulle quattro seguenti possibilità:

1. ridotta ossigenazione cerebrale (da ipossia/ipoperfusione);
2. lesione del sistema nervoso centrale (SNC);
3. overdose di droga o alcol;
4. scompenso metabolico (diabete, convulsioni, arresto cardiaco).

La Glasgow Coma Scale (GCS) è un strumento utilizzato per stabilire il livello di coscienza ed è preferibile rispetto alla classificazione AVPU (Figura 7-5). È un metodo veloce e semplice per determinare la funzione cerebrale ed è predittivo della prognosi del paziente, soprattutto nella sezione che valuta la migliore risposta motoria. Fornisce anche un valore di base della funzione cerebrale per valutazioni neurologiche successive. Il punteggio GCS è diviso in tre sezioni: (1) apertura degli Occhi, (2) miglior risposta Verbale e (3) miglior risposta Motoria (OVM). Al paziente viene assegnato un punteggio secondo la migliore risposta a ciascuna componente OVM (Figura 7-6). Ad esempio, se l'occhio destro di un paziente è così gravemente tumefatto che non può aprirlo, ma l'occhio sinistro si apre spontaneamente, il paziente riceve un "4" per il miglior movimento oculare. Se il paziente ha gli occhi chiusi, il soccorritore deve usare un comando verbale ("Apri gli occhi"): se il paziente non reagisce, allora si può applicare uno stimolo doloroso, come la pressione sul letto ungueale con una penna o un pizzicotto del tessuto ascellare.

La risposta verbale del paziente viene valutata ponendo una domanda del tipo "Che cosa le è successo?". Se è completamente orientato, il paziente fornirà una risposta coerente. In caso contrario, la risposta verbale del paziente è classificata come confusa, inadeguata, incomprensibile o assente. Se il paziente è intubato, il punteggio GCS riporta solo il punteggio oculare e motorio, e si aggiunge "1T" per indicare l'impossibilità di accertare la risposta verbale (ad es., "8T").

La terza componente del GCS è il punteggio motorio. Si dà al paziente un ordine semplice e chiaro come "Allunghi due dita" o "Faccia il segno dell'autostop". Se il paziente esegue l'ordine, gli viene assegnato il punteggio più alto di "6". Un paziente che stringe o afferra le dita di un soccorritore può semplicemente dimostrare un riflesso di prensione e non eseguire volontariamente un comando. Se il paziente non riesce a eseguire un ordine, si deve somministrare uno stimolo doloroso, come detto in precedenza, e attribuire un punteggio alla migliore risposta motoria. Un paziente che tenta di allontanare la fonte dello stimolo doloroso è considerato "localizzante". Altre possibili risposte al dolore comprendono l'allontanarsi afinalisticamente dallo stimolo, la flessione patologica (postura di decorticazione) o l'estensione patologica (postura di decerebrazione) degli arti superiori e infine l'assenza di funzione motoria. I dati recenti suggeriscono che la sola componente motoria del GCS ha essenzialmente la stessa affidabilità dell'intero punteggio nella valutazione del paziente.

Il massimo punteggio GCS è 15, che indica un paziente cerebralmente normale, mentre il punteggio più basso, 3, è generalmente un segno infausto. Un punteggio minore o uguale a 8 indica trauma grave, da 9 a 12 un trauma moderato, e da 13 a 15 trauma lieve. Un punteggio GCS minore o uguale a 8 segnala la necessità di procedere con

Fig 7.5 **L'acronimo AVPU**

Viene spesso usato l'acronimo AVPU per descrivere il livello di coscienza del paziente. In questo sistema, A (alert) sta per vigile, V (verbal) sta per "risponde a stimolo verbale", P (pain) sta per "risponde a stimolo doloroso", e U (unresponsive) sta per "non reattivo". Questo sistema, benché molto semplice, non fornisce alcuna informazione in merito a come il paziente risponde nello specifico agli stimoli verbali o dolorosi. In altre parole, quando il paziente risponde a domande verbali, è orientato, confuso o borbotta in modo incomprensibile? Analogamente, quando il paziente risponde a uno stimolo doloroso, lo localizza, si allontana o assume una postura decorticata o decerebrata? A causa della sua mancanza di precisione, l'uso dell'AVPU è stato sconsigliato. Benché il GCS sia più complicato da ricordare dell'AVPU, la sua ripetuta esecuzione lo renderà rapidamente famigliare.

Fig 7-6 **Glasgow Coma Scale (GCS)**

Apertura occhi

4 - Apertura occhi spontanea
3 - Apertura occhi a comando
2 - Apertura occhi a stimolo doloroso
1 - Nessuna apertura occhi

Migliore risposta verbale

5 - Risponde appropriatamente (orientato)
4 - Fornisce risposte confuse
3 - Fornisce risposte inappropriate
2 - Emette suoni incomprensibili
1 - Non fornisce alcuna risposta verbale

Migliore risposta motoria

6 - Esegue comandi
5 - Localizza gli stimoli dolorosi
4 - Si retrae al dolore
3 - Risponde agli stimoli dolorosi con flessione anormale (decorticazione)
2 - Risponde agli stimoli dolorosi con estensione anormale (decerebrazione)
1 - Non fornisce alcuna risposta motoria

un trattamento avanzato delle vie aeree del paziente. Il soccorritore preospedaliero può facilmente calcolare e correlare le singole componenti del punteggio che includerà nel rapporto verbale da consegnare alla struttura ricevente nonché sulla scheda del paziente. E' sempre meglio riportare il punteggio GCS scomposto nelle singole componenti piuttosto che con la sola somma (esempio: O4 V4 M6 = GCS 14).

Se il paziente non è vigile, orientato o in grado di eseguire gli ordini, il soccorritore preospedaliero deve rapidamente valutare le pupille. Le pupille sono uguali, rotonde e reattive alla luce (PURRL)? Sono uguali l'una all'altra? Ciascuna pupilla è rotonda e di aspetto normale e reagisce adeguatamente alla luce restringendosi, o non risponde ed è dilatata? Un punteggio GCS inferiore a 14 associato a un esame anormale della pupilla può indicare la presenza di una lesione cerebrale traumatica potenzialmente letale (si veda Capitolo Trauma Cranico).

Passo E – Esposizione/Protezione dall'ambiente

Un passo precoce del processo di valutazione consiste nel rimuovere gli indumenti del paziente, perché l'esposizione del paziente traumatizzato è essenziale per rilevare tutte le lesioni (Fig. 7-7). Il detto "la sola parte del corpo che non è esposta sarà quella più gravemente lesa" può non essere sempre vero, ma è vero abbastanza spesso da imporre un esame di tutto il corpo. Inoltre, il sangue può raccogliersi ed essere assorbito dai vestiti e quindi passare inosservato. Dopo avere osservato l'intero corpo del paziente, il soccorritore preospedaliero deve ricoprirlo per mantenere la temperatura corporea.

Benché sia importante esporre il corpo di un paziente traumatizzato per completare una valutazione efficace, l'ipotermia è un problema. Si deve esporre all'ambiente esterno solo quello che è necessario. Dopo avere spostato il paziente all'interno di un mezzo di soccorso adeguatamente riscaldato, è possibile eseguire un esame più completo riducendo il rischio di indurre ipotermia.

La quantità di vestiti del paziente che deve essere rimossa durante una valutazione varia a seconda delle condizioni o delle lesioni riscontrate. In linea di principio bisogna rimuovere il minimo di indumenti necessario per determinare la presenza o assenza di una condizione patologica o di una lesione. Il soccorritore non deve temere di rimuovere i vestiti se questo è il solo modo per completare la valutazione e il trattamento in maniera corretta. Talvolta i pazienti possono subire meccanismi lesivi multipli, come essere coinvolti in un incidente stradale dopo essere stati feriti da un'arma da fuoco. Le lesioni potenzialmente letali possono essere misconosciute se il paziente viene esaminato in

Fig. 7-8 **Evidenza forense**

Sfortunatamente, alcuni pazienti traumatizzati sono vittime di crimini violenti. In queste situazioni, è importante fare quanto possibile per conservare le prove per le autorità di pubblica sicurezza. Nel tagliare gli indumenti di una vittima di un crimine, si deve prestare attenzione a non eseguire i tagli attraverso fori nei vestiti causati da pallottole (proiettili), coltelli, o altri oggetti poiché questo può compromettere preziose prove forensi. Se si rimuovono gli indumenti dalla vittima di un possibile crimine, li si deve riporre in un sacchetto di carta (non plastica) e consegnare al personale di pubblica sicurezza sulla scena prima del trasporto del paziente. Qualsiasi arma, farmaco o effetto personale trovato durante la valutazione del paziente deve essere consegnato alle autorità di pubblica sicurezza, nonché essere accuratamente documentato nella scheda di assistenza preospedaliera. Se le condizioni del paziente impongono il suo trasporto prima dell'arrivo della forza pubblica, questi oggetti sono portati all'ospedale con il paziente, e l'autorità di pubblica sicurezza viene contattata e informata nella struttura di destinazione.

modo superficiale. Le lesioni non possono essere trattate se non sono in primo luogo identificate.

Si deve prestare particolare attenzione quando si devono tagliare e rimuovere gli indumenti della vittima di un crimine in modo da non distruggere le prove (Fig. 7-8).

Valutazione simultanea e trattamento

Come è già stato detto precedentemente, la valutazione primaria è presentata e insegnata in passi separati e successivi, ma molti di questi possono essere compiuti contemporaneamente; attraverso domande come "Dove hai male?" si valutano insieme la pervietà delle vie aeree e la funzionalità respiratoria. In più, mentre si rivolgono le domande si possono valutare il polso radiale insieme alla temperatura e al grado di umidità della cute.

Il livello di coscienza e lo stato mentale possono essere già determinati dalla risposta verbale del paziente. Cosi il soccorritore preospedaliero può eseguire un esame rapido testa-piedi, preoccupandosi dei segni di emorragia o di traumi.

Il secondo soccorritore potrebbe immediatamente applicare una medicazione compressiva o un tourniquet sul focolaio emorragico, mentre il primo soccorritore prosegue nella valutazione della via aerea e del respiro.

Con l'utilizzo di questo approccio si raccolgono con pochi gesti, in un autentico colpo d'occhio, delle informazioni rapide sulle condizioni del paziente tali da farci comprendere se sussistano delle situazioni pericolose per la sopravvivenza.

La valutazione primaria deve essere ripetuta frequentemente soprattutto nei pazienti vittime di traumi gravi.

Presidi aggiuntivi per la Valutazione Primaria

Diversi presidi possono essere utilizzati durante la valutazione primaria, inclusi i seguenti:

- *Saturimetria*: Il saturimetro o pulsossimetro deve essere posizionato durante o al termine della valutazione primaria. L'ossigeno deve essere titolato per mantenere la saturazione superiore al 95%. Il saturimetro permette anche la valutazione della frequenza cardiaca. Ogni riduzione della saturazione obbliga a ripetere la valutazione primaria per identificare le cause di tale variazione.
- *Monitoraggio dell'Anidride Carbonica di fine espirazione (EtCO2)*: può essere usato per confermare il corretto posizionamento del tubo orotracheale, così come può essere una misura indiretta della PaCO2. Anche se l'EtCO2 non sempre correla con la PaCO2, soprattutto nei politraumi, il trend dell'EtCO2 può essere utilizzato per impostare una corretta frequenza ventilatoria.
- *Elettrocardiogramma (ECG)*: E' meno utile del monitoraggio della saturimetria, dal momento che la presenza di attività elettrica organizzata al monitor non sempre correla con un'adeguata perfusione. Il monitoraggio di polso e/o pressione sono ancora necessari per valutare la perfusione. Un allarme sonoro allerta il soccorritore in caso di cambi nella frequenza cardiaca del paziente.
- *Monitoraggio pressorio automatico:* In generale l'utilizzo dello sfigmomanometro non fa parte della valutazione primaria. Tuttavia nel paziente critico in cui le condizioni non permettono una valutazione secondaria più approfondita, applicare un monitoraggio automatico durante il trasporto può fornire informazioni ulteriori sul grado di shock del paziente.

Rianimazione

La rianimazione descrive i passi terapeutici intrapresi per correggere problemi potenzialmente letali identificati nella valutazione primaria. La valutazione PHTLS si basa su una filosofia "tratta quando trovi", in cui il trattamento viene instaurato nel momento in cui viene identificata ciascuna situazione pericolosa per la vita o comunque il prima possibile (Fig. 7-9).

Trasporto

Se durante la valutazione primaria vengono identificate condizioni potenzialmente letali, il paziente deve essere rapidamente "impacchettato" dopo un primo intervento limitato sul campo. Il trasporto di pazienti traumatici con lesioni critiche verso la struttura appropriata più vicina deve infatti essere iniziato non appena possibile (Fig. 7-10). A meno che non vi siano circostanze particolari, il tempo sulla scena deve essere limitato a non più di 10 minuti. Limitare il tempo sulla scena e iniziare un rapido trasporto verso la struttura appropriata più vicina, preferibilmente un centro traumatologico, sono aspetti fondamentali della trattamento preospedaliero del trauma.

Fig. 7-10 **Paziente traumatizzato critico**

Limitare il tempo sulla scena a 10 minuti o meno quando è presente una qualsiasi delle seguenti situazioni potenzialmente letali.

1. Vie aeree inadeguate o a rischio
2. Compromissione della ventilazione, dimostrata da:
   - frequenza respiratoria anormalmente rapida o lenta;
   - ipossia (SpO2 < 95% anche con ossigeno supplementare);
   - dispnea;
   - pneumotorace aperto o lembo costale;
   - sospetto pneumotorace
3. Significativa emorragia esterna o sospetta emorragia interna
4. Stato neurologico anormale
   - punteggio GCS ≤13;
   - attività convulsiva;
   - deficit sensitivo o motorio.
5. Trauma penetrante a capo, collo o tronco, o prossimale a gomiti e ginocchia negli arti
6. Amputazione o subamputazione prossimale a dita di mani o piedi
7. Qualsiasi trauma in presenza di:
   - anamnesi di gravi condizioni cliniche (ad esempio, coronaropatia, broncopneumopatia cronica ostruttiva, coagulopatie);
   - età >55 anni;
   - ipotermia
   - ustioni
   - gravidanza.

Terapia infusionale

Un altro importante passo nella rianimazione consiste nel riportare il sistema cardiovascolare a un adeguato volume di perfusione quanto più rapidamente possibile. Poiché solitamente nel contesto preospedaliero non è disponibile sangue, il Ringer lattato è la soluzione preferita per la rianimazione nel trauma. In aggiunta a sodio e cloruro, la soluzione di Ringer lattato contiene piccole quantità di potassio, calcio e lattato ed è un efficace espansore di volume. Tuttavia, le soluzioni cristalloidi, come il Ringer lattato, non sostituiscono la capacità di trasporto dell'ossigeno dei GR perduti e delle piastrine perdute che sono necessarie per la coagulazione e il controllo del sanguinamento. Pertanto, il rapido trasporto di un paziente con lesioni gravi a una struttura adeguata è una priorità assoluta.

Durante il trasporto verso la struttura ricevente, si possono posizionare due accessi EV di grosso calibro (14 o 16 gauge) nell'avambraccio del paziente o nelle vene antecubitali, se possibile[1]. In linea generale, accessi venosi centrali (succlavio, giugulare interno o femorale) non sono appropriati per il trattamento sul campo dei pazienti traumatizzati. La velocità di somministrazione di liquidi dipende dallo scenario clinico, principalmente dal fatto che l'emorragia del paziente sia stata controllata o meno quando inizia la terapia endovena, o se il paziente presenta segni di lesione del SNC. I capitoli sullo shock e sul trauma cranico forniscono le linee guida per la rianimazione volemica.

Effettuare ripetuti tentativi di reperire un accesso EV sulla scena prolunga solamente il tempo di permanenza sul luogo di intervento e ritarda il trasporto. Come ricordato in precedenza, il trattamento definitivo per il paziente traumatizzato avverrà solo in ospedale. Ad esempio, un paziente con una lesione alla milza che perde 50 mL di sangue al minuto continuerà a sanguinare a questa velocità per ogni ulteriore minuto che ritarda l'arrivo in sala operatoria. Posizionare accessi EV sulla scena anziché provvedere rapidamente al trasporto, non soltanto aumenterà le perdite ematiche, ma può anche ridurre le possibilità di sopravvivenza del paziente. Esistono delle eccezioni, come in caso di incarceramento nel veicolo, in cui un paziente semplicemente non può essere spostato immediatamente.

Le emorragie esterne vanno arrestate rapidamente prima di inziare la somministrazione EV di liquidi. Un ripristino aggressivo e continuo della volemia non può sostituire il controllo manuale dell'emorragia e un incremento rapido della pressione sanguigna può addirittura far "saltare il coagulo" e causare una ripresa di una emorragia interna.

Soccorso di Base *versus* Soccorso Avanzato

I punti chiave principali nella rianimazione di un paziente traumatizzato con lesioni critiche sono i medesimi, sia che intervenga in mezzo di soccorso di base (BLS) che uno avanzato (ALS), e comprendono: (1) aprire e mantenere una via aerea pervia, (2) garantire una adeguata ventilazione (3) controllare rapidamente le principali emorragie esterne, (4) rapido "impacchettamento" del paziente e (5) trasporto tempestivo, veloce ma sicuro del paziente verso la struttura adeguata più vicina. Se il tempo di trasporto è prolungato, può essere appropriato per un mezzo di base chiedere supporto a un vicino mezzo di soccorso avanzato che può intercettare l'unità di base sulla strada. Un'altra opzione è il trasporto a un centro traumatologico mediante l'elicottero. Sia il mezzo di soccorso avanzato sia l'elisoccorso consentiranno un trattamento avanzato delle vie aeree, un trattamento ventilatorio e un ripristino di liquidi più precoce.

Valutazione secondaria

La valutazione secondaria è una valutazione dalla testa ai piedi di un paziente. La valutazione secondaria viene eseguita solo dopo avere completato la valutazione primaria, identificato e trattato le lesioni potenzialmente pericolose e iniziato la rianimazione. L'obiettivo della valutazione secondaria è identificare lesioni o problemi che non sono stati identificati durante la valutazione primaria. Poiché una valutazione primaria ben condotta identificherà tutte le condizioni potenzialmente letali, la valutazione secondaria, per definizione, affronta problemi meno gravi. Di conseguenza, un paziente traumatizzato critico viene trasportato il più velocemente possibile in seguito alla valutazione primaria e non viene tenuto sul campo per procedere al reperimento di

---

[1] Restando valido il concetto di non perdere tempo inutile sulla scena, anche la sicurezza del soccorritore nell'effettuare manovre invasive deve essere tenuta sempre presente; se si ritiene fondamentale un accesso venoso e non sicuro reperirlo sul mezzo in movimento, è accettabile eseguire un tentativo prima della partenza del mezzo. N.d.T.

un accesso EV o per l'esecuzione della valutazione secondaria.

La valutazione secondaria utilizza un approccio "*osserva, ascolta, palpa*" per valutare la cute e tutto quanto essa contiene. Piuttosto che osservare contemporaneamente l'intero corpo, ritornando ad ascoltare tutte le aree, e infine ritornando a palpare tutte le aree, il soccorritore preospedaliero "esplora" il corpo. Egli identifica le lesioni e correla i riscontri fisici regione per regione, iniziando dal capo e procedendo attraverso collo, torace e addome fino agli arti, concludendo con un dettagliato esame neurologico. Le frasi seguenti catturano l'essenza dell'intero processo di valutazione:

Osserva, non guardare soltanto.

Ascolta, non sentire soltanto.

Palpa, non toccare soltanto (Fig. 7-11).

Mentre si esamina il paziente si devono usare tuttel le informazioni disponibili per formulare un piano di trattamento. Il soccorritore non deve limitarsi al solo trasporto del paziente in ospedale, ma deve fare il possibile per assicurare la sopravvivenza del paziente.

Osservare

- Esaminare tutta la cute di ogni regione.
- Ricercare attentamente i segni di emorragia esterna o interna, come distensione dell'addome, marcata tensione di un arto o un ematoma in espansione.
- Notare le lesioni delle parti molli, comprese abrasioni, ustioni, contusioni, ematomi, lacerazioni e ferite da punta.
- Notare eventuali masse, tumefazioni o deformità delle ossa.
- Notare anomali infossamenti della cute e il colore della stessa.
- Notare qualsiasi cosa che non "sembri giusta."

Ascoltare

- Notare qualsiasi suono insolito quando il paziente inspira o espira.
- Notare qualsiasi suono anomalo quando si ausculta il torace.
- Verificare se i suoni respiratori sono uguali in entrambi i campi polmonari.
- Auscultare le arterie carotidi e altri vasi.
- Notare qualsiasi suono anomalo (soffi) sui vasi che può indicare un danno vascolare.

Palpare

- Muovere cautamente ogni osso nella regione. Notare se questo produce crepitio, dolore o movimento insolito.
- Palpare con forza tutte le parti della regione. Notare se si muove qualcosa che non dovrebbe, se qualcosa sembra "molliccio", se il paziente lamenta dolore, dove si avvertono i polsi, se si avvertono pulsazioni che non dovrebbero essere presenti e se tutti i polsi sono presenti.

Segni vitali

La qualità del polso, la frequenza respiratoria e le altre componenti della valutazione primaria sono continuamente rivalutate poiché possono verificarsi importanti variazioni. Occorre misurare i segni vitali quantitativi e valutare lo stato motorio e sensitivo in tutti e quattro gli arti non appena possibile, benché ciò non venga normalmente eseguito fino alla conclusione della valutazione primaria. A seconda della situazione, un secondo soccorritore può rilevare i segni vitali mentre il primo completa la valutazione primaria, per evitare ulteriori ritardi. Tuttavia, i valori "esatti" di frequenza del polso, frequenza ventilatoria e pressione sanguigna non sono essenziali nel trattamento iniziale del paziente con grave trauma multisistemico. Di conseguenza, la misurazione dei valori esatti può essere ritardata fino al completamento dei passi essenziali di rianimazione e stabilizzazione.

La serie completa di segni vitali comprende pressione sanguigna, frequenza e qualità del polso, frequenza ventilatoria (tra cui rumori respiratori), colore e temperatura della cute. Ogni 3-5 minuti si deve rivalutare e registrare una serie completa di segni vitali. Ciò va eseguito il più spesso possibile o al momento di qualsiasi cambiamento nella condizione o della comparsa di un problema medico. Anche se è disponibile un dispositivo automatico non invasivo per il rilevamento della pressione sanguigna, la pressione iniziale andrebbe rilevata manualmente poiché i dispositivi automatici possono essere inaccurati quando il paziente è gravemente ipoteso.

Anamnesi SAMPLE

Si deve raccoglie una rapida anamnesi del paziente e questa informazione deve essere documentata sulla scheda del paziente e trasmessa al personale sanitario della struttura ricevente. L'acronimo SAMPLE funge da promemoria per le componenti chiave:

- **Sintomi** (Symptoms): quali sintomi lamenta il paziente? Dolore? Difficoltà respiratorie? Intorpidimento? Formicolio?
- **Allergie** (Allergies): il paziente soffre di qualche allergia, principalmente ai farmaci?
- **Farmaci** (Medications): quali farmaci (da prescrizione o da banco) il paziente assume regolarmente?
- **Anamnesi** medica e chirurgica remota (Past medical and surgical history): segnalare significativi problemi medici per i quali il paziente è attualmente in cura e i precedenti interventi chirurgici.
- **Ultimo pasto** (Last meal): molti pazienti traumatologici dovranno essere sottoposti a intervento chirurgico e la recente assunzione di cibo aumenta il rischio di aspirazione durante l'induzione dell'anestesia.
- **Eventi** (Events): eventi che hanno condotto al trauma o alla lesione, incluso l'immersione in acqua (annegamento/ipotermia) e l'esposizione a materiali pericolosi.

Valutazione per Regioni Anatomiche

Testa

L'esame visivo di capo e volto rivelerà contusioni, abrasioni, lacerazioni, asimmetria ossea, emorragia, difetti ossei del volto e delle strutture ossee di sostegno e anomalie di occhi, palpebre, orecchio esterno, bocca e mandibola. Le seguenti manovre vengono eseguite durante l'esame obiettivo del capo:

- ricerca approfondita tra i capelli della vittima di eventuali lesioni delle parti molli;
- controllo delle dimensioni delle pupille e della reattività alla luce, della simmetria, dell'accomodazione e dell'isociclia.
- palpazione accurata delle ossa del viso e del cranio per identificare crepitio, deviazione, depressione o mobilità anormale (ciò è molto importante nella valutazione non radiografica nel caso di lesione della testa). La Figura 7-12 illustra l'anatomia ossea del cranio.
- Porre cautela nell'aprire e nell'esaminare gli occhi di un paziente incosciente con trauma facciale evidente. Esercitare pressioni anche lievi potrebbe peggiorare un danno già presente da scoppio o da trauma penetrante (rottura del bulbo oculare)

Fratture delle ossa del massiccio faciale spesso sono associate a fratture della lamina cribrosa. Se il paziente presenta fratture tra le labbra e le orbite introdurre una eventuale sonda gastrica di aspirazione per via orale e non attraverso le cavità nasali.

Collo

L'esame visivo del collo alla ricerca di contusioni, abrasioni, lacerazioni e deformità susciterà l'attenzione del soccorritore preospedaliero circa la possibilità di lesioni sottostanti. La palpazione può rivelare enfisema sottocutaneo di origine laringea, tracheale o polmonare. Crepitio della laringe, raucedine ed enfisema sottocutaneo costituiscono una triade classicamente indicativa di frattura della laringe. L'assenza di dolorabilità alla colonna cervicale può aiutare a escludere fratture vertebrali (quando associata a criteri molto precisi), mentre una dolorabilità può spesso indicare la presenza di una frattura, lussazione o lesione legamentosa. Tale palpazione viene eseguita accuratamente, assicurando che la colonna cervicale rimanga in posizione neutra, in asse. L'assenza di deficit neurologici non esclude la possibilità di instabilità della colonna cervicale post traumatica. La rivalutazione può evidenziare l'incremento di un ematoma già individuato o una dislocazione tracheale. La Figura 7.12 illustra la normale struttura anatomica del collo.

Torace

Poiché il torace è forte, resistente ed elastico, può assorbire una quantità significativa di energia in un trauma. È necessario un rigoroso esame ispettivo del torace alla ricerca di deformità, aree di movimento paradosso, contusioni e abrasioni per identificare le lesioni sottostanti. Altri segni che il soccorritore preospedaliero deve ricercare con attenzione comprendono rigidità e difesa, asimmetria dell'escursione del torace sui due lati e protrusioni o retrazioni intercostali, soprasternali o sopraclavicolari.

Ad esempio, una contusione sullo sterno può essere la sola indicazione di una lesione cardiaca. Una ferita da arma bianca vicino allo sterno può far sospettare un tamponamento cardiaco. Una linea tracciata dal quarto spazio intercostale anteriormente, al sesto spazio intercostale lateralmente, fino all'ottavo spazio intercostale posteriormente, definisce l'escursione superiore del diaframma durante una espirazione completa (Fig. 7-14). Si deve supporre che una lesione penetrante che si verifica sotto questa linea o con un percorso che può aver superato questa linea, abbia attraversato sia la cavità toracica che quella addominale.

Dopo gli occhi e le mani, il fonendoscopio è lo strumento più importante che il soccorritore preospedaliero può utilizzare per l'esame del torace. Un paziente il più delle volte sarà in posizione supina, cosicché solo la porzione anteriore e laterale del torace è disponibile per l'auscultazione. È importante riconoscere i suoni respiratori normali e ridotti di un paziente in questa posizione. Una piccola area di fratture costali può indicare una grave contusione polmonare sottostante. Qualsiasi tipo di meccanismo di compressione del torace può portare a uno pneumotorace (Fig. 7-15). Suoni respiratori ridotti o assenti indicano un possibile pneumotorace, un pneumotorace iperteso o un emotorace. Crepitii uditi posteriormente (quando il paziente è ruotato) o lateralmente possono indicare contusione polmonare. Il tamponamento cardiaco è caratterizzato da toni cardiaci avvertiti come distanti; tuttavia, questi possono essere difficili da valutare data l'agitazione sulla scena o il rumore della strada durante il trasporto.

La palpazione del torace viene eseguita per valutare anche la presenza di enfisema sottocutaneo (aria che si raccoglie nei tessuti molli).

Addome

L'esame dell'addome, come quello di altre parti del corpo, inizia con l'ispezione visiva. Abrasioni ed ecchimosi indicano la possibilità di lesione sottostante. L'addome deve essere esaminato accuratamente presso l'ombelico alla ricerca di un'indicativa contusione trasversale, che suggerisce una cintura di sicurezza indossata in modo non corretto che può avere causato una lesione sottostante. Quasi il 50% dei pazienti che presentano tale segno avrà una lesione intestinale. Anche le fratture della colonna lombare possono essere associate con il "segno della cintura di sicurezza".

L'esame dell'addome comprende anche la palpazione di ogni quadrante per valutare dolorabilità, difesa muscolare e la presenza di masse. Non c'è bisogno di continuare la palpazione dopo avere scoperto dolorabilità o dolore addominale. Ulteriori informazioni non modificheranno la gestione preospedaliera, e un prolungato esame addominale serve solo a causare ulteriore disagio al paziente e a ritardare il trasporto alla struttura ricevente. Allo stesso modo, l'auscultazione dell'addome non aggiunge praticamente nulla alla valutazione di un paziente traumatizzato. La cavità peritoneale può contenere un grande volume di sangue, spesso senza o con una minima distensione addominale.

Lo stato neurologico alterato da un trauma cranico o da abuso di alcolici e/o di stupefacenti spesso altera la valutazione addominale.

Bacino

La valutazione del bacino viene eseguita attraverso la palpazione e l'osservazione. Il bacino viene prima esaminato visivamente alla ricerca di abrasioni, contusioni, lacerazioni, fratture esposte e segni di distensione. Le fratture del bacino possono produrre una massiva emorragia interna, portando a un rapido deterioramento delle condizioni del paziente.

La palpazione del bacino durante il soccorso preospedaliero fornisce minime informazioni che modifichino il trattamento del paziente. Una volta esaminato, il bacino è palpato solo una volta alla ricerca di instabilità, come parte della valutazione secondaria. Poiché la palpazione può aggravare l'emorragia, tale esame dovrà essere eseguito una volta e non deve essere ripetuto. Se il bacino appare già asimmetrico e deformato, a palpazione non va effettuata. Il bacino va palpato prima esercitando una leggera pressione dall'alto in basso con il palmo della mano sulla sinfisi pubica e quindi una compressione mediale sulle creste iliache bilateralmente, valutando la presenza di dolore e movimento anomalo. Qualsiasi reperto di instabilità aumenta la probabilità di emorragia interna.

Genitali

In generale i genitali non sono esaminati nel soccorso preospedaliero. Tuttavia bisogna porre attenzione ad eventuali sanguinamenti dai genitali esterni, dalla perdita di sangue dal meato uretrale o dalla presenza di priapismo. In più la presenza di fluidi chiari sulla biancheria delle gravide può indicare la perdita di liquido amniotico da rottura delle membrane.

Dorso

La parte posteriore del tronco deve essere esaminata alla ricerca di segni di lesione. Questo viene meglio realizzato al momento del log-roll del paziente per il posizionamento su o la rimozione dall'asse spinale. I suoni respiratori possono essere auscultati sul torace posteriore, e la colonna deve essere palpata alla ricerca di dolorabilità e deformità.

Arti

L'esame degli arti parte dalla clavicola per gli arti superiori e dal bacino per gli arti inferiori, quindi procede verso la parte più distale di ciascun arto. Ogni singolo osso e articolazione viene valutato con ispezione visiva alla ricerca di deformità, ematomi o ecchimosi e con palpazione per determinare la presenza di crepitio, dolore, dolorabilità o movimenti anomali. Ogni frattura sospetta deve essere immobilizzata fino a quando non si dispone della conferma radiografica. Si esegue inoltre il controllo della circolazione e della funzione motoria e sensitiva all'estremità di ogni arto. Se un arto è immobilizzato, polso, motilità e sensibilità devono essere ricontrollati dopo l'applicazione del presidio di immobilizzazione.

Esame neurologico

Come per l'esame delle varie regioni corporee già descritti nella valutazione secondaria anche l'esame neurologico viene condotto in maniera molto più dettagliata rispetto alla valutazione primaria. Il calcolo del punteggio GCS, la valutazione della funzione motoria e sensitiva e l'osservazione della risposta pupillare sono tutti compresi. Un esame grossolano del sensorio e della risposta motoria, ricercando debolezza muscolare (plegia) o perdita di sensibilità alle estremità, che suggeriscono un trauma spinale, identificherà le aree che necessitano di ulteriori valutazioni.

Nell'esaminare le pupille di un paziente, si controlla la simmetricità della risposta oltre alla simmetricità delle dimensioni. Una piccola ma significativa parte della popolazione ha pupille di differenti dimensioni come condizione normale (anisocoria). Anche in questi pazienti, tuttavia, le pupille devono reagire alla luce in maniera simile. Pupille che reagiscono con diversa velocità all'applicazione di luce sono considerate asimmetriche. Pupille asimmetriche in un paziente traumatizzato incosciente possono indicare aumento della pressione intracranica o pressione sul terzo nervo cranico causata da edema cerebrale, o un ematoma intracranico in rapida espansione (Fig. 7.16). Anche una lesione diretta dell'occhio può causare asimmetria delle pupille.

Trattamento definitivo sul campo

Incluse nella valutazione e nel trattamento rientrano le tecniche di immobilizzazione, trasporto e comunicazione. Il trattamento definitivo è la fase ultima dell'assistenza al paziente. Quelli che seguono sono esempi di trattamento definitivo.

- Per un paziente in arresto cardiaco, il trattamento definitivo è la defibrillazione con conseguente ritorno di ritmo normale; la rianimazione cardiopolmonare (RCP) è solo una situazione di mantenimento fino a quando non sia realizzata la defibrillazione (se indicata).
- Per un paziente in coma ipoglicemico diabetico, il trattamento definitivo è l'infusione EV di glucosio e il ritorno a un livello normale di glicemia.
- Per un paziente con ostruzione delle vie aeree, il trattamento definitivo è la risoluzione dell'ostruzione che può essere realizzata con la sublussazione della mandibola e la ventilazione assistita.
- Per il paziente con grave emorragia, il trattamento definitivo è il controllo dell'emorragia e la rianimazione dallo stato di shock.

In linea generale, il trattamento definitivo per molte delle lesioni subite dal paziente traumatizzato può essere fornito solo in SO. Tutto ciò che ritarda la messa in atto di tale trattamento definitivo ridurrà le possibilità di sopravvivenza del paziente. L'assistenza fornita al paziente traumatizzato sul campo è paragonabile alla RCP per il paziente in arresto cardiaco. Essa mantiene il paziente in vita fino a quando non è possibile un trattamento definitivo. Per il paziente traumatizzato, l'assistenza sul campo è spesso solo finalizzata a guadagnare ulteriori minuti per raggiungere la SO.

Immobilizzazione

Come ricordato precedentemente, si deve sospettare una lesione vertebrale in tutti i pazienti traumatizzati. Pertanto, se indicata, la stabilizzazione della colonna deve essere una componente integrale dell'immobilizzazione del paziente traumatizzato. Se vi è tempo a disposizione, si esegue quanto segue:

- stabilizzazione accurata delle fratture degli arti mediante stecche specifiche;
- se il paziente è in condizioni critiche, l'immobilizzazione di tutte le fratture avviene con la stabilizzazione del paziente sulla tavola spinale lunga (tavola da "trauma");
- medicazione delle principali ferite secondo necessità (es. le ferite sanguinanti).

Trasporto

Il trasporto deve iniziare non appena il paziente è caricato e stabilizzato. Come discusso in precedenza, un ritardo sulla scena per realizzare un accesso EV o per completare la valutazione secondaria aumenta solo il tempo che passerà prima che la struttura ricevente possa somministrare sangue e controllare l'emorragia. Il completamento della valutazione e un'ulteriore rianimazione avvengono durante il viaggio verso la struttura ricevente. *Per alcuni pazienti traumatizzati critici, l'inizio del trasporto è l'aspetto più importante del trattamento definitivo sul campo.*

Un paziente le cui condizioni non sono critiche può ricevere attenzione per singole lesioni prima del trasporto, ma perfino questo paziente deve essere trasportato rapidamente, prima che una condizione nascosta divenga critica.

Triage sul campo dei pazienti traumatizzati

Scegliere la destinazione più idonea per il paziente traumatizzato grave è importante tanto quanto altri interventi salvavita effettuati nel soccorso preospedaliero e si basa sulla valutazione delle lesioni o delle sospette lesioni del paziente. Per più di 40 anni, numerosi articoli pubblicati nella letteratura scientifica hanno documentato che le strutture addestrate a ricevere i pazienti traumatizzati (quali i Trauma Centers) hanno risultati migliori. Uno studio elaborato dal CDC, pubblicato nel 2006, dimostra che i pazienti hanno il 25% in più di sopravvivenza se arrivano ad un Trauma Center anziché un altro ospedale. Un altro studio, pubblicato nel 2005, dimostra che il 90% circa della popolazione degli Stati Uniti vive ad una distanza non superiore all'ora da un Trauma Center (di I, II e III livello), mentre uno studio precedente ha evidenziato che poco più della metà di tutti i traumi non ricevono assistenza nel Trauma Center di competenza, compreso il 36% dei pazienti con trauma maggiore. Il dato è chiaro: il tasso di mortalità per trauma può essere significativamente ridotto trasportando le vittime nel Trauma Center di competenza.

Una delle decisioni più difficili per un soccorritore preospedaliero è decidere quali pazienti traumatizzati inviare ai Trauma Center. La corretta selezione comporta un bilancio tra *l'over-* e *l'under-triage*. Trasportare tutti i traumi ai Trauma Center determina un over-triage, perché un numero significativo di questi pazienti non necessita dei servizi che queste strutture specializzate offrono. Questo comporta un peggior trattamento per i pazienti con trauma maggiore, poiché le risorse dei Trauma Center sono impegnate nel gestire l'afflusso dei traumi minori, ad esempio le fratture isolate. All'opposto ci può essere una sottostima delle lesioni e quindi il trasporto di un paziente con trauma grave può avvenire in un centro non idoneo. Questo potrebbe determinare una prognosi peggiore per il paziente, se nella struttura ricevente mancano le competenze specialistiche. Un certo grado di sottostima è inevitabile, soprattutto per quelle lesioni potenzialmente fatali che non si riescono a identificare sulla scena. Per ridurre al massimo il rischio di sottostima, gli esperti dichiarano la necessità di un overtriage tra il 30 e il 50%. (30-50% dei pazienti portato a un Trauma Center non ne ha realmente bisogno).

La definizione comunemente accettata di "trauma maggiore" è un paziente con un Injury Severity Score maggiore o uguale a 16. Sfortunatamente l'ISS può essere calcolato solo quando le lesioni sono state diagnosticate, anche con l'ausilio di tecniche di imaging complesse (TC) o interventi chirurgici esplorativi. Perciò l'ISS non può essere calcolato nella fase preospedaliera. Definizioni alternative che sono state proposte per stratificare i pazienti traumatizzati sono:

1. morto in PS entro 24 h dall'ammissione;
2. necessità di trasfusione massiva di emocomponenti;
3. necessità di ricovero in TI;
4. necessità di intervento chirurgico non ortopedico urgente (NCH, chirurgia toracica o addominale);
5. necessità di angiografia urgente per controllare una emorragia interna.

Tutte queste definizioni, come l'ISS, sono utili per scopi di ricerca, ma contemplano dati non disponibili per i soccorritori preospedalieri.

Nello sforzo di identificare i pazienti che potrebbero trarre maggior beneficio dal trasferimento in un Trauma Center, l'ACS-COT ha incluso uno "Schema di triage sul campo" nel suo documento *Ottimizzazione delle Risorse nel Trattamento dei Pazienti Traumatizzati* da più di 25 anni. Questo algoritmo viene costantemente rivisto ed è stato recentemente pubblicato l'ultimo aggiornamento datato 2011.

Lo Schema di triage sul campo è diviso in 4 sezioni:

- **Step I**: Criteri Fisiologici: questa sezione comprende alterazioni dello stato mentale, ipotensione e alterazioni respiratorie. Questi criteri corrispondono bene a un ISS > 16.
- **Step II**: Criteri Anatomici: se il tempo di risposta alla chiamata del soccorso è breve, i pazienti non fanno in tempo a sviluppare significative alterazioni fisiopatologiche, nonostante la presenza di lesioni potenzialmente fatali. Questa sezione elenca una serie di alterazioni anatomiche che possono essere associate a trauma severo.
- **Step III**: Criteri basati sulla dinamica del trauma: questi criteri identificano pazienti che possono avere traumi occulti, non manifestare alterazioni fisiopatologiche o evidenti traumi esterni. Generalmente pazienti che presentino almeno uno di questi criteri hanno il 20% di possibilità di avere ISS > 16.
- **Step IV**: Considerazioni Speciali: questi criteri identificano fattori come l'età, l'uso di anticoagulanti, la presenza di ustioni, gravidanza, che influenzano la decisione di trasportare la vittima ad un Trauma Center.

I pazienti che presentano o criteri fisiopatologici o anatomici devono essere trasferiti nel Trauma Center di maggior livello disponibile nell'area, mentre i pazienti che presentino criteri analizzati negli step III e IV possono essere inviati nel centro più vicino, seppur non di maggior livello. L'ACS-COT e l'Associazione Nazionale dei Medici EMS ha pubblicato una dichiarazione ufficiale nella quale incoraggia il sistema EMS ad adottare lo Schema di triage sul campo come base per decidere dove trasferire i pazienti traumatizzati. Tuttavia, così come un ausilio schematico, deve essere utilizzato come una linea guida e non sostituisce un appropriato giudizio clinico.

Durata del trasporto

Il soccorritore preospedaliero deve scegliere una struttura ricevente secondo la gravità delle lesioni del paziente. In parole povere, il paziente deve essere trasportato alla più vicina struttura idonea (cioè, l'ospedale maggiormente in grado di gestire i problemi del paziente). Se le lesioni del paziente sono gravi o indicano la possibilità di un'emorragia in corso, il soccorritore può trasportare il paziente a una struttura che fornirà il trattamento definitivo quanto più rapidamente possibile (cioè, un centro traumatologico, se disponibile).

Ad esempio, se un'ambulanza risponde a una chiamata in 8 minuti e l'équipe preospedaliera trascorre 6 minuti sulla scena per immobilizzare e caricare il paziente sull'ambulanza, sono già trascorsi 14 minuti del Golden Period. L'ospedale più vicino dista 5 minuti e il centro traumatologico 14 minuti. All'arrivo al centro traumatologico, l'intera équipe è pronta e disponibile, una SO è attrezzata e pronta e dopo 10 minuti in DEA per la rianimazione, gli esami radiografici ed ematologici, il paziente viene portato in SO. Il tempo totale trascorso dal momento dell'incidente è di 38 minuti. In confronto, l'ospedale più vicino ha un medico di emergenza disponibile, ma il chirurgo e l'équipe operatoria sono reperibili fuori dall'ospedale. I 10 minuti del paziente in PS per la rianimazione possono allungarsi fino a 45 minuti al momento in cui il chirurgo giunge ed esamina il paziente. Altri 30 minuti possono trascorrere aspettando che l'équipe operatoria giunga una volta che il chirurgo abbia esaminato il paziente e abbia deciso di operarlo. Il tempo totale è 94 minuti, o 2 volte e mezzo più lungo rispetto al primo scenario. I 9 minuti risparmiati con la corsa più breve in ambulanza in realtà costano 57 minuti, tempo durante il quale la gestione operatoria avrebbe già potuto essere iniziata e si sarebbe potuto ottenere il controllo dell'emorragia.

In un contesto extracittadino o disagiato, il tempo di trasporto a una équipe traumatologica in attesa potrebbe anche essere di 45-60 minuti o più. In questa situazione, l'ospedale più vicino con un'équipe traumatologica reperibile costituisce la struttura di ricezione appropriata.

Metodo di trasporto

Un altro aspetto della decisione sul trasporto è il metodo di trasporto. Alcuni sistemi offrono un'opzione alternativa di trasporto aereo. I servizi medici aerei possono offrire un livello di assistenza più elevato delle unità terrestri. In alcune circostanze, il trasporto aereo può anche essere più rapido e tranquillo del trasporto via terra. Come già accennato, se il trasporto aereo è disponibile in una comunità ed è adeguato alla situazione specifica, anticipare la decisione di chiamare il trasporto aereo nell'ambito del processo di valutazione comporterà il massimo vantaggio per il paziente.

Monitoraggio e rivalutazione

Dopo la valutazione primaria e l'assistenza iniziale, il paziente deve essere continuamente monitorato, si devono rivalutare i parametri vitali e si deve ripetere la valutazione primaria diverse volte durante il trasporto verso la struttura ricevente o sulla scena se il trasporto viene differito. Il continuo riesame delle componenti della valutazione primaria aiuterà ad assicurarsi che non si verifichi una compromissione non riconosciuta delle funzioni vitali. Inoltre, il monitoraggio continuo di un paziente aiuta a rivelare condizioni o problemi che potrebbero essere stati trascurati o non inizialmente evidenti. Spesso le condizioni del paziente non saranno palesi e quindi sarà possibile ottenere molte informazioni osservando e ascoltando il paziente. Il modo in cui si raccolgono le informazioni non è così importante quanto il fatto che tutte le informazioni vengano raccolte. La rivalutazione deve essere condotta quanto più rapidamente e accuratamente possibile. Il monitoraggio durante una situazione di trasporto prolungato viene descritto più avanti.

Comunicazioni

La comunicazione con la centrale operativa o la struttura ricevente deve avvenire non appena possibile. La trasmissione delle informazioni circa le condizioni del paziente, il suo trattamento e la tempistica di arrivo sono importanti per dare alla struttura ricevente la possibilità di prepararsi per accogliere il paziente. Durante il trasporto deve essere fornito un breve raccordo anamenstico alla struttura ricevente che comprenda le seguenti informazioni:

- Sesso ed età reale o presunta della vittima
- Meccanismo del trauma
- Lesioni potenzialmente letali rilevate e la loro sede anatomica
- Interventi effettuati sulla scena e la risposta del paziente a questi interventi
- Tempo stimato d'arrivo

Se il tempo lo consente possono essere fornite anche informazioni aggiuntive, come le patologie mediche preesistenti, le terapie in corso, la presenza di altre lesioni minori, le caratteristiche della scena dell'incidente, compreso l'utilizzo di presidi di sicurezza da parte della vittima e altre notizie sul paziente.

Altrettanto importante è la compilazione della scheda di assistenza preospedaliera. Una scheda adeguatamente compilata è preziosa per le seguenti ragioni:

1. fornisce al personale della struttura ricevente una conoscenza completa degli eventi che si sono verificati e delle condizioni del paziente, qualora dovesse insorgere qualche dubbio dopo che i soccorritori preospedalieri si sono allontanati;
2. aiuta ad assicurare il controllo di qualità in tutto il sistema preospedaliero rendendo possibile la revisione del caso.

Per questi motivi, è importante che il soccorritore preospedaliero compili la scheda accuratamente e in ogni sua parte e la consegni alla struttura ricevente. La scheda deve rimanere con il paziente; è poco utile se giunge soltanto ore o giorni dopo che il paziente è arrivato in ospedale.

Spesso la scheda diviene parte della cartella clinica del paziente. È un documento legale attestante ciò che è stato riscontrato ed eseguito e può essere usata come documento in caso di un procedimento legale. La scheda è ritenuta una registrazione completa delle lesioni riscontrate e delle azioni intraprese. Una buona massima da ricordare è "Se non è stato scritto, non è stato fatto!". Il soccorritore preospedaliero deve registrare sulla scheda tutto ciò che sa, ha visto e ha fatto al paziente. Un altro importante motivo per fornire una copia della scheda alla struttura ricevente è il fatto che la maggior parte dei centri traumatologici conserva un "registro dei traumi", una banca dati di tutti i pazienti ricoverati presso la struttura. L'informazione preospedaliera è un importante aspetto di questa banca dati e può contribuire a preziose ricerche.

Il soccorritore preospedaliero trasferisce anche verbalmente la responsabilità di un paziente al medico o all'infermiere che si fanno carico dell'assistenza del paziente in ospedale. Questo rapporto verbale (consegna) è di solito più dettagliato di quello via radio e meno dettagliato di quello scritto, fornendo una rassegna generale dell'anamnesi significativa dell'incidente, delle azioni intraprese dai soccorritori preospedalieri e della risposta del paziente a tali azioni. La scheda deve sottolineare qualsiasi cambiamento significativo delle condizioni del paziente che si è verificato in seguito alla trasmissione via radio. La consegna e il passaggio di informazioni tra la fase preospedaliera e quella intraospedaliera è fondamentale e enfatizza ulteriormente il concetto di lavoro di squadra.

Considerazioni particolari

Arresto cardiopolmonare traumatico

Un arresto cardiopolmonare conseguente a un trauma si differenzia da quello causato da problemi medici in tre modi significativi:

1. La maggior parte degli arresti cardiaci di origine medica è il risultato di un problema respiratorio, come un'ostruzione delle vie aeree da corpo estraneo o un'aritmia cardiaca che i soccorritori preospedalieri possono essere in grado di trattare definitivamente sul campo. Un arresto cardiaco derivante da un trauma è il più delle volte conseguenza di un dissanguamento o, meno frequentemente, di una lesione incompatibile con la vita, come una lesione cerebrale o midollare devastante, per cui il paziente non può essere adeguatamente rianimato sul campo.
2. Gli arresti per cause mediche sono gestiti nel modo migliore tentando la stabilizzazione sulla scena (ad esempio, rimozione di corpo estraneo delle vie respiratorie, defibrillazione). Al contrario, l'arresto cardiopolmonare traumatico è gestito nel modo migliore con l'immediato trasporto verso una struttura che offra immediata disponibilità di sangue e intervento chirurgico di emergenza.

3. A causa delle differenze nell'eziologia e nella gestione, i pazienti con arresto cardiopolmonare traumatico extraospedaliero hanno una probabilità di sopravvivenza estremamente bassa. Meno del 4% dei pazienti traumatizzati che richiedono RCP sulla scena sopravvive fino alla dimissione dall'ospedale e la maggior parte degli studi dimostra che le vittime di traumi penetranti hanno una possibilità di sopravvivenza leggermente superiore rispetto a quelle con traumi chiusi. Tra la piccola percentuale di pazienti che vengono dimessi vivi dall'ospedale, molti presentano una compromissione neurologica importante.

Oltre al tasso estremamente basso di successo, i tentativi di rianimazione nei pazienti che hanno una probabilità di sopravvivenza molto ridotta pongono i soccorritori preospedalieri a rischio di esposizione a sangue e fluidi corporei, così come a lesioni dovute a incidenti stradali durante il trasporto. Tali tentativi di rianimazione senza successo possono sottrarre risorse a pazienti che sono vitali e hanno una maggiore possibilità di sopravvivenza. Per questi motivi, occorre soppesare attentamente la decisione di iniziare i tentativi di rianimazione per le vittime in arresto cardiopolmonare traumatico.

La National Association of EMS Physicians (NAEMSP) ha collaborato con il Commeettee on Trauma dell'American College of Surgeons (ACS-COT) al fine di sviluppare delle linee guida che indichino quando evitare o sospendere la RCP nel contesto preospedaliero. Le vittime di annegamenti, folgorazione o ipotermia e i pazienti in cui il meccanismo lesivo non appare correlato con il quadro clinico (quindi che suggerisce una causa non traumatica) meritano considerazioni particolari prima di decidere se evitare o sospendere la rianimazione. Un paziente trovato in arresto cardiopolmonare sulla scena di un evento traumatico può essere andato incontro all'arresto a causa di un problema medico (ad esempio, infarto del miocardio), in particolare se il paziente è anziano e l'evidenza di lesioni traumatiche sono minime.

Soprassedere sulla rianimazione cardiopolmonare

Se durante la valutazione primaria si riscontra che il paziente rientra nei seguenti criteri, si può evitare di eseguire la RCP e quindi dichiarare (se consentito) il decesso.

- La rianimazione non è indicata quando siano evidenti decapitazione, macchie ipostatiche, *rigor mortis* e decomposizione. Per le vittime di trauma chiuso, i tentativi di rianimazione possono essere evitati se il paziente è privo di polso e apnoico all'arrivo dei soccorritori.
- Per le vittime di traumi penetranti, i tentativi di rianimazione vanno evitati in mancanza di segni di vita (assenza di riflessi pupillari, assenza di movimento spontaneo, assenza di ritmo cardiaco organizzato sull'ECG >40 battiti/min).

E' necessario porre estrema cautela quando si valuta un paziente potenzialmente morto, poiché la decisione di non procedere alle manovre rianimatorie è giustificata solo quando la valutazione iniziale è ben condotta. Ogni anno diverse volte balzano agli onori delle cronache storie di paziente presunti morti, che solo tardivamente si scoprono ancora vitali. Di fatto tutti questi pazienti sarebbero morti a causa della gravità delle loro lesioni, ma questi incidenti screditano i soccorritori e le loro organizzazioni. Nella confusione della scena con multipli feriti, il soccorritore preospedaliero può non essere sufficientemente addestrato per valutare la presenza di polso. I pazienti traumatizzati in periarresto possono essere profondamente bradicardici e ipotesi, questo contribuisce a rendere difficile identificare una condizione preterminale. In teoria, prima di decidere di interrompere la RCP, il polso centrale (carotideo o femorale) deve essere controllato per un intervallo compreso tra i 30 e i 60 secondi. Un soccorritore preospedaliero può decidere di controllare il polso centrale in più di un sito. I soccorritori preospedalieri avanzati hanno la possibilità di registrare una traccia ECG per determinare presenza o assenza di attività elettrica.

Manovre rianimatorie di base (BLS)

Mentre molti protocolli includono l'uso delle compressioni toraciche esterne negli algoritmi di trattamento dell'arresto cardiaco traumatico, molti chirurghi mettono in discussione il ruolo della RCP nello shock emorragico. Fatta questa premessa, è ragionevole eseguire l'RCP in quei pazienti che possono essere salvati, mentre si velocizza il trasporto. Così come per tutti i tentativi di RCP, i soccorritori devono limitare al minimo le interruzioni tra le compressioni.

Manovre rianimatorie avanzate (ALS)

La via aerea viene assicurata mentre si esegue la manovra di stabilizzazione in asse della colonna cervicale. Si devono ascoltare i suoni respiratori ed escludere la possibile presenza di uno pneumotorace iperteso. Può essere presente uno pneumotorace iperteso quando si nota una riduzione dei suoni respiratori, con inadeguata escursione del torace durante la ventilazione. Se esiste qualche dubbio circa la possibilità che il paziente possa avere uno pneumotorace iperteso, si esegue la decompressione del torace. Una decompressione del torace bilaterale deve essere eseguita solo se il paziente sta ricevendo ventilazione a pressione positiva.

Si reperiscono accessi venosi di grosso calibro e si somministrano soluzioni cristalloidi attraverso una linea completamente aperta se lo shock ipovolemico rappresenta una possibile causa dell'arresto cardiaco. Viene realizzato il monitoraggio elettrocardiografico (ECG) e si determina il ritmo cardiaco. Si possono rilevare diversi tipi di aritmie:

- *Attività elettrica senza polso (PEA).* In un paziente trovato in PEA si devono sospettare: ipovolemia, ipotermia, pneumotorace iperteso e tamponamento cardiaco. La somministrazione di fluidi, il riscaldamento e la decompressione toracica devono essere eseguiti quando indicato. Si può somministrare adrenalina.
- *Bradicardia / asistolia.* Un paziente che presenta questo ritmo deve essere valutato alla ricerca di grave ipossia e ipovolemia. Deve essere rivalutala la corretta posizione della via aerea, iniziando la rianimazione con il ripristino di volume. Si possono somministrare adrenalina e atropina.
- *Fibrillazione ventricolare (FV) / tachicardia ventricolare senza polso (TV)*: La terapia principale per tali aritmie è la defibrillazione. Se il defibrillatore disponibile è bifasico, si eroga una scarica di 120-200 joule. Se si dispone di un defibrillatore monofasico, la scarica sarà di 360 joule.

Sospendere la rianimazione cardiopolmonare

La sospensione delle misure di RCP e ALS può essere presa in considerazione nel contesto preospedaliero quando non ci siano segni di vita e non ci sia una ripresa di circolo nonostante un trattamento appropriato, incluse minime interruzioni della CPR. In passato veniva posto il limite temporale di 15 minuti, oltre il quale venivano terminati gli sforzi rianimatori, ma in realtà i dati scientifici rimangono ancora poco chiari in proposito.

Trattamento del dolore

Il trattamento del dolore (analgesia) è spesso usata nel contesto preospedaliero per dolore causato da angina o infarto del miocardio. Tradizionalmente, il trattamento del dolore ha avuto un ruolo limitato nel trattamento dei pazienti traumatizzati, principalmente a causa del timore che gli effetti collaterali dei narcotici (stimolo ventilatorio diminuito e vasodilatazione) potessero aggravare ipossia e ipotensione già presenti. Questa preoccupazione ha portato a negare l'analgesia ad alcuni pazienti che pure avevano indicazioni appropriate, quali la lesione isolata di un arto o una frattura vertebrale. Il soccorritore preospedaliero può prendere in considerazione il trattamento del dolore in questi pazienti, in particolare se avviene un trasporto prolungato, purché non siano presenti segni di compromissione ventilatoria o di shock.

Il Capitolo sul Trauma Muscoloscheletrico dedica una sezione al trattamento del dolore correlato alle lesioni isolate e alle fratture degli arti. Il solfato di morfina è di solito il farmaco di scelta e dovrebbe essere dosato EV gradualmente con incrementi di 1-2 mg finché non si ottiene una diminuzione del dolore o non compaiono modificazioni nei parametri vitali del paziente. Se a un paziente viene somministrato un qualsiasi narcotico, occorre monitorare la pulsossimetria e rilevare ripetutamente i parametri vitali. La ketamina e il fentanyl possono essere valide alternative. La sedazione con farmaci quali le benzodiazepine deve essere riservata a circostanze eccezionali, come un paziente intubato combattivo, in quanto l'associazione di un narcotico e una benzodiazepina può portare ad arresto respiratorio.

Abuso

Un soccorritore preospedaliero è spesso la prima persona a giungere sulla scena e ciò gli consente di osservare una potenziale situazione di abuso. Il soccorritore all'interno di un'abitazione può osservare e trasmettere i suoi sospetti al personale dell'ospedale, in modo che, se necessario, vengano allertati i servizi sociali. Il soccorritore preospedaliero è in genere la prima e talvolta la sola persona formata a livello medico a trovarsi in una posizione tale da permettergli di osservare, sospettare e trasmettere informazioni su questo pericolo silente.

Chiunque, di qualsiasi sesso e a qualsiasi età, può essere un potenziale abusante o vittima di abuso. Una donna gravida, un neonato, un lattante, un bambino, un adolescente, un giovane adulto, un uomo di mezza età o un anziano sono tutti a rischio di abuso. Esistono numerosi differenti tipi di abuso: fisico, psicologico (emotivo) ed economico. L'abuso può avvenire per commissione, quando un'azione volontaria porta a una lesione (abuso fisico o sessuale), o per omissione (ad esempio, sottrarre le cure dovute ad una persona non autosufficiente). Questa sezione non tratta le tipologie di abuso, ma ha lo scopo di rammentarne l'esistenza e aumentare nel soccorritore la consapevolezza e il sospetto di abuso.

Le caratteristiche generali di un potenziale abusante comprendono un comportamento non sincero, una incongruenza tra la "storia" raccontata e le lesioni riscontrate, un atteggiamento negativo, attriti con il personale preospedaliero, etc. Le caratteristiche generali del paziente vittima di abuso comprendono mutismo, il non volere scendere nei dettagli dell'incidente, il costante contatto oculare con qualcuno sulla scena e il fatto di minimizzare le lesioni personali. L'abuso, la persona che lo ha esercitato e la persona che lo ha subito possono assumere forme differenti e il soccorritore preospedaliero deve mantenere un elevato indice di sospetto se la scena e la storia non appaiono compatibili. Si richiede al soccorritore di trasmettere i sospetti e qualsiasi informazione alle autorità competenti.

Trasporto prolungato

Benché la maggior parte dei trasporti effettuati dai mezzi di soccorso, in ambito urbano o extraurbano, non richieda più di 30 minuti, molti soccorritori preospedalieri che operano in contesti più disagiati gestiscono routinariamente i pazienti per un tempo di trasporto talvolta maggiore, magari con trasferimenti di pazienti da una struttura sanitaria a un'altra, via terra o via aria. Questi trasferimenti possono durare fino a diverse ore.

Si devono prendere precauzioni speciali quando i soccorritori preospedalieri sono coinvolti nel trasporto prolungato di un paziente traumatizzato. I problemi e le necessità che devono essere considerate prima di intraprendere il viaggio possono essere suddivisi in quelli relativi al paziente, al personale preospedaliero e all'attrezzatura.

Necessità del paziente

È di importanza primaria garantire un ambiente sicuro, caldo e tranquillo per il trasporto del paziente. La barella deve essere adeguatamente fissata al pianale dell'ambulanza e il paziente deve essere legato alla barella. Come sottolineato in questo testo, l'ipotermia è una complicanza potenzialmente letale in un paziente traumatizzato e il compartimento del paziente deve essere sufficientemente riscaldato.

Il paziente deve essere fissato in una posizione che lo renda facilmente accessibile, soprattutto nelle aree delle lesioni. Prima del trasporto, si deve controllare la posizione e la stabilità dei presidi per la gestione delle vie aeree e tutti i dispositivi (ad esempio, monitor e bombole di ossigeno) devono essere assicurate agli appositi supporti per evitare che divengano proiettili in caso di manovre brusche o di incidente dell'ambulanza. Nessun dispositivo deve essere appoggiato sul paziente perché si potrebbero creare delle ulcere da pressione durante un trasporto prolungato. Durante il trasporto, tutti gli accessi EV e i cateteri devono essere saldamente fissati per evitare la perdita dell'accesso.

Il paziente deve essere sottoposto a ripetizioni della valutazione primaria e della rilevazione dei segni vitali a intervalli prestabiliti. La pulsossimetria e l'ECG sono continuamente monitorati in pratica per tutti i pazienti, come pure la CO2 di fine espirazione in un paziente intubato, se disponibile. I soccorritori preospedalieri che accompagnano il paziente devono essere adeguatamente addestrati ai bisogni previsti del paziente. I pazienti con lesioni critiche devono generalmente essere gestiti da soccorritori con addestramento avanzato. Se si prevede che il paziente richiederà trasfusioni ematiche durante il trasporto, deve essere assistito da figure sanitarie idonee (dal punto di vista legale oltre che professionale) per eseguire tale procedura.

Si devono preparare due programmi di trattamento. Il primo, un programma medico, viene sviluppato per gestire sia i problemi relativi al paziente previsti sia quelli inattesi durante il trasporto. L'attrezzatura, i farmaci e i materiali di supporto necessari devono essere prontamente disponibili. Il secondo programma comporta l'individuazione della via più rapida verso l'ospedale ricevente. Le condizioni meteorologiche, le condizioni delle strade (ad es., tratti di strada in costruzione) e i problemi di traffico devono essere messi in conto e identificati. Inoltre, i soccorritori devono essere a conoscenza delle strutture sanitarie che si trovano lungo il percorso, nel caso in cui insorga un problema che non può essere gestito sulla strada.

Tra i presidi aggiuntivi che potrebbero essere necessari in un trasporto prolungato possiamo includere:

- *Sonda gastrica*. Se necessario può essere posizionato un sondino naso o orogastrico. L'aspirazione del contenuto gastrico può ridurre la distensione addominale e il rischio di vomito e inalazione.
- *Catetere vescicale*. Se necessario può essere posizionato in catetere urinario per disporre di una misura sensibile della perfusione renale e indirettamente dello stato volemico del paziente.
- *Emogasanalisi*. Mentre il saturimetro ci fornisce informazioni utili sulla saturazione della ossiemoglobina, la possibilità di effettuare un'analisi dei gas disciolti nel sangue (non ancora troppo diffusa), può fornire importanti informazioni sulla pressione parziale della anidride carbonica (PCO2) e del deficit di basi (BE), indicatore della gravità dello shock.

Necessità dell'equipaggio

La sicurezza del personale EMS è importante quanto quella del paziente. Il personale preospedaliero deve avere le dotazioni di sicurezza necessarie, come le cinture di sicurezza e deve essere vincolato durante il trasporto a meno che questo sia impedito da problemi legati all'assistenza al paziente. I membri dell'équipe devono usare precauzioni standard e assicurarsi che siano disponibili per il viaggio guanti e altri dispositivi di protezione individuale (DPI) in quantità sufficiente.

Attrezzatura

I problemi relativi all'attrezzatura, durante un trasporto prolungato comprendono ambulanza, accessori e farmaci, monitor e comunicazioni. L'ambulanza deve essere in buono stato di funzionamento, compresa una quantità adeguata di carburante e una ruota di scorta. L'equipaggio deve assicurarsi che siano disponibili e accessibili per il trasporto ausili e farmaci in quantità sufficiente, compresi garze e tamponi per rinforzare le medicazioni, liquidi per EV, ossigeno e farmaci analgesici. Le forniture di farmaci si basano sulle necessità previste del paziente e comprendono sedativi, agenti paralizzanti, analgesici e antibiotici. Una buona regola pratica è rifornire l'ambulanza con il 50% circa in più di ausili e medicazioni rispetto alle necessità previste in caso si vada incontro a un forte ritardo. L'attrezzatura di assistenza al paziente deve essere in buone condizioni di funzionamento, compresi i monitor (con allarmi funzionanti), gli erogatori di ossigeno e i dispositivi di aspirazione. Inoltre, il successo di un trasporto prolungato può dipendere da comunicazioni funzionali, compresa la possibilità di comunicare con altri membri dell'équipe, con la centrale operativa e con la struttura di destinazione.

Il trattamento di lesioni specifiche durante un trasporto prolungato è trattata nei successivi corrispondenti capitoli di questo testo.

CAPITOLO 8
VIE AEREE E VENTILAZIONE

INTRODUZIONE

Due delle più importanti manovre preospedaliere sono quelle che forniscono e mantengono la pervietà delle vie aeree e la ventilazione polmonare. L'impossibilità di mantenere ossigenazione e ventilazione adeguate in un traumatizzato e quindi di mantenere una sufficiente ossigenazione degli organi sensibili all'ischemia quali cervello e cuore, provoca ulteriore danno, come ad esempio lesioni cerebrali secondarie che si aggiungono alla lesione cerebrale primaria prodotta dal trauma iniziale. Assicurare la pervietà delle vie aeree, mantenere l'ossigenazione del paziente e sostenere la ventilazione, quando necessario, sono passi fondamentali per ridurre al minimo la lesione cerebrale complessiva e migliorare le probabilità di un esito positivo. Per essere chiari con l'uso della terminologia, ossigenazione si riferisce al processo attraverso il quale la concentrazione di ossigeno aumenta all'interno dei tessuti e ventilazione si riferisce allo scambio meccanico di aria tra l'ambiente esterno e gli alveoli dei polmoni

L'ossigenazione cerebrale e la cessione di ossigeno ad altre parti del corpo consentita da un adeguato trattamento delle vie aeree e la ventilazione rimangono le componenti più importanti dell'assistenza preospedaliera al paziente. Poiché le tecniche e i vari presidi ausiliari cambiano e continueranno a cambiare, è importante mantenersi al corrente di questi cambiamenti. Alcune tecniche possono richiedere una ventilazione attiva o un'osservazione passiva della respirazione del paziente.

Il sistema respiratorio svolge due funzioni principali:

1. Fornisce ossigeno ai globuli rossi, che trasportano l'ossigeno a ogni cellula del corpo.
2. Rimuove l'anidride carbonica (CO_2) dal corpo.

L'impossibilità da parte del sistema respiratorio di fornire ossigeno alle cellule, o l'impossibilità delle cellule di utilizzare l'ossigeno fornito, porta al metabolismo anaerobico e può rapidamente causare la morte. L'impossibilità di eliminare CO_2 può condurre a acidosi e coma.

Anatomia

Il sistema respiratorio è composto dalle vie aeree superiori e inferiori, inclusi i polmoni (Fig. 8.1). Ciascuna parte del sistema svolge un ruolo importante nell'assicurare gli scambi gassosi – il processo attraverso cui l'ossigeno entra nel torrente circolatorio e la CO_2 viene rimossa.

Vie aeree superiori

Le vie aeree superiori sono costituite dalla cavità nasale e dalla cavità orale (Fig. 8.2). L'aria che entra nella cavità nasale viene riscaldata, umidificata e filtrata per rimuovere le impurità. Oltre tali cavità si trova l'area conosciuta come faringe, che decorre dalla parte posteriore del palato molle all'estremo superiore dell'esofago. La faringe è costituita da muscolo rivestito da membrane mucose. È suddivisa in tre sezioni distinte: il rinofaringe (parte superiore), l'orofaringe (parte media) e l'ipofaringe (parte inferiore o distale della faringe). Sotto la faringe si trovano l'esofago, che conduce allo stomaco, e la trachea, punto in cui iniziano le vie aeree inferiori. Sopra la trachea vi è la laringe (Fig. 8.3), che contiene le corde vocali e i muscoli che le azionano, alloggiati in una robusta struttura cartilaginea. Le corde vocali sono pliche di tessuto che si incontrano sulla linea mediana. Le false corde, o pliche vestibolari, dirigono il flusso aereo attraverso le corde vocali. Le corde sono sostenute posteriormente dalle cartilagini aritenoidi. Direttamente al di sopra della laringe vi è una struttura a forma di foglia, detta epiglottide. Agendo come una porta o una valvola basculante, l'epiglottide dirige l'aria nella trachea e i solidi e i liquidi nell'esofago.

Vie aeree inferiori

Le vie aeree inferiori sono costituite dalla trachea, dai suoi rami e dai polmoni. Nell'inspirazione, l'aria viaggia attraverso le vie aeree superiori e nelle vie aeree inferiori prima di raggiungere gli alveoli, dove avvengono i reali scambi gassosi. La trachea si divide nei bronchi principali destro e sinistro. Il bronco principale destro è più corto, più largo e più verticale del sinistro. Il bronco principale destro si dirama dalla trachea con un angolo approssimativo di 25 gradi, mentre il sinistro ha un'angolazione di 45 gradi. (Questa differenza spiega perché il posizionamento del tubo endotracheale nel bronco principale destro sia una complicanza comune dell'intubazione).

Ognuno dei bronchi principali si divide in diversi bronchi primari e quindi in bronchioli. I bronchioli (tubi bronchiali molto piccoli) terminano negli alveoli, piccole sacche aeree circondate da capillari. Gli alveoli sono la sede degli scambi gassosi, dove si incontrano il sistema respiratorio e quello circolatorio.

Fisiologia

Le vie aeree costituiscono la strada che conduce l'aria atmosferica attraverso il naso, la bocca, la faringe, la trachea e i bronchi, fino agli alveoli. Con ogni respiro un adulto medio inspira circa 500 mL di aria. Il sistema di conduzione delle vie aeree trattiene fino a 150 mL di aria che in realtà non raggiungono mai gli alveoli per partecipare al processo cruciale dello scambio gassoso. Lo spazio in cui questo gas viene trattenuto è noto come *spazio morto*. L'aria all'interno di questo spazio morto non è disponibile per essere utilizzata dal corpo per l'ossigenazione, in quanto non raggiunge mai gli alveoli.

Con ogni respiro, si immette aria nei polmoni. Il movimento di aria dentro e fuori dagli alveoli deriva dalla variazione di pressione intratoracica generata dalla contrazione e dal rilasciamento di gruppi specifici di muscoli. Il muscolo principale della respirazione è il diaframma. Normalmente le fibre muscolari del diaframma si accorciano quando ricevono uno stimolo dal cervello. Oltre al diaframma, i muscoli intercostali esterni aiutano a spingere le coste in avanti e indietro. Questo accorciamento del diaframma unitamente all'azione dei muscoli intercostali genera una pressione negativa all'interno della cavità toracica. Tale pressione negativa causa l'ingresso dell'aria all'interno dell'albero polmonare (Fig. 8.4). Ulteriori muscoli attaccati alla parete toracica possono contribuire alla creazione di questa pressione negativa; questi comprendono lo sternocleidomastoideo e lo scaleno. L'utilizzo di tali muscoli accessori potrà essere osservato nei pazienti traumatizzati in cui sia presente un aumento del lavoro respiratorio. Diversamente l'espirazione è un processo passivo causato dal rilasciamento del diaframma e dai muscoli della parete toracica e dal ritorno elastico di queste strutture. L'espirazione comunque può diventare un processo attivo quando il lavoro respiratorio aumenta.

Generare pressione negativa durante l'inspirazione richiede una parete toracica integra. Per esempio, in un paziente traumatizzato, una ferita che crei un'apertura tra l'atmosfera esterna e la cavità toracica, può causare l'ingresso di aria attraverso la ferita piuttosto che nei polmoni. Danni alla struttura ossea della parete toracica può compromettere la capacità del paziente di generare la pressione negativa necessaria per un'adeguata ventilazione (vedere il capitolo sul Trauma Toracico). Quando l'aria atmosferica raggiunge gli alveoli, l'ossigeno si sposta dagli alveoli, attraverso la membrana alveolocapillare, ed entra nei globuli rossi (GR). (Fig. 8.5). Il sistema circolatorio trasporta quindi i GR carichi di ossigeno ai tessuti del corpo, dove l'ossigeno è utilizzato come combustibile per il metabolismo. Quando l'ossigeno viene trasferito dall'interno degli alveoli, attraverso la parete cellulare e l'endotelio capillare, ai GR, la CO2 viene scambiata in direzione opposta, dal plasma agli alveoli. L'anidride carbonica, che è trasportata disciolta dal plasma (approssimativamente il 10%), legata alle proteine plasmatiche (soprattutto l'emoglobina nei GR [circa il 20%]) e come bicarbonato (circa il 70%), si sposta dal torrente sanguigno, attraverso la membrana alveolocapillare, negli alveoli, da dove viene eliminata durante l'espirazione (Fig. 8.6). Al termine di questo scambio, i GR ossigenati e il plasma con un basso livello di CO2 ritornano al lato sinistro del cuore per essere pompati a tutte le cellule del corpo.

Una volta giunti alle cellule, i GR cedono il loro ossigeno che viene utilizzato dalle cellule per il metabolismo aerobico. L'anidride carbonica, un sottoprodotto del metabolismo aerobico, viene liberata nel plasma sanguigno. Il sangue non ossigenato ritorna al lato destro del cuore. Il sangue è pompato ai polmoni, dove viene nuovamente rifornito di ossigeno, e la CO2 è eliminata per diffusione. L'ossigeno è trasportato soprattutto dall'emoglobina dei GR mentre l'anidride carbonica è trasportata nelle tre modalità precedentemente descritte: nel plasma, legato alle proteine come l'emoglobina e tamponata come bicarbonato

Gli alveoli devono essere costantemente riforniti di aria fresca che contenga una quantità adeguata di ossigeno. Tale rifornimento di aria, detto ventilazione, è essenziale per eliminare la CO2. La ventilazione è misurabile. La grandezza di ogni respiro, detta volume corrente (*tidal volume*), moltiplicata per la frequenza ventilatoria per minuto è uguale al volume minuto:

Volume minuto (VM) = Volume corrente (VC) x Frequenza ventilatoria (FR) per minuto

Durante la ventilazione normale a riposo, vengono introdotti nei polmoni circa 500 mL di aria. Come ricordato in precedenza, parte di questo volume, 150 ml, rimane nel sistema delle vie aeree (trachea e bronchi) come spazio morto e non partecipa agli scambi gassosi. Solo 350 ml in realtà sono disponibili per gli scambi gassosi. (Fig. 8.7) Se il volume corrente è 500 mL e la frequenza ventilatoria è 14 atti/min, il volume minuto può essere calcolato come segue:

Volume minuto = 500 mL × 14 atti/min = 7.000 mL/min, o 7 litri/min

Perciò, a riposo, circa 7 litri di aria devono entrare e uscire dai polmoni ogni minuto per mantenere un'adeguata eliminazione di CO2 e ossigenazione. Se il volume minuto scende al di sotto della norma, il paziente ha una ventilazione inadeguata, una condizione detta ipoventilazione. L'ipoventilazione conduce a un accumulo di CO2 nel corpo. L'ipoventilazione è comune quando un trauma cranico o toracico causa un'alterazione dei parametri respiratori o l'impossibilità di muovere adeguatamente la parete toracica. Ad esempio, un paziente con fratture costali che respira in modo rapido e superficiale a causa del dolore provocato dalla lesione, può avere un volume corrente di 100 mL e una frequenza ventilatoria di 40 atti/min. Il volume minuto del paziente può essere calcolato come segue:

Volume minuto = 100 mL × 40 atti/min = 4000 mL/min, o 4 litri/min

Se sono necessari 7 litri/min per uno scambio gassoso adeguato in un soggetto non traumatizzato a riposo, 4 litri/min sono molto meno di quello che il corpo richiede per eliminare efficacemente la CO2 e indicano ipoventilazione. Inoltre, sono necessari 150 mL di aria per superare lo spazio morto. Se il volume corrente è 100 mL, l'aria ossigenata non raggiungerà mai gli alveoli ma si fermerà alla trachea e ai bronchi. Se non trattata, questa ipoventilazione porterà rapidamente a grave distress e infine a morte.

Nell'esempio precedente, il paziente con fratture costali sta ipoventilando anche se la frequenza ventilatoria è 40 atti/min. Questo paziente ha una respirazione accelerata (tachipnea) ma al tempo stesso sta ipoventilando. La frequenza respiratoria da sola quindi, non può essere indice di un'adeguata ventilazione. Stabilire la capacità del paziente di effettuare gli scambi gassosi comporta valutare sia la frequenza sia la profondità della valutazione. Un frequente errore è supporre che qualsiasi paziente con una frequenza ventilatoria rapida stia iperventilando. Una misura più precisa dello stato ventilatorio è la quantità di CO2 eliminata, che può essere determinata utilizzando un capnografo. L'effetto dell'eliminazione di CO2 sul metabolismo è discusso insieme al principio di Fick e al metabolismo aerobico e anaerobico nel capitolo sullo shock.

La valutazione della funzione ventilatoria comprende sempre un'analisi di quanto efficacemente il paziente immetta, diffonda e trasporti l'ossigeno. Senza un'assunzione e un impiego adeguati dell'ossigeno, inizierà un metabolismo anaerobico. Inoltre, deve anche essere assicurata una ventilazione efficace. Un paziente può ventilare completamente, parzialmente o non ventilare affatto. L'aggressiva valutazione e gestione di queste inadeguatezze di ossigenazione e ventilazione è fondamentale per un esito coronato da successo.

Ossigenazione e ventilazione del paziente traumatizzato

Il processo di ossigenazione all'interno del corpo umano comporta le tre fasi seguenti.

1. La *respirazione esterna* è il trasferimento di molecole di ossigeno (O2) dall'atmosfera al sangue. Tutto l'ossigeno alveolare esiste come gas libero; quindi, ogni molecola di O2 esercita una pressione. Aumentare la percentuale di ossigeno nell'atmosfera inspirata aumenterà la tensione alveolare di O2. L'aria è composta da ossigeno (20,95%), da azoto (78,1%), da argon (0,93%) e da anidride carbonica (0,031%). Quando viene fornito ossigeno supplementare, la percentuale di ossigeno in ogni atto inspiratorio aumenta, comportando un aumento nella quantità di ossigeno in ogni alveolo. Questo, a sua volta, aumenterà la quantità di gas che verranno trasferiti al sangue perché la quantità di gas che entreranno è direttamente correlata alla pressione esercitata. Maggiore la pressione dei gas, maggiore sarà la quantità di gas assorbita.
2. La *cessione di ossigeno* è il risultato di un trasferimento di O2 dall'atmosfera ai GR durante la ventilazione e del trasporto di questi GR ai tessuti attraverso il sistema cardiovascolare. Il volume di ossigeno consumato dal corpo in un minuto al fine di mantenere la produzione di energia, noto come consumo di ossigeno, dipende da un'adeguata gettata cardiaca e da un adeguato trasporto di ossigeno alle cellule per mezzo dei GR. Si possono descrivere i GR come le "autobotti di ossigeno" del corpo. Queste autobotti si spostano lungo le "autostrade" del sistema vascolare per "scaricare" il loro rifornimento di O2 nei punti di distribuzione del corpo, i letti capillari.
3. La *respirazione interna (cellulare)* è il movimento o diffusione dell'ossigeno dai GR alle cellule dei tessuti. Il metabolismo normalmente avviene attraverso glicolisi e ciclo di Krebs per produrre energia. Mentre capire i dettagli specifici di tali processi non è necessario, è invece importante avere una comprensione generale del loro ruolo nella produzione di energia. Poiché il reale scambio di

ossigeno tra GR e tessuti avviene nei capillari dalla parete sottile, qualsiasi fattore che interrompe l'apporto di ossigeno provocherà l'interruzione di questo ciclo. Il fattore principale a questo proposito è la quantità di fluidi (o edema) localizzato tra le pareti alveolari, le pareti capillari e la parete delle cellule del tessuto (anche conosciuto come interstizio). L'iperidratazione dello spazio vascolare con cristalloidi, che causa il loro stravaso dal circolo all'interstizio entro 30-45 minuti dalla loro somministrazione, è il problema principale della rianimazione. L'ossigeno supplementare può aiutare a superare alcune di queste condizioni. I tessuti e le cellule non possono consumare l'ossigeno necessario se non è disponibile in quantità adeguate.

Una buona ossigenazione dipende da tutte e tre queste fasi. Benché la possibilità di valutare l'apporto di ossigeno ai tessuti in situazioni preospedaliere stia rapidamente migliorando, un adeguato supporto ventilatorio per tutti i pazienti traumatizzati inizia fornendo ossigeno supplementare per assicurarsi che l'ipossia sia corretta o completamente evitata.

Fisiopatologia

Un trauma può influire sulla capacità del sistema respiratorio di fornire adeguatamente ossigeno ed eliminare anidride carbonica nei modi seguenti:

- *L'ipossiemia* (ridotto livello di ossigeno nel sangue) può derivare dalla ridotta diffusione di ossigeno attraverso la membrana alveolocapillare.
- *L'ipossia* (ossigenazione tessutale insufficiente) può essere causata da:
  - L'incapacità dell'aria di raggiungere i capillari generalmente perché le vie aeree sono ostruite o perché gli alveoli sono pieni di liquidi o secrezioni
  - Una riduzione del flusso di sangue agli alveoli
  - Una riduzione del flusso di sangue alle cellule dei tessuti
- *L'ipoventilazione* può essere causata da:
  - Un'ostruzione del flusso aereo attraverso le vie aeree superiori e inferiori
  - Ridotta espansione dei polmoni come risultato di un danno diretto alla parete toracica o ai polmoni
  - Una perdita dello stimolo respiratorio, in genere a causa di una alterazione della funzione neurologica, il più delle volte dopo una lesione cerebrale traumatica

L'iperventilazione può causare vasocostrizione, che può essere dannosa soprattutto nella gestione del paziente con trauma cranico.

L' ipoventilazione è conseguenza della riduzione del volume minuto. Se non trattata, l'ipoventilazione porta a un aumento di CO_2, di acidosi, e infine a morte. Il trattamento consiste nel migliorare frequenza e profondità ventilatoria del paziente correggendo i problemi esistenti a carico delle vie aeree e assistendo la ventilazione se opportuno.

Le sezioni che seguono trattano due delle cause di ventilazione inadeguata: riduzione della funzione neurologica e ostruzione meccanica. La terza causa, una riduzione del volume minuto in conseguenza di ridotta espansione polmonare, viene trattata nel capitolo sul Trauma Toracico. Le restanti sono trattate nel capitolo sullo Shock.

Riduzione della funzione neurologica

Una riduzione del volume minuto può essere causata da due condizioni cliniche correlate con la riduzione della funzione neurologica: ostruzione meccanica e riduzione del livello di coscienza (LdC).

Una causa comune di riduzione del volume minuto è l'ostruzione meccanica delle vie aeree. La causa di queste ostruzioni può essere di natura neurologica o puramente meccanica. Gli insulti neurologici che alterano il livello di coscienza possono interrompere i “sistemi di controllo” che normalmente mantengono la lingua in una posizione anatomicamente neutra (non ostruttiva). Se questi “sistemi di controllo” sono compromessi, la lingua cade all'indietro, occludendo l'ipofaringe (si veda Fig. 8.8). Questa complicanza abitualmente si presenta come russamento durante gli atti respiratori. Per impedire alla lingua di occludere l'ipofaringe o correggere il problema quando compare, bisogna assicurare una via aerea pervia in qualsiasi paziente supino che presenta una riduzione del livello di coscienza, indipendentemente dal fatto che esistano segni di compromissione ventilatoria. Tali pazienti possono anche richiedere aspirazione periodica perché secrezioni, saliva, sangue o vomito possono accumularsi nell'orofaringe.

I corpi estranei nelle vie aeree possono essere oggetti che erano presenti nella bocca del paziente al momento della lesione, come dentiere, chewing-gum, tabacco, denti e ossa. I materiali esterni, come il vetro di un parabrezza rotto o qualsiasi oggetto che sia vicino alla bocca del paziente al momento del trauma, possono anch'essi porre a rischio la pervietà delle vie aeree. Le ostruzioni delle vie aeree superiori e inferiori possono anche essere causate da collasso osseo o cartilagineo in seguito a una frattura della laringe o della trachea, da avulsione di una mucosa dall'ipofaringe o dalla lingua, o da un danno al volto per cui sangue e frammenti ossei e tessutali creano un'ostruzione.

Il trattamento delle ostruzioni meccaniche delle vie aeree può essere estremamente impegnativo. I corpi estranei nella cavità orale possono incastrarsi e creare occlusioni nell'ipofaringe o nella laringe. Possono essere presenti lesioni da schiacciamento della laringe ed edema delle corde vocali. I pazienti con lesioni facciali si presentano con due delle più comuni ostruzioni da corpo estraneo: sangue e vomito. Un trauma diretto nella regione anteriore del collo può causare la rottura della trachea conducendo ad emottisi e a enfisema sottocutaneo massivo per perdita di aria all'interno dei tessuti molli (Fig. 8.9). Il trattamento di questi problemi è volto all'immediato riconoscimento dell'ostruzione e ai passi intrapresi per assicurare la pervietà delle vie aeree.

Una riduzione del livello di coscienza per un trauma cranico o legata ad abuso di alcool e droghe, influenza anche lo stimolo respiratorio e può ridurre la frequenza di ventilazione, il volume di ventilazione, o entrambi. Questa riduzione del volume minuto può essere temporanea o permanente.

Iperventilazione

L'iperventilazione si verifica quando la ventilazione alveolare è così importante che l'eliminazione dell'anidride carbonica supera la sua produzione portando così all'ipocapnia (ridotta quantità di anidride carbonica nel sangue arterioso). La ventilazione alveolare è generalmente valutata ottenendo misurazioni di sangue arterioso nei dipartimenti di emergenza e nelle unità di terapia intensiva. Mentre non possiamo eseguire questi test di laboratorio sul campo, possiamo avere tuttavia la possibilità di monitorare l'anidride carbonica di fine espirazione (ETCO2). Quando tale valore scende al di sotto del range di normalità compreso tra i 35 e i 45 millimetri di mercurio (mmHg), comincia a verificarsi vasocostrizione.

L'iperventilazione nel paziente traumatizzato generalmente non si verifica senza l'intervento del soccorritore preospedaliero che utilizza un dispositivo pallone-maschera ad una frequenza o ad una profondità troppo elevate. Le evidenze hanno dimostrato che pazienti con trauma cranico critico in ambiente extraospedaliero avevano un esito migliore se trattati con procedure semplici piuttosto che con l'intubazione orotracheale. Mentre ci sono molti fattori che posso contribuire a tale outcome, compresi un prolungato tempo sulla scena, l'aspirazione e l'ipossia durante l'intubazione, è importante comprendere il volume funzionale minuto e gli scambi che si svolgono a livello alveolare. E' stato notato che più trascorre tempo durante la rianimazione, più il soccorritore diventa distratto e tende ad aumentare la frequenza ventilatoria.

Mentre la frequenza ventilatoria può aumentare durante l'utilizzo di un dispositivo pallone-maschera, la riduzione di una perfetta aderenza della maschera potrà causare perdita di volume e per tale motivo il volume minuto rimarrà vicino ai valori normali. Una volta intubato però, sarà disponibile un volume maggiore per gli scambi di gas e all'aumentare della frequenza ventilatoria la combinazione di una frequenza più veloce e di un volume maggiore causerà ipocapnia (bassa anidride carbonica). Questo, a sua volta, causerà vasocostrizione dei vasi intracerebrali. Mentre da una parte questa contrazione dei vasi sanguigni consentirà di avere più spazio per l'espansione di sanguinamenti o gonfiore dei tessuti cerebrali, dall'altra determinerà una riduzione della quantità di sangue ossigenato che raggiungerà il tessuto cerebrale. Questo, a sua volta, causerà lo sviluppo di maggior edema.

Valutazione delle vie aeree e ventilazione

L'abilità nella valutazione delle vie aeree è una condizione necessaria per poterle gestire in maniera efficace. Di certo, molti passaggi della valutazione vengono eseguiti automaticamente senza nemmeno pensarci. Un paziente che è cosciente e che parla al soccorritore al suo arrivo dimostra di avere una via aerea pervia. Ma quando il livello di coscienza del paziente è ridotto, è fondamentale fare una valutazione accurata delle vie aeree prima di passare al trattamento delle altre lesioni. Quando si esaminano le vie aeree durante la valutazione primaria, è necessario valutare gli aspetti qui di seguito menzionati:

- Posizionamento della via aerea e del paziente
- Suoni provenienti dalle alte vie aeree
- Ostruzione delle vie aeree
- Sollevamento del torace

Posizionamento delle vie aeree e del paziente

Quando si ha un contatto visivo con il paziente si deve osservare come questi è posizionato. I pazienti con un ridotto livello di coscienza che si trovano in una posizione supina sono a rischio di ostruzione delle vie aeree poiché la lingua può cadere indietro nella via aerea creando un'ostruzione. La maggior parte dei pazienti traumatizzati verranno posizionati in posizione supina sull'asse spinale per l'immobilizzazione. Qualsiasi paziente che mostra i segni di una riduzione del livello di coscienza richiede una rivalutazione costante per prevenire un'ostruzione delle vie aeree e quindi l'inserimento di un dispositivo ausiliario per assicurarne la pervietà. I pazienti che presentano una via aerea pervia finché restano su un fianco, possono poi soffrire di un'ostruzione quando vengono spostati in posizione supina su un asse spinale. I pazienti con trauma facciale grave e sanguinamento attivo devono essere mantenuti nella posizione in cui si trovano se in questo modo riescono a mantenere pervie le vie aeree. In alcuni casi ciò potrebbe significare permettere al paziente di restare seduto. Mettere questi pazienti in posizione supina sull'asse spinale può causare l'ostruzione delle vie aeree e una possibile aspirazione di sangue. In questi casi, se il paziente è in grado di mantenere pervie le vie aeree, la linea di condotta migliore potrebbe essere lasciarlo procedere in questo modo. L'aspirazione dovrebbe essere disponibile se necessaria per rimuovere sangue e secrezioni. Se necessario, la stabilizzazione della colonna cervicale può essere realizzata attraverso l'immobilizzazione manuale della testa nella posizione necessaria al mantenimento della pervietà della via aerea (Fig. 8.10).

Occorre ricordare che il principio è mantenere la via aerea pervia e provvedere a stabilizzare la colonna cervicale quando indicato. Questo non richiede necessariamente sempre una immobilizzazione completa su tavola spinale col paziente supino.

Suoni dalle vie aeree superiori

Un suono proveniente dalle vie aeree superiori non è mai un buon segno. Spesso, è possibile udire questi suoni quando ci si avvicina al paziente. Essi sono di frequente il risultato di un'ostruzione parziale delle vie aeree causata sia dalla caduta della lingua sia dalla presenza di sangue o corpi estranei nelle vie aeree superiori. Lo stridore respiratorio è imputabile a un'ostruzione parziale delle vie aeree superiori. Tale ostruzione può essere di tipo anatomico come quando la lingua cade all'indietro nelle vie aeree o quando l'epiglottide o le vie aeree sono edematose. Può inoltre essere causata dalla presenza di corpi estranei. L'edema o la tumefazione delle vie aeree rappresentano una situazione di emergenza che implica una sollecita azione per evitare un'ostruzione totale delle vie aeree. È necessario attivarsi immediatamente per alleviare l'ostruzione e mantenere pervia la via aerea.

Esaminare le vie aeree alla ricerca di ostruzioni

Guardare all'interno del cavo orale per ricercare qualsiasi corpo estraneo o qualsiasi malformazione anatomica macroscopica. Rimuovere i corpi estranei trovati (come discusso in seguito).

Verificare il sollevamento del torace

Un sollevamento limitato del torace può indicare un'ostruzione delle vie aeree. L'uso di muscoli accessori e l'impressione che il lavoro respiratorio sia intensificato devono indurre un elevato indice di sospetto di compromissione delle vie aeree. Un sollevamento asimmetrico del torace può essere indice della presenza di pneumotorace, sebbene tale segno sia di difficile valutazione in ambiente preospedaliero.

Trattamento

Controllo delle vie aeree

Assicurare la pervietà delle vie aeree costituisce la prima priorità nel trattamento del trauma e della rianimazione, e nessuna azione è più importante per il trattamento delle vie aeree di una loro adeguata valutazione (Fig. 8.11). A prescindere dal modo in cui sono trattate le vie aeree, si deve prendere in considerazione una lesione del rachide cervicale se la dinamica suggerisce un potenziale danno. L'uso di uno qualsiasi di questi metodi di controllo delle vie aeree richiede la contemporanea stabilizzazione manuale del rachide cervicale in posizione neutra, fino a quando il paziente non sia stato completamente immobilizzato (si veda Capitolo Trauma Spinale). L'eccezione a tale regola sarebbe rappresentata dal trauma penetrante. Gli studi hanno dimostrato che l'immobilizzazione spinale generalmente non è necessaria per molti di questi pazienti (si veda il Capitolo Trauma Spinale).

Tecniche essenziali

Il trattamento delle vie aeree nei pazienti traumatizzati assume la precedenza su tutte le altre procedure, poiché senza una via aerea adeguata non è possibile ottenere un esito positivo. Il trattamento delle vie aeree può essere impegnativo, ma nella maggior parte dei pazienti le procedure di livello base possono inizialmente risultare sufficienti. Persino i soccorritori preospedalieri che hanno ricevuto una formazione in merito alle tecniche più avanzate per il trattamento delle vie aeree devono conservare la loro capacità di eseguire queste tecniche di base poiché queste, a seconda delle situazioni, possono condurre ad un migliore risultato per il paziente. I soccorritori con competenze avanzate soppesano sempre il rapporto tra rischi e benefici legati alla pratica di queste procedure altamente invasive. Inoltre, è necessario mantenere la padronanza di tecniche avanzate: tali tecniche non dovrebbero essere adottate se non necessarie.

Le tecniche di gestione delle vie aeree possono essere divise in tre differenti livelli: manuali, di base e avanzate. L'applicazione di queste tecniche, fintanto si trovino alla portata e alla capacità dei soccorritori, dovrebbero essere effettuate in base alla necessità del paziente e del contesto in cui ci si trova.

Tecniche e presidi per la gestione delle vie aeree

Manuali

Il metodo manuale di apertura delle vie aeree è il più semplice da praticare e non richiede attrezzatura, se non le mani del soccorritore. La via aerea può essere mantenuta con questi metodi, anche se il paziente ha il riflesso del vomito. Non ci sono controindicazioni all'uso delle tecniche manuali nella gestione del paziente traumatico. Esempi di questo tipo di gestione delle vie aeree includono la manovra di sollevamento del mento e di sublussazione della mandibola. Posizionamento e liberazione manuale delle vie aeree rientrano in questa categoria (Fig.8.12).

Tecniche di base

La gestione di base delle vie aeree prevede l'uso di un unico dispositivo aggiuntivo la cui tecnica di inserimento necessita di un addestramento minimo. I rischi associati al posizionamento di tali dispositivi sono estremamente bassi se comparati con il potenziale beneficio derivante dal mantenimento della pervietà delle vie aeree. Se il loro posizionamento è errato, può essere facilmente riconosciuto e corretto. Esempi di tali dispositivi includono le cannule orofaringee e nasofaringee (Fig. 8.13).

Tecniche avanzate

La gestione avanzata delle vie aeree prevede dispositivi che richiedono un addestramento iniziale oltre che una pratica continua per mantenere un'adeguata competenza. Ricadono in tale categorie dispositivi il cui impiego prevede l'utilizzo di diverse attrezzature, il possibile uso di farmaci così come passaggi multipli per il corretto posizionamento e, in alcuni casi la visualizzazione diretta dell'apertura tracheale. Rientrano inoltre in questa categoria tecniche di gestione chirurgiche delle vie aeree come la cricotiroidotomia (sia chirurgica che con ago). Il danno derivante dal fallito tentativo di gestione avanzata delle vie aeree è alto e può aggravare ulteriormente il paziente. E' fortemente raccomandato il monitoraggio continuo della saturazione di ossigeno e dell'ETCO2 durante queste manovre. Esempi di tali di tipi di presidi sono i tubi endotracheali e i dispositivi sovraglottici. (Fig. 8.14).

Si veda la figura 8.15 per la ripartizione dei tre metodi di gestione delle vie aeree.

Fig. 8.15 – **Metodi di gestione delle vie aeree**

Manuali
- Solo le mani

Di Base
- Cannule orofaringee (COF)
- Cannule nasofaringee (CNF)

Avanzati
- Intubazione endotracheale
- Presidi sovraglottici
- Intubazione in rapida sequenza (RSI) o farmacologicamente assistita
- Via aerea percutanea

Pulizia Manuale delle Vie Aeree

Il primo passo nel trattamento delle vie aeree consiste in una rapida ispezione visuale della cavità orofaringea. Materiale estraneo (ad es. pezzi di cibo) o denti spezzati e sangue possono essere rinvenuti nella bocca di un paziente traumatizzato. Devono essere rimossi dalla bocca usando un dito guantato o nel caso di sangue o vomito possono essere aspirati. Inoltre, il posizionamento del paziente sul fianco, quando ciò non è controindicato da un possibile trauma vertebrale, consentirà la rimozione di secrezioni, sangue e vomito grazie alla forza di gravità.

Manovre manuali

Nei pazienti incoscienti, la lingua diviene flaccida, cadendo indietro e bloccando l'ipofaringe (si veda Fig. 8.8). La lingua è la causa più comune di ostruzione delle vie aeree. I metodi manuali per risolvere questo tipo di ostruzione sono facilmente applicabili perché la lingua è fissata alla mandibola e si muove in avanti con essa. Qualsiasi manovra che sposta la mandibola in avanti trascinerà la lingua lontano dall'ipofaringe.

- *Sublussazione della mandibola* (trauma jaw thrust). In pazienti con sospetto trauma di capo, collo o viso, la colonna cervicale viene mantenuta allineata in posizione neutra. La manovra di sublussazione della mandibola consente al soccorritore preospedaliero di aprire le vie aeree con un movimento minimo o del tutto nullo del capo e della colonna cervicale (Fig. 8.12). La mandibola è spinta in avanti ponendo i pollici sui due zigomi e l'indice e il medio sull'angolo della mandibola.
- *Sollevamento del mento* (trauma chin lift). La manovra di sollevamento del mento viene utilizzata per alleviare varie ostruzioni anatomiche delle vie aeree in pazienti che sono in respiro spontaneo (Fig.8.12). Mento e incisivi inferiori sono afferrati e quindi sollevati per portare la mandibola in avanti. Il soccorritore preospedaliero indossa guanti per evitare contaminazione con liquidi corporei.

Entrambe queste tecniche portano a un movimento della mandibola in avanti (verso l'alto) e in direzione leggermente caudale (verso i piedi), che sposta la lingua lontano dalla via aerea posteriore e apre la bocca. Con la sublussazione della mandibola questa viene spinta in avanti mentre nel sollevamento del mento la mandibola viene tirata. La sublussazione della mandibola e sollevamento del mento che si eseguono nel paziente traumatizzato sono modificazioni delle manovre convenzionali. Queste modificazioni offrono protezione alla colonna cervicale del paziente mentre si apre la via aerea allontanando la lingua dalla faringe posteriore.

Aspirazione

Un paziente traumatizzato può non essere in grado di eliminare efficacemente l'accumulo di secrezioni, vomito, sangue o corpi estranei dalla trachea. Praticare un'aspirazione è una parte importante del mantenere pervie le vie aeree.

La complicanza più significativa dell'aspirazione consiste nel fatto che un'aspirazione per periodi prolungati produrrà ipossiemia, che produce effetti dannosi a livello tissutale in molti organi. L'indizio principale che suggerisce che il paziente sta diventando ipossico è una anormalità a livello cardiaco (ad esempio tachicardia o aritmie). La preossigenazione del paziente traumatizzato, fornendo ossigeno supplementare, aiuterà a prevenire l'ipossiemia. Inoltre, durante l'aspirazione vicino o al di sotto della laringe (ad esempio durante l'aspirazione da un tubo endotracheale), il sondino può stimolare o la branca interna del nervo laringeo superiore o il nervo laringeo ricorrente che innerva la laringe al di sopra e al di sotto delle corde, entrambi di origine vagale. Una stimolazione vagale può portare a profonda bradicardia e ipotensione.

Il paziente traumatizzato non ancora intubato può richiedere un'aspirazione aggressiva delle vie aeree superiori. All'arrivo dei soccorritori possono essere presenti nelle vie aeree quantità di sangue e vomito molto maggiori di quelle che un normale aspiratore può eliminare; in questo caso il paziente può essere ruotato sul fianco mantenendo la stabilizzazione della colonna cervicale: la forza di gravità contribuirà a liberare le vie aeree. Per liberare l'orofaringe si preferisce un dispositivo di aspirazione rigido. Benché da un'aspirazione prolungata possa derivare ipossia, una via aerea completamente ostruita non fornirà alcuno scambio gassoso. L'aspirazione aggressiva e il posizionamento del paziente vengono mantenuti fino a che le vie aeree non sono almeno parzialmente libere. A questo punto, si può praticare una iperossigenazione seguita da una ulteriore aspirazione. L'iperossigenazione, come la preossigenazione, può essere eseguita sia con una maschera per la somministrazione di ossigeno ad alta concentrazione o con un pallone-maschera che eroga 15 litri di ossigeno al minuto. L'obiettivo dell'iperossigenazione è di mantenere una SpO_2 pari o superiore al 95% a livello del mare.

Quando si aspira un paziente intubato mediante il tubo endotracheale (ET), la sonda di aspirazione deve essere realizzata in materiale soffice per limitare i traumi alle mucose della trachea e ridurre al minimo la resistenza da attrito. Questa sonda deve essere abbastanza lunga da superare la punta della cannula (50-55 cm) e avere le estremità arrotondate per impedire traumi alle mucose. La sonda morbida probabilmente non sarà efficace nell'aspirare abbondanti quantità di materiale estraneo o liquido dalla faringe di un paziente traumatizzato, nel qual caso il dispositivo da scegliere sarà un modello di aspiratore di tipo tonsillare o Yankauer. L'aspiratore tipo tonsillare o Yankauer non dovrà in nessun caso essere posizionato nella parte finale del tubo endotracheale.

Mentre si aspira un paziente intubato, è essenziale l'uso di procedure sterili. Questa tecnica comprende i seguenti passi:

1. preossigenare il paziente traumatizzato con ossigeno al 100% (FiO_2 di 1,0);
2. preparare l'attrezzatura mantenendo la sterilità;
3. inserire la sonda senza aspirazione. L'aspirazione viene quindi iniziata e continuata per 10 secondi mentre si ritira la sonda;
4. riossigenare il paziente e ventilare con almeno cinque ventilazioni assistite;
5. ripetere secondo necessità, consentendo un tempo sufficiente per la riossigenazione del paziente.

Scelta dei Presidi Aggiuntivi

Se durante la valutazione primaria si riscontrano problemi legati alle vie aeree, il soccorritore deve attivarsi immediatamente per garantirne l'apertura e la pervietà. Una volta aperta una via aerea con le manovre manuali come la sublussazione della mandibola, occorre utilizzare un dispositivo aggiuntivo per mantenerla aperta. Tale dispositivo deve essere selezionato in base al livello di conoscenza e di abilità del soccorritore nell'uso di quel particolare dispositivo. Questo aspetto deve quindi essere incluso nella valutazione del rapporto tra rischio e beneficio sull'uso di vari tipi di dispositivi e tecniche che potrebbero rendersi necessarie per questo particolare paziente. La scelta del dispositivo aggiuntivo deve avvenire nell'ottica del paziente: "qual è il presidio migliore per questo particolare paziente in questa particolare situazione?".

Durante il loro addestramento e nei corsi di formazione, i soccorritori a vari livelli sono esposti all'uso di sempre nuovi presidi per l'a gestione della via aerea. La durata dei corsi è direttamente proporzionale alla difficoltà della tecnica insegnata, dall'utilizzo delle cannule oro e nasofaringee fino alle tecniche più avanzate, che in qualche caso prevedono anche l'accesso chirurgico alle vie aeree.

Con tecniche come l'intubazione o la cricotiroidotomia, le percentuali di successo nella manovra sono strettamente correlate all'esperienza che uno ha in quella tecnica. Un soccorritore con poca esperienza, che ha eseguito intubazioni solo nei corsi, ha ovviamente meno probabilità di riuscire a intubare un paziente difficile rispetto a un veterano con esperienza decennale che ha già eseguito più di un centinaio di intubazioni. Quanti più passaggi sono contenuti in una procedura, tanto più difficile sarà apprenderli. Questi tecniche complesse, inoltre, si prestano a una maggiore probabilità di fallimento. Infine quando il livello di difficoltà di una tecnica aumenta, aumentano anche i requisiti formativi, sia nell'addestramento iniziale sia nella formazione continua (Figg. 8.16 e 8.17). Di solito, più una procedura è difficile da applicare, maggiore è la probabilità di insuccesso. Ciò è particolarmente vero per le procedure relative al trattamento delle vie aeree.

Esistono diversi tipi di dispositivi per la gestione delle vie aeree che possono essere indicati, a seconda delle esigenze reali o potenziali del paziente (Figura 8.18):

Presidi di base

- Dispositivi che sollevano la lingua dal retro faringe
  - Cannula orofaringea
  - Cannula nasofaringea
- Per ventilare serve una maschera (generalmente con un dispositivo pallone-maschera)

Presidi complessi

- Dispositivi che occludono l'orofaringe
  - Dispositivi sovraglottici
    - Combitube
    - Maschera Laringea
    - Tubo laringeo (ad es. LT King)
  - Dispositivi che isolano la trachea dall'esofago
    - Tubo endotracheale
- Non è richiesta una maschera per ventilare

Presidi di base

Quando le manovre manuali sulle vie aeree non hanno successo, o quando è necessario mantenere continuamente la pervietà della via aerea, il passo successivo è l'uso di una via aerea artificiale. Dopo il collocamento di un presidio di base, la decisione di passare ad un presidio avanzato può essere appropriato in base al tipo di paziente e di situazione. I presidio aggiuntivi di base sono elencati sotto.

Cannula orofaringea

La via aerea artificiale più spesso utilizzata è la cannula orofaringea (COF) (Fig. 8.13). La cannula orofaringea è inserita in modo diretto o inverso.

Indicazioni

- Paziente che non è in grado di mantenere la pervietà delle vie aeree.
- Impedire che un paziente intubato morda il tubo ET.

Controindicazioni

- Paziente cosciente o in stato di semi incoscienza.

Complicanze

- Poiché stimola il riflesso del vomito, l'uso della cannula orofaringea può portare a conati, vomito e laringospasmo in pazienti coscienti.

Cannula nasofaringea.

La cannula nasofaringea (CNF) è un dispositivo soffice, in materiale gommoso, che viene inserito attraverso una delle narici e quindi lungo la curvatura della parete posteriore di rinofaringe e orofaringe (Fig. 8.13).

Indicazioni

- Paziente che non è in grado di mantenere la pervietà delle vie aeree.

Controindicazioni

- Nessuna necessità di presidi per il trattamento delle vie aeree.
- Nessuno studio ha confermato la controindicazione al loro utilizzo in caso di fratture del massiccio o della base cranica.

Complicanze

- Il sanguinamento causato dall'inserimento può rappresentare una complicanza.

Presidi Complessi

L'utilizzo dei dispositivi ausiliari complessi per la gestione delle vie aeree è appropriato quando le manovre e i dispositivi semplici sono inadeguati al mantenimento di una via aerea pervia. Ogni qualvolta si prenda in considerazione il posizionamento di un dispositivo per la gestione avanzata delle vie aeree, il soccorritore preospedaliero deve valutare la possibilità che tale procedura possa fallire e avere un piano di riserva in mente. Bisogna quindi avere sempre a disposizione un metodo alternativo in caso di fallimento e il materiale necessario deve essere preventivamente preparato.

Dispositivi sopraglottici

I presidi sopraglottici costituiscono un'alternativa funzionale all'l'intubazione endotracheale (Figg. 8.14 - 8.19). In molti servizi è consentito l'uso di questi dispositivi perché è necessario un addestramento minimo per ottenere e mantenere la competenza. Questi tipi di dispositivi sono inseriti senza una visualizzazione diretta delle corde vocali (senza laringoscopio). Costituiscono inoltre una via aerea di salvataggio quando i tentativi di intubazione endotracheale falliscono, persino quando è stata tentata un'intubazione in sequenza rapida, o quando, dopo un'attenta valutazione delle vie aeree, il soccorritore ritiene che vi siano maggiori probabilità di successo rispetto all'intubazione endotracheale. Il vantaggio principale dei dispositivi sopraglottici è che possono essere inseriti indipendentemente dalla posizione del paziente, il che può essere particolarmente importante nei pazienti traumatizzati con difficoltà di accesso ed estricazione o in presenza di un elevato sospetto di lesione cervicale.

Una volta inseriti, i dispositivi sopraglottici sono progettati per isolare la trachea dall'esofago anche se nessuno di loro garantisce una protezione totale delle vie aeree; quindi, benché il rischio di aspirazione sia ridotto, non è completamente escluso.

Alcune ditte hanno sviluppato presidi sopraglottici per uso pediatrico. I soccorritori devono assicurare che le dimensioni siano adeguate in base alle specifiche fornite dal produttore in caso di utilizzo nei pazienti pediatrici.

Indicazioni

- *Soccorritori di base.* Se il soccorritore è addestrato e autorizzato, un presidio sopraglottico è il principale dispositivo di mantenimento delle vie aeree per un paziente traumatizzato in stato di incoscienza che non presenta un riflesso del vomito ed è in apnea o ventila a una frequenza inferiore a 10 atti/minuto.

- *Soccorritori avanzati.* Un presidio sopraglottico rappresenta il dispositivo alternativo per il trattamento delle vie aeree quando il soccorritore non è in grado di eseguire un'intubazione endotracheale e non può facilmente ventilare il paziente con un dispositivo pallone-maschera e una COF o una CNF.

Controindicazioni

- Riflesso del vomito intatto.
- Non a digiuno (pasto recente)
- Patologie esofagee note.
- Recente ingestione di sostanze caustiche.

Complicanze

- Conati e vomito, se il riflesso del vomito è intatto.
- Aspirazione.
- Danni all'esofago.
- Ipossia se si ventila usando il lume sbagliato.

Intubazione endotracheale

L'intubazione endotracheale è sempre stata per tradizione il metodo preferenziale per ottenere il massimo controllo delle vie aeree nei pazienti traumatizzati che sono in apnea o che richiedono una ventilazione assistita (Figg. 8.20 e 8.21). Tuttavia, studi recenti hanno dimostrato che in un contesto urbano, i pazienti traumatizzati critici con intubazione endotracheale non andavano incontro a un esito migliore rispetto a quelli che venivano trasportati con applicato un dispositivo pallone-maschera e una COF. Di conseguenza il ruolo dell'intubazione endotracheale è stato messo in discussione sempre di più. La decisione di eseguire l'intubazione endotracheale o di utilizzare dispositivi alternativi deve essere presa dopo che sia stata determinata la difficoltà dell'intubazione. Il rischio di ipossia legato a lunghi tentativi di intubazione di un paziente che presenta vie aeree difficili deve essere ponderato a fronte della necessità di inserimento del tubo endotracheale. Occorre inoltre tenere conto dell'effetto di qualsiasi aumento del tempo necessario all'esecuzione della procedura.

Previsione delle intubazioni endotracheali potenzialmente difficili.

È imperativo che prima di procedere all'intubazione endotracheale vengano valutate le potenziali difficoltà dell'intubazione. Ci sono molti fattori che possono esitare in un'intubazione difficile di un paziente traumatizzato (Fig. 8.22). Alcuni di questi sono direttamente correlati con il trauma subito, altri sono dovuti alle anomalie anatomiche del viso e delle vie respiratorie superiori.

L'acronimo LEMON è stato elaborato per aiutare nella valutazione della difficoltà di intubazione (Fig. 8.23). Sebbene non tutte le componenti della valutazione LEMON possano essere applicate al paziente traumatizzato sul campo, la comprensione può aiutare il soccorritore a prepararsi per un'intubazione difficile. Se si prevede che la procedura possa avere un elevato livello di difficoltà, è possibile decidere di utilizzare tecniche o dispositivi alternativi. Anche il tempo di trasporto può essere un fattore da ponderare quando si decide quale sia la modalità più appropriata; un esempio può essere un paziente la cui funzione respiratoria viene mantenuta efficacemente per mezzo di una COF e un pallone-maschera durante un trasporto molto breve verso il centro traumatologico. Il soccorritore può scegliere di non intubare ma di trasportare il paziente mantenendo la pervietà delle vie aeree con tecniche di base. Si deve sempre valutare il rapporto rischio-beneficio quando decidono di eseguire le procedure di livello avanzato.

Ciononostante, l'intubazione endotracheale rimane ancora la metodica preferenziale per il controllo delle vie aeree poiché garantisce quanto segue:

- isola le vie aeree;
- consente la ventilazione con ossigeno al 100% (FiO2 di 1,0);
- elimina la necessità di mantenere un'adeguata aderenza fra maschera e viso;
- riduce significativamente il rischio di aspirazione (vomito, corpo estraneo, sangue);
- facilita l'aspirazione tracheale profonda;
- impedisce l'insufflazione gastrica;

Fig. 8.23 **Valutazione LEMON per intubazioni difficili**

L = LOOK: Guardare esternamente: osservare le caratteristiche che sono note come cause di una difficile intubazione o ventilazione.

E = EVALUATE: Valutare con la regola 3-3-2: per consentire l'allineamento dell'asse laringeo, faringeo e orale, e quindi una semplice intubazione, è necessario osservare i seguenti rapporti:

- La distanza tra i denti incisivi del paziente deve essere di almeno 3 dita di larghezza (del paziente)
- La distanza tra l'osso ioide e il mento deve essere di almeno 3 dita di larghezza (del paziente)
- La distanza tra il "Pomo di Adamo" (cartilagine tiroidea) e il pavimento della bocca deve essere di almeno 2 dita di larghezza (del paziente)

M = MALLAMPATI: l'ipofaringe deve essere adeguatamente visualizzata. Ciò veniva tradizionalmente eseguito valutando la classificazione di Mallampati.

- Quando possibile, viene chiesto al paziente di sedersi, aprire completamente la bocca e sporgere il più possibile la lingua. A questo punto il sanitario guarda nella bocca con apposita luce per valutare il livello di ipofaringe visibile. Nei pazienti supini, è possibile stimare il punteggio Mallampati chiedendo al paziente di aprire la bocca completamente e sporgere la lingua; viene quindi proiettata nell'ipofaringe una luce dall'alto.
  - **Classe I:** palato molle, ugola, parete posteriore del faringe, piloni.
  - **Classe II:** palato molle, ugola, fauci visibili.
  - **Classe III:** palato molle, base dell'ugola visibile.
  - **Classe IV:** visibile solo il palato duro.

O = OSTRUZIONE: qualsiasi condizione che può causare ostruzione delle vie aeree renderà difficili la laringoscopia e la ventilazione. Tali condizioni comprendono l'epiglottite, gli ascessi peritonsillari e il trauma.

N = NECK MOBILITY: Mobilità nucale: questo è un requisito indispensabile per il successo dell'intubazione. Questa condizione può essere facilmente valutata chiedendo al paziente di porre il mento sul torace e poi di allungare il collo in modo da vedere il soffitto. I pazienti che indossano un collare cervicale rigido non possono ovviamente muovere il collo e risultano quindi più difficili da intubare.

Indicazioni, controindicazioni e complicazioni

Indicazioni

- Paziente incapace di proteggere la propria via aerea.
- Paziente con notevoli problemi di ossigenazione tali da richiedere la somministrazione di ossigeno in concentrazioni elevate.
- Paziente con significativa compromissione ventilatoria che richiede ventilazione assistita.

Controindicazioni

- Mancanza di addestramento nella tecnica.
- Mancanza di indicazioni corrette.
- Vicinanza alla struttura ricevente (controindicazione relativa).
- Elevata probabilità di insuccesso nella manovra

Complicanze

- Ipossiemia in seguito a prolungati tentativi di intubazione.
- Ipercapnia in seguito a prolungati tentativi di intubazione
- Bradicardia causata da stimolazione vagale.
- Aumento della pressione intracranica
- Trauma alle vie aeree con conseguente emorragia ed edema.
- Intubazione del bronco principale destro.
- Intubazione esofagea.
- Vomito con successiva aspirazione.
- Possibilità di rottura o perdita dei denti.
- Danno alle corde vocali.
- Conversione di una lesione della colonna cervicale senza deficit neurologico a una con deficit neurologico.

Eseguire procedure soltanto perché "i protocolli lo consentono" è inappropriato. Pensare sempre ai possibili vantaggi e ai possibili rischi di una manovra e formulare un piano sulla base del massimo interesse del paziente in una data situazione. Le situazioni differiscono drasticamente in base a tempo di trasporto, sede (urbano vs rurale) e livello di competenza del soccorritore nel realizzare una data procedura (Fig. 8.24).

Metodi di intubazione endotracheale.

Sono disponibili diversi metodi alternativi per realizzare un'intubazione endotracheale. Il metodo di scelta dipende da fattori come necessità del paziente, livello di urgenza (orotracheale vs nasotracheale), posizione del malato (faccia a faccia) o addestramento ed esperienza nella pratica (intubazione farmacologicamente assistita). Indipendentemente dal metodo scelto, il capo e il collo del paziente devono essere stabilizzati in posizione neutra durante tutta la procedura e fino a quando non sia completata l'immobilizzazione spinale. In linea generale, se l'intubazione non ha successo dopo tre tentativi, considerare una tecnica di salvataggio.

Intubazione orotracheale.

L'intubazione orotracheale comporta il posizionamento di un tubo ET nella trachea attraverso la bocca. Il paziente non traumatizzato spesso viene posto in una posizione di "annusamento" per facilitare l'intubazione. Poiché tale posizione iperestende la colonna cervicale a livello di C1 e C2 (il secondo sito per frequenza delle fratture spinali cervicali nei pazienti traumatizzati) e la iperflette a livello di C5 e C6 (il primo sito per frequenza delle fratture spinali cervicali nei pazienti traumatizzati), tale movimento del capo non dovrebbe essere effettuato nei pazienti traumatizzati (Fig. 8.25).

Intubazione nasotracheale.

Nel paziente traumatizzato cosciente o in quello con un riflesso del vomito intatto, l'intubazione endotracheale può essere difficile da realizzare. Se sono presenti movimenti respiratori spontanei, si può tentare un'intubazione nasotracheale alla cieca (INTC) se i benefici superano i rischi. Benché l'intubazione nasotracheale sia spesso più difficile da realizzare rispetto all'intubazione orale con laringoscopia diretta, è stato segnalato un tasso di successo del 90% nei pazienti traumatizzati. Durante l'INTC il paziente deve essere in respiro spontaneo per assicurarsi che il tubo ET venga fatto passare attraverso le corde vocali. Numerosi testi suggeriscono che l'INTC è controindicata in presenza di traumi o fratture del massiccio facciale ma un'approfondita ricerca in letteratura non rivela segnalazioni di un tubo ET che sia entrato nella volta cranica. L'apnea è una specifica controindicazione all'INTC. Inoltre, non deve essere usato alcun mandrino quando si esegue un'INTC.

Intubazione "faccia a faccia".

L'intubazione "faccia a faccia" è indicata quando non si possono utilizzare le tecniche usuali di intubazione a causa dell'impossibilità per il soccorritore di assumere la posizione standard vicino alla testa del paziente traumatizzato. Queste situazioni comprendono, seppur in via non esaustiva, le seguenti:

- incarceramento nel veicolo;
- paziente sepolto dalle macerie.

Intubazione farmacologicamente assistita.

L'intubazione con l'uso di agenti farmacologici può essere talvolta necessaria per facilitare il posizionamento del tubo ET nei pazienti traumatizzati. In mani esperte, questa tecnica può facilitare un controllo efficace delle vie aeree quando altri metodi falliscono o sono per altri versi inaccettabili. Per aumentare al massimo l'efficacia di questa procedura e assicurare la sicurezza del paziente, il personale che utilizza farmaci per assistere l'intubazione deve avere familiarità con i protocolli locali, con i farmaci e le corrette indicazioni. L'uso di farmaci per assistere l'intubazione, in particolare l'intubazione in sequenza rapida, presenta effettivamente alcuni rischi. L'intubazione farmacologicamente assistita è una procedura di necessità, non di comodità. L'intubazione con uso di farmaci ricade nelle due categorie seguenti.

1. *Intubazione con sedativi o narcotici*. Farmaci come diazepam, midazolam, fentanyl o morfina sono usati da soli o in associazione, con lo scopo di rilassare il paziente quanto basta da permettere l'intubazione, ma non da abolire i riflessi protettivi o la respirazione. L'efficacia di un singolo agente farmacologico, come il midazolam, è stata ben documentata.
2. ***Intubazione in sequenza rapida (RSI)*** *con agenti paralizzanti* (Fig. 8.26). Il paziente è paralizzato chimicamente dopo essere stato prima sedato. Questo fornisce una completa paralisi dei muscoli ma elimina tutti i riflessi protettivi e causa apnea. Gli studi su questo metodo di trattamento delle vie aeree hanno dimostrato un'efficace realizzazione della tecnica sul campo, con tassi di successo dell'intubazione ben oltre il 90%. Tuttavia, pochi studi hanno valutato criticamente se la prognosi finale del paziente ne viene o meno influenzata. Un centro ha riferito la sua esperienza con l'RSI sul campo e ha documentato che i pazienti con lesione cerebrale traumatica sottoposti a RSI avevano esiti peggiori di quelli per i quali tale tecnica non era stata applicata. L'analisi successiva ha dimostrato che questo era dovuto a un'iperventilazione non riconosciuta che portava a ipocapnia e a un'ipossia non riconosciuta. Un altro studio ha documentato una prognosi a 6 mesi migliore per pazienti con trauma cranico che erano stati intubati sul campo rispetto a quelli intubati in ospedale. La risposta finale a questa importante domanda non è ancora stata fornita dagli studi a disposizione.

Inoltre, l'intubazione farmacologicamente assistita di qualsiasi tipo richiede tempo per essere realizzata. Per ogni paziente traumatizzato per il quale si prende in considerazione questa intubazione, i vantaggi di assicurare una via aerea devono essere soppesati sulla base del tempo aggiuntivo trascorso sulla scena per eseguire la procedura.

Indicazioni

- Un paziente che necessita una via aerea sicura e che risulta difficile da intubare in quanto non collaborativo (ad es., indotto da ipossia, lesione cerebrale traumatica, ipotensione o intossicazione).

Controindicazioni relative

- Disponibilità di una via aerea alternativa (ad es., presidio sovraglottico).
- Grave trauma facciale che comprometterebbe o impedirebbe il successo dell'intubazione.
- Deformità o tumefazione del collo che complicano o impediscono il posizionamento di una via aerea chirurgica.
- Allergie note ai farmaci consigliati.
- Problemi medici che impedirebbero l'uso dei farmaci consigliati.

Controindicazioni assolute

- Impossibilità di intubare
- Impossibilità di ventilare il paziente con un dispositivo pallone-maschera e una COF.

Complicanze

- Impossibilità di inserire il tubo ET in un paziente sedato o paralizzato che non è più in grado di proteggere le proprie vie aeree o respirare spontaneamente; i pazienti che hanno ricevuto farmaci e quindi non possono essere intubati richiedono una ventilazione prolungata per mezzo del pallone-maschera fino a quando non svanisca l'effetto dei farmaci.
- Sviluppo di ipossia o ipercapnia durante prolungati tentativi di intubazione.
- Inalazione.
- Ipotensione – praticamente tutti i farmaci presentano come effetto collaterale la riduzione della pressione sanguigna.

I pazienti che sono lievemente o moderatamente ipovolemici ma compensati possono avere una profonda caduta della pressione sanguigna in seguito alla somministrazione EV di molti tra questi farmaci. Ogniqualvolta viene preso in considerazione l'uso di farmaci per l'intubazione si deve avere un'estrema cautela (Fig. 8.29).

Verifica della posizione del tubo endotracheale.

Una volta realizzata l'intubazione, bisogna prendere misure specifiche per assicurarsi che il tubo sia stato correttamente posizionato in trachea. Se non si individua un tubo endotracheale posizionato in maniera scorretta, anche solo per un breve periodo, si può ingenerare una grave ipossia, con conseguenti danni cerebrali (encefalopatia ipossica) e anche la morte. Pertanto è importante confermarne la posizione corretta. Le tecniche per verificare l'intubazione comprendono l'uso di valutazione clinica e di dispositivi ausiliari. La valutazione clinica comprende:

- visualizzazione diretta del tubo ET che passa attraverso le corde vocali;
- presenza di rumori respiratori bilaterali (auscultare lateralmente sotto l'ascella) e assenza di rumori aerei sopra l'epigastrio;
- visualizzazione del sollevarsi e abbassarsi del torace durante la ventilazione;
- appannamento (condensazione di vapore acqueo) nel tubo ET durante l'espirazione.

Sfortunatamente, nessuna di queste tecniche è affidabile al 100% di per sé stessa per verificare il corretto posizionamento. Pertanto, una pratica prudente comporta la valutazione e la documentazione di tutti questi segni clinici, se possibile. In rare occasioni, a causa della difficile anatomia, la visualizzazione del tubo ET che passa attraverso le corde vocali può non essere possibile. In un veicolo in movimento (terrestre o aeromedico), il rumore del motore può rendere quasi impossibile udire i suoni respiratori. Obesità e broncopneumopatia cronica ostruttiva (BPCO) possono interferire con la possibilità di osservare i movimenti del torace durante la ventilazione.

I dispositivi di monitoraggio comprendono:

- monitoraggio della CO2 di fine espirazione ETCO2 (capnografia);
- rilevatore colorimetrico di CO2;
- pulsossimetro.

In un paziente con ritmo perfusivo, il monitoraggio della CO2 di fine espirazione (capnografia) rappresenta il "gold standard" per determinare la posizione del tubo ET. Questa tecnica dovrebbe essere usata nella fase preospedaliera ogniqualvolta possibile. I pazienti in arresto cardiopolmonare non espirano CO2 e quindi, né i rilevatori colorimetrici né la capnografia possono essere utili nei pazienti che non hanno un ritmo cardiaco perfusivo.

Poiché nessuna di queste tecniche è universalmente affidabile, andrebbero eseguite tutte le valutazioni cliniche prima ricordate, a meno che sia impossibile, seguite dall'uso di almeno uno dei dispositivi di monitoraggio. Se una qualsiasi delle tecniche utilizzate per verificare la posizione corretta suggerisce che il tubo ET può non essere correttamente posizionato, il tubo deve essere immediatamente rimosso e inserito nuovamente, con nuova valutazione della posizione. Tutte le tecniche usate per verificare il posizionamento del tubo devono essere riportate sulla cartella del paziente.

Fissaggio di un tubo endotracheale.

Una volta eseguita l'intubazione endotracheale, il tubo deve essere tenuto manualmente in posizione e si deve verificare il suo corretto posizionamento; si deve determinare la profondità di inserimento del tubo rispetto agli incisivi centrali (denti anteriori). Molti prodotti in commercio possono servire per fissare adeguatamente il tubo endotracheale. Uno studio recente ha identificato che il nastro ombelicale fissa il tubo altrettanto efficacemente dei prodotti in commercio; comunque è necessario che sia fissato intorno al tubo usando nodi e tecniche appropriati. Il metodo più comunemente utilizzato è fissare con cerotto il tubo al volto del paziente. Sfortunatamente, sangue e secrezioni spesso impediscono che il cerotto aderisca in modo soddisfacente, consentendo il movimento e il potenziale spostamento del tubo ET.

La pulsossimetria continua è considerata necessaria per tutti i pazienti che richiedono intubazione endotracheale. Qualsiasi riduzione della lettura della pulsossimetria (SpO2) o lo sviluppo di cianosi richiede di verificare la posizione del tubo ET. Inoltre, un tubo ET può anche dislocarsi quando si sposta il paziente. Verificare nuovamente la posizione del tubo dopo ogni spostamento del paziente, come il log-roll sull'asse spinale lungo o il trasporto giù da una scala.

Tecniche alternative

Se non si è riusciti a realizzare un'intubazione endotracheale dopo tre tentativi, è appropriato prendere in considerazione il trattamento delle vie aeree utilizzando le tecniche di base descritte prima e ventilare mediante un dispositivo pallone-maschera. Se la struttura ricevente è ragionevolmente vicina, queste tecniche possono essere l'opzione più prudente per il trattamento delle vie aeree di fronte a un breve tempo di trasporto. Se invece la più vicina struttura appropriata è piuttosto lontana, si può prendere in considerazione una delle seguenti tecniche alternative.

Intubazione digitale.

L'intubazione digitale (con le dita), ha precorso l'attuale uso dei laringoscopi per intubazione endotracheale. Essenzialmente, le dita dell'operatore agiscono in modo simile alla lama di un laringoscopio, manipolando l'epiglottide e agendo come guida per il posizionamento del tubo ET.

Indicazioni

- Pazienti nei quali l'intubazione endotracheale è fallita ma per i quali la ventilazione può essere assistita mediante un pallone-maschera.
- Quando il laringoscopio non è disponibile o fallisce.
- Quando le vie aeree sono oscurate o bloccate a causa di grandi volumi di sangue o vomito.
- Incarceramento con impossibilità di eseguire un'intubazione frontale.

Controindicazioni

- Qualsiasi paziente che non è comatoso e può mordere le dita dell'operatore (si può utilizzare un divaricatore per mantenere la bocca del paziente aperta).

Complicanze

- Intubazione esofagea.
- Lacerazioni o morsi alle dita del soccorritore.
- Ipossia o ipercapnia durante la procedura.
- Danno alle corde vocali.

Maschera laringea.

La maschera laringea (ML) è un'altra alternativa per i pazienti adulti o pediatrici in stato di incoscienza o gravemente obnubilati. Il dispositivo è costituito da un anello gonfiabile di silicone fissato diagonalmente a un tubo di silicone (Fig. 8.30). Quando inserito, l'anello crea una tenuta ermetica a bassa pressione tra ML e apertura glottica, senza inserimento diretto del dispositivo nella laringe.

I vantaggi della ML comprendono:

- il dispositivo è progettato per l'inserzione alla cieca. La visione diretta della trachea e delle corde vocali non è necessaria;
- con una corretta pulizia e conservazione, la ML può essere riutilizzata più volte;
- sono ora disponibili ML monouso;
- la ML è disponibile in una gamma di dimensioni che si adattano sia ai gruppi di pazienti adulti sia pediatrici.

A tutt'oggi, l'uso preospedaliero della ML è stato più prevalente in Europa che in Nord America. Un recente sviluppo è l'introduzione di una "ML per intubazione" (LMA Fastrach). Questo dispositivo è inserito in modo analogo alla ML originale, ma all'interno di questa viene fatto passare un tubo ET, intubando la trachea. Questo assicura le vie aeree senza necessità di visualizzare le corde vocali.

Indicazioni

- Può essere il presidio di prima scelta in alcuni servizi di ambulanza o per alcune figure professionali
- Quando non si è in grado di eseguire un'intubazione endotracheale e il paziente non può essere ventilato usando un dispositivo pallone-maschera.

Controindicazioni

- Quando è possibile eseguire un'intubazione endotracheale.
- In caso di addestramento insufficiente.

Complicanze

- Aspirazione, poiché la ML non impedisce completamente il rigurgito né protegge la trachea.
- Laringospasmo.

Cricotiroidotomia su ago

In rari casi l'ostruzione delle vie aeree di un paziente traumatizzato non può essere risolta con i metodi precedentemente descritti. In questi pazienti si può eseguire una cricotiroidotomia con ago utilizzando un catetere posizionato per via percutanea. È stato dimostrato che è possibile ottenere un'adeguata ossigenazione usando una ventilazione percutanea transtracheale (VPT). Questa tecnica, mentre provvede ad ossigenare, non fornisce un'adeguata ventilazione nel tempo. Di conseguenza si raggiungeranno livelli crescenti di anidride carbonica che possono essere tollerati per circa 30 minuti, dopo i quali deve essere realizzata una gestione definitiva delle vie aeree per impedire lo sviluppo di un'acidosi respiratoria severa.

I vantaggi della VPT comprendono:

- facilità di accesso (i reperi sono in genere facilmente riconoscibili);
- facilità di inserzione;
- necessità di attrezzatura minima;
- non necessità di incisione;
- minimo addestramento necessario.

Indicazioni

- Quando tutti gli altri metodi alternativi per il trattamento delle vie aeree falliscono o sono impossibili e il paziente non può essere ventilato con un dispositivo pallone-maschera.

Controindicazioni

- In caso di addestramento insufficiente.
- Mancanza di adeguata attrezzatura.
- Possibilità di assicurare una via aerea con un'altra tecnica (come descritto precedentemente), o possibilità di ventilare con un dispositivo pallone-maschera.

Complicanze

- Ipercapnia per uso prolungato (eliminazione di CO2 non altrettanto efficace come con altri metodi di ventilazione).
- Danni alle strutture circostanti, tra cui laringe, tiroide, carotidi, giugulari ed esofago.

Cricotiroidotomia chirurgica

Una cricotiroidotomia chirurgica comporta la creazione di un'apertura chirurgica nella membrana cricotiroidea, situata tra la laringe (cartilagine della tiroide) e la cartilagine cricoide. Nella maggior parte dei pazienti la cute è molto sottile in questa sede e quindi adatta a un immediato accesso alle vie aeree. Si deve considerare questa tecnica quale "ultima possibilità" nel trattamento preospedaliero delle vie aeree.

Ci sono diversi modi in cui può essere realizzata una cricotiroidotomia. Il metodo tradizionale prevede di incidere la cute e la membrana cricotiroidea usando un bisturi. Un' alternativa è l'utilizzo di uno dei moltissimi kit per cricotiroidotomia disponibili in commercio. Imparare ad utilizzarli è più semplice che imparare a realizzare un cricotiroidotomia chirurgica classica e generalmente creano un'apertura più larga di quella di una cricotiroidotomia su ago ma più piccola di quella che si realizza con la tecnica chirurgica.

L'uso di questa tecnica chirurgica in campo preospedaliero è controverso. Le complicanze con questa procedura sono frequenti. Una competenza avanzata nelle tecniche di intubazione endotracheale dovrebbe ridurre al minimo la necessità di utilizzare una via aerea chirurgica. La cricotiroidotomia non deve mai rappresentare il metodo iniziale di controllo delle vie aeree. Non esistono al momento dati sufficienti per supportare una raccomandazione secondo cui la cricotiroidotomia chirurgica debba costituire uno standard nel trattamento preospedaliero delle vie aeree.

Perché tale tecnica abbia successo quando messa in pratica sul campo, l'addestramento deve essere fatto su tessuti veri. I manichini e gli altri dispositivi di simulazione non riproducono i tessuti in modo reale ne' la sensazione dell'anatomia del paziente. La prima esperienza del soccorritore preospedaliero con tessuti reali non dovrebbe essere un paziente morente. Inoltre, questa tecnica, forse più di altri interventi sulle vie aeree, richiede pratica frequente in modo da mantenere una certa familiarità con l'anatomia e con le manualità necessarie per realizzarla correttamente in pochi secondi durante una vera emergenza.

Indicazioni

- Trauma massivo del massiccio facciale, che impedisca l'uso di un dispositivo pallone-maschera.
- Impossibilità di controllare le vie aeree usando manovre meno invasive.
- Emorragia tracheobronchiale in corso.

Controindicazioni

- Qualsiasi paziente che possa essere intubato in sicurezza, per via orale o nasale.
- Pazienti con lesioni laringotracheali.
- Bambini al di sotto dei 10 anni.
- Pazienti con patologia laringea acuta di origine traumatica o infettiva.
- In caso di addestramento insufficiente.

Complicanze

- Tempo di procedura prolungato.
- Emorragia.
- Aspirazione.
- Posizionamento errato o falsa strada del tubo ET.
- Lesioni alle strutture del collo o ai vasi.
- Perforazione dell'esofago.

Miglioramento continuo della qualità

Considerando come la letteratura si interroga in merito all'efficacia dell'intubazione preospedaliera del paziente traumatizzato, è importante che i responsabili medici del soccorso preospedaliero o i loro delegati provvedano a revisionare individualmente ogni procedura di intubazione fuori dal contesto ospedaliero o le metodiche invasive per le vie aeree. Ciò è ancora più necessario se vengono utilizzati farmaci per agevolare i tentativi di intubazione. Punti specifici comprendono:

- aderenza a protocollo e procedure;
- numero dei tentativi
- conferma della posizione del tubo e procedure usate per il controllo
- esiti e complicanze.
- indicazioni appropriate per l'uso di agenti di induzione se utilizzati
- appropriata documentazione di dosaggio e vie di somministrazione dei farmaci e del monitoraggio del paziente durante e dopo l'intubazione;

Un efficace programma di verifica e revisione della qualità (VRQ) per il trattamento delle vie aeree non deve essere visto dai soccorritori, dalle direzioni e dai responsabili medici come una "punizione" ma piuttosto come un'opportunità formativa. Poiché la maggior parte dei programmi VRQ è di tipo autovalutativo, tutti i risultati che vengono usati per disciplinare un particolare soccorritore possono dare luogo a informazioni non pertinenti. La VRQ deve essere vincolata direttamente al programma di formazione continua nell'ambito di un'organizzazione. Dopo avere individuato un problema nell'esecuzione, occorre sviluppare una componente educativa che tratti queste problematiche. È necessario svolgere delle valutazioni di controllo per determinare se la componente educativa è stata efficace.

Dispositivi per la ventilazione

Tutti i pazienti traumatizzati devono ricevere un adeguato supporto ventilatorio con supplemento di ossigeno per assicurarsi che l'ipossia sia completamente corretta. Nel decidere quale metodo o attrezzatura utilizzare, i soccorritori preospedalieri devono considerare i seguenti dispositivi e le loro rispettive concentrazioni di ossigeno (Fig.8.31).

Maschere tascabili

Indipendentemente dal tipo di maschera scelto per supportare la ventilazione del paziente traumatizzato, la maschera ideale ha le seguenti caratteristiche:

1. ha una buona aderenza;
2. è dotata di una valvola monodirezionale;
3. è fatta di materiale trasparente;
4. ha una porta supplementare per l'ossigeno;
5. è disponibile in misure per lattanti, bambini e adulti.

La ventilazione bocca-maschera eroga in modo soddisfacente volumi correnti adeguati assicurando una buona aderenza al volto, anche quando eseguita da persone che non usano spesso questa tecnica.

Dispositivo pallone-maschera (pallone rianimatore)

Il dispositivo pallone-maschera consiste in un pallone autoespandente e in un dispositivo a valvola monodirezionale; può essere usato abbinato ad altri dispositivi per le vie aeree di base (COF, CNF) o avanzati (tubo endotracheale o nasotracheale). La maggior parte dei dispositivi pallone-maschera sul mercato ha un volume di 1.600 mL e può erogare una concentrazione di O2 del 90-100%. Alcuni modelli hanno anche un rilevatore colorimetrico incorporato di CO2. Tuttavia, un soccorritore da solo che tenta di ventilare con un pallone rischia di non erogare un volume corrente sufficiente, spesso per l'impossibilità di garantire una buona tenuta della maschera al volto o di spremere adeguatamente il pallone. È necessario l'esercizio continuo di tale pratica per assicurarsi che la tecnica sia efficace e che il paziente traumatizzato riceva un adeguato supporto ventilatorio.

Dispositivi a erogazione manuale

Gli erogatori manuali sono alimentati dalla bombola di ossigeno e possono fornire concentrazioni del 100%. Poiché questi dispositivi non permettono al soccorritore di avvertire l'elasticità del torace alla ventilazione (come avviene invece col pallone), si deve prestare attenzione a non iperinsufflare i polmoni. Mantenere una stretta aderenza al viso è facile con questo dispositivo perché il meccanismo di azionamento richiede solo una mano per essere attivato. Le complicanze possono comprendere distensione gastrica, iperinsufflazione dei polmoni, barotrauma e lesioni polmonari. Questi dispositivi non devono essere utilizzati sul campo se non in circostanze eccezionali.

Ventilatori a pressione positiva

I ventilatori volumetrici a pressione positiva sono da lungo tempo utilizzati nell'ambito del soccorso aereo durante i trasporti. Tuttavia, attualmente sempre più unità terrestri stanno adottando l'uso della ventilazione meccanica come mezzo per controllare frequenza, volume corrente e quindi volume minuto nei pazienti traumatizzati. È importante rilevare che devono essere utilizzati solo i ventilatori volumetrici con adeguati sistemi di allarme e controlli della sovrapressione. Questi ventilatori non serve siano sofisticati quanto quelli utilizzati in ospedale e consentono solo pochi metodi semplici di ventilazione come segue:

Ventilazione Assistita/Controllata

La ventilazione A/C (Assist Control, A/C). è probabilmente la metodica di ventilazione più ampiamente utilizzata nel trasporto preospedaliero dalla scena al pronto soccorso. Impostando questa ventilazione A/C vengono erogate ventilazioni a una frequenza e a un volume corrente predefiniti. Se i pazienti iniziano a respirare autonomamente, viene erogato un atto respiratorio pari al volume corrente impostato, che può sovrapporsi al precedente, provocando una iperinsufflazione dei polmoni.

Ventilazione obbligata intermittente (Intermittent Mandatory Ventilation, IMV).

La IMV eroga ai pazienti una frequenza e un volume corrente fissi. Se i pazienti iniziano a respirare autonomamente, sarà erogata solo la quantità che riescono a inspirare spontaneamente.

Pressione positiva di fine espirazione (Positive End Expiratory Pressure, PEEP).

La PEEP fornisce un livello elevato di pressione al termine dell'espirazione, mantenendo in tal modo i sacchi alveolari e le piccole vie aeree aperti e pieni d'aria per un periodo più lungo. Questo intervento permette una maggiore ossigenazione. Tuttavia, aumentando la pressione di fine espirazione e quindi la pressione intratoracica complessiva, la PEEP può ridurre il ritorno sanguigno al cuore e quindi, nei pazienti emodinamicamente instabili, può ridurre ulteriormente la pressione sanguigna. Si deve anche evitare la PEEP nei pazienti con lesioni cerebrali traumatiche poiché l'aumento della pressione intratoracica può causare un'elevazione della pressione intracranica.

Impostazioni iniziali della ventilazione meccanica

Frequenza respiratoria (FR).

La FR viene inizialmente impostata tra 10 e 12 atti/minuto su pazienti adulti che non respirano.

Volume corrente (VC) (*tidal volume*).

Il VC deve essere impostato a 5-7 mL/kg sulla base del peso corporeo ideale. Questa impostazione serve come riferimento di base e può essere necessario modificarla nel paziente traumatizzato.

PEEP (Positive End Expiratory Pressure)

La PEEP deve essere regolata inizialmente a 5 cm H2O. Questo permette di mantenere quella che viene definita una PEEP fisiologica. Si tratta della quantità di PEEP che è normalmente presente nelle vie aeree prima dell'intubazione. Con l'intubazione, questa pressione positiva viene sottratta. Sebbene possano rendersi necessari livelli più elevati di PEEP nel momento in cui l'insulto traumatico peggiora gli scambi respiratori, ciò non si verifica quasi mai nelle prime due ore successive al trauma. Il soccorritore può invece incontrare pazienti che richiedono elevati livelli di PEEP durante un trasferimento da un ospedale all'altro, impostati dal personale ospedaliero durante la degenza. Occorre fare molta attenzione in caso di PEEP elevata poiché possono sopraggiungere gravi complicanze, tra le quali:

- una ridotta pressione sanguigna in seguito a una diminuzione del ritorno venoso toracico;
- aumento della pressione intracranica;
- pneumotorace o pneumotorace iperteso in seguito all'aumento della pressione intratoracica.

Concentrazione di ossigeno.

La concentrazione di ossigeno deve essere regolata per mantenere una saturazione pari o superiore al 95% a livello del mare nel paziente traumatizzato.

Allarme di pressione alta/valvola pop-off.

L'allarme di pressione massima e la valvola pop-off di rilascio della pressione devono essere regolati a un livello non superiore a 10 cm H2O oltre il livello di pressione necessaria per ventilare normalmente il paziente (picco di pressione inspiratoria). Occorre fare attenzione quando si regola l'allarme oltre i 40 cm H2O. È stato dimostrato che oltre tale livello si può andare incontro a barotrauma e vi è una maggiore probabilità di pneumotorace. Se fosse necessario un livello superiore a 40 cm H2O per erogare il volume corrente desiderato, si dovrebbe eseguire una rivalutazione delle vie aeree e del volume corrente precedentemente impostato. In tal caso, potrebbe rivelarsi utile ridurre il volume corrente e aumentare la frequenza per mantenere la stessa ventilazione alveolare/minuto.

Come con qualsiasi allarme, nel caso l'allarme di pressione alta continuasse ad attivarsi per più di qualche respiro, il paziente deve essere staccato dal dispositivo di ventilazione e si deve procedere con la ventilazione mediante pallone mentre si valutano il circuito ventilatorio e il tubo endotracheale. Il paziente deve inoltre essere riesaminato clinicamente alla ricerca di una diminuzione compliance polmonare. Tale aumento delle resistenze può essere causato da molteplici fattori. Nella fase iniziale del trattamento i più comuni sono il pneumotorace iperteso o un maggiore livello di coscienza che può far "contrastare" il paziente contro la ventilazione forzata. Il pneumotorace iperteso deve essere trattato con la decompressione toracica, se indicato, mentre il disadattamento del paziente per una ripresa della coscienza può essere gestito con la somministrazione o l'incremento di un agente sedativo, se disponibile. Ulteriori problemi potenziali includono lo spostamento e l'ostruzione del tubo. Il soccorritore non deve in nessun caso limitarsi ad incrementare solamente la soglia di allarme di pressione, senza averne compreso la causa.

Allarme di pressione bassa.

L'allarme di pressione bassa avvisa il soccorritore nel caso si interrompa il collegamento tra il paziente e il dispositivo di ventilazione o nel caso si perda una notevole quantità di volume a causa di una perdita nel circuito ventilatorio. Nella maggior parte dei dispositivi di ventilazione da trasporto, questo allarme è preimpostato e non può essere regolato.

Monitoraggio

Pulsossimetria

Negli ultimi anni, il ricorso alla pulsossimetria in ambito preospedaliero è aumentato. L'uso appropriato dei dispositivi di pulsossimetria consente la precoce rilevazione di compromissione polmonare o deterioramento cardiovascolare, prima che i segni fisici divengano evidenti. I pulsossimetri sono particolarmente utili nelle applicazioni preospedaliere grazie alla loro elevata affidabilità, portabilità, facilità di applicazione e applicabilità a tutte le fasce di età e razze (Fig. 8.32).

I pulsossimetri forniscono misurazioni della saturazione arteriosa dell'ossiemoglobina (SpO2) e della frequenza delle pulsazioni. La SpO2 è determinata misurando il rapporto di assorbimento di luce, rossa e infrarossa, fatta passare attraverso i tessuti. Un piccolo microprocessore collega le modificazioni nell'assorbimento della luce causate dalla pulsazione del sangue nei letti vascolari, per determinare la saturazione arteriosa e la frequenza delle pulsazioni. Una normale SpO2 si situa in un valore maggiore del 94% a livello del mare. Quando l'SpO2 scende al di sotto del 90%, è con ogni probabilità presente una grave compromissione nella cessione di ossigeno ai tessuti. Ad altitudini più elevate, i livelli accettabili di SpO2 sono più bassi che a livello del mare. Occorre avvalersi di un preciso giudizio clinico per determinare quali sono i livelli accettabili per altitudini più elevate.

Per assicurare adeguate letture della pulsossimetria, si devono seguire queste linee guida generali.

1. Usare un sensore di dimensioni e tipo adeguati.
2. Assicurare un corretto allineamento del sensore luminoso.
3. Assicurarsi che sorgente e fotorilevatori siano puliti, asciutti e in buone condizioni.
4. Evitare di porre il sensore su sedi fortemente edematose.
5. Rimuovere lo smalto per unghie che può essere presente.

I problemi più frequenti che possono produrre misurazioni imprecise della SpO2 comprendono:

- movimento eccessivo;
- umidità nei sensori della SpO2;
- applicazione e posizione non corrette del sensore;
- scarsa perfusione del paziente o vasocostrizione conseguente a ipotermia;
- anemia;
- avvelenamento da monossido di carbonio.

In un paziente traumatizzato critico, la pulsossimetria può essere non particolarmente accurata a causa dello scadente stato di perfusione capillare. Pertanto, il pulsossimetro o saturimetro va inteso come uno strumento in più nella "cassetta degli attrezzi" del soccorritore, il cui utilizzo deve essere associato a un'approfondita conoscenza della fisiopatologia del trauma e a solide capacità di valutazione e intervento.

Capnografia

La capnografia, o monitoraggio dell'anidride carbonica (ETCO2) di fine espirazione, è stata utilizzata nelle unità di terapia intensiva per molti anni. I recenti progressi tecnologici hanno consentito di produrre unità più piccole e durature per l'uso preospedaliero (Fig. 8.33). La capnografia misura la pressione parziale dell'anidride carbonica (PCO2, o ETCO2) in un campione di gas. Se questo campione viene prelevato alla fine dell'espirazione è strettamente correlato alla PCO2 arteriosa (PaCO2). Tuttavia, nel paziente traumatizzato gravemente compromesso, questa correlazione tende a perdere di significato, a causa della perfusione gravemente alterata.

La maggior parte delle unità di terapia intensiva nel contesto ospedaliero usa la tecnica detta "*mainstream*". In questa metodica si pone un sensore direttamente entro il "flusso principale" del gas espirato. Quindi nel paziente intubato che viene ventilato con un pallone, il sensore è posto tra questo e il tubo ET. Nel paziente critico, la PaCO2 è in genere dai 2 ai 5 mm Hg più alta rispetto alla ETCO2 (un valore normale di ETCO2 in un paziente critico è compreso tra i 30 e i 40 mm Hg). Benché queste misurazioni possano non riflettere perfettamente la PaCO2 del paziente, mantenere i valori rilevati entro questi livelli normali in genere sarà benefico per il paziente.

Benché la capnografia sia strettamente correlata con la PaCO2, alcune condizioni causeranno variazioni in termini di accuratezza. Queste condizioni sono spesso riscontrate nell'ambiente preospedaliero e comprendono la grave ipotensione, uma elevata pressione intratoracica e qualsiasi incremento della ventilazione nello spazio morto, come avviene con l'embolia polmonare. Perciò, seguire l'andamento dei valori della ETCO2 può essere più importante che focalizzarsi su una singola lettura specifica.

La capnografia continua fornisce un altro strumento nel trattamento preospedaliero di un paziente traumatizzato ed è correlata con tutte le altre informazioni relative al paziente. Le decisioni iniziali circa il trasporto si basano sulle condizioni fisiche e ambientali. Ad esempio, sarebbe inadeguato perdere tempo per monitorare completamente il paziente se quest'ultimo sta perdendo sangue. Piuttosto, si deve usare la capnografia per monitorare sia la posizione del tubo ET sia lo stato del paziente durante il trasporto. Un'improvvisa caduta nella CO2 espirata può derivare da un dislocamento del tubo ET o dalla ridotta perfusione e deve spingere a una rivalutazione dello stato del paziente e della posizione del tubo ET.

Trasporto prolungato

Il trattamento delle vie aeree di un paziente prima e durante un trasporto prolungato richiede un processo decisionale complesso da parte del soccorritore preospedaliero. Gli interventi per controllare e assicurare le vie aeree, soprattutto con tecniche avanzate, dipendono da numerosi fattori, tra cui lesioni del paziente, capacità cliniche del soccorritore preospedaliero, attrezzatura disponibile e distanza e tempo di trasporto verso la struttura di trattamento definitivo. I rischi e i benefici di tutte le opzioni disponibili per le vie aeree devono essere considerati prima di prendere una decisione finale sul trattamento delle vie aeree. La presenza di una lunga distanza di trasporto o di un tempo di trasporto prolungato di fatto abbassano la soglia per cui si decide di assicurare le vie aeree con intubazione endotracheale. Per trasporti di 15-20 minuti, possono essere sufficienti tecniche di base, tra cui una via aerea orale e una ventilazione con pallone-maschera. L'uso del trasporto sanitario aereo pone indicazione a un'intubazione endotracheale precoce, in quanto un ambiente ristretto e rumoroso rende difficile la valutazione e il trattamento continuo delle vie aeree.

Ogni paziente che necessita di trattamento delle vie aeree o supporto ventilatorio richiede un monitoraggio continuo. La pulsossimetria continua deve essere garantita su tutti i pazienti traumatizzati durante il trasporto, e la capnografia dovrebbe essere fortemente presa in considerazione per tutti i pazienti intubati. Una perdita di CO2 (ETCO2) di fine espirazione indica che il circuito ventilatorio si è disconnesso o, fattore ancora più importante, che il tubo endotracheale si è spostato o che la perfusione del paziente si è notevolmente ridotta. Tutte queste possibili cause richiedono un'azione immediata.

La rilevazione ripetuta dei segni vitali va anche registrata per pazienti che richiedono interventi su vie aeree o ventilazione. La conferma dell'intubazione endotracheale, come descritto precedentemente, deve essere eseguita ogni volta che il paziente è spostato o riposizionato.

Ogni paziente che richiede un aumento della FiO2 o della PEEP per mantenere l'ossigenazione deve essere attentamente rivalutato. Le cause possibili comprendono lo sviluppo di uno pneumotorace o il peggioramento delle contusioni polmonari. Ogni pneumotorace noto o sospetto deve essere strettamente monitorato per sorvegliare la comparsa di uno pneumotorace iperteso, e se compare compromissione emodinamica si deve eseguire una decompressione pleurica. Se il paziente è stato sottoposto a chiusura di uno pneumotorace aperto, la medicazione deve essere rimossa per liberare l'eventuale pressione accumulata. Bisogna ricordare che la ventilazione a pressione positiva può convertire uno pneumotorace semplice in uno iperteso.

I pazienti ustionati devono ricevere ossigeno supplementare per mantenere la SpO2 ≥ 95%, mentre quelli colpiti da avvelenamento da monossido di carbonio, noto o sospetto, devono ricevere ossigeno al 100%.

Prima di imbarcarsi per un trasporto prolungato di un paziente, si deve calcolare il fabbisogno potenziale di ossigeno e se sono disponibili quantità di ossigeno sufficienti. (Fig. 8.34). Una buona regola pratica è portare con sé il 50% in più dell'ossigeno previsto.

Può essere necessaria una sedazione intermittente di un paziente intubato agitato. La sedazione può anche ridurre il lavoro respiratorio e l'eventuale "contrasto con il ventilatore" quando viene usata ventilazione meccanica. Piccole dosi di benzodiazepine devono essere somministrate EV in dosi frazionate. Anche l'uso di curari può essere preso in considerazione se il paziente è particolarmente combattivo, quando la via aerea è assicurata con un tubo endotracheale e il personale preospedaliero è adeguatamente addestrato e certificato.

Fig. 8-21 **Attrezzatura per intubazione endotracheale**

I materiali standard di un set per intubazione devono comprendere:

- laringoscopio con lame rette e curve per adulto e pediatriche;
- batterie e lampadine di riserva;
- attrezzatura di aspirazione che comprende cateteri di aspirazione rigidi e flessibili;
- tubi endotracheali con dimensioni per adulto e pediatriche;
- mandrino;
- bougie (introduttore tracheale in gomma morbida);
- siringa da 10 mL;
- lubrificante idrosolubile;
- pinza di Magill;
- dispositivo di rilevamento dell'anidride carbonica di fine espirazione;
- capnografo;
- dispositivo per fissare il tubo.

FIGURA 8.26 **Esempio di protocollo per intubazione in sequenza rapida (RSI)**

Preparazione

1. Assicurarsi della disponibilità dell'attrezzatura necessaria.
   a. Fonte di ossigeno
   b. Dispositivo pallone-maschera di dimensioni e tipologia adeguate
   c. Maschera con reservoir
   d. Laringoscopio con lame
   e. Tubi endotracheali (ET)
   f. Bougie - Mandrino in gomma morbida
   g. Attrezzatura chirurgica e presidi alternativi per le vie aeree
   h. Farmaci per RSI
   i. Materiali per fissare il tubo ET dopo il posizionamento
   j. Attrezzatura per aspirazione
   k. Monitor cardiaco / Pulsossimetro / Capnometro
2. Assicurarsi che sia presente almeno un (ma preferibilmente due) accesso venoso (EV) pervio.
3. Preossigenare il paziente usando una maschera con reservoir o un pallone rianimatore con ossigeno al 100%. È preferibile una preossigenazione della durata di 3-4 minuti.
4. Applicare monitor cardiaco e pulsossimetro.
5. Se il paziente è cosciente, è fortemente consigliato l'uso di agenti sedativi.
6. Prendere in considerazione la somministrazione di agenti sedativi e lidocaina in presenza di una lesione cerebrale traumatica (LCT) potenziale o confermata.(Fig. 8.27)
7. Considerare l'uso di analgesici dato che nessuno dei farmaci usati di routine per l'induzione o la paralisi assicura analgesia.
8. Dopo la somministrazione di agenti paralizzanti, utilizzare la manovra di Sellick (pressione sulla cricoide) per ridurre il rischio di aspirazione (Fig. 8.28).
9. Confermare la posizione del tubo immediatamente dopo l'intubazione. Durante e dopo una RSI è necessario il monitoraggio continuo cardiaco e della pulsossimetria. Ricontrollare periodicamente la posizione del tubo per tutta la durata del trasporto e ogni volta che il paziente viene spostato.
10. Usare dosi ripetute di sedativi e agenti paralitici secondo necessità.

Segue....

FIGURA 8.26 **Esempio di protocollo per intubazione in sequenza rapida (RSI)**

Esempio di procedura

1. Montare l'attrezzatura necessaria.
2. Assicurare la pervietà degli accessi EV.
3. Preossigenare il paziente con ossigeno al 100% per circa 3-4 minuti, se possibile.
4. Porre il paziente sotto controllo con monitor cardiaco e pulsossimetro.
5. Somministrare un sedativo, come il midazolam, se appropriato.
6. Somministrare un analgesico, come il fentanyl, se appropriato.
7. In presenza di lesione traumatica cerebrale confermata o potenziale, somministrare lidocaina (1,5 mg/kg) 2-3 minuti prima di somministrare un agente paralizzante. (Fig. 8.27)
8. Per pazienti pediatrici, somministrare atropina (0,01-0,02 mg/kg) 1-3 minuti prima della somministrazione di paralizzanti per ridurre al minimo la risposta vagale all'intubazione.
9. Somministrare EV un agente paralizzante a breve durata, come succinilcolina. Paralisi e rilassamento dovrebbero verificarsi entro 30 secondi.
    a. Adulto: da 1 a 2 mg/kg
    b. Bambino: da 1 a 2 mg/kg
10. Inserire un tubo ET. Se i tentativi iniziali non hanno successo, riossigenare prima di tentare nuovamente l'inserimento.
11. Confermare la posizione del tubo ET.
12. Se tentativi ripetuti di ottenere un'intubazione endotracheale falliscono, prendere in considerazione il posizionamento di un presidio alternativo o di praticare un accesso chiurrgico.
13. Utilizzare dosi di un agente paralizzante a lunga durata, come il vecuronio, per mantenere la paralisi.
    a. Dosaggio iniziale: 0,1 mg/kg EV a bolo
    b. Dosaggio successivo: 0,01 mg/kg ogni 30-45 minuti
14. Può essere altresì necessario ripetere il dosaggio della sedazione.

Nota: i dosaggi variano a seconda dei singoli pazienti.

Fig. 8.27 **Lidocaina nella RSI.**

L'uso della lidocaina durante RSI di pazienti con sospetta lesione cerebrale traumatica è stato discusso per molti anni. Le argomentazioni in favore al suo utilizzo riguardano la sua capacità di ridurre l'aumento della pressione intracranica durante l'intubazione. La prova di tale effetto deriva soprattutto da studi su animali. La dimostrazione di benefici derivanti dal suo utilizzo negli uomini è carente. Tuttavia, dal momento che non sono ancora stati dimostrati effetti dannosi, deve ancora essere tratta una considerazione definitiva.

Fig. 8.28 **La Manovra di Sellick**

La manovra di Sellick è gradualmente caduta in disuso. Infatti, sebbene si sia ritenuto riducesse la probabilità di aspirazione di rigurgito di materiale gastrico, esiste solo una piccola evidenza che in effetti lo faccia. Molti studi mostrano che l'esofago è localizzato a lato della trachea e che la manovra di Sellick è in realtà poco efficace nel comprimere l'esofago.

Inoltre la pressione cricoidea potrebbe in realtà oscurare la visione della laringe e rendere l'intubazione più difficoltosa.

TECNICHE SPECIFICHE
Trattamento delle vie aeree e tecniche di ventilazione

Sublussazione della mandibola

Principio: aprire le vie aeree senza muovere la colonna cervicale.

1. Nel paziente traumatizzato, sia nella sublussazione della mandibola sia nel sollevamento del mento, si mantiene la stabilizzazione neutra in asse di testa e collo mentre la mandibola viene spostata in avanti. Questa manovra sposta la lingua in avanti, lontano dall'ipofaringe, e mantiene la bocca leggermente aperta.
   Da una posizione al di sopra della testa del paziente, il soccorritore preospedaliero pone le mani su entrambi i lati della testa, con le dita che puntano caudalmente (verso i piedi del paziente).
   A seconda delle dimensioni delle mani del soccorritore, le dita sono allargate sul volto e attorno all'angolo della mandibola.
2. Si applica una pressione delicata e simmetrica con queste dita per spostare la mandibola del paziente in avanti e leggermente verso il basso (verso i piedi del paziente, aprendo la bocca).

Modalità alternativa di sublussazione della mandibola

Principio: aprire le vie aeree senza muovere la colonna cervicale.

La sublussazione della mandibola può anche essere eseguita stando di fianco al paziente, rivolti verso la sua testa. Le dita del soccorritore si dirigono cranialmente (verso la parte superiore della testa del paziente). A seconda delle dimensioni delle mani del soccorritore, le dita sono allargate sul volto e attorno all'angolo della mandibola. Si applica una pressione delicata e simmetrica con queste dita per spostare la mandibola del paziente anteriormente e leggermente verso il basso (verso i piedi del paziente).

Sollevamento del mento

Principio: aprire le vie aeree senza muovere la colonna cervicale.

Da una posizione al di sopra della testa del paziente, la testa e il collo del paziente vengono mantenuti in una posizione neutra in asse con una stabilizzazione manuale. Il soccorritore preospedaliero si pone a fianco del paziente tra le spalle e le anche di quest'ultimo, rivolto verso la sua testa. Con la mano più vicina ai piedi del paziente, il soccorritore afferra la mandibola con il pollice sui denti inferiori del paziente e l'indice e medio al di sotto del mento. Il soccorritore ora traziona in avanti e un po' caudalmente il mento del paziente, sollevandogli la mandibola e aprendogli la bocca.

Cannula orofaringea

Principio: presidio utilizzato per mantenere meccanicamente una via aerea aperta in un paziente senza riflesso del vomito.

La cannula orofaringea (COF) è progettata in modo da mantenere la lingua del paziente anteriormente, al di fuori della faringe. La cannula orofaringea è disponibile in varie dimensioni. È necessario che le dimensioni siano adeguate per il paziente per assicurare la pervietà delle vie aeree. Il posizionamento di una cannula orofaringea nell'ipofaringe è controindicato in pazienti che hanno un riflesso del vomito intatto.

Le metodiche efficaci per l'inserimento della cannula orofaringea sono due: il metodo di inserimento con sollevamento di lingua e mandibola e il metodo di inserimento con abbassalingua. Indipendentemente dal metodo utilizzato, il primo soccorritore stabilizza la testa e il collo del paziente in una posizione neutra in asse, mentre il secondo soccorritore misura e inserisce la cannula orofaringea.

Inserimento con sollevamento di lingua e mandibola

1. Il primo soccorritore porta la testa e il collo del paziente in una posizione neutra in asse e mantiene la stabilizzazione mentre apre le vie aeree con la manovra di sublussazione della mandibola. Il secondo soccorritore sceglie e misura una cannula orofaringea di dimensioni adeguate. La distanza dall'angolo della bocca del paziente al lobo dell'orecchio fornisce una buona stima della dimensione corretta.
2. Mentre si esegue la manovra di sollevamento del mento, la cannula orofaringea è ruotata in modo che la concavità sia rivolta verso l'apice della testa del paziente (la cannula viene impugnata dalla sua l'estremità con la flangia)
3. La cannula orofaringea è inserita nella bocca del paziente e ruotata per adattarsi al profilo anatomico del paziente.
4. La cannula orofaringea viene ruotata fino a che la sua curva interna poggia contro la lingua e la mantiene staccata dal retrofaringe. La flangia della cannula orofaringea dovrebbero poggiare contro la superficie esterna dei denti del paziente.

Inserimento con abbassalingua

Il metodo di inserimento con abbassalingua è probabilmente un metodo più sicuro, perché elimina l'accidentale lacerazione o perforazione di guanti o cute da parte di denti acuminati, appuntiti o rotti. Questo metodo elimina anche la possibilità di essere morsicati qualora il livello di coscienza del paziente non sia profondo quanto valutato precedentemente o si verifichi una qualche attività comiziale.

5. Il primo soccorritore porta la testa e il collo del paziente in una posizione neutra in asse e mantiene la stabilizzazione mentre apre le vie aeree con la manovra di sublussazione della mandibola. Il secondo soccorritore sceglie e misura una cannula orofaringea di dimensioni adatte.
6. Il secondo soccorritore apre la bocca del paziente trazionando il mento e pone un abbassalingua nella bocca per spostare la lingua in avanti e mantenere la via aerea aperta.
7. Il dispositivo viene inserito con la concavità rivolta verso i piedi del paziente, seguendo la curvatura della via aerea.
8. La cannula orofaringea viene sospinta fino a quando l'estremità con alette della cannula poggia sulla superficie esterna dei denti del paziente.

Cannula nasofaringea

Principio: presidio utilizzato per mantenere meccanicamente aperte le vie aeree in un paziente con o senza un riflesso del vomito.

La cannula nasofaringea (CNF) è un semplice ausilio per le vie aeree che fornisce un modo efficace per mantenere la pervietà delle vie aeree nei pazienti che possono ancora avere un riflesso del vomito intatto. La maggior parte dei pazienti tollererà la cannula nasofaringea se di dimensioni adeguate. Le cannule nasofaringee sono disponibili in vari diametri (diametri interni da 5 a 9 mm); la lunghezza varia in proporzione al diametro. Le cannule nasofaringee sono in genere costruite in materiale flessibile, simile a gomma.

1. Il primo soccorritore porta la testa e il collo del paziente in una posizione neutra in asse

e mantiene la stabilizzazione mentre apre le vie aeree con la manovra di sublussazione della mandibola. Un secondo soccorritore esamina le narici del paziente con una luce e sceglie quella che è più ampia e meno deviata od ostruita (abitualmente la narice destra). Il secondo soccorritore sceglie la cannula di dimensioni adeguate per la narice del paziente, di diametro leggermente più piccolo di quello dell'apertura della narice (spesso corrispondente al diametro del dito mignolo del paziente).

2. Anche la lunghezza della cannula nasofaringea è importante. Essa deve essere abbastanza lunga da fornire un passaggio aereo fra la lingua del paziente e la faringe posteriore. La distanza dalla narice del paziente al lobo dell'orecchio rappresenta una buona stima delle dimensioni corrette.
3. L'apice distale della cannula (estremità senza alette) viene lubrificata con gel idrosolubile.
4. La cannula nasofaringea viene lentamente inserita nella narice scelta. L'inserimento deve avvenire in direzione antero-posteriore (perpendicolare alla piano della barella, per intenderci), lungo il pavimento della cavità nasale, e non in direzione infero-superiore (quidi non puntando verso l'apice del cranio). Se si incontra resistenza all'estremità posteriore della narice, una delicata rotazione avanti e indietro della cannula tra le dita in genere aiuta a farle oltrepassare i turbinati senza danno. Se la cannula continuasse a incontrare resistenza, non deve essere forzata ma piuttosto ritratta e l'apice distale deve essere nuovamente lubrificato e inserito passando dall'altra narice.
5. Il secondo soccorritore continua l'inserzione fino a quando l'estremità con alette della cannula nasofaringea è a contatto con la narice. Se il paziente ha dei conati di vomito, la cannula viene leggermente ritratta.

Ventilazione con pallone-maschera

Principio: è il metodo preferito per fornire ventilazione assistita.

La ventilazione con l'uso del dispositivo pallone-maschera (pallone rianimatore) presenta un vantaggio rispetto ad altri sistemi di supporto ventilatorio, poiché fornisce al soccorritore preospedaliero un feedback consentendogli di avvertire la resistenza alla ventilazione (compliance). Tale feedback positivo assicura l'operatore dell'efficacia delle ventilazioni; modificazioni nel feedback indicano una perdita di tenuta della maschera, la presenza di una via aerea patologica o un problema toracico che interferisce con l'erogazione di ventilazioni efficaci. Questa "sensazione" e il controllo che essa offre rendono il pallone-maschera adatto anche alla ventilazione assistita. La maneggevolezza del pallone-maschera e la possibilità di uso immediato lo rendono utile quale presidio di utilizzo immediato in caso di necessità di supporto ventilatorio.

Senza ossigeno supplementare, tuttavia, il pallone-maschera fornisce una concentrazione di ossigeno solo del 21%, o una frazione di ossigeno inspirato (FiO2) dello 0,21; non appena possibile, si deve collegare al pallone un reservoir di ossigeno e una fonte di ossigeno supplementare. Quando l'ossigeno viene connesso senza reservoir, la FiO2 è limitata a 0,50 o meno; con un reservoir la FiO2 è 0,85 o maggiore.

Se il paziente che viene ventilato è in stato di incoscienza senza riflesso del vomito, si deve inserire una cannula orofaringea di dimensioni adeguate prima di tentare la ventilazione con il pallone-maschera. Se il paziente ha un riflesso del vomito intatto, è meglio inserire una cannula nasofaringea.

Sono disponibili diversi dispositivi con reservoir, compresi modelli monouso, che sono relativamente poco costosi. Marche diverse hanno differenti modelli di pallone, valvola e reservoir. Tutte le parti usate devono essere dello stesso modello e della stessa marca perché, in genere, non sono intercambiabili con sicurezza.

I palloni rianimatori con reservoir sono disponibili in dimensioni da adulto, pediatriche e neonatali. Benché sia possibile utilizzare in emergenza un pallone da adulto con una maschera pediatrica di dimensioni adatte, si raccomanda come pratica sicura l'uso di un pallone di dimensioni corrette. In un paziente adulto si ottengono ventilazioni adeguate quando viene erogato un minimo di 800 mL/atto (1.000-1.200 mL/atto respiratorio sono preferibili).

Nel ventilare con un qualsiasi dispositivo a pressione positiva, l'insufflazione deve arrestarsi una volta che il torace raggiunga la massima espansione. Quando si usa il pallone-maschera, il torace deve essere visualizzato per osservare la massima insufflazione e con il pallone si deve avvertire l'eventuale marcato aumento della resistenza nel momento in cui i polmoni raggiungono la loro massima espansione. È necessario un tempo adeguato per l'espirazione (rapporto 1:3 tra il tempo di inspirazione e quello di espirazione). In mancanza di un tempo di espirazione adeguato, possono verificarsi "insufflazioni sovrapposte a espirazioni o iperinsufflazioni" con erogazione di un volume maggiore in inspirazione piuttosto che in espirazione. Le insufflazioni sovrapposte determinano uno scambio gassoso mediocre e portano a iperinsufflazione, aumento della pressione, apertura dell'esofago e distensione gastrica.

<u>Metodica a due soccorritori</u>

La ventilazione mediante un dispositivo pallone-maschera da parte di due o più soccorritori preospedalieri è più semplice che con un solo soccorritore. Il primo soccorritore può focalizzare l'attenzione nel mantenere un'adeguata aderenza della maschera, mentre il secondo fornisce un buon volume di erogazione utilizzando entrambe le mani per comprimere il pallone.

1. Il primo soccorritore si inginocchia al di sopra della testa del paziente e mantiene la stabilizzazione manuale della testa e del collo in una posizione neutra in asse.
2. La maschera viene posta sopra il naso e la bocca del paziente e viene mantenuta in sede con i pollici sulla porzione laterale della maschera mentre si tira la mandibola in alto dentro la maschera. Le altre dita forniscono la stabilizzazione manuale e mantengono la pervietà delle vie aeree.
3. Il secondo soccorritore si inginocchia a fianco del paziente e comprime il pallone con entrambe le mani per insufflare i polmoni.

<u>Dispositivi sopraglottici</u>

Nota: il Combitube e i tubi laringei King sono usati nelle seguenti illustrazioni solo a scopo dimostrativo. Possono essere usate altre marche di dispositivi sopraglottici in base alla preferenza locale.

Combitube

<u>Principio: un dispositivo meccanico utilizzato per aprire e mantenere una via aerea quando non si è in grado di intubare.</u>

I presidi sopraglottici forniscono ai soccorritori preospedalieri una via aerea alternativa accettabile e di solito non richiedono un addestramento estensivo per raggiungere una buona pratica al loro utilizzo. Il principale vantaggio sta nel fatto che possono essere inseriti indipendentemente dalla posizione del paziente (inserimento alla cieca), il che può essere particolarmente importante nei pazienti traumatizzati con un elevato sospetto di lesione cervicale. Le indicazioni per il posizionamento di un presidio sopraglottico sono le stesse che si seguono per il posizionamento di una qualsiasi cannula: la necessità di ottenere la pervietà delle vie aeree in un paziente. Ogni produttore di dispositivi sopraglottici identificherà le specifiche di età e dimensioni pertinenti ai propri dispositivi. Il soccorritore deve sempre seguire le raccomandazioni di selezione delle dimensioni, controindicazioni e procedure specifiche di inserzione fornite dal produttore.

Come per il posizionamento di qualsiasi altro dispositivo invasivo per vie aeree, il paziente deve prima essere preossigenato con un'elevata concentrazione di ossigeno utilizzando la tecnica migliore possibile.

Come con ogni altro presidio medico, il tubo deve essere ispezionato e ogni sua parte testata prima dell'inserimento. L'estremità distale del presidio deve essere lubrificata con un lubrificante idrosolubile.

1. Il soccorritore interrompe le ventilazioni e rimuove tutti gli altri ausili per le vie aeree. Se il paziente è supino, lingua e mandibola sono sollevate verso l'alto con una mano (elevazione del mento).
2. L'estremità del tubo viene inserita (bisogna evitare di strappare la cuffia quando si inserisce attraverso denti o protesi rotte). Il Combitube viene inserito fino a che gli anelli indicatori si allineano con i denti del paziente.
3. Usando la siringa grande, la cuffia faringea viene gonfiata con 100 mL di aria e quindi la siringa viene rimossa. Il dispositivo deve adagiarsi nella faringe posteriore appena dietro il palato duro.
4. Usando la siringa piccola, la cuffia distale viene gonfiata con 15 mL di aria e quindi la siringa viene rimossa. Abitualmente il palloncino sarà posizionato (gonfiato) nell'esofago del paziente. Il soccorritore inizia la ventilazione attraverso il tubo esofageo (solitamente indicato con un 1).
5. Se l'auscultazione dei suoni respiratori è positiva e l'insufflazione gastrica è negativa, il soccorritore continua attraverso il tubo esofageo.
6. Se l'auscultazione dei suoni respiratori è negativa e l'insufflazione gastrica è positiva, il soccorritore immediatamente ventila con il tubo endotracheale più corto (generalmente marcato con un 2), quindi si auscultano nuovamente i suoni respiratori e gastrici per confermare il corretto posizionamento del tubo. Il soccorritore continua a ventilare il paziente e dà inizio all'immediato trasporto a una struttura adeguata.

Tutti i tubi che si adagiano in esofago richiedono che il paziente non presenti riflesso del vomito. Se il paziente riacquista conoscenza e inizia a tossire o a vomitare questi dispositivi devono essere rimossi immediatamente. La rimozione quasi sempre causa vomito o rigurgito. Di conseguenza, l'attrezzatura per aspirazione deve essere prontamente disponibile quando il dispositivo viene rimosso. A causa del rischio di contatto con fluidi corporei osservare le precauzioni standard.

<u>Dispositivi King</u>

Principio: Il Tubo Laringeo (LT) King monolume è un dispositivo che si inserisce alla cieca ed è usato per fornire ventilazione al paziente traumatizzato.

Tale dispositivo può essere usato nei pazienti che superano 1,40 m di altezza e nei quali si ritiene che il rischio di aspirazione sia ridotto. Il King LT è un tubo monolume dotato sia di una cuffia distale sia di una cuffia orale (prossimale). Diversamente dai dispositivi a due lumi, è composto solamente da un tubo per la ventilazione e da una via di gonfiaggio. Queste caratteristiche semplificano la procedura di utilizzo. Occorre notare che il King LT non fornisce protezione dall'aspirazione. Infatti, tra le controindicazioni il produttore elenca l'assenza di digiuno come pure le *"situazioni in cui può esserci la presenza di contenuto gastrico tra cui, ma non solo: le lesioni multiple o gravi, le lesioni addominali acute o toraciche, etc..."*. Occorre quindi fare molta attenzione per evitare l'aspirazione quando viene utilizzato il dispositivo King in queste situazioni.

1. Il soccorritore preospedaliero sceglie le dimensioni corrette del Tubo Laringeo in base all'altezza del paziente e valuta il sistema di gonfiaggio iniettando nella cuffia il volume massimo di aria raccomandato. Il secondo operatore preossigena il paziente.
2. Il primo operatore applica un lubrificante sull'apice distale smussato e sul lato posteriore del tubo tenendolo con la mano dominante. Con la mano non dominante, tiene aperta la bocca ed esegue il sollevamento del mento mentre il secondo operatore mantiene stabile il rachide cervicale.
3. Il primo operatore introduce l'apice nella bocca e lo fa passare dietro la base della lingua. Quando l'estremità raggiunge la parete posteriore della faringe, viene fatto proseguire posteriormente lungo la linea mediana.
4. Si sospingere il King LT fino a che la base del connettore non si allinei ai denti.
5. Gonfiare le cuffie. I volumi di insufflazione sono in genere i seguenti:
   - TL # 3: 45-60ml
   - TL # 4: 60-80ml
   - TL # 5: 70-90ml
6. Attaccare un pallone al King LT. Mentre si ventila delicatamente il paziente per valutare le escursioni, ritrarre il tubo fino a che la ventilazione non diventi agevole e fluisca liberamente (ampio volume corrente e minima pressione aerea). Sull'estremità prossimale del tubo King LT sono indicate delle tacche che, quando allineate ai denti superiori, forniscono un'indicazione della profondità dell'inserimento.
7. Confermare la posizione corretta con l'auscultazione, i movimenti del torace e la verifica della CO2 mediante capnografia. Regolare nuovamente l'insufflazione della cuffia a 60 cm H2O (o solo per limitare il volume di erogazione). Fissare il King LT al paziente con un cerotto o con altri mezzi idonei. Può inoltre essere applicato un morso di bloccaggio, se desiderato.

Maschera laringea

Principio: un dispositivo meccanico usato per mantenere la pervietà delle vie aeree senza una visualizzazione diretta delle stesse.

La ML è un dispositivo per il trattamento delle vie aeree che può essere inserita dal soccorritore preospedaliero senza bisogno di visualizzare direttamente le corde vocali. La tecnica di inserimento alla cieca mostra dei vantaggi rispetto all'intubazione endotracheale in quanto sono richiesti minori requisiti formativi iniziali e le tecniche sono più facili da acquisire. Lo svantaggio risiede nel fatto che nonostante tale dispositivo mantenga una tenuta stagna intorno all'apertura glottica, questa non garantisce lo stesso grado di occlusione di una cuffia endotracheale. L'aspirazione rimane un problema potenziale. Un altro problema potenziale sta nel fatto che per inserire la ML è necessario che il soccorritore inserisca le dita nella bocca del paziente. Ciò limita l'utilità della ML nei pazienti in totale stato di incoscienza. Come in ogni tipo di gestione delle vie aeree del paziente traumatizzato, la stabilizzazione cervicale deve essere mantenuta per tutta la durata della procedura.

1. Sgonfiare la cuffia della maschera e applicare un lubrificante idrosolubile sulla superficie posteriore. Tenere la ML con la mano dominante, tra il pollice e le altre dita, all'altezza della giunzione tra la cuffia e i il tubo.
2. Afferrare la mandibola con l'altra mano e aprire la bocca del paziente. Inserire la ML nella bocca e premere l'estremità della cuffia posteriormente contro il palato duro e appiattirla

contro quest'ultimo.

3. Guidare (senza esercitare forza) la ML nella bocca e sospingerla nella faringe.
4. Continuare a sospingere la ML nell'ipofaringe fino a quando si avverte una chiara resistenza. Tenere in posizione l'estremità del tubo mentre si rimuovono le dita dalla bocca del paziente.
5. Gonfiare la cuffia con una quantità di aria sufficiente a mantenere l'aderenza. Non gonfiare oltre misura la cuffia in quanto questo può causare un danno alle strutture delle vie aeree.
6. Attaccare un pallone al tubo e confermare i suoni respiratori con il gonfiaggio.

Intubazione orotracheale del paziente traumatizzato con visione diretta (laringoscopia)

Principio: assicurare una via aerea definitiva senza manipolare il rachide cervicale.

L'intubazione orotracheale sotto visione viene realizzata con la testa e il collo del paziente stabilizzati in posizione neutra in asse. L'intubazione orotracheale, mentre si mantiene la stabilizzazione manuale in asse, richiede addestramento e pratica addizionali rispetto a quelli dell'intubazione nei pazienti non traumatizzati. Come per ogni tecnica avanzata, l'addestramento necessita di essere verificato almeno due volte all'anno da parte del responsabile medico o di un suo delegato.

Nei pazienti traumatizzati ipossici che non sono in arresto cardiaco, l'intubazione non deve costituire la manovra iniziale sulle vie aeree. Il soccorritore deve eseguire l'intubazione solo dopo aver preossigenato il paziente con un'elevata concentrazione di ossigeno, usando un semplice ausilio per le vie aeree o una manovra manuale. Il contatto con la parte più profonda del faringe durante l'intubazione di un paziente gravemente ipossico senza preossigenazione può facilmente causare una stimolazione vagale, portando a una pericolosa bradicardia.

Il soccorritore non deve interrompere la ventilazione per più di 20 secondi mentre intuba il paziente. La ventilazione non deve mai essere interrotta per più di 30 secondi per nessuna ragione.

L'intubazione orotracheale con laringoscopia diretta è estremamente difficile nei pazienti coscienti o nei pazienti con un riflesso del vomito intatto. Il soccorritore deve prendere in considerazione l'uso di anestesia locale o di agenti paralizzanti, dopo addestramento addizionale, sviluppo di un protocollo e approvazione da parte del responsabile medico del servizio.

Per il soccorritore inesperto, l'uso di una lama di laringoscopio retta tende a produrre una forza di rotazione minore (tirare la testa del paziente verso una posizione di "annusamento") di quella prodotta con l'uso di una lama curva. Tuttavia, poiché il tasso di successo dell'intubazione è spesso correlato alla familiarità di un soccorritore con un dato modello, la scelta del tipo di lama per il laringoscopio resta una questione di scelta individuale.

Nota: il collare cervicale limiterà il movimento in avanti della mandibola e la completa apertura della bocca. Pertanto, dopo aver assicurato un'adeguata immobilizzazione manuale, il collare cervicale viene rimosso, si mantiene la stabilizzazione manuale della colonna cervicale e si tenta l'intubazione. Il collare viene applicato nuovamente una volta terminata l'intubazione.

1. Prima di tentare l'intubazione, i soccorritori devono montare e provare tutta l'attrezzatura necessaria e adottare tutte le precauzioni standard. Il primo soccorritore si inginocchia alla testa del paziente e lo ventila con una maschera-pallone e ossigeno ad alta concentrazione. Il secondo soccorritore, inginocchiandosi a lato del paziente, fornisce la stabilizzazione manuale della testa e del collo del paziente.
2. Dopo la preossigenazione, il primo soccorritore smette di ventilare e afferra il laringoscopio con la mano sinistra e il tubo endotracheale (ET) (con una siringa connessa alla valvola pilota)

con la mano destra. Se si utilizza un mandrino, questo deve essere inserito quando l'equipaggiamento è stato ispezionato e provato. Il mandrino deve essere inserito in modo che la sua estremità distale non fuoriesca dall'estremità del tubo ET.
3. La lama del laringoscopio viene inserita nel lato destro della bocca ad una idonea profondità, facendola scivolare verso il centro delle vie aeree mentre si osservano i punti di repere desiderati.
4. Dopo avere identificato i punti di repere desiderati, il tubo ET viene inserito tra le corde vocali del paziente alla profondità desiderata. Il laringoscopio viene quindi rimosso mantenendo con una mano il tubo ET in sede; si rilevano gli indicatori di profondità sul lato del tubo ET. Se è stato utilizzato un mandrino malleabile, a questo punto questo deve essere rimosso.
5. La valvola pilota viene gonfiata con una quantità di aria sufficiente per completare la tenuta stagna tra la trachea del paziente e la cuffia del tubo ET (abitualmente 8-10 mL di aria) e la siringa viene rimossa dalla valvola pilota. Il primo soccorritore collega il pallone con reservoir all'estremità prossimale del tubo ET e si riprende la ventilazione mentre si osserva il sollevarsi del torace del paziente a ogni respiro erogato. La stabilizzazione manuale di testa e collo del paziente viene mantenuta per tutto il processo. Si ricercano suoni respiratori bilaterali e assenza di suoni aerei sopra l'epigastrio e altre indicazioni del corretto posizionamento del tubo ET (come descritto precedentemente) compresa l'analisi della forma d'onda della capnografia. Una volta confermata la posizione del tubo, questo viene fissato in sede. Benché l'uso di cerotti o altri dispositivi disponibili in commercio sia adeguato in situazioni controllate in cui il paziente non viene spostato, il modo migliore per premunirsi contro lo spostamento del tubo ET in situazione preospedaliera consiste nel tenerlo fisicamente per tutto il tempo.

<u>Intubazione orotracheale frontale ("faccia a faccia")</u>

Principio: metodo alternativo per assicurare una via aerea definitiva quando la posizione del paziente limita l'uso di tecniche tradizionali.

Nel contesto preospedaliero possono presentarsi situazioni in cui il soccorritore non può prendere posizione al di sopra della testa del paziente per iniziare l'intubazione in modo tradizionale. Il metodo frontale per l'intubazione è un'opzione valida in tali situazioni. Anche all'intubazione frontale si applicano i principi di base dell'intubazione: preossigenare il paziente con un pallone-maschera e un'elevata concentrazione di ossigeno prima di tentare l'intubazione, mantenere la stabilizzazione manuale della testa e del collo del paziente per tutta la durata dell'intubazione e non interrompere la ventilazione per più di 20-30 secondi per volta.

1. Mentre si mantiene la stabilizzazione manuale della testa e del collo del paziente in una posizione neutra in linea, il soccorritore preospedaliero si posiziona di fronte al paziente, "faccia a faccia". Il laringoscopio è tenuto nella mano destra (come una picozza o un martello) con la lama sulla lingua del paziente. La lama servirà a spostare la lingua in basso e in fuori piuttosto che in alto e in fuori. Le vie aeree del paziente sono aperte con la mano sinistra e viene introdotto il laringoscopio. Dopo avere posizionato il laringoscopio nelle vie aeree del paziente, si rilevano i punti di repere desiderati. Guardare nelle vie aeree da una posizione al di sopra delle stesse fornisce la visione migliore.
2. Dopo l'identificazione dei punti di repere desiderati, il tubo ET è introdotto tra le corde vocali del paziente fino alla profondità desiderata con la mano sinistra. In alcuni casi può essere necessario utilizzare un mandrino. La cuffia viene gonfiata con aria per ottenere una tenuta stagna e la siringa viene rimossa. Viene collegato un pallone e la posizione

del tubo ET viene confermata.

3. Dopo avere confermato la posizione del tubo ET, il paziente è ventilato mentre il soccorritore tiene il tubo ET e mantiene la stabilizzazione manuale della testa e del collo del paziente. Il tubo ET deve quindi essere fissato in sede.
4. Un metodo alternativo per l'intubazione frontale consiste nel tenere il laringoscopio nella mano sinistra e posizionare il tubo ET con la mano destra. Questo metodo può però limitare la visione delle vie aeree inferiori mentre viene posizionato il tubo ET.

Cricotiroidotomia con ago e ventilazione percutanea transtracheale.

Principio: metodo per fornire ossigenazione a un paziente che non può essere intubato o ventilato con un dispositivo pallone-maschera.

Tutte le parti, tranne ago, bombola e regolatore, devono essere adattate secondo necessità, preassemblate e confezionate preventivamente per una pronta disponibilità sul campo. Quando si rende necessaria questa tecnica, il tempo è l'elemento decisivo. L'attrezzatura deve essere pronta all'uso, richiedendo solo il collegamento alla fonte di ossigeno e l'ago. Il soccorritore preospedaliero può usare dei kit disponibili in commercio che contengono tutta l'attrezzatura necessaria. Se questo non è disponibile, è necessaria l'attrezzatura descritta in seguito.

- Siringa: da 10 a 20 mL
- Per permettere l'insufflazione e la deflazione del polmone mentre vi è un flusso costante dalla fonte di ossigeno è necessario un bypass di qualsiasi tipo. Quelli che seguono sono due esempi:
    - Un foro, all'incirca il 40% del diametro del tubo di erogazione dell'ossigeno, praticato con un taglio, che può essere occluso dal pollice.
    - Un connettore plastico, a "T" o "Y", di dimensioni compatibili con il tubo di ossigeno utilizzato e collegato alla fonte di ossigeno con un tratto di tubo universale standard per ossigeno.
- Un piccolo segmento di tubo che verrà fissato sull'estremità inferiore del connettore a "T" o a "Y" e si adatterà precisamente al cono dell'ago (questo lascia un'apertura del connettore a "T" o "Y" libera senza alcun collegamento con altre parti).
- Una bombola di ossigeno con un regolatore di flusso che eroghi una pressione di 50-psi (3,4 atm) al bocchettone.
- Strisce di cerotto.

Il paziente deve essere in posizione supina mentre viene mantenuta la stabilizzazione manuale in asse.

1. La laringe e la trachea sono stabilizzate con le dita di una mano. L'agocannula, collegata alla siringa, viene posta sulla linea mediana al di sopra della membrana cricotiroidea o direttamente nella trachea con un angolo rivolto leggermente verso il basso (caudale). Non appena l'ago è inserito, il pistone della siringa viene ritirato per creare una pressione negativa. Una volta che l'agocannula è entrata nella trachea, verrà aspirata aria nella siringa, confermando che la punta dell'ago è in posizione corretta. L'ago viene fatto avanzare di un ulteriore centimetro, e quindi la siringa è rimossa dall'ago. L'ago interno viene rimosso, lasciando in sede il la cannula. Il soccorritore forma rapidamente un'ansa di nastro adesivo attorno alla cannula o al cono della cannula e pone l'estremità del nastro sul collo del paziente per assicurare la via aerea. Il soccorritore deve prestare attenzione quando fissa il catetere, per impedire l'inginocchiamento dello stesso.
2. Il tubo di erogazione dell'ossigeno con una presa d'aria viene collegato al cono della

cannula mentre la mano che inizialmente stabilizzava la trachea viene spostata per mantenere stabile la cannula. La ventilazione viene iniziata occludendo l'apertura del tubo con il pollice per 1 secondo. Il torace del paziente può sollevarsi o meno, per indicare che si sta verificando inalazione. Per arrestare il flusso di ossigeno nei polmoni, il pollice viene rimosso dall'apertura.

Nota: il processo passivo di espirazione richiede un tempo tre o quattro volte maggiore dell'inspirazione con vie aeree normali. Ma in questo caso l'espirazione richiederà un periodo di tempo più lungo a causa dell'apertura più piccola della cannula.

Il paziente è ossigenato alternativamente chiudendo il foro per fornire il flusso positivo di ossigeno per l'insufflazione e aprendo lo stesso foro per arrestare il flusso di ossigeno e consentire la deflazione. La corretta sequenza temporale per queste manovre è di 1 secondo di occlusione dell'apertura per l'inspirazione e 4 secondi di apertura del foro per l'espirazione. Questo processo viene continuato fino a quando non è possibile stabilire una via aerea più definitiva.

Dopo la ventilazione percutanea transtracheale (VPT) di 45-60 minuti, possiamo riscontrare un livello elevato di PaCO2 a causa della ritenzione di anidride carbonica dovuta alle ridotte espirazioni. Di conseguenza, è necessario stabilire una via aerea definitiva nel paziente il più presto possibile.

Avvertimento. I pazienti sottoposti a VPT possono rimanere ipossici e instabili. I soccorritori preospedalieri devono iniziare il trasporto verso una struttura adeguata senza ritardo poiché il paziente ha urgente necessità di una procedura transtracheale chirurgica più definitiva (cricotiroidotomia) per un'adeguata ventilazione e ossigenazione.

CAPITOLO 9
SHOCK

INTRODUZIONE

Benché l'esistenza dello shock conseguente a un trauma si conosca da più di tre secoli, riveste ancora un ruolo centrale tra le cause di importante morbilità e mortalità del paziente traumatizzato. Una diagnosi tempestiva, una rianimazione appropriata e il trattamento definitivo dello shock derivante da un trauma sono essenziali nel determinare gli esiti del paziente.

Nel contesto preospedaliero la sfida terapeutica posta dai pazienti in shock è rafforzata dalla necessità di valutare e gestire tali pazienti in un ambiente relativamente spartano, e talvolta pericoloso, in cui i sofisticati strumenti di diagnosi e trattamento non sono disponibili o impossibili da utilizzare. Questo capitolo definisce e classifica lo shock e descrive le modificazioni fisiopatologiche presenti nello stesso per contribuire a dirigere le strategie di trattamento.

Fisiologia dello Shock

Metabolismo

Le cellule mantengo le loro funzioni metaboliche producendo e utilizzando l'ATP (adenosina trifosfato). Il modo più efficiente di produrre ATP è il metabolismo aerobio attraverso l'utilizzo di glucosio ed ossigeno. Al contrario il metabolismo anaerobio avviene in assenza di ossigeno, utilizzando le riserve lipidiche. Tuttavia la produzione di energia in presenza di anaerobiosi è di breve durata e meno efficiente. Se non viene ristabilito il metabolismo aerobio si andrà in contro a morte cellulare. La sensibilità delle cellule alla mancanza di ossigeno e l'utilità del metabolismo anaerobico varia da organo a organo. Tale sensibilità viene definita **ischemica** (mancanza di ossigeno) ed è maggiore nel cervello, nel cuore e nei polmoni. Possono trascorrere solo da 4 a 6 minuti di metabolismo anaerobico prima che uno o più di questi organi vitali vengano compromessi irrimediabilmente. I tessuti cutanei e muscolari hanno una sensibilità ischemica significativamente più lunga, di 4-8 ore. Gli organi addominali generalmente ricadono fra questi due gruppi e sono in grado di sopravvivere a 45-90 minuti di metabolismo anaerobico (Fig. 9-1).

Il mantenimento della normale funzione cellulare dipende quindi da interazioni complesse tra i diversi sistemi corporei. Le vie aeree devono essere pervie, il sistema respiratorio deve garantire il movimento di un adeguato volume di aria, il cuore deve avere una funzione di pompa (sistolica) efficace, il sistema circolatorio deve possedere un sufficiente quantitativo di GR (globuli rossi nel sangue) per garantire un adeguato apporto di ossigeno a tutti i tessuti.

Nel contesto preospedaliero quindi la valutazione del paziente traumatizzato e tutte le azioni conseguenti devono essere dirette ad evitare il passaggio al metabolismo anaerobio o a ripristinare quello aerobio, per evitare la morte cellulare e quindi del paziente. Garantire la pervietà della via aerea, supportare una buona respirazione e circolazione sono le componenti che costituiscono la base operativa del soccorritore preospedaliero e si attuano tramite le seguenti azioni:

- mantenere le vie aeree pervie e una ventilazione adatta, fornendo quindi un apporto di ossigeno adeguato ai globuli rossi;
- utilizzo appropriato dell'ossigeno supplementare come parte della ventilazione del paziente;

- mantenere una circolazione adeguata, perfondendo quindi le cellule tessutali con sangue ossigenato.

Definizione dello Shock

Lo shock può essere definito come uno stato di ipoperfusione cellulare generalizzata in cui l'apporto di ossigeno alle cellule è inadeguato a soddisfare le necessità metaboliche. La mancanza di perfusione cellulare determina quindi il passaggio al metabolismo anaerobio con conseguente riduzione della funzione cellulare.

Lo shock può uccidere il paziente sul campo, in pronto soccorso, in sala operatoria o nell'unità di terapia intensiva. Sebbene si possa ritardare la morte per parecchie ore, fino a giorni o persino settimane, la causa più comune di morte deriva dal fallimento della rianimazione primaria. La mancanza di perfusione nelle cellule tramite sangue ossigenato dà inizio al metabolismo anaerobico e fa diminuire le funzioni per la sopravvivenza degli organi. Anche quando alcune cellule vengono risparmiate inizialmente, la morte può sopraggiungere in seguito, perché le cellule rimanenti non sono in grado di svolgere le funzioni di quell'organo.

Classificazione dello Shock Traumatico

I principali determinanti della perfusione cellulare sono: cuore (agisce come la pompa o il motore del sistema), volume di liquidi (agisce come liquido idraulico), vasi sanguigni (agiscono come un sistema di tubi) e infine le cellule del corpo. Sulla base di queste componenti del sistema di perfusione, lo shock può essere classificato nelle seguenti categorie (Fig. 9-2):

1. *ipovolemico*, fondamentalmente emorragico nel paziente traumatizzato, correlato alla perdita di volume sanguigno circolante. È questa la più comune causa di shock nel paziente traumatizzato;
2. *distributivo* (o vasogenico), correlato ad anomalie nel tono vascolare derivanti da differenti cause;
3. *cardiogeno*, correlato a interferenza con l'azione di pompa del cuore.

La causa più frequente di shock nel paziente traumatizzato è l'emorragia per tanto è bene considerare e trattare lo shock come ipovolemico fino a prova contraria.

Tipi di Shock Traumatico

Shock Ipovolemico

Una perdita acuta di volume sanguigno, dovuta a disidratazione (perdita di liquido ed elettroliti) o emorragia (perdita plasmatica e di GR), provoca uno sbilanciamento nel rapporto tra volume liquido e dimensioni del contenitore. Il contenitore conserva le sue normali dimensioni, ma il volume liquido è diminuito. Lo *shock ipovolemico* è la causa più comune di shock incontrata nell'ambiente preospedaliero, e la perdita ematica è di gran lunga la causa più comune di shock nei pazienti traumatizzati e la più pericolosa. Quando si verifica una perdita ematica dalla circolazione, il cuore è stimolato ad aumentare la gittata cardiaca intensificando la forza e la frequenza delle contrazioni. Questo avviene grazie al rilascio di *adrenalina* dalle ghiandole surrenali. Il sistema nervoso simpatico libera *noradrenalina* per scatenare la costrizione dei vasi sanguigni, in modo da ridurre le dimensioni del contenitore a proporzioni adatte al volume rimanente di liquido. La vasocostrizione porta alla chiusura dei capillari periferici, che riduce il trasporto di ossigeno, e induce il passaggio dal metabolismo aerobico a quello anaerobico a livello cellulare. Quando i meccanismi di difesa non possono più compensare la riduzione del volume, la pressione sanguigna del paziente crolla. Una riduzione della pressione sanguigna indica il passaggio ad un stato di scompenso e quindi rischio elevato di morte in assenza di un'aggressiva rianimazione.

Shock emorragico

Un uomo di 70 kg ha circa 5 litri di volume ematico circolante. Lo shock emorragico (ipovolemico da perdita ematica) può essere suddiviso nelle seguenti quattro categorie o classi (Fig. 9-3), a seconda della gravità dell'emorragia e dei parametri vitali, tenendo presente però che i valori riportati non vanno considerati come assoluti.

- *Classe I.* Rappresenta una perdita che arriva fino al 15% del volume sanguigno nell'adulto (fino a 750 mL). Questo stadio ha poche manifestazioni cliniche. La tachicardia è spesso minima, e non vi sono modificazioni misurabili della pressione sanguigna, della pressione differenziale, o della frequenza ventilatoria. La maggior parte dei pazienti sani che va incontro a un'emorragia di questa entità richiede soltanto liquidi di mantenimento purché non si verifichino ulteriori perdite ematiche. I meccanismi di compensazione dell'organismo ristabiliscono il rapporto volume contenitore/liquido intravascolare e contribuisce al mantenimento della pressione sanguigna.
- *Classe II.* Rappresenta una perdita del 15-30% del volume ematico (750-1.500 mL). La maggior parte degli adulti è in grado di compensare una perdita ematica di questa entità attivando il sistema nervoso simpatico che mantiene la pressione sanguigna. I reperti clinici comprendono aumento della frequenza ventilatoria, tachicardia e una ridotta pressione differenziale (differenza tra pressione massima e minima). I segni clinici di questa fase sono tachicardia, tachipnea e pressione sanguigna sistolica normale. Poiché la pressione sanguigna è normale, è chiamato "shock compensato": il paziente è in stato di shock ma è ancora capace di compensare. Spesso il paziente mostra ansia o irrequietezza. La diuresi si riduce leggermente a valori compresi tra 20 e 30 mL/ora negli adulti, sebbene di solito non la si misuri sul campo. Talvolta questi pazienti possono richiedere una trasfusione di sangue; tuttavia, la maggior parte risponderà bene all'infusione di cristalloidi se a questo punto l'emorragia è sotto controllo.
- *Classe III.* Rappresenta una perdita del 30-40% del volume ematico (1.500-2.000 mL). Quando le perdite ematiche raggiungono questo punto, la maggior parte dei pazienti non è più in grado di compensare la perdita di volume e compare ipotensione. I reperti classici dello shock sono evidenti e comprendono tachicardia (frequenza cardiaca >120 battiti/minuto), tachipnea (frequenza respiratoria 30-40 atti respiratori/minuto) e grave ansia o confusione. La diuresi scende a 5-15mL/ora. Molti di questi pazienti richiedono trasfusioni di sangue, un intervento chirurgico per una rianimazione adeguata e il controllo dell'emorragia.
- *Classe IV.* Rappresenta una perdita di più del 40% del volume ematico (>2.000 mL). Questo stadio di grave shock è caratterizzato da marcata tachicardia (frequenza cardiaca >140 battiti/minuto), tachipnea (frequenza respiratoria >35 atti respiratori/minuto), grave confusione o letargia e pressione sistolica fortemente diminuita, tipicamente nella fascia dei 60 mmHg. Questi pazienti hanno veramente solo pochi minuti di vita. La sopravvivenza dipende dal controllo immediato dell'emorragia (per via chirurgia in caso di emorragia interna) e da una rianimazione aggressiva, con trasfusioni di sangue e plasma e minima infusione di cristalloidi.

La rapidità con cui un paziente sviluppa lo shock dipende dalla velocità con cui perde sangue. In un paziente traumatizzato che ha perso sangue si deve arrestare la fonte dell'emorragia, se è significativa, e considerare il ripristino del sangue perduto. Il ripristino di sangue in genere non è disponibile nel contesto preospedaliero; perciò, i pazienti traumatizzati affetti da shock emorragico devono essere sottoposti a misure per controllare le perdite ematiche esterne e ricevere una soluzione elettrolitica minima per via endovenosa ed essere rapidamente trasportati all'ospedale, dove sono disponibili sangue, plasma e fattori della coagulazione e si possono mettere in atto le operazioni necessarie a controllare l'emorragia (Fig. 9-5).

La ricerca sullo shock ha dimostrato che per ogni litro di sangue perduto il ripristino con soluzione elettrolitica deve essere di 3 litri (rapporto 3:1). Questo perché solo circa un terzo o un quarto del volume di una soluzione cristalloide isotonica rimane nello spazio intravascolare 30-60 minuti dopo l'infusione. La somministrazione di un limitato volume di soluzione elettrolitica prima del ripristino del sangue rappresenta l'approccio corretto durante il tragitto verso l'ospedale. Il risultato dell'infusione eccessiva di cristalloidi è un aumento del liquido interstiziale (edema), che provoca una riduzione dell'ossigeno trasportato dai GR rimanenti alle cellule dei tessuti. L'obiettivo non è alzare la pressione sanguigna ai livelli normali ma fornire solo una quantità sufficiente di liquidi per mantenere la perfusione e continuare a ossigenare i GR diretti a cuore, cervello e polmoni. La migliore soluzione cristalloide per il trattamento dello shock emorragico è la soluzione di Ringer lattato (RL). La soluzione fisiologica è un'altra tipo di soluzione cristalloide isotonica che può essere usata per il ripristino del volume, ma il suo uso massivo può produrre ipercloremia (aumento importante del livello di cloruri nel sangue), portando ad acidosi. In presenza di un'emorragia significativa, il ripristino dei liquidi dovrebbe idealmente essere effettuato infondendo la quasi totalità delle componenti del sangue. Il primo passo è la somministrazione di GR e plasma in rapporto 1:1 o 1:2, disponibili solo in ospedale in ambiente civile. Si aggiungono secondo necessità piastrine, crioprecipitati e altri fattori della coagulazione. Il plasma contiene un gran numero di fattori della coagulazione e altri componenti necessari per controllare la perdita ematica dai vasi piccoli (Fig. 9-6). Ci sono tredici fattori nella cascata coagulativa. Nei pazienti con un'emorragia importante che richiedono un grande volume ematico, numerosi fattori vengono persi. La trasfusione di plasma è una fonte affidabile per la maggior parte di questi fattori. Se è in corso una grande emorragia, il controllo dell'emorragia dai grandi vasi richiede un trattamento operatorio o, in alcuni casi, il trattamento mediante embolizzazione endovascolare.

Shock Distributivo (vasogenico)

Lo shock distributivo, o vasogenico, insorge quando il contenitore vascolare si ingrandisce senza un proporzionale aumento del volume di liquidi in esso contenuti. Generalmente nel paziente traumatizzato insorge in seguito a trauma del midollo spinale.

"Shock" neurogeno

Lo shock neurogeno, o meglio ipotensione neurogena, insorge quando una lesione del midollo spinale interrompe le vie del sistema nervoso simpatico. A causa della perdita di controllo simpatico sul sistema vascolare, che controlla la muscolatura liscia nelle pareti dei vasi sanguigni, i vasi periferici si dilatano. La marcata riduzione delle resistenze vascolari sistemiche e la vasodilatazione periferica portano a una ipovolemia relativa. Il paziente non è davvero ipovolemico, ma il volume ematico normale riempie in maniera insufficiente un contenitore che è aumentato di volume.

Questa diminuzione della pressione sanguigna non altera la perfusione né compromette la produzione dell'energia e, pertanto, *non è shock* poiché la produzione dell'energia non viene coinvolta. Tuttavia, poiché c'è meno resistenza al flusso ematico, la pressione sistolica e diastolica sono inferiori.

Sia lo shock ipovolemico scompensato sia lo shock neurogeno producono una riduzione della pressione sistolica. Tuttavia, gli altri segni vitali e clinici, e il trattamento delle due forme, sono differenti (Fig. 9-7). Lo shock ipovolemico è caratterizzato dalla riduzione della pressione sistolica e diastolica e della pressione differenziale. Anche lo shock neurogeno provoca una riduzione delle pressioni sistolica e diastolica, ma la pressione differenziale rimane normale o aumenta. L'ipovolemia causa una cute fredda, umida, pallida o cianotica e un ritardo del tempo di riempimento capillare. Nello shock neurogeno il paziente ha una cute calda e asciutta, soprattutto al di sotto della zona della lesione. Il polso nei pazienti con shock ipovolemico è debole, filiforme, e rapido.

Nello shock neurogeno, a causa dell'attività parasimpatica non contrastata sul cuore, si osserva tipicamente bradicardia piuttosto che tachicardia, ma il polso può essere debole. L'ipovolemia produce una riduzione del livello di coscienza (LdC), o almeno ansia e spesso agitazione. In assenza di una lesione cerebrale traumatica, il paziente con shock neurogeno è in genere vigile, orientato e lucido quando in posizione supina (Fig. 9-8).

N.B. lo Shock Neurogeno appena descritto (danno del sistema simpatico che provoca una vasoparalisi) non deve essere confuso con lo Shock Spinale, che invece si riferisce alla perdita delle funzioni del midollo spinale in seguito a un danno midollare.

I pazienti con shock neurogeno possono avere di frequente lesioni associate che producono un'emorragia significativa. Pertanto un paziente con shock neurogeno e segni di ipovolemia deve essere trattato come se l'emorragia fosse presente.

Shock Cardiogeno

Lo shock cardiogeno, o insufficienza dell'attività di pompa del cuore, deriva da cause che possono essere distinte come intrinseche (da diretta lesione del cuore) o estrinseche (in relazione a problemi al di fuori del cuore).

Cause intrinseche

Danno al muscolo cardiaco.

Qualsiasi processo che indebolisce il muscolo cardiaco influirà sulla sua gittata. Il danno può derivare da un'interruzione acuta dell'apporto ematico proprio del cuore (come nell'infarto del miocardio da coronaropatia) o da una contusione diretta al muscolo cardiaco (come in un trauma chiuso del torace). Ne consegue un circolo vizioso: la ridotta ossigenazione causa riduzione della contrattilità, che porta a riduzione della gittata cardiaca e pertanto a ridotta perfusione sistemica. La riduzione della perfusione porta a una continua riduzione dell'ossigenazione (anche del miocardio) e pertanto a una perpetuazione del circolo. Come qualsiasi muscolo, il muscolo cardiaco non lavora efficacemente quando è contuso o danneggiato.

Rottura valvolare.

Un'improvvisa e violenta compressione del torace o dell'addome può danneggiare le valvole del cuore. Una grave lesione valvolare porta a insufficienza acuta, in cui una significativa quantità di sangue ritorna indietro nella camera da cui è stata appena pompata. Questi pazienti spesso sviluppano rapidamente uno scompenso cardiaco, manifestato da edema polmonare e shock cardiogeno. La presenza di un nuovo rumore cardiaco all'auscultazione è un importante indizio per questa diagnosi.

Cause estrinseche

Tamponamento cardiaco.

La presenza di liquido nel sacco pericardico impedirà al cuore di riempirsi completamente durante la fase di diastole (rilassamento). Nel caso del trauma, il sangue penetra nel sacco pericardico e le pareti del ventricolo non possono espandersi completamente (Fig. 9-9). Inoltre, questo riempimento inadeguato fa sì che il muscolo non sia teso e diminuisca la forza della contrazione cardiaca. Nel caso di un trauma cardiaco penetrante, con ogni contrazione può entrare una maggiore quantità di sangue nel sacco pericardico, compromettendo ulteriormente la gittata cardiaca. Possono rapidamente conseguire grave shock e morte.

Pneumotorace iperteso.

Quando la cavità toracica si riempie di aria sotto pressione, il polmone collassa e non può riempirsi con aria proveniente dall'esterno e si riduce anche il flusso ematico nei polmoni. Se il volume dell'aria e la pressione all'interno del torace leso è sufficientemente grande, il mediastino viene dislocato verso il lato opposto alla lesione. Con lo spostamento del mediastino, la compressione e l'inginocchiamento della vena cava superiore e inferiore e l'aumento delle resistenze vascolari polmonari impediscono drasticamente il ritorno venoso al cuore, producendo una caduta significativa del precarico (Fig. 9-10). A causa della compromissione del riempimento, il cuore perde la sua efficienza come pompa e si instaura rapidamente uno shock.

Valutazione

Come detto in precedenza, lo shock è una condizione derivante da una riduzione della perfusione e della produzione dell'energia che può avere conseguenze letali. Se non viene trattata con rapidità questa condizione di ridotta produzione di energia può diventare irreversibile. Il passaggio da metabolismo aerobico a quello anaerobico provoca un calo di 19 volte della produzione di ATP. L'organismo risponde a questo calo di produzione di energia diminuendo in modo selettivo la perfusione nelle parti del corpo non essenziali e aumenta la funzione cardiovascolare per compensare e perfondere altri organi fondamentali.

In presenza di shock, la risposta fisiologica si manifesta con segni clinici che indicano che il corpo ha risposto e cerca di compensare. Questi segni comprendono la riduzione della perfusione negli organi non vitali quali la pelle, in cui diminuisce la temperatura e possono apparire macchie (marezzature), nella diminuzione dell'intensità del polso nelle estremità; nelle estremità fredde e cianotiche con tempo di riempimento capillare prolungato; e nel calo della perfusione di sangue ossigenato nel cervello. L'acidosi derivante dal metabolismo anaerobico produce una alterazione del respiro, con rapide ventilazioni con cui l'organismo cerca di eliminare l'anidride carbonica (acido) di scarto. Il calo della produzione di energia si identifica dalle risposte iporeattive dell'organismo, e della diminuzione della temperatura interna. Il paziente può tremare nel tentativo di mantenere il calore corporeo (i brividi).

La valutazione della presenza dello shock deve comprendere la ricerca delle prime lievi manifestazioni di questo stato di ipoperfusione. Nel contesto preospedaliero, questo richiede la valutazione di quegli organi e sistemi che sono immediatamente accessibili alla ricerca di segni di ipoperfusione. Questi sistemi sono cervello e sistema nervoso centrale (SNC), cuore e sistema cardiovascolare, sistema respiratorio, cute e arti, e reni. I segni della riduzione della perfusione e della produzione di energia nella risposta dell'organismo sono qui elencati:

- riduzione del livello di coscienza, ansia, disorientamento, agitazione, comportamento anomalo (cervello e SNC);
- tachicardia, riduzione della pressione sistolica e della pressione differenziale (cuore e sistema cardiovascolare);
- respiro rapido, superficiale (sistema respiratorio);
- cute fredda, pallida, umida, diaforetica o anche cianotica con aumento del tempo di riempimento capillare (cute ed estremità);
- diuresi ridotta (reni), identificata solo raramente nel contesto preospedaliero in situazioni di trasporto prolungato o ritardato, quando è presente un catetere urinario.

Poiché l'emorragia è la causa più comune di shock nel paziente traumatizzato, tutti gli shock dovrebbero essere considerati emorragici fino a prova contraria. La priorità è ricercare tutte le fonti esterne di emorragia e controllarle nel modo più veloce e completo possibile. Questo può comportare tecniche particolari come applicazione di bendaggio compressivo, tourniquets o immobilizzazione di fratture di arti o bacino. Se non vi sono segni di emorragia esterna, si deve sospettare un'emorragia interna. Benché il trattamento definitivo di un'emorragia interna non sia praticabile nel contesto preospedaliero, l'identificazione di una fonte interna impone un trasporto rapido verso la sede di trattamento definitivo. Un'emorragia interna può verificarsi in torace, addome, bacino o retroperitoneo. Segni di trauma chiuso o penetrante al torace, con riduzione dei suoni respiratori e ottusità alla percussione, suggerirebbero una fonte toracica dell'emorragia. L'addome, il bacino e il retroperitoneo possono essere la sede di importanti sanguinamenti sospettabili dalla presenza di segni di trauma chiuso (ad esempio ecchimosi) o penetrante, distensione o dolorabilità addominale, instabilità del bacino, asimmetria degli arti inferiori, dolore nella regione pelvica aggravato dal movimento, ecchimosi perineale e presenza di sangue al meato uretrale.

Come regola generale, i pazienti che soddisfano i criteri 1 o 2 (o entrambi) del National Trauma Triage Protocol (NTTP) necessitano di un trasporto rapido al centro traumatologico più vicino (Fig. 9-11).

Se la valutazione non suggerisce una emorragia come causa dello shock, si devono sospettare cause non emorragiche. Queste comprendono il tamponamento cardiaco e lo pneumotorace iperteso (evidenziati da vene del collo distese rispetto alle vene del collo collabite nello shock emorragico) e lo shock neurogeno. Una riduzione dei suoni polmonari, l'ipertimpanismo alla percussione e la presenza di enfisema sottocutaneo sul lato della lesione al torace con associato distress respiratorio (tachipnea) e deviazione della trachea (di rado rilevabile sulla scena) suggeriscono uno pneumotorace iperteso. La presenza di questi segni suggerisce la necessità immediata di decompressione con ago.

Si possono sospettare differenti cause di shock cardiogeno con traumi chiusi o penetranti del torace: 1- i suoni cardiaci attutiti suggeriscono un tamponamento cardiaco (difficilmente discernibile nel rumoroso ambiente preospedaliero), 2- aritmie, 3- cause di shock neurogeno associate a trauma vertebrale, con bradicardia e estremità calde. La maggior parte di questi segni possono essere rilevati dal soccorritore preospedaliero esperto che può quindi orientarsi nel determinare la causa dello shock e la necessità di un appropriato intervento quando realizzabile sul campo.

Le aree della valutazione del paziente comprendono: stato delle vie aeree, ventilazione, perfusione, colore e temperatura della cute, tempo di riempimento capillare e pressione sanguigna. Ciascuno di questi elementi viene presentato qui separatamente nel contesto sia della valutazione primaria che della valutazione secondaria. Ma la valutazione simultanea è un'importante componente della valutazione del paziente per raccogliere ed elaborare le informazioni provenienti contemporaneamente da fonti diverse. Se tutti i sistemi stanno funzionando normalmente, non si scatena alcun allarme.

Valutazione Primaria

Il primo passo nella valutazione del paziente è cercare di ottenere un quadro generale del paziente, prima ancora di avere dei numeri o dei parametri da scrivere. I seguenti segni devono far sospettare la presenza di condizioni potenzialmente letali:

- moderata ansia, che progredisce a confusione o alterazione dello stato di coscienza;
- lieve tachipnea, che conduce a ventilazioni rapide e difficoltose;

- lieve tachicardia, che progredisce a marcata tachicardia;
- polso radiale debole, che progredisce fino ad assenza del polso;
- colorito pallido o cianotico della cute;
- tempo di riempimento capillare prolungato;
- perdita di polso nelle estremità;
- ipotermia.

Qualsiasi compromissione o insufficienza delle vie aeree, del respiro o del sistema circolatorio deve essere gestita prima di procedere oltre. Tutte queste valutazioni vengono descritte con un ordine preciso ma devono essere eseguite più o meno contemporaneamente.

Vie aeree

Le vie aeree devono essere valutate prioritariamente in tutti i pazienti. Le vie aeree pervie sono fondamentali per garantire un adeguato apporto di ossigeno i tessuti. Tra i pazienti che necessitano un'immediata gestione delle vie aeree vi sono:

- pazienti che non stanno respirando;
- pazienti che hanno un'evidente compromissione delle vie aeree;
- pazienti con una frequenza respiratoria superiore a 20 atti/minuto;
- pazienti con respiro rumoroso;

Ventilazione

Come rilevato in precedenza, il metabolismo anaerobico associato a una ridotta ossigenazione cellulare produrrà un aumento dell'acido lattico. Gli ioni idrogeno (H^+) generati da acidosi e ipossia portano alla stimolazione dei centri respiratori per aumentare la frequenza e la profondità delle ventilazioni. Pertanto, la tachipnea è spesso uno dei segni più precoci di shock, più precoce dell'aumento della frequenza cardiaca. Nella valutazione primaria non si perde tempo a misurare una frequenza ventilatoria. Piuttosto, si deve stimare se le ventilazioni sono lente, normali, accelerate o molto accelerate. Una frequenza ventilatoria lenta, associata a uno shock, indica generalmente che il paziente è in shock profondo e può essere a pochi istanti dall'arresto cardiaco. Qualsiasi accelerazione della frequenza ventilatoria deve preoccupare e spingere a ricercare la causa dello shock.

Un paziente agitato, che tenta di rimuoversi la maschera di ossigeno, sta probabilmente manifestando una grave ipossigenazione cerebrale, segno di una ipoperfusione importante.

La riduzione della saturazione di ossigeno, misurata con un pulsossimetro, può confermare questo sospetto. Ogni lettura di pulsossimetro al di sotto del 95% (al livello del mare) è preoccupante e deve spingere a identificare la causa dell'ipossia.

La misurazione ed il monitoraggio dell'$ETCO_2$ (anidride carbonica di fine espirazione) sono diventate pratiche abituali nel contesto dell'emergenza sanitaria nel paziente intubato. Sebbene vi sia una buona correlazione tra valori di $ETCO_2$ e pressione arteriosa di CO2 ($PaCO^2$) nel paziente emodinamicamente stabile, nel paziente in shock questa correlazione è limitata quindi poco utile per monitorare la ventilazione. I valori di $ETCO_2$ e il loro andamento sono indicatori di variazioni della perfusione. Tuttavia non bisogna dimenticare che, al di là dei valori, fondamentale è l'osservazione del paziente, per cui se un paziente appare ipossico è necessario trattare l'ipossia. La clinica del paziente è più importante di qualsiasi valore registrato da uno strumento.

Circolazione

Esistono due componenti nella valutazione della circolazione:

- emorragia (e quantitativo di sangue perso);
- perfusione con sangue ossigenato:

- dell'intero corpo
- di una singola regione.

I dati raccolti durante la valutazione del circolo contribuiscono a formulare una veloce stima iniziale del volume ematico e della perfusione del paziente e, in seguito, a fornire una valutazione simile delle regioni specifiche dell'organismo. Ad esempio, mentre si controlla il tempo di riempimento capillare, il polso, il colore della pelle e la temperatura di un arto inferiore possono rilevarsi dei segni di ipoperfusione, mentre gli stessi segni possono essere assenti nelle estremità superiori. Questo non significa che i segni siano inaccurati, ma solo che una parte è diversa dalle altre. La domanda immediata a cui dare una risposta è "perché?". È importante controllare questi segni correlati alla circolazione e alla perfusione in più parti del corpo e ricordare che la valutazione del quadro generale non può basarsi su una parte singola.

Emorragia

La valutazione della circolazione inizia con un rapido controllo alla ricerca di significative emorragie esterne. Il paziente può essere riverso sulla fonte principale dell'emorragia, o questa può essere nascosta dai vestiti. I tentativi di ripristinare la perfusione sarà molto meno efficace di fronte ad un'emorragia continua. Il paziente può perdere un cospicuo volume di sangue da lacerazioni del cuoio capelluto, a causa dell'elevata concentrazione di vasi sanguigni, o da ferite che lesionano importanti vasi sanguigni (succlavia, ascellare, brachiale, radiale, ulnare, carotideo, femorale o popliteo). Esaminare sempre l'intero corpo per identificare le fonti esterne di emorragia. La perdita di sangue determina la perdita della capacità di veicolare ossigeno ai tessuti, per cui anche se il paziente presenta valori di saturazione nella norma (il poco sangue rimasto è ben ossigenato) in realtà è un paziente in deficit di ossigeno considerando le esigenze metaboliche di tutti i tessuti (non c'è abbastanza ossigeno per tutte le cellule).

Polso

Il successivo punto importante nella valutazione della perfusione è il polso. La valutazione iniziale del polso determina se esso è palpabile a livello dell'arteria che viene esaminata. In linea generale, la perdita di un polso radiale indica una grave ipovolemia (oppure un danno vascolare al braccio), soprattutto quando il polso centrale, a livello delle arterie carotide o femorale, è debole, filiforme ed estremamente rapido. Se il polso è palpabile, si devono rilevare la sua validità e frequenza, come segue:

- il polso è forte o debole e filiforme?
- la frequenza è normale, troppo rapida o troppo lenta?
- la frequenza è regolare o irregolare?

Benché molti soccorritori coinvolti nella gestione dei pazienti traumatizzati si focalizzino sulla rilevazione della pressione sanguigna, non si deve sprecare tempo prezioso durante la valutazione primaria per rilevare questo dato. Il livello esatto di pressione sanguigna è meno importante nella valutazione primaria rispetto ad altri segni, quali appunto la frequenza e la validità (forza) delle pulsazioni. In una serie di pazienti traumatizzati, un polso radiale definito "debole" dal soccorritore preospedaliero era associato a una pressione sanguigna mediamente di 26 mmHg inferiore rispetto a un polso ritenuto "normale". Ancora più importante, i pazienti traumatizzati con un polso radiale debole avevano una probabilità 15 volte maggiore di morire rispetto a quelli con un polso normale. Benché generalmente rilevata all'inizio della valutazione secondaria, la pressione sanguigna può essere misurata anche più precocemente, se sono disponibili risorse sufficienti, o comunque dopo aver completato la valutazione primaria ed aver riconosciuto e trattato le principali condizioni pericolose per la sopravvivenza del paziente.

Livello di coscienza (LdC)

Lo stato mentale è parte della valutazione della disabilità, ma uno stato mentale alterato può anche indicare una compromissione della perfusione cerebrale. Rappresenta quindi una valutazione della perfusione d'organo. Un paziente ansioso, agitato deve essere ritenuto affetto da ischemia cerebrale e metabolismo anaerobico fino a quando non sia identificata un'altra causa. Le overdosi di droghe e alcol e una contusione cerebrale sono condizioni che non possono essere trattate rapidamente, mentre una ischemia cerebrale si; pertanto, tutti i pazienti in cui si sospetta la presenza di ischemia cerebrale dovranno essere gestiti come se questa fosse effettivamente presente.

Insieme all'ipossia ed un'inadeguata perfusione, l'alterazione della coscienza può essere suggestiva di danno cerebrale traumatico. Un paziente agitato, ansioso o con un'alterazione del livello di coscienza va considerato ipossico, ipoperfuso se non è evidente altra causa. L'ipoperfusione e l'ipossia associate a un trauma cranico possono compromettere pesantemente la sopravvivenza del paziente e pertanto devono essere prevenute oo trattate quanto prima.

Colore della cute

Un colore rosato della cute generalmente indica un paziente ben ossigenato senza metabolismo anaerobico. Una cute blu (cianotica) o marezzata indica la presenza di emoglobina non ossigenata e mancanza di adeguata ossigenazione in periferia. La cute pallida, marezzata o cianotica ha un flusso ematico inadeguato derivante da una delle seguenti tre cause:

1. vasocostrizione periferica (in genere associata a ipovolemia);
2. ridotto apporto di GR (anemia acuta);
3. interruzione dell'apporto ematico a una certa parte del corpo, come potrebbe avvenire in caso di frattura o di lesione di un vaso che irrora quella parte del corpo.

La cute pallida può essere un reperto localizzato o generalizzato, con implicazioni differenti. Devono essere utilizzati altri segni, come la tachicardia, per chiarire tali differenze e determinare se il pallore della cute è una condizione localizzata, regionale o sistemica. Inoltre, la cianosi può non essere evidente nei pazienti ipossici che hanno perso un numero significativo di GR per emorragia. In pazienti che hanno una cute scura, la cianosi può essere ricercata meglio su labbra, gengive e palmi delle mani.

Temperatura cutanea

Quando l'organismo devia il sangue dalla cute verso parti più importanti del corpo, la temperatura cutanea si riduce. Una cute fredda al tatto indica vasocostrizione, ridotta perfusione cutanea e ridotta produzione di energia, e pertanto shock. Poiché una quantità significativa di calore può essere perduta durante la fase di valutazione, si devono prendere delle misure per conservare la temperatura corporea del paziente.

Un buon segno di rianimazione adeguata è fornito dall'esame dell'alluce, che deve tornare caldo, asciutto e rosa. Le condizioni ambientali in cui si esegue questa valutazione possono influire sui risultati, così come le alterazioni di una parte isolata del corpo non necessariamente indicano uno stato di compromissione generale.

Aspetto della cute

Oltre al colore e alla temperatura cutanea è importante la valutazione dell'umidità o della secchezza della cute. Il paziente con shock emorragico presenta generalmente una pelle umida, fredda e sudata, mentre nel paziente con ipotensione dovuta a un danno del midollo spinale la cute è asciutta.

Tempo di riempimento capillare

La capacità da parte del sistema cardiovascolare di riempire i capillari dopo che il sangue è stato "rimosso" rappresenta un importante sistema di supporto. Analizzare il livello di funzione di questo sistema di supporto comprimendo i capillari per farne fuoriuscire tutto il sangue e quindi misurando il successivo tempo di riempimento fornisce indizi sulla perfusione del letto capillare che si sta valutando. Generalmente, il corpo devia per primo il circolo dalle sue parti più distali e ripristina il circolo in queste sedi per ultimo. La valutazione del letto ungueale dell'alluce o del pollice fornisce l'indicazione più precoce che si sta sviluppando ipoperfusione. Inoltre fornisce una buona indicazione di quando la rianimazione è stata completata. Tuttavia, come avviene per molti altri segni, diverse condizioni sia ambientali che fisiologiche, possono alterare i risultati. La valutazione del tempo di riempimento capillare è una misurazione del tempo necessario per riperfondere la cute e pertanto una misura indiretta della reale perfusione di quella parte del corpo. Non è un test diagnostico di alcun specifico processo patologico o lesione.

Il tempo di riempimento capillare è stato descritto come una valutazione scadente dello stato di shock. Tuttavia, esso non è un test per identificare lo shock, ma piuttosto un esame della perfusione del letto capillare che viene analizzato. Utilizzandolo insieme ad altri test e componenti della valutazione, costituisce un buon indicatore della perfusione e quindi suggestivo di uno stato di shock, ma va comunque sempre analizzato nel contesto in cui viene rilevato.

Lo shock può essere la causa della scarsa perfusione e del ritardo nel riempimento capillare, ma esistono altre cause, quali l'interruzione di un'arteria da parte di una frattura, una lesione vascolare dovuta a una ferita penetrante (arma bianca o da fuoco), ipotermia e perfino aterosclerosi. Un'altra causa di insufficiente riempimento capillare è la riduzione della gittata cardiaca derivante da ipovolemia (oltre che dall'emorragia).

Il tempo di riempimento capillare è un utile segno diagnostico che può anche essere usato per monitorare il progresso della rianimazione. Se il tempo di riempimento capillare migliora (si accorcia) significa che la rianimazione del paziente è efficace.

Stato neurologico

Un sistema corporeo che può facilmente essere valutato sulla scena è la funzione cerebrale. Ci sono almeno cinque condizioni possono produrre un'alterazione del livello di coscienza o modificazioni del comportamento (combattività o belligeranza) nei pazienti traumatizzati:

1. ipossia;
2. shock con alterata perfusione cerebrale;
3. lesione cerebrale traumatica;
4. intossicazione da alcol o farmaci;
5. processi metabolici come diabete, convulsioni ed eclampsia.

Tra queste cinque condizioni, la più facile da trattare e che ucciderà il paziente più rapidamente se non trattata è l'ipossia. Ogni paziente con un livello di coscienza alterato deve essere trattato come se la causa fosse una ridotta ossigenazione cerebrale. Un'alterazione del livello di coscienza in genere è uno dei primi segni visibili di shock.

Una lesione cerebrale può essere considerata *primaria* (da trauma diretto ai tessuti cerebrali) o *secondaria* (causata dagli effetti dell'ipossia, ipoperfusione, edema, deficit di produzione di energia ecc.). Non esiste trattamento efficace nel contesto preospedaliero per una lesione cerebrale primaria, ma una lesione cerebrale secondaria può sostanzialmente essere prevenuta o ridotta significativamente nella sua gravità mantenendo l'ossigenazione e la perfusione.

La funzione cerebrale si riduce quando la perfusione e l'ossigenazione scendono e si sviluppa ischemia. Questa riduzione della funzione evolve attraverso vari stadi quando le differenti regioni del cervello vengono colpite. Ansia e comportamento combattivo sono in genere i primi sintomi, seguiti da un rallentamento dei processi del pensiero e una riduzione delle funzioni motorie e sensitive del corpo. Il livello di funzione cerebrale è un'importante e misurabile segno di shock in ambito preospedaliero. Si deve ritenere che un paziente agitato, combattivo, ansioso o con una riduzione del livello di coscienza abbia un cervello ipossico e/o ipoperfuso, fino a quando non sia possibile identificare un'altra causa. Ipoperfusione e ipossia cerebrale spesso accompagnano lesioni cerebrali e rendono la prognosi a lungo termine ancora peggiore. Sono sufficienti brevi episodi di ipossia e shock per peggiorare la prognosi di un trauma cranico.

Esposizione/Protezione dall'ambiente

Il corpo del paziente viene scoperto per ricercare sedi meno evidenti di emorragia esterna e indizi che possono indicare emorragia interna. Si deve però anche considerare il rischio di ipotermia durante questa fase. È consigliabile svestire il paziente nel compartimento dell'ambulanza per proteggerlo dall'ambiente e dagli occhi indiscreti del pubblico.

Valutazione Secondaria

In alcuni casi, le lesioni del paziente possono essere troppo gravi per una valutazione secondaria da eseguire sul campo. Se il tempo lo consente, la valutazione secondaria può essere fatta nel tragitto verso l'ospedale, se non ci si deve occupare di altre questioni.

Parametri vitali

La misurazione di una serie accurata di parametri vitali è uno dei primi passi intrapresi nella valutazione secondaria o, dopo avere ripetuto la valutazione primaria, quando sono a disposizione alcuni minuti durante il trasporto.

Frequenza respiratoria

La frequenza respiratoria normale per un adulto è di 10-20 atti/minuto. Una frequenza di 20-30 atti/minuto indica una frequenza anormale borderline e la necessità di ossigeno supplementare. Una frequenza superiore a 30 atti/minuto indica una fase tardiva dello shock e richiede ventilazione assistita. Lo stimolo fisiologico per l'aumento della frequenza ventilatoria è l'acidosi provocata dallo shock, ma è in genere associata a una diminuzione del volume corrente. Queste elevate frequenze ventilatorie indicano la necessità di ricercare le possibili fonti di compromissione della perfusione.

Polso

Nella valutazione secondaria, la frequenza del polso viene determinata con maggiore precisione. Il polso normale per un adulto va da 60 a 100 pulsazioni/minuto. Con frequenze inferiori, tranne che in individui estremamente atletici, si deve sospettare un'ischemia cardiaca o una condizione patologica come un blocco cardiaco completo. Un polso nella fascia dei 100-120 pulsazioni/minuto identifica un paziente in una fase precoce di shock, con iniziale risposta cardiaca in direzione della tachicardia. Un polso superiore a 120 pulsazioni/minuto è un segno preciso di shock, a meno che sia causato da dolore o paura, e un polso oltre 140 pulsazioni/ minuto è considerato estremamente critico e segno di vicinanza della morte

Pressione sanguigna

La pressione sanguigna è uno dei segni meno sensibili di shock. Essa non inizia a scendere fino a quando il paziente non è profondamente ipovolemico (da vera perdita di liquidi o da ipovolemia relativa dovuta ad aumento del volume del contenitore). La diminuzione della pressione sanguigna indica che il paziente non riesce più a compensare l'ipovolemia e l'ipoperfusione. In pazienti altrimenti sani, le perdite ematiche devono superare il 30% del volume di sangue prima che i meccanismi di compenso dell'organismo si esauriscano e la pressione sistolica scenda sotto i 90 mmHg. Per questa ragione, frequenza ventilatoria, frequenza e validità del polso, tempo di riempimento capillare e livello di coscienza sono indicatori più sensibili di ipovolemia rispetto alla pressione arteriosa.

Quando la pressione del paziente inizia a scendere, è presente una situazione estremamente critica che richiede un intervento rapido. In ambito preospedaliero, un paziente che presenta ipotensione ha già perso un volume significativo di sangue ed è probabile una perdita ematica continua. Lo sviluppo di ipotensione come primo segno di shock significa che i primi segni sono stati trascurati o non riconosciuti.

La gravità della situazione e il tipo appropriato di intervento variano in base alla causa della condizione. Ad esempio, una bassa pressione sanguigna associata a shock neurogeno è ben lontana dall'essere critica quanto una bassa pressione derivante dallo shock ipovolemico. La Fig. 9-12 presenta i segni usati per valutare lo shock ipovolemico compensato e scompensato.

Un importante errore da evitare è considerare equivalenti la pressione sistolica, la gittata cardiaca e la perfusione tissutale.

Come sottolineato in questo capitolo, è necessaria una significativa perdita di sangue prima che il paziente divenga ipoteso (emorragia di Classe III). Pertanto, i pazienti avranno una gittata cardiaca ridotta e una compromissione dell'ossigenazione tissutale quando avranno perso il 15-30% del loro volume di sangue malgrado presentino una pressione sistolica normale. Idealmente, lo shock dovrebbe essere riconosciuto e trattato nelle prime fasi, prima che compaia lo scompenso.

Le lesioni cerebrali non causano ipotensione almeno fino a quando il cervello non inizia a erniarsi attraverso l'incisura tentoriale e il forame magno. Pertanto, si deve presumere che un paziente ipoteso con una lesione cerebrale sia affetto da ipovolemia (di solito perdita ematica) derivante da altre lesioni e non dalla lesione cerebrale. I neonati (di età inferiore ai sei mesi) sono l'eccezione a questa regola poiché possono sanguinare all'interno del capo sequestrando grossi quantitativi di sangue fino ad arrivare a shock ipovolemico, in conseguenza del fatto che le suture ossee e le fontanelle sono ancora aperte.

Lesioni muscoloscheletriche

Con le fratture può verificarsi una significativa emorragia interna (Fig. 9-13). Particolarmente preoccupanti sono le fratture del femore e del bacino. Una singola frattura di femore può essere associata alla perdita anche di 2-4 unità (1.000- 2.000 mL) di sangue nella coscia. Questa lesione da sola può potenzialmente portare alla perdita del 30-40% del volume ematico di un adulto, causando shock ipovolemico scompensato. Le fratture del bacino, specialmente quelle derivanti da cadute da altezza significativa o da meccanismi di schiacciamento, possono essere associate a massiva emorragia interna nello spazio retroperitoneale. La vittima di un trauma chiuso può avere fratture multiple e uno shock di Classe III o IV, senza evidenza di emorragie esterne, emotorace, sanguinamento intraddominale o frattura del bacino. Ad esempio, un pedone adulto investito da un veicolo che subisce la frattura di quattro coste, una frattura omerale, una frattura femorale e fratture tibia/perone bilaterali può andare incontro alla perdita interna di 3.000-5.500 mL di sangue. Questa potenziale perdita ematica è sufficiente perché il paziente muoia di shock se non viene riconosciuta e trattata in modo adeguato.

Fattori confondenti

Numerosi fattori possono confondere la valutazione del paziente traumatizzato in quanto nascondono gli abituali segni di shock. Questo può portare il soccorritore non esperto ad una errata valutazione di stabilità di un paziente.

Età

I pazienti nelle fasce estreme della vita (i neonati e gli anziani) hanno una ridotta capacità di compensare perdite acute di sangue e altri stati di shock. Pertanto, una lesione relativamente modesta per un adulto sano, può produrre in questi soggetti uno shock scompensato. D'altra parte, i bambini e i giovani adulti hanno un'incredibile capacità di compensare le perdite e possono apparire relativamente normali a un controllo affrettato. Spesso appaiono in buone condizioni per poi deteriorare rapidamente in uno shock scompensato. Una valutazione più attenta può rivelare sottili segni di shock, come lieve tachicardia e tachipnea, cute pallida con allungamento del tempo di riempimento capillare e ansia. A causa dei loro potenti meccanismi di compenso, i bambini trovati in shock scompensato rappresentano emergenze gravissime. Gli individui più anziani possono essere più soggetti a tipiche complicazioni dello shock prolungato, come l'insufficienza renale acuta.

Condizione atletica

Atleti bene allenati spesso hanno capacità di compenso accentuate. Molti hanno frequenze cardiache a riposo dell'ordine di 40-50 battiti/minuto. Pertanto una frequenza cardiaca di 100-110 battiti/minuto o un'ipotensione in un atleta bene allenato possono essere segnali di allarme che indicano un'emorragia significativa.

Gravidanza

Durante la gravidanza, il volume ematico di una donna può crescere anche del 45-50%. Frequenza e gittata cardiaca sono anch'esse aumentate durante la gravidanza. Quindi una donna gravida può non dimostrare i segni di shock fino a quando le sue perdite ematiche non superano il 30-35% del volume ematico totale. Inoltre, ben prima che la madre mostri segni di ipoperfusione, il feto può essere in pericolo poichè la circolazione placentare è più sensibile agli effetti vasocostrittori delle catecolamine rilasciate in risposta allo stato di shock. Durante il terzo trimestre, l'utero gravidico può comprimere la vena cava inferiore, riducendo notevolmente il ritorno venoso al cuore e portando a ipotensione. Il sollevamento del lato destro della paziente, una volta che questa sia stata immobilizzata su un asse spinale lunga, in questi casi può essere una soluzione temporanea. Un'ipotensione in una donna gravida che persista dopo avere eseguito questa manovra tipicamente suggerisce una perdita ematica potenzialmente letale.

Patologie preesistenti

I pazienti con gravi condizioni mediche preesistenti, come coronaropatia e broncopneumopatia cronica ostruttiva (BPCO), hanno tipicamente meno possibilità di compensare emorragia e shock. Questi pazienti possono andare incontro ad angina quando la loro frequenza cardiaca aumenta nel tentativo di mantenere la pressione sanguigna. I pazienti con pacemaker a frequenza fissa tipicamente non sono in grado di sviluppare la tachicardia di compenso necessaria a mantenere la pressione sanguigna. I pazienti diabetici hanno tempi di ricovero, di degenza in ambiente intensivo e incidenza di complicanze maggiori dei pazienti non diabetici

Farmaci

Molti farmaci possono interferire con i meccanismi di compenso dell'organismo. I farmaci beta-bloccanti e calcio-antagonisti usati per trattare l'ipertensione possono impedire che un individuo sviluppi una tachicardia di compenso in grado di mantenere la pressione sanguigna. Inoltre, i farmaci antinfiammatori non steroidei (FANS), usati nel trattamento dell'artrosi e del dolore muscoloscheletrico, possono compromettere l'attività piastrinica e la coagulazione del sangue, portando a un aumento delle emorragie. I più recenti anticoagulanti possono alterare la coagulazione per giorni e non esistono validi antidoti per ripristinare la coagulabilità del sangue. Se si ha notizia dell'assunzione di tali farmaci questa notizia deve essere trasmessa al trauma team ricevente.

Tempo tra lesione e trattamento

Quando il tempo di risposta dei servizi medici di emergenza (EMS) è breve, si possono incontrare pazienti con emorragie interne potenzialmente letali che però non hanno ancora perduto abbastanza sangue da manifestare un grave shock (emorragia di Classe III o Classe IV). Perfino i pazienti con ferite penetranti ad aorta, vene cave o vasi iliaci possono arrivare alla struttura ricevente con una pressione sistolica normale se i tempi di risposta sulla scena e di trasporto sono brevi. Il presupposto che i pazienti non abbiano un'emorragia interna solo perché "sembrano in buone condizioni" è spesso erroneo. Il paziente che "sembra in buone condizioni" può esserlo perché si trova in uno shock compensato o perché non è passato un tempo sufficiente per la manifestazione dello shock. I pazienti devono essere valutati a fondo ricercando anche i più sottili segni di shock, e si deve presumere la presenza di un'emorragia interna fino a quando essa non sia stata definitivamente esclusa. Questo è uno dei motivi per cui è essenziale rivalutare continuamente il paziente.

Trattamento

Le fasi del trattamento dello shock sono:

1. garantire l'ossigenazione (adeguata via aerea e ventilazione);
2. identificare l'emorragia (controllare l'emorragia esterna);
3. trasportare alla struttura di trattamento definitivo;
4. somministrare liquidi secondo necessità.

Oltre ad assicurare le vie aeree e supportare la ventilazione per mantenere l'ossigenazione, i principali obiettivi del trattamento dello shock comprendono l'identificazione della fonte, o causa, dell'emorragia, il suo trattamento nel modo più specifico possibile e il sostegno del circolo. In ambito preospedaliero, la fonte esterna di sanguinamento deve essere identificata e controllata direttamente nell'immediato. Le cause interne di shock, invece, non possono essere trattate definitivamente sulla scena, quindi la strategia prevede il trasferimento del malato il più rapidamente presso sede di trattamento definitivo, sostenendo il circolo nel miglior modo possibile.

La rianimazione nella fase preospedaliera comprende i seguenti obiettivi:

- Migliorare l'ossigenazione dei GR nei polmoni attraverso:
  - un'adeguata gestione delle vie aeree;
  - un supporto ventilatorio con una maschera con reservoir e ossigeno supplementare ad alta concentrazione (FiO_2>0,85).
- Controllare sia le emorragie esterne sia quelle interne, per quanto possibile nel contesto preospedaliero. *Ogni globulo rosso conta.*
- Migliorare la circolazione per portare in modo più efficiente i GR ossigenati ai tessuti, e migliorare l'ossigenazione e la produzione di energia a livello cellulare.
- Mantenere il calore corporeo.
- Raggiungere la struttura di trattamento definitivo il più presto possibile, per il controllo dell'emorragia e il ripristino dei GR, plasma, fattori della coagulazione e piastrine persi con l'emorragia.

Senza le misure adeguate, un paziente continuerà a peggiorare rapidamente fino a quando non raggiungerà la sua condizione "stabile" definitiva: la morte.

Nel decidere quale trattamento fornire a un paziente in stato di shock bisogna porsi le quattro domande seguenti.

1. qual è la causa dello shock del paziente?
2. qual è il trattamento definitivo per lo shock del paziente?
3. dove il paziente può ricevere il miglior trattamento definitivo?

4. quali misure temporanee si possono prendere per supportare il paziente e iniziare il trattamento mentre viene trasportato alla sede di trattamento definitivo?

Benché possa essere difficile rispondere in modo accurato alla prima domanda sul campo, l'identificazione della fonte dello shock aiuterebbe a definire quale struttura è più adatta a soddisfare le necessità del paziente e quali misure possono essere necessarie durante il trasporto per migliorare le sue possibilità di sopravvivenza.

Vie aeree

Le vie aeree devono essere valutate inizialmente in tutti i pazienti. Possono essere necessarie tecniche avanzate per assicurare le vie aeree e mantenere la ventilazione nel contesto preospedaliero, come delineato nel capitolo vie aeree e ventilazione. Non bisogna sottostimare l'importanza delle tecniche di base, soprattutto quando i tempi di trasporto sono brevi.

Ventilazione

Una volta assicurata la pervietà delle vie aeree, i pazienti in shock o a rischio di sviluppare shock (quasi tutti i pazienti con trauma) dovrebbero inizialmente ricevere una concentrazione di ossigeno supplementare quanto più possibile vicina al 100% (FiO_2 di 1,0). Questo livello di ossigenazione può essere ottenuto solo con un dispositivo che presenta un reservoir collegato alla fonte di ossigeno. Non soddisfano questo requisito la cannula nasale o la semplice maschera facciale. La saturazione di ossigeno (SpO_2) deve essere monitorata tramite pulsossimetria praticamente in tutti pazienti traumatizzati e mantenuta oltre il 95% (s.l.m.).

Un paziente che non respira, o che respira superficialmente o con una frequenza inadeguata, necessita di assistenza ventilatoria immediata con un pallone dotato di reservoir. L'iperventilazione durante la ventilazione assistita produce una risposta fisiologica negativa, specialmente nel paziente affetto da shock ipovolemico o da trauma cranico. Ventilare troppo profondamente e troppo rapidamente può mandare il paziente in alcalosi. Questa risposta chimica aumenta l'affinità dell'emoglobina per l'ossigeno, riducendo la cessione di ossigeno ai tessuti. Inoltre, l'iperventilazione può aumentare la pressione intratoracica, provocando un deficit del ritorno venoso al cuore e ipotensione. I dati sperimentali su animali che utilizzavano un modello di shock ipovolemico suggeriscono che frequenze ventilatorie normali o aumentate, anche in presenza di uno shock emorragico moderato, compromettono la funzione emodinamica, come testimoniato da una riduzione della pressione sistolica e della gittata cardiaca. L'aumento della pressione intratoracica può derivare da elevati volumi correnti (10-12mL/kg peso corporeo) o dalla creazione di una "auto-PEEP" (pressione positiva di fine espirazione) quando la ventilazione è troppo rapida (un'inadeguata espirazione provoca un intrappolamento dell'aria nei polmoni). Nel paziente con danno cerebrale traumatico, una involontaria iperventilazione da parte del soccorritore provoca vasocostrizione cerebrale e riduzione del flusso ematico cerebrale, che può peggiorare l'entità del danno cerebrale secondario. Per un paziente adulto, somministrare un ragionevole volume corrente (350-500 mL) a una frequenza di 10 ventilazioni/minuto è probabilmente sufficiente.

Se disponibile, il monitoraggio dell'anidride carbonica di fine espirazione ($ETCO_2$) può essere utilizzato in associazione alla pulsossimetria per mantenere il paziente in uno stato eucapnico (livello normale di CO_2) con soddisfacente ossigenazione. Comunque nel paziente con grave alterazione della perfusione, la correlazione tra $ETCO_2$ e CO_2 alveolare non è affidabile e non dovrebbe essere utilizzata come guida della ventilazione.

Circolazione: Controllo dell'emorragia

Il controllo di un'evidente emorragia esterna segue immediatamente le misure per assicurare le vie aeree e iniziare l'ossigenoterapia e il supporto ventilatorio, ma se possibile viene eseguito contemporaneamente a tali procedure. Se una emorragia sta chiaramente mettendo a repentaglio la vita del paziente e una rapida valutazione primaria evidenzia che il paziente sta respirando, allora controllare l'emorragia diventa la priorità. Il precoce riconoscimento e il controllo di un'emorragia esterna nel paziente traumatizzato aiutano a conservare il volume ematico e i GR del paziente e assicurano una perfusione continua dei tessuti. Anche un piccolo stillicidio di sangue può causare una significativa perdita ematica se è ignorato per un lungo periodo. Pertanto, nel paziente politraumatizzato, *nessun sanguinamento è piccolo, e ogni globulo rosso conta* per assicurare una perfusione continua dei tessuti corporei.

Le fasi per il trattamento dell'emorragia esterna sul campo sono:

- compressione diretta con la mano;
- medicazione della ferita;
- bendaggio compressivo;
- bendaggio elastico;
- tourniquet: estremità;
- agente emostatico: tronco.

Il controllo dell'emorragia esterna deve procedere per gradi e intensificarsi quando le misure iniziali non riescono a controllare il sanguinamento (Fig. 9-14).

Compressione diretta

Una compressione diretta con la mano, applicata sulla sede di sanguinamento, è la tecnica iniziale utilizzata per controllare un'emorragia esterna. L'applicazione di una pressione sulla ferita risulta efficace poiché si basa sulla legge di Bernoulli:

Perdita di liquido = Pressione transmurale x Dimensione del foro nel vaso

La pressione transmurale è la differenza tra la pressione dentro il vaso e la pressione esterna al vaso. La pressione esercitata contro la parete interna del vaso dal sangue si chiama pressione intramurale (o intraluminale). La forza esercitata contro la parete esterna del vaso (quale la compressione o la medicazione compressiva) si chiama pressione extramurale: Pressione Transmurale = P.intramurale – P.extramurale.

Quanto maggiore è la pressione all'interno del vaso, tanto maggiore sarà la fuoriuscita di sangue. Quanto maggiore è la pressione esercitata dal soccorritore sul vaso sanguinante, tanto minore sarà la fuoriuscita di sangue.

La possibilità del corpo di rispondere e controllare un sanguinamento da un vaso lacerato è una funzione di:

1. dimensioni del vaso,
2. pressione all'interno il vaso,
3. presenza di fattori della coagulazione,
4. possibilità del vaso leso di manifestare uno spasmo che riduce il diametro del foro e il flusso di sangue all'interno,
5. presenza di tessuti intorno al vaso lesionato e della pressione esterna addizionale effettuata dal soccorritore.

Le arterie completamente lesionate (transezione) vanno spesso incontro ad una retrazione e ad uno spasmo. Vi è spesso un'emorragia minore da un moncone di un arto amputato che da un arto traumatizzato con multipli vasi danneggiati ma non completamente sezionati.

Una pressione diretta sulla sede dell'emorragia aumenta la pressione extraluminale e pertanto riduce la pressione transmurale contribuendo a rallentare o arrestare il sanguinamento. La pressione diretta svolge anche una seconda funzione ugualmente importante: riduce le dimensioni (area) dell'apertura sul vaso lacerato e riduce il flusso ematico dentro il vaso. Anche se la perdita ematica non è completamente bloccata, può essere ridotta al punto che il sistema coagulativo può arrestare l'emorragia. Questo è il motivo per cui una pressione diretta è quasi sempre efficace nel controllare un sanguinamento. Molti studi che valutavano le emorragie da puntura dell'arteria femorale dopo cateterismo cardiaco hanno documentato che la pressione diretta è una tecnica efficace.

Seguendo l'analogia con il tubo che perde, se c'è un piccolo buco, basta inserirvi semplicemente un dito per bloccare la perdita temporaneamente. Per una riparazione a breve termine si può avvolgere del nastro adesivo. Lo stesso concetto è applicabile al paziente con un'emorragia. La pressione diretta sulla ferita aperta è seguita da una fasciatura compressiva. La medicazione compressiva per essere efficace deve essere a contatto con il vaso e il bendaggio serve a mantenere compressa la medicazione sulla ferita. Per stipare al meglio la cavità della ferita ("*packing*") si possono usare degli agenti emostatici topici, quali la Combat Gauze™ o il Celox ™oppure usando un rotolo di garza. Questi materiali vanno stipati a fondo nella ferita e coperti col restante materiale. Se si usa un agente emostatico bisogna mantenere una compressione manuale ancora per 3-5 minuti. Usando la semplice garza, la compressione deve essere mantenuta per almeno 10 minuti.

Dal punto di vista vascolare e del paziente, significa che la PAM, pressione arteriosa media (pressione intraluminale) e la pressione nel tessuto che circonda il vaso (pressione extraluminale) hanno una correlazione diretta con la velocità di perdita di sangue dal vaso, così come la dimensione del foro nel vaso. Difatti, quando la pressione sanguigna di un paziente si riduce a causa dell'emorragia, è importante non farla risalire subito ai livelli normali, ma lasciarla a un livello in cui venga comunque preservata la perfusione degli organi vitali, procedendo a bloccare la perdita ematica. In genere questo avviene con una pressione sistolica tra gli 80 e i 90 mmHg. Questo significa che bisogna evitare l'infusione eccessiva di liquidi EV nel paziente e consentire un modesto grado di ipotensione. Aumentare rapidamente la pressione mediante la somministrazione di grossi quantitativi di cristalloidi ottiene il risultato opposto, facendo "saltare" il coagulo che si stava formando sulla sede di lesione e facilitando la ripresa del sanguinamento.

Le fasi nel trattamento dell'emorragia sono quindi (1) aumentare la pressione esterna (pressione della mano) che diminuisce la dimensione del foro nel lume del vaso sanguigni e riduce il differenziale tra pressione interna ed esterna, in modo da impedire la fuoriuscita del sangue dal vaso leso; (2) utilizzare la tecnica della "rianimazione ipotensiva" per evitare che la pressione intraluminale non aumenti eccessivamente.

Tre punti fondamentali

Relativamente alla pressione diretta si devono enfatizzare tre ulteriori punti.

Primo: nel gestire una ferita con un oggetto conficcato, la pressione va applicata su entrambi i lati dell'oggetto piuttosto che sull'oggetto stesso. Gli oggetti conficcati non devono essere rimossi sul campo, poiché possono avere danneggiato un vaso e l'oggetto stesso può tamponare il sanguinamento. La rimozione dell'oggetto può portare a un'emorragia interna incontrollabile.

Secondo: Se sono necessarie le mani per eseguire altri compiti salvavita, si può effettuare una compressione usando tamponi di garza e una benda elastica o un manicotto di sfigmomanometro gonfiato fino a quando l'emorragia si ferma. Questa medicazione è posta direttamente sulla sede del sanguinamento.

Terzo: Applicare una pressione diretta su un'emorragia dissanguante assume la precedenza sulla acquisizione di un accesso venoso e sulla infusione di liquidi. Sarebbe un grave errore portare una vittima di trauma ben immobilizzata alla struttura ricevente, con due accessi venosi ben posizionati, ma con un'emorragia mortale da una ferita che è stata solo medicata senza l'applicazione di una adeguata compressione diretta.

Sollevamento e punti di compressione

In passato veniva posta molta attenzione al sollevamento dell'arto sanguinanante e alla compressione prossimale dell'arteria, rispetto alla ferita, come passo intermedio nell'arrestare una emorragia. Tuttavia nessuno studio ha mai dimostrato un'efficacia superiore di tali procedure quando la compressione manuale e la medicazione compressiva è inefficace. Per tanto non sono più raccomandate.

Tourniquets (lacci emostatici)

Se un'emorragia esterna di un arto non può essere controllata con la compressione diretta, l'applicazione di un laccio emostatico (tourniquet) è il successivo ragionevole passo nel controllo dell'emorragia. (N.B. i tourniquet non devono essere confusi con gli elastici tubolari per effettuare i prelievi venosi).

I tourniquet erano caduti in disgrazia per i timori sulle potenziali complicanze, tra cui danno a nervi e vasi sanguigni e potenziale perdita dell'arto se il laccio veniva lasciato in sede troppo a lungo. Nessuna di queste preoccupazioni è stata provata e, in effetti, i dati provenienti dalle guerre in Iraq e Afghanistan hanno dimostrato semmai il contrario. Benché vi sia un modesto rischio che tutto un arto (o una sua parte) possa essere danneggiato, data la scelta tra perdere un arto o salvare la vita del paziente la decisione ovvia è salvargli la vita. Non vi è stata alcuna perdita di arti dovuta all'applicazione dei tourniquet secondo i dati militari americani; al contrario è stato provato che i tourniquet applicati correttamente hanno salvato 7 vite su 100 morti in combattimento.

L'efficacia del tourniquet nel controllare una grave emorragia è dell'80% e oltre. Infatti i tourniquet sono stati ampiamente utilizzati in sala operatoria dai chirurghi per molti anni per bloccare l'afflusso di sangue arterioso nel campo operatorio, con risultati soddisfacenti. Se usati correttamente, i tourniquets non solo sono sicuri, ma sono anche salvavita.

Gli studi effettuati durante le guerre in Afghanistan e Iraq hanno inoltre dimostrato che i tourniquets sono tanto più efficaci quanto più vengono applicati precocemente, prima che lo shock emorragico diventi scompensato. Se il tourniquet viene posizionato prima che il paziente si ipotenda per lo shock, la sopravvivenza è del 96%; se il tourniquet viene posizionato sul paziente già in shock, la sopravvivenza è solo del 4%.

Per le emorragie in sedi non trattabili con il posizionamento di un tourniquet, come il tronco o il collo, è ragionevole ricorrere agli agenti emostatici topici. Al momento della pubblicazione di questa 8° edizione del manuale PHTLS, l'Army Surgical Research Institute americano raccomanda la Combat Gauze come prodotto di scelta di terza generazione. Questa indicazione potrebbe potrebbe però cambiare col tempo. Si prega di consultare il sito PHTLS (phtls.org) per gli ultimi aggiornamenti.

Scelta del dispositivo

Tradizionalmente, il tourniquet viene realizzato con una fascia alta almeno 10 cm e avvolta due volte attorno all'arto – la "garrota spagnola". Si realizza un nodo nella benda e si pone un bastone di legno (o un utensile di metallo) sopra il nodo; si realizza un secondo nodo e il bastone viene ruotato fino a quando non cessa l'emorragia, provvedendo a fissare stabilmente il bastone.

Si devono evitare lacci stretti e sottili. I lacci più larghi sono più efficaci nel controllare il sanguinamento e controllano l'emorragia con pressioni più basse (Fig. 9-15). Esiste un rapporto inverso tra la larghezza del laccio e la pressione necessaria per occludere l'afflusso arterioso. Inoltre, una banda molto stretta ha anche una maggiore probabilità di produrre danni ad arterie e nervi superficiali. Il manicotto dello sfigmomanometro manuale rappresenta un'altra valida alternativa.

Dato l'interesse delle autorità militari statunitensi per un tourniquet efficace e facile da utilizzare (realizzati in modo che un soldato possa applicarlo con una sola mano se l'altro braccio è stato ferito) sono stati sviluppati e immessi sul mercato molti tourniquet commerciali. Tre prodotti si sono rivelati efficaci al 100% nell'occludere il flusso arterioso distale in uno studio di laboratorio: il Combat Application Tourniquet (C-A-T, Phil Durango), l'Emergency Military Tourniquet (EMT, Delfi Medical Innovations), e lo Special Operations Force Tactical Tourniquet (SOFTT, Tactical Medical Solutions) (Fig. 9-16). Tra questi, il Committee on Tactical Combat Casualty Care (CoTCCC) raccomanda l'uso del C-A-T. Anche in questo caso, la presente raccomandazione è soggetta a cambiamenti e gli ultimi aggiornamenti da parte del CoTCCC e PHTLS saranno disponibili sul sito di PHTLS.

Sede di applicazione

Un tourniquet va applicato appena prossimalmente alla ferita sanguinante. Se un solo laccio non consente di bloccare del tutto l'emorragia, bisogna applicarne un secondo, prossimalmente al primo. Due tourniquets accostati raddoppiano l'area di compressione e l'efficacia dell'azione. Una volta applicato il tourniquet, la sua sede non deve essere coperta, in modo che sia possibile controllarla in caso di ripresa dell'emorragia.

Tensione di applicazione

Un laccio va applicato in modo abbastanza stretto da bloccare il flusso arterioso e far scomparire il polso distale. Un dispositivo che occluda solo il ritorno venoso di un arto in realtà aumenta l'entità dell'emorragia da una ferita. Esiste una relazione diretta tra il grado di pressione necessario per controllare un'emorragia e le dimensioni dell'arto. Pertanto, in media, per ottenere il controllo di un'emorragia, il tourniquet dovrà essere applicato più strettamente su di un arto inferiore che su un arto superiore.

Limite temporale

Lacci arteriosi sono stati usati in sicurezza per 120-150 minuti in SO senza danni significativi a nervi o muscoli. Perfino in ambito extraurbano o rurale, i tempi di trasporto degli EMS sono significativamente inferiori a questo tempo. In linea generale, un tourniquet posizionato nel contesto preospedaliero deve rimanere in sede fino a quando il paziente raggiunge la sede di trattamento definitivo nel più vicino ospedale appropriato. L'uso in ambito militare non ha mostrato un deterioramento significativo con tempi di applicazione prolungati. Se è necessaria l'applicazione di un tourniquet, il paziente con ogni probabilità necessiterà di un intervento chirurgico di emergenza per controllare l'emorragia. Pertanto, la struttura ricevente ideale per un tale paziente dovrà avere una pronta disponibilità di

Fig. 9.17

Protocollo per l'applicazione di un tourniquet

I tourniquets devono essere utilizzati per controllare una emorragia quando la compressione diretta è fallita o non è possibile. I passi per la corretta applicazione sono i seguenti:

1. Applicare un tourniquet commerciale, un manicotto di sfigmomanometro o una "garrota spagnola" all'arto, appena prossimalmente alla ferita sanguinante.
2. Il laccio è stretto fino a quando cessa l'emorragia, e viene quindi fissato in sede.
3. L'ora dell'applicazione del tourniquet viene scritto su di un pezzo di cerotto fissato al laccio.
4. Lasciare il tourniquet scoperto in modo che la sede possa essere sotto controllo in casi di ripresa dell'emorragia. Se l'emorragia continua dopo avere applicato e stretto il primo tourniquet, se ne può applicare un secondo appena sopra il primo.
5. Si deve considerare la gestione del dolore a meno che il paziente non si trovi in Classe III o IV si shock.
6. Il paziente deve idealmente essere trasportato a una struttura che abbia attrezzature chirurgiche.

chirurgia.

In passato era raccomandato di allentare il laccio per 10-15 minuti per permettere l'afflusso di sangue presso la ferita, pensando che questo flusso di sangue preservasse in qualche modo l'arto riducendo il rischio di amputazione. In realtà questa azione non garantiva alcun vantaggio e aumentava solo la perdita ematica, pertanto ora non è più raccomandata. Una volta applicato, il tourniquet va mantenuto serrato fino alla sua rimozione.

Un tourniquet può essere doloroso da tollerare per un paziente cosciente, e si deve prendere in considerazione la gestione del dolore, purché il paziente non presenti segni di shock di Classe III o Classe IV. La Fig. 9-17 fornisce un esempio di protocollo per l'applicazione del tourniquet.

Agenti emostatici

La Food and Drug Administration (FDA) ha approvato l'uso di diversi agenti emostatici topici. Questi agenti sono stati ideati per l'uso topico, per migliorare la coagulazione e promuovere il controllo dell'emorragia potenzialmente letale che non può essere bloccata tramite la pressione diretta in aree del corpo non adatte all'uso del tourniquet. Questi agenti sono in genere disponibili in due forme: 1) una polvere che deve essere cosparsa sulla ferita; oppure 2) una garza impregnata di una sostanza emostatica che viene applicata e stipata nella ferita.

I primi agenti emostatici hanno presentato una serie di effetti collaterali, tra cui reazioni esotermiche tali da provocare ustioni e il rischio di embolizzazione dei granuli emostatici nella circolazione sistemica in caso di lesioni vascolari aperte, con formazione di trombi in sedi lontane dalla ferita, ma anche il rischio che tale polvere volasse contro il volto del soccorritore mentre la stava applicando.

È importante ricordare che questi agenti emostatici devono essere inseriti all'interno della ferita provvedendo ad una compressione manuale per almeno 3 minuti.

Come già ricordato, attualmente la Combat Gauze è il prodotto raccomandato dal CoTCCC in base alle ricerche svolte dal laboratorio di ricerca chirurgica della Marina e dall'Esercito degli Stati Uniti.

Un recente studio ha comparato i vari agenti emostatici topici con la semplice compressione manuale con garza sulla ferita. Non si è evidenziata nessuna superiorità in fatto di riduzione dell'emorragia o nella sopravvivenza nelle cavie con l'utilizzo degli agenti emostatici rispetto alla compressione con garza, dimostrando che, sebbene gli agenti emostatici topici aiutino la formazione del coagulo, è probabilmente la semplice compressione manuale il fattore più importante nell'arrestare l'emorragia.

Controllo delle emorragie giunzionali

Le ferite che interessano le regioni definite giunzionali, ossia delle regioni che congiungono gli arti ed il capo dal tronco (inguine, ascella e spalla, collo), possono interessare grandi vasi e essere responsabili di emorragie severe (dette appunto giunzionali), sulle quali non è possibile applicare tourniquets. In questi casi in ambito militare la CoTCCC ha approvato l'utilizzo di vari presidi, indicati per il controllo di tali lesioni.

Tra questi citiamo il Combat Ready Clamp (CRoC, Combat Medical System), il Junctional Emergency Treatment Tool (J.E.T.T., North America Rescue Products, LLC), e il SAM Junctional Tourniquet (SAM Medical Products). Molti di questi prodotti sono stati testati sul campo in ambito militare, ma il loro uso in ambito civile non è ancora stato definito ne' studiato.

Emorragie interne

Si deve sempre tener presente l'emorragia interna dovuta ad una frattura. La manipolazione brusca di un arto leso non solo può convertire una frattura chiusa in una esposta, ma può anche aumentare significativamente il sanguinamento interno dai monconi ossei, dal tessuto muscolare adiacente o dai vasi danneggiati. Tutte le sospette fratture degli arti devono essere immobilizzate nel tentativo di ridurre al minimo questa emorragia. Si può spendere tempo per immobilizzare singolarmente varie fratture quando il paziente non presenta segni di instabilità, ma se la valutazione primaria identifica minacce per la vita del paziente, il paziente deve essere rapidamente immobilizzato su un presidio appropriato quale una tavola spinale o un materasso degonfiabile (e quindi provvedendo ad una immobilizzazione anatomica di tutti gli arti) e trasportato a una struttura sanitaria. Le fasce pelviche (*pelvic binders*) si sono dimostrati presidi efficaci nel ridurre le fratture del cingolo pelvico, ma non esiste ancora nessuno studio che ne dimostri l'efficacia nel migliorare la prognosi della vittima, se applicate in ambito preospedaliero.

Stato neurologico

Non esistono interventi peculiari, specifici per uno stato mentale alterato nel paziente in shock. Se lo stato neurologico anomalo del paziente è la conseguenza di ipossia cerebrale e scarsa perfusione, i tentativi di ripristinare la perfusione in tutto il corpo dovrebbero portare a un miglioramento dello stato mentale. Nel valutare la prognosi di un paziente dopo una lesione cerebrale traumatica, il vero GCS "iniziale" (GCS Glasgow Coma Scale) andrebbe calcolato solo dopo una adeguata rianimazione e ripristino della perfusione cerebrale. Determinare il punteggio GCS di un paziente mentre questi è ancora in shock può rilevare valori troppo bassi e portare a una prognosi eccessivamente pessimistica.

Esposizione/protezione dall'ambiente

È importante mantenere la temperatura corporea del paziente entro valori normali. L'ipotermia deriva dall'esposizione ad ambienti più freddi per convezione, conduzione e altri processi fisici, ma anche dal deficit di produzione energetica a causa del metabolismo anaerobico. L'ipotermia è nociva e peggiora la disfunzione miocardica, la coagulopatia, l'iperkaliemia, la vasocostrizione e una serie di altri problemi che influiscono negativamente sulle possibilità di sopravvivenza di un paziente. Benché le temperature fredde conservino i tessuti per un breve periodo di tempo, la caduta della temperatura deve essere molto rapida perché si verifichi tale conservazione. Non è stata dimostrata l'efficacia di un tale cambiamento repentino nei pazienti in shock post-traumatico.

In ambito preospedaliero, aumentare la temperatura centrale una volta che si è sviluppata l'ipotermia può essere difficile; perciò sulla scena devono essere attuate tutte quelle misure in grado di mantenere una normale temperatura corporea o limitarne la discesa. Quindi una volta spogliato ed esaminato, il paziente deve essere protetto dall'ambiente esterno per mantenere stabile la temperatura corporea. Qualsiasi indumento bagnato, compreso uno intriso di sangue, deve essere rimosso dal paziente perché gli indumenti bagnati aumentano la dispersione di calore. Il paziente andrebbe coperto con coperte riscaldate o con le apposite coperte isotermiche. Un'alternativa può consistere nel coprire il paziente con fogli di plastica, come sacchi dell'immondizia. Anche l'ossigeno riscaldato e umidificato, se disponibile, può aiutare a mantenere il calore corporeo, soprattutto nei pazienti intubati.

Una volta valutato e preparato, il paziente in shock viene spostato nel compartimento riscaldato dell'ambulanza. Idealmente, il compartimento di un'ambulanza deve essere mantenuto a 29 °C o più quando si trasporta un paziente traumatizzato con gravi lesioni. La velocità di perdita del calore di un paziente in un compartimento freddo è molto alta. Le condizioni devono essere ideali per il paziente, non per i soccorritori, poiché il paziente è la persona più importante in qualsiasi urgenza. Una buona regola pratica da seguire è che se nel compartimento la temperatura è ideale per il soccorritore, farà troppo freddo per il paziente.

Trasporto del paziente

Il trattamento definitivo di un paziente con grave shock emorragico richiede un chirurgo, una SO rapidamente accessibile e la pronta disponibilità di sangue. Poiché nessuna di tali condizioni è abitualmente disponibile in ambito preospedaliero, è estremamente importante un rapido trasporto verso una struttura in grado di gestire le lesioni del paziente. Un trasporto rapido non significa trascurare o ignorare quelle priorità di trattamento che sono importanti nell'assistenza al paziente. Tuttavia, significa che il soccorritore preospedaliero istituisce rapidamente delle misure essenziali, potenzialmente salvavita, come gestione delle vie aeree, supporto ventilatorio e controllo dell'emorragia. Non si deve sprecare tempo con una valutazione inappropriata o con manovre di immobilizzazione non necessarie. Nell'assistere un paziente con lesioni critiche, molti passaggi, come riscaldare il paziente, iniziare la terapia EV, e anche eseguire la valutazione secondaria, vengono messi in atto già in ambulanza, mentre si procede al trasporto.

Posizionamento del paziente

In linea generale, i pazienti traumatizzati in shock dovrebbero essere trasportati in posizione supina, immobilizzati su un idoneo presidio per stabilizzare la colonna spinale. Sebbene utilizzate da 150 anni, non si è ancora dimostrata l'efficacia di certe posizioni, come quella di Trendelenburg (il paziente è posto su un piano inclinato con i piedi in posizione più elevata rispetto alla testa) o la posizione "anti-shock" (testa e tronco supini con gambe elevate). La posizione di Trendelenburg può aggravare una funzione ventilatoria già compromessa facendo gravare il peso degli organi addominali sul diaframma e inoltre può aumentare la pressione intracranica in pazienti con lesioni cerebrali traumatiche. I pazienti in grave shock ipovolemico hanno generalmente già una vasocostrizione massimale.

Accessi vascolari

Via endovenosa

In un paziente traumatizzato che presenta lesioni gravi note o sospette va reperito un accesso vascolare in modo da poter iniziare il ripristino del volume circolante perso. Tranne che in circostanze insolite, quali l'estricazione da un veicolo o l'attesa dell'arrivo di un elicottero, l'accesso EV deve essere realizzato idealmente dopo che il paziente è stato posto nell'ambulanza ed è iniziato il trasporto alla più vicina struttura appropriata (il succo di questa affermazione è quello di non perdere tempo sulla scena solo per reperire un accesso venoso). Benché il ripristino del volume di un paziente traumatizzato in stato di shock sia logico dal punto di vista empirico, nessuna ricerca ha dimostrato un miglioramento della sopravvivenza di pazienti traumatizzati con lesioni critiche quando era stata iniziata la terapia con liquidi EV in ambito preospedaliero. In effetti, un modello fisiologico computerizzato di somministrazione preospedaliera di liquidi EV ha rilevato che i liquidi EV sono utili solamente in presenza di tre condizioni: (1) il paziente sta sanguinando a una velocità di 25-100 mL/minuto; (2) la velocità di somministrazione di liquidi EV è uguale alla velocità di sanguinamento; (3) il tempo sulla scena e di trasporto supera i 30 minuti. Pertanto, *il trasporto del paziente traumatizzato non deve mai essere ritardato per posizionare degli accessi EV*. Uno studio ha dimostrato che non si traevano benefici dall'uso dei liquidi in EV prima che l'emorragia non fosse sotto controllo. Purtroppo, non ci sono ancora stati studi affidabili in cui si è randomizzato il ripristino dei liquidi nei pazienti con emorragia non controllata rispetto a quelli con emorragia controllata. Tutti gli studi sono stati condotti mischiando i due tipi di pazienti. Finché non si produrrà uno studio simile, le prassi raccomandate si baseranno sempre solo su studi aneddotici e misti.

Nei pazienti in shock o con lesioni potenzialmente gravi, si devono inserire due cateteri endovenosi di grosso calibro (14 o 16 gauge), corti (3 cm) tramite puntura percutanea. La velocità di somministrazione del liquido è direttamente proporzionale alla quarta potenza del raggio del catetere e inversamente proporzionale alla sua lunghezza (cioè, scorre una maggiore quantità di liquido attraverso un catetere corto rispetto a un catetere più lungo di pari diametro). La sede preferita per l'accesso percutaneo sono le vene dell'avambraccio. Sedi alternative per l'accesso EV sono le vene della fossa antecubitale, della mano e del braccio (vena cefalica). Se due tentativi di accesso percutaneo nel bambino non hanno successo, si deve prendere in considerazione il posizionamento di un accesso intraosseo. I cateteri venosi centrali o l'esposizione chirurgica di vene non sono generalmente considerati accessi venosi appropriati nel contesto preospedaliero e sono raramente necessari.

Via intraossea

Un'altra alternativa per l'accesso vascolare anche negli adulti è la via intraossea. La via intraossea per somministrare liquidi EV non è una pratica nuova ed è stata descritta da Walter E. Lee nel 1941. Questo metodo di accesso vascolare può essere realizzato in vari modi. Può essere praticato con la tecnica sternale, utilizzando dispositivi appositamente progettati (ad esempio F.A.S.T.1, Pyng Medical Corporation). Dispositivi specificamente progettati, come il Bone Injection Gun ("BIG," WaisMed) e l'EZ-IO (Vidacare Corp.) possono essere utilizzati per realizzare un accesso anche in corrispondenza della tibia distale sopra la caviglia, oltre alla normale sede sulla tubia prossimale (Fig. 9-18 e Fig. 9.19). Tali tecniche stanno diventando comuni nel contesto preospedaliero, ma la priorità rimane il trasporto rapido piuttosto che la somministrazione di liquidi EV. Per un trasporto ritardato o prolungato alla struttura di trattamento definitivo, un accesso vascolare intraosseo può avere un posto nei pazienti traumatizzati adulti.

Ripristino di volume

Esistono due principali categorie di liquidi utilizzati negli ultimi 50 anni per il trattamento dei pazienti traumatizzati: sangue e soluzioni infusionali. Questi prodotti possono anche essere suddivisi in base a caratteristiche e strategie di utilizzo:

- Sangue:
  - emazie concentrate
  - sangue intero
  - sangue intero ricostituito con gli emoderivati
- Soluzioni infusionali endovenose:
  - grandi quantitativi di cristalloidi
  - soluzioni ipertoniche
    - soluzione salina al 7,5%
    - soluzione salina al 3%
  - colloidi
  - restrizione di fluidi (rianimazione ipotensiva)
  - sostituti del sangue (solo sperimentale).

Ognuno di questi presenta punti positivi e negativi.

Sangue

In virtù della sua capacità di trasportare ossigeno, il sangue o i vari prodotti ematici rimangono il liquido di preferenza per la rianimazione di un paziente in grave shock emorragico. L'esperienza in campo militare ha dimostrato ampiamente l'utilità e l'efficacia della somministrazione di emazie concentrate e plasma nei pazienti traumatizzati. I vantaggi sono il ripristino della capacità di trasporto di ossigeno e il mantenimento della pressione oncotica. Sfortunatamente, il suo uso non è pratico nel contesto preospedaliero, a causa dei problemi legati alla sua tipizzazione e perché il sangue e i suoi componenti sono deperibili se non refrigerati o congelati fino al momento dell'uso.

Attualmente è disponibile in diversi paesi il plasma umano liofilizzato. Presenta vantaggi in quanto può essere conservato a temperatura ambiente (durata 2 anni) e viene ricostituito nel momento del bisogno. Invece, solo alcuni mezzi HEMS in USA hanno a disposizione plasma fresco congelato, anche se attualmente in letteratura non sono disponibili dati circa la sua utilità nel trattamento preospedaliero del paziente traumatizzato.

Soluzioni endovenose

Le soluzioni alternative per il ripristino del volume ematico rientrano in quattro categorie: (1) cristalloidi isotonici, (2) cristalloidi ipertonici, (3) colloidi sintetici (artificiali) e (4) sostituti del sangue.

Soluzioni cristalloidi isotoniche.

I cristalloidi isotonici sono soluzioni saline bilanciate composte di elettroliti (sostanze che si separano in ioni caricati quando disciolte in soluzione). Essi agiscono come efficaci espansori di volume per un breve periodo, ma non possiedono capacità di trasporto dell'ossigeno. Subito dopo l'infusione, i cristalloidi riempiono lo spazio vascolare che era depleto per la perdita di sangue, migliorando il precarico e la gittata cardiaca. La soluzione di *Ringer Lattato* (RL) resta la soluzione cristalloide isotonica di scelta per la gestione dello shock perché la sua composizione è la più simile alla composizione elettrolitica del plasma sanguigno. Contiene quantitativi specifici di ioni sodio, potassio, calcio, cloruro e lattato. La *Soluzione Fisiologica* (SF, soluzione di cloruro di sodio [NaCl] allo 0,9%) resta un'alternativa accettabile, benché possa comparire ipercloremia (un importante aumento del livello di cloro) con un massivo ripristino di volume con la somministrazione di SF. Le soluzioni glucosate (ad esempio glucosio al 5%) non sono efficaci espansori di volume, anzi, causando un aumento della glicemia, provocano un aumento della perdita di acqua a livello renale e pertanto non hanno alcun ruolo nella rianimazione dei pazienti traumatizzati.

Sfortunatamente, da 30 a 60 minuti dopo la somministrazione di una soluzione di cristalloidi, solo una quantità pari a un quarto o un terzo resta nel sistema cardiovascolare. Il resto si è spostato nello spazio interstiziale perché sia l'acqua sia gli elettroliti nella soluzione possono attraversare liberamente le membrane capillari. Il liquido perduto si trasforma in edema nei tessuti molli e negli organi. Questo liquido in eccesso causa difficoltà nell'immagazzinamento e nel trasferimento di ossigeno da parte dei GR.

Se possibile, i liquidi EV devono essere riscaldati a circa 39°C prima dell'infusione. L'infusione di grandi quantità di liquidi EV a temperatura ambiente o freddi contribuisce all'ipotermia e all'aumento dell'emorragia.

Soluzioni cristalloidi ipertoniche.

Le soluzioni cristalloidi ipertoniche hanno concentrazioni estremamente elevate di elettroliti rispetto al plasma sanguigno. La più comune nell'uso sperimentale è la *Fisiologica Ipertonica*, una soluzione al 7,5% di NaCl, che è più di otto volte la concentrazione di NaCl nella SF. Questo è un efficace espansore di volume, considerando che una piccola infusione di 250 mL spesso produce lo stesso effetto dell'infusione di 2-3 L di soluzione cristalloide isotonica. Un'analisi di vari studi sulla soluzione fisiologica ipertonica non è riuscita a dimostrare un miglioramento dei tassi di sopravvivenza rispetto all'uso di cristalloidi isotonici. La soluzione ipertonica al 7,5% non è stata approvata dalla FDA negli Stati Uniti per il trattamento dei pazienti.

Concentrazioni minori come il 3% sono invece ammesse per il trattamento dei pazienti soprattutto nelle unità di terapia intensiva.

Soluzioni colloidi sintetiche.

Le proteine sono grandi molecole prodotte dall'organismo composte da aminoacidi. Esse hanno innumerevoli funzioni; tuttavia, una di queste presente nel sangue, l'*albumina*, contribuisce a mantenere i liquidi nello spazio intravascolare. La somministrazione endovenosa di albumina umana è costosa ed è stata associata alla trasmissione di patologie infettive, come l'epatite. Quando somministrate a pazienti in shock emorragico, le soluzioni di colloidi sintetici attirano liquidi dagli spazi interstiziali e intracellulari nello spazio intravascolare, producendo in tal modo un'espansione del volume circolante (da cui il nome *plasma expanders*). Come i cristalloidi, i plasma expanders non trasportano ossigeno.

Il Gelofusine è una soluzione di gelatina al 4% prodotta da proteine bovine ed è occasionalmente utilizzato in Europa e Australia per il ripristino di fluidi. È abbastanza costoso e comporta un rischio di gravi reazioni allergiche. Una piccola infusione di Gelofusine produce l'espansione del volume intravascolare per diverse ore.

Hetastarch (Hespan e Hextend) e destrano (Gentran) sono colloidi sintetici creati unendo numerose molecole di amido (amilopectina) o destrosio fino a farli giungere a dimensioni analoghe a una molecola di albumina. Anche queste soluzioni sono costose in confronto ai cristalloidi e sono state associate a reazioni allergiche e a compromissione della tipizzazione del sangue. Due recenti metanalisi sui lavori riguardanti l'uso di hetastarch hanno sollevato preoccupazioni circa l'insorgenza di insufficienza renale e incremento di mortalità correlata all'uso di tali composti.

Il dibattito sull'uso di cristalloidi rispetto ai colloidi nel trattamento dei pazienti traumatizzati si può definire storico. Uno studio recente su quasi 7.000 pazienti ricoverati in unità di terapia intensiva non ha dimostrato alcuna differenza nella prognosi quando i pazienti erano rianimati con colloidi (albumina) anziché soluzione fisiologica. Uno studio singolo presentato nel 2009 al congresso dell'American Association for the Surgery of Trauma (AAST) ha dimostrato una sopravvivenza maggiore con Hextend rispetto alla soluzione salina; tuttavia, devono essere messe a disposizione ulteriori informazioni prima che se ne raccomandi l'uso di routine. Hextend è una soluzione colloide che è stata usata in ambito militare come espansore di volume. I benefici consistono nel fatto che è poco ingombrante, leggera e trasportabile, e che migliora la perfusione senza sovraccaricare il paziente di eccessivi cristalloidi.

Non esiste praticamente alcuna ricerca che studi l'uso di queste soluzioni di colloidi sintetici nel contesto preospedaliero, e non esistono dati sul loro utilizzo in ospedale che dimostrino una loro superiorità rispetto alle soluzioni cristalloidi. Questi prodotti non sono quindi raccomandati nella gestione preospedaliera dello shock.

Sostituti del sangue

La trasfusione di sangue presenta molti svantaggi, tra cui la necessità di tipizzazione e prove crociate, una breve durata di conservazione, la deperibilità se non conservato a idonea temperatura, la potenziale trasmissione di malattie infettive e una crescente carenza delle scorte da donatore. Questo ha portato a un'intensa ricerca di sostituti del sangue negli ultimi 20-30 anni. Ancora una volta il contesto militare ha svolto un ruolo centrale in questa ricerca perché un sostituto del sangue che non necessiti di refrigerazione e non richieda tipizzazione ematica potrebbe essere portato a un soldato ferito sul campo di battaglia e infuso rapidamente per combattere lo shock.

I *perfluorocarbonati* (PFC) sono composti sintetici che hanno un'elevata solubilità dell'ossigeno. Questi materiali inerti possono dissolvere approssimativamente 50 volte più ossigeno del plasma sanguigno. I PFC non contengono emoglobina o proteine; essi sono completamente privi di materiali biologici, riducendo pertanto il rischio infettivo; l'ossigeno è trasportato sciogliendosi nella porzione plasmatica. I PFC di prima generazione presentavano un'utilità limitata a causa di vari problemi, tra cui una breve emivita e la necessità di una somministrazione di concentrazioni di ossigeno elevate. I PFC più recenti presentano meno svantaggi di questo tipo, ma il loro ruolo come trasportatori di ossigeno resta indefinito.

La maggior parte dei *trasportatori di ossigeno basati sull'emoglobina* (Hemoglobin-Based Oxygen Carrier, HBOC) usano appunto l'emoglobina presente negli ematociti umani, bovini e porcini per veicolare l'ossigeno. La principale differenza tra HBOC e il sangue umano consiste nel fatto che l'emoglobina negli HBOC non è contenuta all'interno di una membrana cellulare. Questo elimina la necessità di condurre studi di tipizzazione e prove crociate, poiché il rischio di reazioni antigene-anticorpo viene eliminato. Inoltre, molti di questi HBOC possono essere immagazzinati per lunghi periodi, il che li rende la soluzione ideale per incidenti con maxiemergenze. I primi problemi con le soluzioni trasportatrici di ossigeno basate sull'emoglobina riguardavano proprio la tossicità da emoglobina. Ad tutt'oggi, nessuna di quelle soluzioni sperimentali si è dimostrata sicura ed efficace sull'uomo.

Riscaldamento dei liquidi endovenosi

Qualsiasi liquido EV somministrato a un paziente in stato di shock deve essere caldo, non a temperatura ambiente o freddo. La temperatura ideale per tali liquidi è 39°C. La maggior parte delle ambulanze non ha riscaldatori rapidi per i liquidi, ma si possono prendere altre misure per mantenere i liquidi a una temperatura adeguata, quali avvolgere delle pezze calde attorno alla sacca per riscaldarne il liquido. Le unità per il riscaldamento dei liquidi disponibili in commercio per l'interno dell'ambulanza forniscono un mezzo facile e affidabile per mantenere i liquidi alla temperatura corretta. Queste unità sono costose ma giustificabili per trasporti prolungati.

Gestione del ripristino di volume

Come rilevato in precedenza, una significativa controversia circonda la somministrazione preospedaliera di liquidi per un paziente traumatizzato in stato di shock. Quando venne inizialmente introdotto il PHTLS negli Stati Uniti, i soccorritori preospedalieri adottarono l'approccio usato da medici e chirurghi di urgenza nella maggior parte degli ospedali e dei centri traumatologici: somministrare una soluzione cristalloide EV fino a quando i segni vitali non fossero tornati nella norma (tipicamente, polso <100 battiti/ minuto e pressione sistolica >100 mmHg). Quando si infonde una quantità di soluzione cristalloide sufficiente a riportare alla norma i segni vitali, la perfusione del paziente viene ad essere migliorata. Gli esperti ritenevano che un tale intervento rapido elimina l'acido lattico e ripristina la produzione di energia nelle cellule del corpo e riducendo anche il rischio di sviluppare uno shock irreversibile e insufficienza renale. Tuttavia, nessuno studio su pazienti traumatizzati effettuato nel contesto preospedaliero ha dimostrato che la somministrazione di liquidi EV riduce le complicanze e i decessi.

Un contributo importante del PHTLS negli ultimi due decenni è stato quello di affermare, contrariamente a quanto era sostenuto in precedenza, che, nel paziente traumatizzato con lesioni critiche, *il trasporto non deve mai essere ritardato per reperire accessi EV e infondere liquidi*. Tali azioni possono essere eseguite nel retro dell'ambulanza durante il viaggio verso la struttura appropriata. Il paziente traumatizzato con lesioni critiche che è in stato di shock generalmente richiede sangue e un intervento chirurgico per controllare un'emorragia interna, e nessuna di queste cose può essere effettuata sul campo.

Alcune ricerche, principalmente su modelli sperimentali, hanno dimostrato che il ripristino volemico con liquidi può avere effetti negativi quando effettuato prima del controllo chirurgico della fonte dell'emorragia. Negli esperimenti sugli animali, l'emorragia interna spesso continua fino a che l'animale non diventa ipoteso, e a questo punto il sanguinamento rallenta e tipicamente si forma un coagulo (trombo) nella sede della lesione. In un certo senso, questa ipotensione risulta protettiva, in quanto è associata a una drastica riduzione o all'arresto dell'emorragia interna. Quando agli animali venivano somministrati in modo aggressivo i liquidi EV nel tentativo di ripristinare la perfusione, l'emorragia ricominciava, e il trombo veniva dislocato. Inoltre, le infusioni di cristalloidi possono anche diluire i fattori della coagulazione. Questi animali spesso presentavano esiti peggiori rispetto ad animali che avevano ricevuto il ripristino *dopo* il controllo chirurgico della sede di lesione. In questi ultimi si notava un miglioramento della sopravvivenza grazie a questa "rianimazione ipotensiva", in cui la pressione sanguigna era volutamente mantenuta bassa fino a quando l'emorragia non era controllata, e quindi veniva iniziato il ripristino.

Chiaramente questi studi hanno potenziali implicazioni sul ripristino di liquidi nel contesto preospedaliero. Teoricamente, un aggressivo ripristino del volume potrebbe riportare la pressione sanguigna alla norma, ma questo a sua volta potrebbe mobilizzare i coaguli sanguigni formatisi nelle sedi di sanguinamento nella cavità peritoneale o altrove, e portare a una ripresa dell'emorragia che non può essere controllata finché il paziente non giunge in SO. D'altra parte, non somministrare liquidi EV a un paziente in profondo shock porta solo a ulteriore ipossia tissutale e deficit di produzione energetica. Un singolo studio clinico condotto in un contesto preospedaliero urbano ha dimostrato esiti peggiori nei pazienti traumatizzati a cui venivano somministrate soluzioni di cristalloidi prima del controllo dell'emorragia interna (mortalità del 62% vs 70% nel gruppo di trattamento ritardato). I risultati di questo singolo studio non sono stati riprodotti in altri sistemi preospedalieri, e i riscontri non possono essere generalizzati ai sistemi EMS rurali. In un'indagine effettuata intervistando chirurghi traumatologici, meno del 4% optava per un approccio che comportasse la non somministrazione di liquidi EV a un paziente in shock di Classe III. Ma quasi due terzi raccomandavano che un tale paziente fosse mantenuto in uno stato relativamente ipoteso durante il trasporto.

Il ripristino di volume in ambito preospedaliero deve essere regolato in base alla situazione clinica (Fig. 9-20).

Emorragia incontrollata

Nei pazienti con sospetta emorragia interna in torace, addome o retroperitoneo (pelvi), deve essere infusa una soluzione cristalloide sufficiente a mantenere una pressione sistolica di 80-90 mmHg o una PAM di 60-65 mmHg per assicurare una perfusione adeguata ai reni senza correre il rischio di peggiorare l'emorragia interna. I liquidi non devono essere somministrati a bolo per non correre il rischio di provocare un rialzo eccessivo della pressione arteriosa oltre i valori bersaglio, provocando una ripresa del sanguinamento intratoracico, intraddominale o retroperitoneale.

L'attuale filosofia circa la ridotta somministrazione di cristalloidi in ambito preospedaliero e durante l'assistenza ospedaliera primaria è stata denominata in vari modi, tra cui ipotensione permissiva, rianimazione ipotensiva e rianimazione "bilanciata", nel senso che deve essere trovato un giusto equilibrio tra la quantità di liquidi somministrati ed aumento della pressione sanguigna. Quando il paziente arriva in ospedale, la somministrazione di liquidi continua con plasma e sangue (in rapporto 1:1) finché l'emorragia è sotto controllo. Nella maggior parte dei centri traumatologici, la pressione sanguigna viene fatta tornare ai valori normali continuando la trasfusione di plasma e sangue in uguale rapporto e con una somministrazione ridotta di cristalloidi.

Lesioni del sistema nervoso centrale

L'ipotensione è stata associata a un aumento della mortalità nel contesto di una lesione cerebrale traumatica (LCT). Apparentemente, i pazienti con determinate condizioni (quali appunto i traumi cranici gravi) traggono beneficio da un ripristino di liquidi più aggressivo. Le linee guida pubblicate dalla Brain Trauma Foundation raccomandano di mantenere la pressione sistolica (PAS) sopra i 90 mmHg nei pazienti con sospetta LCT. Anche le linee guida emanate in una consensus conference che si focalizzava sulla gestione delle lesioni midollari acute, non solo raccomandano di evitare l'ipotensione (evitare una PAS <90 mmHg), ma anche di mantenere una PAM di almeno 85-90 mmHg nella speranza di migliorare la perfusione del midollo spinale. A questo fine può essere necessario un ripristino di volume più aggressivo, che aumenta il rischio di ripresa del sanguinamento da lesioni interne associate.

Emorragia controllata

I pazienti con una grave emorragia esterna che è stata controllata possono essere gestiti con una strategia di ripristino volemico più aggressiva, purché il soccorritore preospedaliero non abbia motivo di sospettare altre lesioni (intratoraciche, intraddominali o retroperitoneali) associate. Gli esempi comprendono un'ampia lacerazione del cuoio capelluto oppure una ferita di un arto con lesione di vasi sanguigni importanti, ma dopo che il sanguinamento è stato controllato con una medicazione compressiva o un tourniquet. Pazienti adulti che ricadono in questa categoria e si presentano con shock di Classe II, III o IV devono ricevere un rapido bolo iniziale di 1-2 litri di soluzione cristalloide riscaldata, preferibilmente Ringer lattato. I pazienti pediatrici devono ricevere un bolo di 20 mL/kg di soluzione cristalloide riscaldata. Come notato in precedenza questo deve sempre avvenire durante il trasporto alla più vicina struttura appropriata. I segni vitali, tra cui frequenze del polso e ventilatoria e pressione sanguigna, devono essere monitorizzati per valutare la risposta del paziente all'iniziale terapia con liquidi. Nella maggior parte dei contesti urbani il paziente arriva in ospedale ancor prima che il primo bolo di liquidi sia completato.

L'iniziale bolo di liquidi provoca tre possibili risposte:

1. *Risposta rapida*. I segni vitali ritornano normali e rimangono tali. Questo tipicamente indica che il paziente ha perso meno del 20% del volume sanguigno e che l'emorragia è cessata.
2. *Risposta transitoria*. I segni vitali inizialmente migliorano (il polso rallenta e la pressione sanguigna aumenta); tuttavia, durante la rivalutazione, questi pazienti mostrano un nuovo deterioramento con ritorno dei segni di shock: hanno perso tra il 20 e il 40% circa del loro volume sanguigno.
3. *Risposta minima o assente*. Questi pazienti non mostrano praticamente alcuna modificazione nei gravi segni di shock dopo un bolo di 1-2 litri.

I pazienti che presentano una risposta rapida sono candidati alla continuazione del ripristino di volume, fino a quando i segni vitali sono ritornati alla norma e tutti gli indicatori clinici di shock sono scomparsi. I pazienti che ricadono nel gruppo della risposta transitoria o della risposta minima o assente presentano un'emorragia in corso, probabilmente interna. Questi pazienti sono allora gestiti nel modo migliore mantenendoli in uno stato di relativa ipotensione con i liquidi EV regolati per ottenere una pressione sistolica nella fascia di 80-90 mmHg (o PAM di 60-65 mmHg).

Acido tranexamico

Il farmaco che negli ultimi anni è stato oggetto di ampio interessa in ambito traumatologico è l'acido tranexamico (TXA). E' un analogo dell'aminoacido lisina è stato utilizzato a lungo per il trattamento delle emorragie in ambito ginecologico, ortopedico cardiochirurgico e negli emofilici sottoposti a procedure odontoiatriche o simili. Rende stabile il coagulo ematico che si forma per attivazione della cascata coagulativa, bloccando i meccanismi preposti allo scioglimento del coagulo (Fig. 9-6).

Due studi hanno valutato l'efficacia di questo farmaco nel paziente traumatizzato. Il CRASH-2, effettuato in oltre 40 paesi, ha dimostrato una riduzione della mortalità nel paziente traumatizzato con grave emorragia in atto o potenziale che riceve l'acido tranexamico entro tre ore dal trauma, mentre si è osservato un aumento della stessa se somministrato oltre le 3 ore. Il secondo studio, effettuato in Afghanistan in ambito militare, ha confermato questo dato dimostrando una riduzione della mortalità e del fabbisogno trasfusionale.

Va tenuto presente che entrambi gli studi sono stati effettuati in contesti e paesi alquanto diversi dallo scenario urbano di un paese con un sistema di risposta preospedaliera efficace quale gli USA. Se la somministrazione di TXA in un contesto urbano avrà gli stessi esiti positivi è ancora in attesa di dimostrazione.

Trasporto prolungato

Durante un trasporto prolungato di un paziente traumatizzato in shock, è importante che venga mantenuta la perfusione agli organi vitali. Il trattamento delle vie aeree deve essere ottimizzato anche con una intubazione endotracheale se esiste qualsiasi dubbio sulla stabilità delle vie aeree durante il viaggio. Deve essere garantito un idoneo supporto ventilatorio con un volume corrente e una frequenza idonea in modo da non compromettere un paziente con perfusione già delicata. Si deve monitorare continuamente la pulsossimetria e la capnografia fornisce informazioni sulla posizione del tubo endotracheale, nonché informazioni sullo stato di perfusione del paziente. Una marcata caduta nella $ETCO_2$ indica che il tubo si è spostato o che il paziente è andato incontro a una significativa caduta della perfusione. Un sospetto pneumotorace iperteso deve essere deteso, oppure il materiale per eseguire la detensione di un insorgente pnx iperteso deve essere al fianco del paziente.

La compressione diretta con la mano non è pratica durante un lungo trasporto, così una grave emorragia esterna deve essere controllata con un bendaggio compressivo. In caso di insuccesso, si deve applicare un tourniquet. Nelle situazioni in cui è stato applicato un tourniquet e si prevede un tempo di trasporto maggiore di 4 ore, si deve tentare di rimuovere il laccio dopo aver effettuato altri tentativi di emostasi locale. Il tourniquet deve essere lentamente allentato mentre si osserva la medicazione alla ricerca di segni di emorragia. Se non ricompare sanguinamento, il tourniquet viene completamente allentato ma lasciato in sede in caso di ripresa dell'emorragia. La conversione da un tourniquet a una medicazione non deve essere tentata nelle situazioni seguenti: (1) in presenza di shock di Classe III o IV; (2) in caso di amputazione completa; (3) nell'impossibilità di monitorare una eventuale ripresa del sanguinamento; (4) se il tourniquet è in sede da più di 6 ore. Il controllo delle emorragie interne deve essere ottimizzato immobilizzando tutte le fratture.

Le tecniche per mantenere la normale temperatura corporea, come precedentemente descritto, sono ancora più importanti nel contesto di un prolungato tempo di trasporto. Oltre a riscaldare il compartimento, bisogna coprire il paziente con coperte o materiali che conservino il calore corporeo; perfino grandi sacchi di plastica per rifiuti aiutano a impedire la perdita di calore. I liquidi EV devono essere riscaldati prima della infusione.

In situazioni di trasporto prolungato, l'accesso vascolare per la somministrazione di liquidi può essere critico, e si devono posizionare due cannule EV di grosso calibro. Sia nei bambini sia negli adulti, l'impossibilità di ottenere un accesso vascolare venoso percutaneo può richiedere l'uso di una via IO, come descritto precedentemente.

Per i pazienti con sospetta emorragia in corso, mantenere la pressione sistolica tra 80 e 90 mmHg o la PAM tra 60 e 65 mmHg: si garantisce una sufficiente perfusione degli organi vitali con un rischio minimo di riattivare l'emorragia interna. I pazienti con sospette LCT o lesioni midollari devono avere la pressione sistolica mantenuta al di sopra di 90-100 mmHg.

I segni vitali devono essere rivalutati frequentemente per monitorizzare la risposta alla rianimazione. A intervalli regolari si deve documentare: frequenza respiratoria, frequenza cardiaca, pressione sanguigna, colore e temperatura della cute, riempimento capillare, punteggio GCS, SpO_2 ed $ETCO_2$, se disponibile.

Benché non sia in genere necessario il posizionamento di un catetere vescicale in situazioni di trasporto rapido, la monitorizzazione della diuresi è uno strumento importante che può aiutare a guidare le decisioni circa la necessità di ulteriore terapia infusionale durante un trasporto prolungato. Una diuresi adeguata è costituita da 0,5 mL/kg/ora per gli adulti, 1 mL/kg/ora per i pazienti pediatrici e 2 mL/kg/ora per i lattanti minori di 1 anno. Una diuresi inferiore a questi valori può essere un indicatore chiave che il paziente necessita di infusione di maggiore volume.

Se il tempo e i protocolli lo permettono, durante un trasporto prolungato, il posizionamento di un sondino nasogastrico (SNG) andrebbe preso in considerazione per tutti i pazienti intubati, tranne nel caso in cui si sospettino fratture del massiccio facciale: in questo caso, va preso in considerazione il posizionamento di un sondino orogastrico (SOG). La distensione gastrica può causare ipotensione e aritmie, soprattutto nei bambini. Il posizionamento di SNG o SOG può anche ridurre il rischio di vomito e aspirazione.

Durante un trasporto prolungato, valutare lo stato clinico del paziente e la risposta alla rianimazione è essenziale per determinare gli esiti. Vi sono segnalazioni incoraggianti a sostegno dell'uso del Life Support for Trauma and Transport (LSTAT, Integrated Medical Systems) per il monitoraggio di pazienti con lesioni critiche durante il trasporto. Questa letto da trasporto mobile, che contiene tutti i sistemi di monitoraggio integrati come in una Unità di Terapia Intensiva mobile, ha mostrato risultati promettenti nell'ambito militare per il trasporto di pazienti con lesioni critiche, nonché per il trasferimento di pazienti con lesioni critiche nella pratica civile. Gli svantaggi dell'utilizzo di questi dispositivi sono costituiti dal costo e dal peso. Se questi ostacoli potessero essere superati, potrebbe esservi una più ampia applicazione di questi dispositivi quando è necessario un trasporto prolungato del paziente traumatizzato con lesioni critiche.

Figura 9-20: Algoritmo per la gestione delle infusioni di fluidi

EMORRAGIA INCONTROLLATA
Shock Classe I o II
Infusioni a goccia lenta
Shock Classe III o IV
Regolare infusioni per mantenere P.sis. 80-90 mmHg (o PAM 60-65 mmHg)
SOSPETTA LESIONE DEL SNC
Regolare infusioni per mantenere P.sis. ≥ 90 mmHg
EMORRAGIA CONTROLLATA
Shock Classe I
Infusioni a goccia lenta
Shock Classe II, III o IV
Bolo di 1-2 litri di fluidi
Risposta rapida
Regolare infusioni per mantenere segni vitali normali
Risposta transitoria, minima o assente
Regolare infusioni per mantenere P.sis. 80-90 mmHg (o PAM 60-65 mmHg)

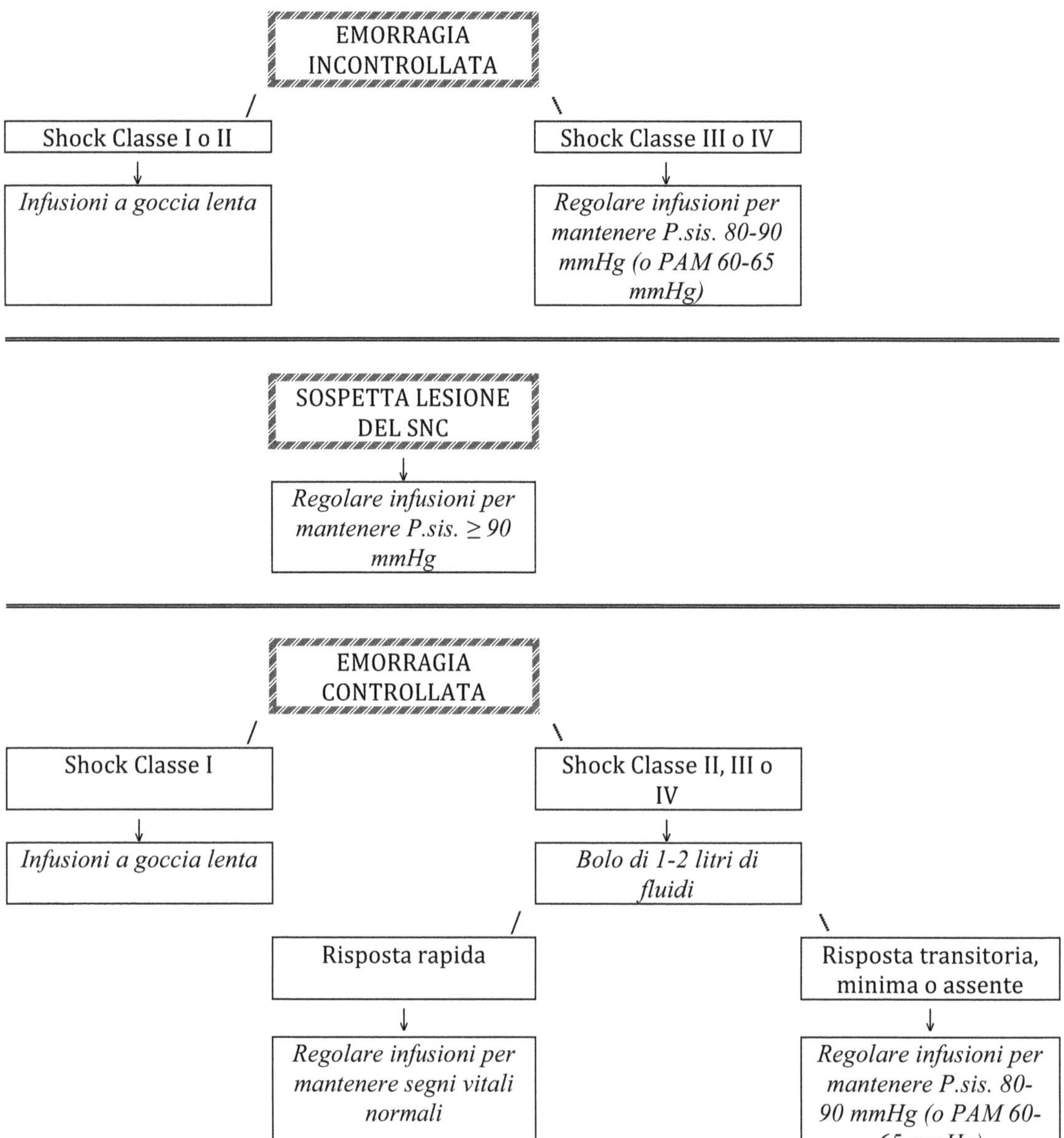

CAPITOLO 10
TRAUMA CRANICO

INTRODUZIONE

Ogni anno negli Stati Uniti avvengono circa 1,4 milioni di visite al pronto soccorso (PS) per lesione cerebrale traumatica (LCT). L'80% di questi pazienti presentano lesioni definite lievi e tra questi al 75% viene diagnosticata una concussione.

Ogni anno vengono ricoverati circa 275.000 pazienti con traumi cranici e di questi circa 52.000 muoiono. I traumi cranici contribuiscono significativamente alla morte di circa metà di tutte le vittime di traumi. Vengono identificate lesioni cerebrali da moderate a gravi in circa 100.000 pazienti traumatizzati ogni anno. Il tasso di mortalità per le lesioni cerebrali moderate e gravi si aggira rispettivamente attorno al 10 e al 30%. Tra coloro che sopravvivono a lesioni cerebrali moderate e gravi, una percentuale compresa tra il 50 e il 99% presenta un qualche grado di deficit neurologico permanente.

Gli incidenti stradali rimangono la causa principale di trauma cranico nelle persone di età compresa tra i 5 e i 65 anni e le cadute sono la causa principale di trauma cranico nei pazienti pediatrici fino all'età di 4 anni e negli anziani. La testa è la parte del corpo più frequentemente lesa nei pazienti con lesioni multisistemiche. L'incidenza di ferite da arma da fuoco al cervello è aumentata negli ultimi anni nelle aree urbane e oltre al 60% di queste vittime muore per tali lesioni (dati USA).

I pazienti con trauma cranico sono i più impegnativi da trattare. Possono essere agitati e i tentativi di intubazione possono essere estremamente difficili a causa del trisma e vomito. Un'intossicazione da droghe o alcol o la presenza di shock conseguente ad altre lesioni può ostacolarne la valutazione. Occasionalmente, possono essere presenti gravi lesioni intracraniche con lesioni esterne di minima entità. Un soccorso preospedaliero efficace deve focalizzarsi sul garantire un apporto adeguato di ossigeno e nutrienti al cervello e sull'identificazione rapida dei pazienti a rischio di erniazione e di aumento della pressione intracranica. Questo approccio può non solo ridurre la mortalità da trauma cranico, ma anche diminuire l'incidenza di deficit neurologici permanenti.

Anatomia

La conoscenza dell'anatomia del cranio e del cervello è essenziale per comprendere la fisiopatologia del trauma cranico.

Il cuoio capelluto è il rivestimento più esterno della testa e offre una certa protezione al cranio e al cervello. Il cuoio capelluto è costituito da diversi strati, che comprendono cute, tessuto connettivo, galea aponevrotica e periostio del cranio. La galea è importante perché fornisce il sostegno strutturale al cuoio capelluto e rappresenta la chiave della sua integrità. Il cuoio capelluto e le parti molli che ricoprono il volto sono altamente vascolarizzati.

Il cranio è composto da numerose ossa che si fondono in una singola struttura durante l'infanzia. Numerose piccole aperture (forami) alla base del cranio permettono il passaggio dei vasi sanguigni e dei nervi cranici. Una grande apertura, il forame magno, è situata sul versante caudale della base del cranio e funge da passaggio per il tronco cerebrale che si prolunga nel midollo spinale (Fig. 10.1). Nella prima infanzia, possono spesso essere identificati tra le ossa dei "punti deboli" (fontanelle). Il lattante non ha protezione ossea sopra queste porzioni di cervello finché le ossa non si fondono, abitualmente all'età di 2 anni: questo consente l'accumulo di un maggior quantitativo di sangue all'interno della scatola cranica in caso di emorragia, poiché le ossa non ancora fuse possono distanziarsi ulteriormente.

Benché la maggior parte delle ossa che formano il cranio siano spesse e robuste, la teca è particolarmente sottile nelle regioni temporale ed etmoidea, che sono infatti più suscettibili a fratture. La scatola cranica offre una ottima protezione al cervello, ma la superficie interna della base del cranio è corrugata e irregolare (si veda Fig. 10.1). Quando esposto a un trauma chiuso, il cervello può scivolare su queste irregolarità, subendo contusioni o lacerazioni.

Tre membrane separate, le meningi, ricoprono il cervello (Fig. 10.2). Lo strato più esterno, la dura madre, è composto di robusto tessuto fibroso ed è adeso al tavolato interno del cranio. In circostanze normali, lo spazio fra la dura madre e l'interno del cranio – lo spazio epidurale (o extradurale) – non esiste; è uno spazio virtuale. La dura madre poggia sul cranio come un rivestimento laminare. Le arterie meningee medie sono situate in solchi nelle ossa temporali su entrambi i lati della testa, al di fuori della dura madre. Un trauma sul sottile osso temporale può creare una frattura e lacerare l'arteria meningea media, che rappresenta l'eziologia comune degli ematomi epidurali.

A differenza dello spazio epidurale, che è uno spazio virtuale, lo spazio subdurale è uno spazio reale, che si trova fra la dura madre e il cervello. Questo spazio è attraversato in certi punti da vene che creano una comunicazione vascolare fra cranio e cervello. La rottura traumatica di queste vene crea gli ematomi subdurali che, a differenza degli ematomi epidurali, sono di origine venosa e quindi a bassa pressione ma che spesso sono associati a una lesione cerebrale sottostante.

Sull'altro versante dello spazio subdurale si trova il cervello che è ricoperto da due ulteriori strati meningei, l'aracnoide e la pia madre. La pia madre aderisce strettamente al cervello e rappresenta la copertura finale del cervello. Sopra la pia madre decorrono i vasi sanguigni cerebrali, che emergono dalla base del cervello e quindi coprono la sua superficie. A ricoprire questi vasi sanguigni si trova la membrana aracnoidea, che riveste il cervello e i suoi vasi in modo più lasso, con l'aspetto di un "involucro di cellophane". Questo involucro è simile a una ragnatela, da cui il nome "aracnoide". Poiché i vasi sanguigni cerebrali decorrono sulla superficie del cervello ma al di sotto della membrana aracnoidea, la loro rottura (di solito da trauma o per la rottura di un aneurisma cerebrale) porta a un sanguinamento nello spazio subaracnoideo, causando un'emorragia subaracnoidea (ESA). A differenza degli ematomi epidurali e subdurali, l'emorragia subaracnoidea normalmente non crea un effetto massa, ma può essere sintomatica di altre gravi lesioni al cervello.

Il cervello è circondato dal liquido cefalorachidiano (LCR), che è prodotto nel sistema ventricolare del cervello e circonda anche il midollo spinale. Il LCR aiuta a proteggere il cervello ed è contenuto anche nello spazio subaracnoideo.

L'encefalo occupa circa l'80% della scatola cranica ed è diviso in tre regioni principali: cervello, cervelletto e tronco cerebrale (Fig. 10.3). Il cervello è costituito dagli emisferi destro e sinistro che possono essere suddivisi in vari lobi. Il cervello accoglie le funzioni sensitive, motorie e intellettuali superiori, come l'intelligenza e la memoria. Il cervelletto è situato nella fossa cranica posteriore, dietro al tronco cerebrale e sotto il cervello, e coordina il movimento. Il tronco cerebrale contiene il bulbo, un'area che controlla varie funzioni vitali, tra cui respiro e frequenza cardiaca. Anche gran parte del sistema reticolare attivante (SRA), la porzione del cervello responsabile della veglia e della vigilanza, si trova nel tronco cerebrale. Un trauma chiuso può compromettere il SRA, portando a una transitoria perdita di coscienza.

Il parenchima cerebrale occupa circa 1300-1500 ml di volume, contiene circa 100-150 ml di sangue ed è circondato da circa 100-150 ml di LCR.

Il tessuto cerebrale, il sangue e il LCR contenuto nel cranio concorrono insieme ad esercitare una pressione all'interno della scatola cranica, la pressione intracranica o PIC. Siccome lo spazio all'interno della scatola cranica non è modificabile, qualsiasi cosa occupi ulteriore spazio all'interno del cranio provocherà un aumento della PIC.

Il tentorio del cervelletto, una porzione della dura madre che si trova tra il cervello e il cervelletto, presenta un'apertura, l'incisura tentoriale, a livello del mesencefalo.

Le 12 paia di nervi cranici originano dal cervello e dal tronco cerebrale (Fig. 10.4). Il nervo oculomotore, III paio di nervi cranici, controlla la contrazione delle pupille e decorre sulla superficie del tentorio. In caso di emorragia o edema cerebrale che causi una erniazione del cervello, questo nervo verrà compresso, inibendone la funzione e provocando una paralisi in dilatazione della pupilla, fornendo un importante strumento per la valutazione del paziente con una sospetta lesione cerebrale.

Fisiologia

Flusso ematico cerebrale

È essenziale che i neuroni del cervello ricevano un flusso costante di sangue che fornisce ossigeno e glucosio. Questo flusso ematico cerebrale costante viene mantenuto assicurando (1) una pressione (pressione di perfusione cerebrale) adeguata a spingere il sangue verso la testa e (2) un meccanismo regolatorio (autoregolazione) che assicura un flusso ematico costante mediante la variazione delle resistenze al flusso ematico con il modificarsi della pressione di perfusione.

Pressione arteriosa media

Il cuore è una pompa ciclica, e pertanto la pressione che esso crea viene rappresentata come due livelli di pressione. La pressione diastolica è la pressione di base che è mantenuta nel sistema circolatorio quando il cuore non sta pompando e la pressione sistolica è la massima pressione generata al culmine della contrazione cardiaca. Per parlare di flusso ematico e pressione di perfusione nel cervello è più comodo utilizzare la media delle pressioni durante tutto il ciclo cardiaco, la pressione arteriosa media (PAM).

Il calcolo della PAM presuppone che la contrazione cardiaca (sistole) occupi un terzo del ciclo cardiaco e che nei rimanenti due terzi del ciclo, la pressione sistemica rimanga al livello di base (diastole).

La pressione differenziale è data dalla pressione sistolica meno la pressione diastolica.

La PAM viene quindi calcolata come segue:

PAM = Pressione diastolica + 1/3 Pressione differenziale.

La maggior parte dei monitor della pressione sanguigna registra la PAM con un metodo di calcolo molto più accurato, che utilizza la forma d'onda reale della pressione sanguigna. Poiché la percentuale di tempo che il cuore trascorre in sistole aumenta con l'aumentare della frequenza cardiaca, l'assunto che la sistole sia un terzo della diastole diviene sempre meno accurato quanto più il paziente diviene tachicardico. Perciò il monitoraggio invasivo della pressione sanguigna, nella grande maggioranza dei pazienti con trauma cranico, rappresenterà la PAM molto più accuratamente del calcolo precedente. L'importanza dell'imparare questo calcolo sta nella conoscenza che esso ci fornisce della natura della PAM.

Pressione di perfusione cerebrale

La pressione di perfusione cerebrale è il grado di pressione necessario per spingere il sangue nella circolazione cerebrale e quindi garantire l'apporto di glucosio e ossigeno necessario alle cellule del cervello. Si rapporta direttamente alla pressione intracranica (PIC) e alla pressione sistemica del paziente.

La pressione di perfusione cerebrale (PPC) è data dalla pressione arteriosa media meno la pressione intracranica (PIC):

PPC = PAM – PIC.

Come già accennato, poiché lo spazio all'interno del cranio è fisso, qualunque cosa che occupi ulteriore spazio all'interno della scatola cranica provocherà un aumento della pressione intracranica. Con l'incremento della PIC, il grado di pressione necessario per spingere il sangue nel cervello aumenterà a sua volta. Se la PAM non riesce a sostenere l'aumento di PIC o se non si instaura rapidamente un trattamento per diminuirla, la quantità di sangue nel cervello comincerà a decrescere, provocando un danno cerebrale ischemico.

Autoregolazione del flusso ematico cerebrale

Il fattore più importante per il cervello, tuttavia, non è la PPC, ma piuttosto il flusso ematico cerebrale (FEC). Il cervello lavora incessantemente per mantenere costante il flusso ematico bilanciando il modificarsi delle condizioni. Questo processo è conosciuto come autoregolazione. L'autoregolazione è cruciale per la funzione normale del cervello.

Per comprendere l'autoregolazione, dobbiamo ricordare che per qualsiasi sistema di flusso: Pressione = Flusso x Resistenza

Nel caso del cervello, questo si traduce in: Pressione di perfusione cerebrale = Flusso ematico cerebrale x Resistenza vascolare cerebrale (PPC = FEC x RVC)

Poiché il fattore principale per il cervello è il FEC, è utile riscrivere questa equazione come: FEC = PPC/RVC

Guardando questa equazione, è evidente in quale modo il cervello mantiene il flusso ematico costante. Se un soggetto passa dalla posizione distesa a quella in piedi, la PPC si ridurrà. Il solo modo per mantenere il FEC costante consiste nel ridurre anche le resistenze vascolari cerebrali (RVC). Il cervello realizza questa riduzione delle RVC attraverso una dilatazione della vascolarizzazione cerebrale. Il cambiamento del calibro dei vasi sanguigni cerebrali per regolare le resistenze vascolari nel cervello è lo strumento in cui il cervello compie l'autoregolazione.

Nei soggetti che si alzano in piedi troppo rapidamente e svengono, i meccanismi di autoregolazione semplicemente non hanno reagito abbastanza rapidamente al cambiamento di posizione, portando a una temporanea ma drammatica perdita di flusso ematico nel cervello e quindi una alterazione della funzione cerebrale.

Per funzionare regolarmente, il meccanismo di autoregolazione deve avere una certa pressione minima. Chiaramente, a una pressione di 0 mmHg, nessuna vasodilatazione sarà in grado di far scorrere il sangue, e vi sono limiti a quanto i vasi sanguigni cranici si possono dilatare. Perciò, al di sotto una PPC di circa 50 mmHg, i meccanismi di autoregolazione non possono più compensare la riduzione della PPC e il FEC incomincia a diminuire con il rischio di una lesione cerebrale permanente dovuta a ischemia.

A peggiorare la situazione bisogna ricordare che l'encefalo traumatizzato richiede una PPC superiore alla norma per attivare i meccanismi di autoregolazione e mantenere un FEC adeguato. Benché ciascun paziente probabilmente abbia la propria soglia di PPC oltre la quale il FEC è adeguato, non vi è alcun modo per determinare questa soglia sul campo. Perciò un'adeguata PPC viene approssimativamente stimata intorno ai 60-70 mmHg.

Sfortunatamente, misurare il FEC non è semplice e quindi si usa la PCC per stimare l'adeguatezza del FEC. Misurare la PPC richiede sia un monitor della pressione sanguigna che un monitoraggio della PIC. In assenza di un monitor della PIC, la condotta migliore è semplicemente tentare di mantenere una PAM normale. Poiché la maggior parte della letteratura sugli esiti dei traumi cranici ha usato come parametro la pressione sistolica (PAS) invece della PAM, la pressione sistolica è il valore utilizzato per monitorizzare l'adeguatezza della perfusione cerebrale in contesti privi di monitoraggio della PIC. Attualmente l'evidenza scientifica suggerisce di mantenere una pressione sistolica superiore ai 90 mmHg nei pazienti con lesioni neurologiche.

Anidride carbonica e flusso ematico cerebrale

I vasi sanguigni cerebrali reagiscono alla variazione dei livelli di anidride carbonica arteriosa dilatandosi o costringendosi. Livelli bassi di CO2 provocano una vasocostrizione e alti livelli di CO2 provocano una vasodilatazione. L'iperventilazione è stata usata per ridurre la PIC ma con il risultato di alterare anche il flusso ematico cerebrale. Si è visto infatti che l'iperventilazione riduce il flusso cerebrale molto di più di quanto non faccia un incremento della PIC. L'iperventilazione provoca un incremento del quantitativo di CO2 che viene espirata attraverso i polmoni. Questa riduzione della pressione parziale arteriosa della anidride carbonica (PaCO2) o ipocapnia, altera l'equilibrio acido-base nel cervello provocando vasocostrizione, che riduce il volume ematico intravascolare nel cervello e quindi il volume del cervello, portando quindi a una riduzione della PIC.

In circostanze normali, l'autoregolazione assicura un adeguato FEC facendo in modo che le RVC siano corrette perché la PPC disponibile assicuri un continuo e adeguato FEC. È importante notare che l'iperventilazione di un paziente bypassa l'autoregolazione. Perciò, l'iperventilazione causa vasocostrizione cerebrale, che può ridurre il volume ematico cerebrale abbastanza da ridurre la PIC, ma aumenta anche le RVC, sia che la PPC sia adatta o meno a mantenere il FEC. Come risultato, l'iperventilazione può ridurre il FEC, ponendo il cervello traumatizzato a rischio di lesione ischemica. Una PaCO2 inferiore a 35 mmHg aumenta il rischio di ischemia cerebrale e una PaCO2 superiore ai valori normali di 35-45 mmHg (ipercapnia) determina la dilatazione delle arteriole cerebrali, aumentando in questo modo il FEC e potenzialmente anche la PIC (il trattamento del trauma cranico mediante l'iperventilazione viene discusso oltre).

Fisiopatologia

Le lesioni cerebrali traumatiche (LCT) sono suddivise in primarie e secondarie.

LCT primarie

La lesione cerebrale primaria è costituita dal trauma diretto al cervello e alle strutture vascolari associate che si verifica al momento dell'insulto iniziale. Comprende contusioni, emorragie, lacerazioni e altre lesioni meccaniche dirette al cervello, ai suoi vasi e ai suoi rivestimenti. Poiché il tessuto del sistema nervoso centrale non si rigenera bene, ci si attende un recupero minimo delle strutture e delle funzioni perdute in seguito al danno iniziale. Inoltre, vi sono scarse possibilità di riparazione.

LCT secondarie

La lesione cerebrale secondaria si riferisce alla prosecuzione dei processi lesivi che sono messi in movimento dalla lesione primaria. Al momento del trauma, vengono iniziati dei processi fisiopatologici che continuano a danneggiare il cervello per ore, giorni e settimane dopo l'insulto iniziale. L'obiettivo primario nel trattamento dei traumi cranici è identificare, limitare o arrestare questi meccanismi di lesione secondaria.

Prima che fosse disponibile la tomografia computerizzata (TC), il principale meccanismo di lesione secondaria era "un sanguinamento intracranico non identificato". La letteratura raccontava di pazienti che "parlano e muoiono", ovvero soggetti che erano inizialmente lucidi dopo un trauma cranico, ma poi cadevano in un coma e morivano in seguito a un ematoma intracranico non identificato in espansione che causava un'erniazione fatale. Se in questi pazienti si potesse interrompere il processo patologico instauratosi col trauma, la vita del paziente potrebbe essere salvata.

I meccanismi patologici correlati a un effetto massa intracranico, all'innalzamento della PIC e all'erniazione sono cause preoccupanti di lesione secondaria, ma il loro trattamento è stato rivoluzionato dalla TC, dal monitoraggio della PIC e dall'intervento chirurgico immediato. In ambiente preospedaliero, l'identificazione di pazienti a rischio elevato di erniazione per effetto massa e il loro rapido trasporto a un ospedale con le strutture in grado di affrontare questo problema rimangono ancora le priorità essenziali.

Con l'avvento della TC, è diventato più facile identificare e trattare questi ematomi. Tuttavia, è anche divenuto chiaro che erano presenti altri meccanismi che continuavano a danneggiare il cervello dopo la lesione iniziale. Ampi studi nei tardi anni Ottanta hanno dimostrato che un'ipossia e un'ipotensione non riconosciute e non trattate erano altrettanto dannose per il cervello lesionato quanto una PIC elevata. Studi successivi hanno dimostrato che la compromissione dell'apporto di ossigeno o dei substrati energetici (ad esempio glucosio) a un cervello traumatizzato aveva un effetto molto più devastante che in un cervello normale. Pertanto, oltre all'ematoma, si contano altre due cause di lesione secondaria: l'ipossia e l'ipotensione.

Le ricerche di laboratorio in corso stanno rivelando una quarta classe di meccanismi di lesione secondaria, che si verificano a livello cellulare. Gli studi hanno identificato molti meccanismi cellulari destruenti scatenati dall'evento traumatico. La capacità di comprendere, manipolare e arrestare questi meccanismi può portare a nuove terapie per limitare le lesioni cerebrali. Allo stato attuale, lo studio di questi meccanismi è limitato al laboratorio.

I meccanismi di lesione secondaria comprendono:

1. effetto massa e conseguente elevata PIC e spostamento meccanico del cervello, che può portare a erniazione e significativa morbilità e mortalità se non trattato;
2. ipossia, che deriva da inadeguato apporto di ossigeno al cervello traumatizzato a causa di insufficienza ventilatoria o circolatoria o per un effetto massa;
3. ipotensione e inadeguato flusso ematico cerebrale, che possono causare insufficiente apporto di ossigeno al cervello. Un basso FEC riduce anche l'apporto di substrati nutrizionali (ad esempio glucosio) al cervello leso;
4. meccanismi cellulari, tra cui il deficit energetico, meccanismi infiammatori e quella cascata "suicida" che può essere scatenata a livello cellulare e portare a morte cellulare, detta apoptosi.

Cause intracraniche di LCT secondaria

Effetto massa ed erniazione.

I meccanismi di lesione secondaria più spesso identificati sono quelli correlati all'effetto massa. Questi meccanismi sono il risultato delle complesse interazioni descritte dalla teoria di Monro-Kellie. Il cervello è racchiuso in uno spazio che risulta inespansibile quando le fontanelle si saldano, intorno ai 2 anni. Tutto lo spazio all'interno del cranio è occupato da cervello, sangue o LCR. Se qualsiasi altra massa, come un ematoma, un edema cerebrale o un tumore, si espande all'interno della scatola cranica, una qualche altra struttura deve esserne spinta fuori (Fig. 10.5).

I fattori dinamici dello spostamento di sangue, LCR o cervello al di fuori dalla scatola cranica in risposta a una massa in espansione sono la seconda parte della teoria di Monro-Kellie. Dapprima, in risposta all'espansione della massa, viene ridotto il volume del LCR che circonda il cervello. Il LCR normalmente circola dentro e attorno al cervello, al tronco cerebrale e al midollo spinale; tuttavia, quando la massa si espande, una maggiore quantità di LCR viene spremuta al di fuori del cranio e il volume totale del LCR si riduce. Anche il volume del sangue nella scatola cranica si riduce in modo analogo (si riduce prevalentemente il volume della componente venosa).

Come risultato della riduzione del volume del LCR e del sangue, la pressione intracranica non aumenta durante le prime fasi dell'espansione delle masse intracraniche. Durante questa fase di compenso, se la massa in crescita è la sola patologia intracranica, i pazienti possono apparire asintomatici. Una volta esaurita la possibilità di sospingere fuori LCR e sangue, tuttavia, la pressione intracranica (PIC), inizia a salire rapidamente e provoca uno spostamento del cervello e altre sindromi da erniazione, che possono comprimere i centri vitali e mettere a rischio l'irrorazione arteriosa del cervello (Fig. 10-6A). Le conseguenze di questo spostamento verso il forame magno sono descritte come le varie sindromi da erniazione (Fig. 10-6B).

Se la massa in espansione si trova lungo la convessità del cervello, come nella tipica posizione per un ematoma epidurale del lobo temporale, il lobo temporale sarà forzato verso il centro del cervello attraverso l'apertura tentoriale. Questo movimento forza la porzione mediale del lobo temporale, l'uncus, a comprimere il terzo paio di nervi cranici, il tratto motorio, e il tronco cerebrale (e il SRA) su tale lato. Questa è chiamata erniazione uncale e porta a malfunzionamento del terzo nervo cranico, generando una pupilla dilatata o midriatica sul lato dell'erniazione (Fig. 10.7). Altra conseguenza è la perdita di funzione del tratto motorio sullo stesso lato, che causa ipostenia sul lato opposto del corpo rispetto alla lesione. Negli ultimi stadi dell'erniazione uncale, viene interessato il SRA e il paziente entra in coma, evento associato a una prognosi molto più infausta.

Alcune masse della convessità portano a erniazione cingolata, in associazione con erniazione uncale o isolata. Nell'erniazione cingolata il giro cingolato sulla superficie mediale degli emisferi cerebrali viene forzato sotto la falce, la divisione durale fra i due emisferi. Questo può causare lesioni agli emisferi cerebrali mediali e al mesencefalo.

Un altro tipo di erniazione, chiamata erniazione tonsillare, avviene quando il cervello è spinto in basso verso il forame magno e sospinge il cervelletto e il bulbo davanti a sé. Questo può da ultimo portare all'incuneamento della parte più caudale del cervelletto, delle tonsille cerebellari e del bulbo nel forame magno, con il conseguente schiacciamento del bulbo. Una lesione alla parte inferiore del bulbo porta ad arresto cardiaco e respiratorio, un evento finale comune per i pazienti con erniazione. Il processo di forzare il contenuto della fossa posteriore nel forame magno è definito "incuneamento" (Fig. 10.8).

Sindromi cliniche da erniazione

Le caratteristiche cliniche delle sindromi da erniazione possono aiutare a identificare un paziente che sta andando incontro a erniazione. Tradizionalmente, come appena ricordato, l'erniazione uncale spesso porta a dilatazione o iporeattività della pupilla omolaterale, definita "pupilla midriatica". Anche reperti motori anomali possono accompagnare l'erniazione come una ipostenia controlaterale dovuta a compressione del tratto piramidale o a un altro segno presente nell'adulto detto riflesso di Babinski (estensione dell'alluce e allargamento delle altre dita del piede alla sollecitazione della pianta). Erniazioni più estese possono portare a distruzione delle strutture del tronco cerebrale note come nucleo rosso o nuclei vestibolari. Questo provoca la postura decorticata, con la flessione degli arti superiori e rigidità ed estensione degli arti inferiori. Un segno ancora più infausto è la postura decerebrata, nella quale tutti gli arti sono estesi e può comparire inarcamento della colonna. La postura decerebrata ha luogo in caso di lesione del tronco cerebrale. Dopo l'erniazione, può seguire un evento terminale per cui gli arti divengono flaccidi e l'attività motoria scompare.

Negli stadi finali, l'erniazione spesso provoca quadri respiratori anomali o apnea, con peggioramento dell'ipossia e significativa alterazione dei livelli ematici di CO_2. Il respiro di Cheyne-Stokes è costituito da un ciclo ripetuto di respiri lenti, superficiali che divengono più profondi e più rapidi e che poi nuovamente ritornano lenti e superficiali. Fra i cicli possono comparire brevi periodi di apnea. La cosiddetta iperventilazione centrale neurogena si riferisce a respiri costantemente rapidi e profondi; il respiro atassico si riferisce a sforzi ventilatori irregolari che mancano di un qualsiasi schema distinguibile. La funzione respiratoria spontanea cessa con la compressione del tronco cerebrale, fase finale di una erniazione (Fig. 10-9).

Quando nel cervello si sviluppa ipossia tessutale, si attivano riflessi volti a mantenere l'apporto di ossigeno al cervello. Per superare l'aumento della PIC, il sistema nervoso autonomo è attivato per aumentare la pressione sistemica, e quindi la PAM, con lo scopo di mantenere una PPC normale. La pressione sistolica può raggiungere i 250 mmHg. Tuttavia, quando i barocettori nelle arterie carotidi e nell'arco dell'aorta avvertono un forte aumento della pressione sanguigna, vengono inviati messaggi al tronco cerebrale per attivare il sistema nervoso parasimpatico. Attraverso il decimo nervo cranico, il nervo vago, decorre quindi un segnale per rallentare la frequenza cardiaca. Si chiama appunto fenomeno di Cushing l'infausta combinazione di pressione arteriosa molto aumentata associata a bradicardia che può verificarsi in seguito ad un grave aumento della PIC.

Ischemia ed erniazione

Le sindromi da erniazione descrivono in che modo un cervello edematoso, contenuto in uno spazio completamente chiuso, può subire danni meccanici. Tuttavia, anche un'elevata PIC per edema cerebrale può causare danni provocando ischemia cerebrale e conseguente riduzione dell'apporto di ossigeno. Quando l'edema cerebrale aumenta anche la PIC aumenta. Poiché PPC = PAM − PIC, se la PIC aumenta, la PPC diminuisce. Gli aumenti della PIC, pertanto, compromettono il flusso ematico cerebrale. Oltre alle lesioni meccaniche al cervello, l'edema cerebrale può da solo causare un danno ischemico, per esempio, in caso di una improvvisa ipotensione sistemica.

Per complicare ulteriormente le cose, quando questi insulti meccanici e ischemici creano lesioni al cervello, generano ulteriore edema cerebrale. Si instaura un circolo vizioso che porta a erniazione e morte se non viene interrotto. Limitare queste lesioni secondarie e interrompere questo ciclo lesivo è l'obiettivo principale del trattamento del trauma cranico.

Edema cerebrale

L'edema cerebrale spesso si verifica nella sede di una lesione cerebrale primitiva. La lesione delle membrane cellulari dei neuroni permette al liquido intracellulare di stravasare, portando a edema cerebrale. Inoltre, la lesione può causare reazioni infiammatorie che danneggiano i neuroni e i capillari cerebrali, portando a raccolta di liquido entro gli spazi interstiziali, situazione che incrementa l'edema cerebrale. Quando si sviluppa l'edema, avviene la lesione meccanica e ischemica descritta in precedenza, che aggrava questi processi e porta a ulteriore edema e lesione.

L'edema cerebrale può insorgere in associazione con, o come risultato di, ematomi intracranici, o in conseguenza di lesioni al parenchima cerebrale sotto forma di contusione cerebrale, o in conseguenza di una lesione cerebrale diffusa per ipossia o ipotensione.

Ematomi intracerebrali

Nei traumi, l'effetto massa deriva da un vero accumulo di sangue nello spazio intracranico. Gli ematomi intracranici, epidurali, subdurali o intracerebrali, sono tra le principali fonti di effetto massa. Poiché l'effetto massa causato da questi ematomi è generato dalle loro dimensioni, la rapida asportazione di questi ematomi può interrompere il ciclo di edema e lesione descritto in precedenza. Sfortunatamente, questi ematomi spesso presentano edema cerebrale associato e sono necessari altri mezzi, oltre alla rimozione dell'ematoma, per bloccare il ciclo di edema e lesione (gli ematomi cerebrali nello specifico sono descritti oltre).

Ipertensione endocranica

L'ipertensione endocranica è una conseguenza del fatto che l'edema cerebrale si verifica in uno spazio chiuso. La PIC è misurata per quantificare e per valutare il grado di edema cerebrale. Si posizionano monitor per la PIC per permettere ai medici di quantificare l'edema cerebrale, valutare il rischio di erniazione e monitorare l'efficacia delle terapie volte a combattere l'edema cerebrale.

Poiché un'elevata PIC, o ipertensione intracranica, fa parte del ciclo precedentemente descritto, essa causa anche danni cerebrali sotto forma di compressione meccanica del cervello e lesione ischemica e ipossica al cervello. Per questa ragione, la PIC è spesso descritta, correttamente, sia come sintomo che come causa di edema cerebrale.

Il monitoraggio della PIC non è disponibile di routine in ambito preospedaliero, ma comprendere il suo ruolo e i motivi per il suo controllo può aiutare i soccorritori preospedalieri nel processo decisionale riferito al paziente con lesione cerebrale.

Cause extracraniche di LCT secondaria

Ipotensione

Come è noto da tempo, l'ischemia cerebrale è comune nel trauma cranico. Segni di ischemia si trovano nel 90% dei pazienti che muoiono di LCT e anche in molti di quelli che sopravvivono. Perciò l'importanza della riduzione del FEC sugli esiti di una LCT è un obiettivo primario per limitare le lesioni secondarie dopo un trauma cranico.

Dalla banca dati nazionale sulle LCT si ricava che i due predittori negativi più significativi sono la durata del tempo trascorso con una PIC superiore a 20 mmHg e con una pressione sistolica inferiore a 90 mmHg. In effetti, un singolo episodio di pressione sistolica inferiore a 90 mmHg può portare a un esito infausto. Vari studi hanno confermato il profondo impatto dell'ipotensione sulla prognosi del trauma cranico.

Nei pazienti con trauma cranico sono spesso presenti altre lesioni che comportano emorragia e conseguente ipotensione. L'obiettivo della rianimazione con fluidi in questa tipologia di pazienti ha lo scopo di mantenere la pressione sistolica superiore a 90 mmHg per limitare le lesioni secondarie cerebrali.

Oltre all'emorragia, un secondo fattore compromette il flusso ematico cerebrale in caso di trauma cranico, soprattutto nelle lesioni più gravi. Il normale FEC corticale è 50 mL/100 g di cervello/minuto. Dopo una grave LCT, questo valore può scendere fino a 30 mL o addirittura fino a 20 mL/100 g/minuto nelle lesioni più gravi. Il motivo esatto per cui avvenga questo fenomeno non è chiaro. Questa riduzione del FEC può essere causata dalla perdita dell'autoregolazione, o può essere un meccanismo protettivo per cercare di ritarare il metabolismo cerebrale in risposta alla lesione. Qualunque sia la causa, questo effetto, aggiunto all'impatto dello shock emorragico, incrementa il rischio di ischemia del cervello.

Inoltre, come detto precedentemente, l'autoregolazione nel cervello traumatizzato è alterata. Di conseguenza, è necessaria una PPC più elevata per mantenere un adeguato FEC. Le zone del cervello gravemente danneggiate possono perdere quasi del tutto la capacità di autoregolazione; in tali zone i vasi sanguigni si dilatano, causando iperemia e sequestrando il sangue che altrimenti sarebbe destinato alle zone di parenchima cerebrale sano. Per finire, un'iperventilazione aggressiva e la conseguente vasocostrizione cerebrale può ulteriormente minacciare il FEC e aggravare il rischio ischemico.

Questa combinazione di riduzione del livello di attività fisiologica, deviazione del sangue e shock emorragico mette a serio rischio di ischemia le aree intatte del cervello;

questo rende il trattamento aggressivo dell'ipotensione una parte essenziale nel trattamento della LCT. Per tale ragione, un approccio aggressivo in ambito preospedaliero, con infusione di fluidi per mantenere la pressione sistolica superiore a 90 mmHg, è fondamentale per limitare le lesioni secondarie nel paziente con lesioni cerebrali.

Ipossia

Uno dei substrati più critici che la circolazione rifornisce a un cervello traumatizzato è l'ossigeno. Si verifica un danno cerebrale irreversibile dopo soli 4-6 minuti di anossia cerebrale. Gli studi hanno anche dimostrato una influenza negativa di una saturazione di ossigeno (SpO2) inferiore al 90% nei pazienti con trauma cranico. Un numero significativo di pazienti con trauma cranico non riceve una rianimazione adeguata sulla scena e numerosi studi hanno dimostrato che molte vittime di trauma cranico presentava una SpO2 bassa o inadeguata nelle fasi inziali del soccorso. Da questo è scaturita l'enfasi sulla somministrazione precoce di ossigeno ai pazienti con danno cerebrale nella fase preospedaliera del soccorso.

Un elegante studio sul monitoraggio dell'ossigeno del tessuto cerebrale ha dimostrato l'impatto dello shock emorragico sull'apporto di ossigeno al cervello. Limitare l'ipotensione è una componente chiave per assicurarsi che il cervello riceva un apporto di ossigeno adeguato durante la fase postlesionale. L'emorragia è comune nei pazienti traumatizzati e questo provoca non solo shock ma anche perdita di sangue e, quindi, di emoglobina.

Perché il sangue ossigenato arrivi al cervello, i polmoni devono funzionare adeguatamente, il che spesso non avviene dopo un trauma. I pazienti con vie aeree compromesse, inalazione di sangue o contenuto gastrico nei polmoni, contusioni polmonari o pneumotorace presentano condizioni che interferiranno con una buona funzione ventilatoria e con la capacità di trasferire ossigeno dall'aria inspirata al sangue. Oltre ad assicurare il trasporto di ossigeno al cervello grazie alla presenza di emoglobina e una circolazione efficace, i soccorritori devono assicurare un'appropriata ossigenazione attraverso una via aerea pervia e una ventilazione appropriata.

Come con l'ipotensione, un aggressivo contrasto all'ipossia cerebrale con un appropriato trattamento delle vie aeree, della ventilazione e della circolazione è essenziale per limitare le lesioni cerebrali secondarie.

Anemia

Altrettanto critica per l'apporto di ossigeno al cervello è la capacità di trasporto di ossigeno da parte del sangue, che è determinata dalla quantità di emoglobina che esso contiene. Una caduta del 50% dell'emoglobina ha un effetto molto più profondo sull'apporto di ossigeno al cervello che una caduta del 50% della pressione parziale di ossigeno (PO2). Per questo motivo, l'anemia può avere un impatto sugli esiti di una LCT.

Ipocapnia e ipercapnia

Come descritto precedentemente, l'ipocapnia (riduzione di PaCO2) e l'ipercapnia (aumento di PaCO2) possono peggiorare una lesione cerebrale. Quando i vasi sanguigni cerebrali si restringono, come conseguenza di una significativa ipocapnia, il FEC è compromesso, portando a una riduzione dell'apporto di ossigeno al cervello. L'ipercapnia può derivare da ipoventilazione dovuta a molte cause, tra cui intossicazione da droghe o alcol o pattern ventilatori patologici osservati in pazienti con aumento della PIC. L'ipercapnia causa una vasodilatazione cerebrale, che può ulteriormente aumentare la PIC.

Ipoglicemia e iperglicemia

L'ipotensione rende molto probabile che anche il FEC sia basso. Quando il FEC scende, anche l'apporto di ossigeno al cervello diminuisce, come pure l'apporto di glucosio e di altri metaboliti necessari. Gli effetti dell'ipotensione e la fisiologia del ridotto apporto di ossigeno al cervello sono stati ben studiati. Tuttavia, l'uso che un cervello traumatizzato fa del glucosio e l'impatto dell'apporto e dell'utilizzo del glucosio sono ancora argomento di ricerca.

I dati sperimentali disponibili, tuttavia, offrono affascinanti informazioni sulla risposta del cervello al trauma. Sembra che dopo un trauma cranico, il metabolismo cerebrale del glucosio possa essere alterato in molti modi. Alcune prove convincenti indicano che il metabolismo del glucosio e, di conseguenza, le richieste cerebrali di glucosio in realtà aumentino dopo un grave trauma cranico, rischiando una discrepanza tra apporto e utilizzo degli zuccheri a livello cerebrale.

D'altra parte, validi dati clinici e di laboratorio ottenuti in pazienti colpiti da ictus dimostrano che i pazienti in cui si è consentito ai livelli di glicemia di rimanere elevati a lungo, possono avere aree di infarto di dimensioni maggiori, una degenza più lunga e esiti invalidanti maggiori rispetto a quelli in cui il livello del glucosio è stato controllato meglio. Studi limitati sembrano indicare che i medesimi fattori siano presenti nell'ischemia che compare dopo trauma cranico. Elevati livelli di glicemia nei pazienti con trauma cranico sono anche stati associati a esiti neurologici più scadenti.

Sia l'innalzamento (iperglicemia) sia la riduzione (ipoglicemia) della glicemia possono porre a rischio il tessuto cerebrale ischemico. Il disastroso impatto di una grave ipoglicemia sul sistema nervoso, durante una lesione e in altre occasioni, è ben noto. I neuroni non sono in grado di immagazzinare lo zucchero e richiedono un continuo apporto di glucosio per alimentare il metabolismo cellulare. In assenza di glucosio, i neuroni ischemici possono essere danneggiati permanentemente. Tuttavia, è anche vero che un prolungato periodo di glicemia superiore a 150 mg/dL e probabilmente superiore a 200 mg/dL può essere dannoso per il cervello leso e deve essere evitato.

Nella fase preospedaliera, l'enfasi deve essere posta sull'evitare l'ipoglicemia, poiché la minaccia fisiologica costituita da un basso livello di zuccheri è molto più immediata di quella di una glicemia elevata. Se disponibile, bisognerebbe controllare la glicemia in tutti i pazienti che presentano condizioni cognitive alterate e, se appurato un livello inferiore a quello normale, si deve ricorrere a somministrazione di glucosio. Inoltre, qualsiasi iperglicemia indotta è probabilmente transitoria, e lo stretto controllo del glucosio necessario per gestire correttamente questi pazienti sarà stabilito con il ricovero in ospedale.

Convulsioni

Un paziente con trauma cranico è a rischio di convulsioni per diversi motivi. L'ipossia dovuta a problemi delle vie aeree o del respiro può indurre un'attività convulsiva generalizzata, così come a causa di ipoglicemia o anomalie elettrolitiche. Il tessuto cerebrale ischemico o danneggiato può fungere da focolaio irritativo per produrre crisi di grande male, o stato epilettico. Le convulsioni, a loro volta, possono aggravare una preesistente ipossia causata da compromissione della funzione respiratoria. Inoltre, l'altissima attività neuronale associata a convulsioni generalizzate fa rapidamente scendere i livelli di ossigeno e glucosio a livello cellulare, peggiorando ulteriormente l'ischemia cerebrale.

Valutazione

Una rapida valutazione della cinematica dell'evento traumatico associata a una rapida valutazione primaria, aiuterà a identificare i problemi potenzialmente letali in un paziente con una sospetta lesione cerebrale.

Cinematica

Come per tutti i pazienti traumatizzati, la valutazione deve comprendere la considerazione del meccanismo lesivo. Poiché molti pazienti con grave trauma cranico presentano un livello di coscienza (LdC) alterato, dati essenziali relativi alla cinematica vengono spesso ricavati dall'osservazione della scena o dai testimoni. Il parabrezza del veicolo del paziente può avere un'impronta "a ragnatela", che suggerisce un impatto con il capo del paziente, oppure sulla scena può essere presente un oggetto insanguinato che è stato usato come arma durante un'aggressione. Un impatto su un lato della testa può provocare una frattura del cranio con lesione dell'arteria meningea media sottostante che può provocare un ematoma epidurale o può procurare una lesione da colpo/contraccolpo con danno alle vene e quindi una emorragia subdurale. Queste importanti informazioni devono essere riportate al personale della struttura ricevente, poiché possono risultare fondamentali per una corretta diagnosi e trattamento del paziente.

Valutazione primaria

Vie aeree

Si deve esaminare e garantire la pervietà delle vie aeree. Nei soggetti incoscienti la lingua può completamente occludere le vie aeree. Una respirazione rumorosa indica un'ostruzione parziale da parte della lingua o di materiale estraneo. Vomito, sangue o tessuti edematosi sono le cause più comuni di compromissione delle vie aeree nei pazienti con trauma cranico.

Ventilazione

La valutazione della funzione respiratoria deve determinare la frequenza, la profondità e l'adeguatezza del respiro. Come notato in precedenza, da una grave lesione cerebrale possono derivare differenti quadri respiratori. Nei pazienti politraumatizzati, le lesioni toraciche possono ulteriormente compromettere sia l'ossigenazione sia la ventilazione. Fratture della colonna cervicale si verificano nel 2-5% circa dei pazienti con trauma cranico e queste possono essere associate a lesioni midollari in grado di compromettere significativamente la ventilazione.

L'apporto adeguato di ossigeno al cervello traumatizzato è una parte essenziale del tentativo di limitare le lesioni cerebrali secondarie. I pazienti in cui non è possibile mantenere una SpO2 maggiore del 90% hanno una prognosi peggiore.

Quindi determinare l'adeguatezza delle vie aeree e della capacità ventilatoria è una componente essenziale nel trattamento del traumatizzato cranico.

Circolazione

Anche mantenere una pressione sistolica superiore a 90 mmHg è fondamentale per limitare le lesioni cerebrali secondarie nelle vittime di trauma cranico. Pertanto il controllo dell'emorragia, la prevenzione e il trattamento dello shock sono fattori critici. Il soccorritore preospedaliero deve ricercare e valutare i segni di sanguinamento esterno. In assenza di significative emorragie esterne, un polso debole e rapido in una vittima di trauma chiuso suggerisce un'emorragia interna potenzialmente letale negli spazi pleurici, in peritoneo e retroperitoneo, o nelle parti molli che circondano fratture di ossa lunghe. In un lattante con fontanelle aperte, può verificarsi all'interno del cranio una perdita ematica sufficiente a provocare uno shock ipovolemico. Un polso lento e forte può essere segno di ipertensione intracranica e indicare un'erniazione imminente (fenomeno di Cushing). La triade di Cushing è l'associazione di ipertensione, bradicardia e pattern ventilatori anomali (tipo Cheyne-Stokes).In un paziente con lesioni potenzialmente letali, non si deve ritardare il trasporto per rilevare una pressione sanguigna, cosa che si può fare durante il trasporto, se il tempo lo permette.

Stato neurologico

Durante la valutazione primaria e dopo avere preso le misure adeguate per trattare i problemi identificati nella valutazione di vie aeree, ventilazione e circolazione, si deve calcolare il punteggio Glasgow Coma Scale (GCS) di base, per determinare accuratamente il livello di coscienza del paziente (Fig.10.10 e 10.11). Come descritto nel capitolo sulla valutazione, il GCS viene calcolato utilizzando la migliore risposta osservata valutando l'apertura occhi, la risposta verbale e la risposta motoria del paziente. Ogni elemento di valutazione deve essere registrato individualmente, piuttosto che riportare il punteggio finale. Se il paziente non ha gli occhi aperti spontaneamente, deve essere utilizzato un comando verbale (ad esempio “apra gli occhi”). Se il paziente non risponde allo stimolo verbale, si deve allora applicare uno stimolo doloroso, come una pressione sul letto ungueale con una penna o un pizzicotto sul tessuto ascellare anteriore.

La risposta verbale del paziente può essere valutata utilizzando una domanda come “Che cosa le è successo?”. Se completamente orientato, il paziente fornirà una risposta coerente. In caso contrario, la risposta verbale del paziente è classificata come confusa, inadeguata, incomprensibile o assente. Se il paziente è intubato, il punteggio è calcolato solo in base alle risposte oculare e motoria e viene riportato “1T” per indicare l'incapacità di valutare la risposta verbale.

L'ultima componente del GCS è il punteggio motorio. Si deve dare al paziente un ordine semplice, non ambiguo, come “Allunghi due dita” o “Faccia il segno dell'autostop”. Un paziente che stringe le dita di un soccorritore preospedaliero può semplicemente dimostrare un riflesso di prensione anziché eseguire volontariamente un ordine. Se il paziente non esegue un ordine si utilizza uno stimolo doloroso per valutare la migliore risposta motoria. Un paziente che tenta di allontanare la sorgente di uno stimolo doloroso è considerato “localizzare”. Altre possibili risposte al dolore comprendono l'allontanarsi in maniera non finalistica dallo stimolo, oppure una flessione (decorticazione) o un'estensione anormale (decerebrazione) degli arti superiori fino all'assenza completa della funzione motoria.

E' generalmente accettato che punteggi di 13-15 siano associabili a traumi cranici lievi mentre punteggi GCS di 9-12 sono abbinati ai traumi cranici moderati. Un punteggio di 3-8 equivale a un trauma cranico grave.

E' evidente che molteplici fattori possono influenzare il punteggio GCS, quali intossicazioni o uno stato di shock. Da notare che anche un morto ha un GCS di 3.

Insieme al livello di coscienza determinato dal GCS, deve essere rapidamente valutata anche la funzione pupillare, esaminandone la simmetria e la risposta alla luce. Una differenza di diametro maggiore di 1 mm è considerata anomala. Una percentuale significativa della popolazione ha anisocoria, cioè diseguaglianza del diametro delle pupille, che può essere congenita o acquisita come risultato di trauma oculare. Non è sempre possibile sul campo distinguere fra anisocoria causata dal trauma e anisocoria preesistente congenita o post-traumatica. Un'asimmetria delle pupille deve essere sempre trattata come conseguente al trauma acuto, fino a quando le indagini adeguate non escludono un edema cerebrale o lesione del nervo oftalmico o oculomotore.

Esposizione/Protezione dall'ambiente

I pazienti che hanno subito un trauma cranico hanno spesso altre lesioni che minacciano la vita e gli arti, oltre che il cervello. Tutte queste lesioni devono essere identificate esaminando l'intero corpo alla ricerca di altri problemi potenzialmente letali.

Valutazione secondaria

Una volta identificate e gestite le lesioni potenzialmente letali, si deve completare, se il tempo lo permette, un'accurata valutazione secondaria. Il capo e il viso del paziente devono essere palpati cautamente alla ricerca di ferite, depressioni e instabilità ossee.

Qualsiasi fuoriuscita di liquido chiaro dal naso o dai canali auricolari può essere costituita da LCR. Quando viene raccolto su una garza, il liquor può formare un caratteristico alone giallastro che si separa dal sangue.

A questo punto si devono ricontrollare le dimensioni e la risposta delle pupille e anche il collo va esaminato alla ricerca di dolorabilità e deformità ossee, data la correlazione tra trauma cranico e lesioni della colonna.

Il singolo e più importante segno da considerare in un traumatizzato cranico è il livello di coscienza e come questo varia durante la vostra valutazione. I pazienti con una alterazione iniziale del livello di coscienza che gradualmente migliorano durante la vostra valutazione sono meno preoccupanti di quei pazienti il cui livello di coscienza deteriora durante la vostra presenza.

Con un paziente collaborante, si può eseguire un esame neurologico più approfondito, comprendente la valutazione dei nervi cranici e la funzione sensitiva e motoria in tutti gli arti. I deficit neurologici, come emiparesi (debolezza) o emiplegia (paralisi), presenti solo su un lato del corpo, si considerano "segni di lato" e tendono a essere indicativi di LCT.

Anamnesi

Un'anamnesi SAMPLE (symptoms [sintomi], allergies [allergie], medications [farmaci], past history [anamnesi pregressa], last meal [ultimo pasto], events [eventi]) può essere ottenuta dal paziente, dai familiari o dagli astanti. Il diabete mellito, i disturbi convulsivi e le intossicazione da droghe o alcol possono mimare le conseguenze di un trauma cranico. Il paziente può avere una storia di trauma cranico pregresso e può lamentare cefalea persistente o ricorrente, disturbi visivi, nausea e vomito o difficoltà di eloquio.

Rivalutazioni seriate

E' importante rivalutare il GCS per determinare quali variazioni siano incorse. Circa il 3% dei pazienti con lesione cerebrale apparentemente lieve (GCS 14-15) può andare incontro a un inatteso deterioramento dello stato mentale. Durante il trasporto devono essere ripetute a intervalli ravvicinati sia la valutazione iniziale che la determinazione del GCS. I pazienti il cui GCS peggiora di oltre 2 punti durante il trasporto sono a rischio elevato di sviluppare una condizione grave. Questi pazienti devono essere rapidamente indirizzati verso una struttura appropriata. La struttura ricevente utilizzerà l'andamento del GCS durante il soccorso come guida sul trattamento iniziale del paziente. Il GCS e i parametri vitali devono essere sempre documentati sulla scheda del paziente, così come la risposta del paziente al trattamento.

Lesioni specifiche a capo e collo

Cuoio capelluto

Il cuoio capelluto è composto da diversi strati di tessuto altamente vascolarizzato; anche una piccola lacerazione può portare a un'abbondante emorragia. Lesioni più estese con avulsione di ampie porzioni dello scalpo, possono portare a shock ipovolemico per la grave emorragia (Fig.10-12). Questi tipi di lesione si riscontrano negli occupanti delle automobili non assicurati dalla cintura che impattano il parabrezza o nelle persone i cui capelli lunghi restano imprigionati in macchinari in movimento. Un forte colpo alla testa può portare alla formazione di un ematoma del cuoio capelluto, che può essere confuso con una frattura depressa del cranio alla palpazione.

Fratture del cranio

Le fratture del cranio possono derivare da traumi chiusi o penetranti. Le fratture lineari rappresentano circa l'80% delle fratture craniche; tuttavia, un forte impatto può provocare una frattura depressa del cranio, con la penetrazione di frammenti di osso nel tessuto cerebrale sottostante (Fig.10.13). Benché le semplici fratture lineari possano essere diagnosticate solo con uno studio radiografico, le fratture depresse del cranio possono spesso essere palpate durante un accurato esame obiettivo. Una frattura cranica chiusa, non depressa, di per se stessa ha scarso significato clinico, ma la sua esistenza è associata al rischio di un ematoma intracranico. Le fratture chiuse affossate del cranio possono richiedere un intervento neurochirurgico. Fratture aperte del cranio possono essere provocate da un impatto particolarmente violento o da una ferita d'arma da fuoco e fungere da sede di ingresso per batteri, predisponendo il paziente a meningite. Se la dura madre viene lacerata, il tessuto cerebrale o il liquor possono fuoriuscire. Per il rischio di meningite, queste ferite richiedono un'immediata valutazione neurochirurgica.

Una frattura della base cranica deve sempre essere sospettata quando dalle narici o dai canali auricolari fuoriesce liquor. Le ecchimosi periorbitali ("occhi da procione") e il segno di Battle (ecchimosi nella zona mastoidea dietro le orecchie) sono associate a fratture della base del cranio anche se compaiono diverse ore dopo il trauma.

Lesioni facciali

Le lesioni al volto spaziano da traumi minimi alle parti molli fino alle gravi lesioni associate a compromissione delle vie aeree o shock ipovolemico. Le vie aeree possono essere compromesse da alterazioni strutturali o dalla presenza di fluidi o corpi estranei presenti nelle vie aeree stesse. Le alterazioni anatomiche possono derivare da deformità delle ossa facciali fratturate o da ematomi in espansione nei tessuti.

Il trauma facciale è spesso associato ad alterazioni della coscienza e perfino a grave trauma encefalico. Inoltre un trauma al volto può portare a fratture o avulsioni dei denti con ingombro delle vie aeree.

Trauma all'occhio e all'orbita

Le lesioni delle strutture dell'orbita e dell'occhio non sono infrequenti e sono spesso causate da un trauma diretto al volto per cause intenzionali (aggressione) o accidentali. Sebbene la lesione del bulbo oculare non sia comune, deve sempre essere essere sospettata quando si esamina un trauma al volto e all'orbita, poiché il trattamento precoce e adeguato di una tale lesione significa salvaguardare la vista del paziente.

Lacerazione alle palpebre

Nella fase preospedaliera, la lacerazione di una palpebra deve portare a prendere in considerazione la possibilità che il bulbo sia stato lesionato. Il trattamento sul campo consiste nella copertura immediata dell'occhio con una protezione (ma che NON eserciti alcuna pressione). La priorità è evitare qualsiasi pressione sull'occhio che possa provocare la fuoriuscita del contenuto intraoculare attraverso la lesione della cornea o della sclera.

Abrasione corneale

L'abrasione corneale è la lacerazione dell'epitelio protettivo che riveste l'occhio. Questa abrasione provoca dolore intenso, lacrimazione, sensibilità alla luce (fotofobia) e un aumentato rischio di infezione (guarisce in genere entro due o tre giorni). La gestione preospedaliera di questa lesione prevede la protezione dell'occhio mediante un cerotto o occhiali da sole per ridurre il fastidio provocato dall'esposizione al sole.

Emorragia subcongiuntivale

L'emorragia subcongiuntivale è un'area rosso intenso dovuta da un'emorragia tra la congiuntiva e la sclera (Fig.10.14). È facilmente visibile senza l'impiego di strumenti diagnostici. Questa lesione è innocua e si risolve nell'arco di qualche giorno o settimana senza trattamenti. In caso di trauma pregresso, si dovrebbero ricercare i segni di una lesione più grave, soprattutto quando l'emorragia esita in un gonfiore importante della congiuntiva (chemosi), che induce a sospettare una rottura occulta del bulbo. La gestione preospedaliera di questo disturbo consiste esclusivamente del trasferimento del paziente all'ospedale idoneo.

Ifema

Il termine ifema indica una raccolta di sangue nella camera anteriore del bulbo tra l'iride e la cornea. Di solito si verifica in caso di trauma oculare diretto. L'occhio deve essere esaminato con la vittima seduta: se presente in quantità, il sangue si raccoglie sul fondo della camera anteriore ed è visibile un livello (Fig.10.15). Con il paziente in posizione supina o in caso di piccoli stravasi emorragici può non essere visibile. I pazienti affetti da ifema devono indossare uno scudo protettivo sull'occhio ed essere trasportati in ospedale in posizione seduta (se possibile).

Rottura del bulbo oculare

In caso di evidente frattura del bulbo oculare, questo va coperto e protetto, evitando ogni tipo di pressione sull'occhio e senza applicare alcun farmaco topico.

Esistono due problemi principali nel trattamento di questa lesione: 1) bisogna minimizzare ogni manipolazione dell'occhio e evitare ulteriori traumi che possano aumentare la pressione intraoculare e provocare l'espulsione dei contenuti intraoculari attraverso la lesione corneale o sclerale: 2) evitare lo sviluppo di un'endoftalmite post-traumatica, cioè l'infezione dell'umor acqueo e vitreo dell'occhio. La funzionalità visiva è generalmente gravemente compromessa, con solo il 30% delle vittime (in uno studio) che conserva un'acuità visiva superiore o pari a 20/400. È necessario il trasporto rapido in un ospedale in grado di valutare e trattare chirurgicamente la lesione oftalmica.

Una lesione penetrante dell'occhio o una rottura del bulbo possono non essere immediatamente evidenti. Gli indizi che possono rivelare la rottura possono essere: una grande emorragia subcongiuntivale con chemosi, il tessuto uveale scuro (iride pigmentata) presente o sporgente sul limbo (la giunzione della cornea e della sclera), una pupilla distorta, a forma di goccia, le perdite da una lesione lineare o puntiforme dell'epitelio corneale, il meccanismo di lesione (scheggia metallica, trafittura, ecc.) o il semplice peggioramento della vista. Se si sospetta una rottura del bulbo occulta, il trattamento è il medesimo del per una rottura palese. L'aspetto relativamente meno grave della lesione non elimina la possibilità di endoftalmite.

Fratture nasali

La frattura delle ossa nasali rappresenta il tipo di frattura più comune sul volto. Gli indizi che indicano una frattura nasale sono: ecchimosi, edema, deformità della piramide nasale, tumefazione ed epistassi. Alla palpazione, si possono rilevare crepitii ossei.

Le fratture della lamina cribriforme (quel sottile osso orizzontale del cranio che viene attraversato dai rami del nervo olfattivo, il primo paio di nervi cranici) può anche verificarsi per un trauma diretto al naso. La presenza di rinorrea (fuoriuscita di liquor dal naso) è indicativa di questa lesione.

Fratture del massiccio facciale

Le fratture del massiccio facciale possono essere classificate come segue (Fig.10.16).

- La frattura Le Fort I comporta un distacco orizzontale del mascellare dal pavimento nasale. Benché il passaggio di aria attraverso le narici possa non essere modificato, l'orofaringe può essere compromessa da un coagulo o dall'edema del palato molle.
- La frattura Le Fort II, nota anche come frattura piramidale, coinvolge il mascellare destro e sinistro, la porzione mediale del pavimento orbitale e le ossa nasali. I seni sono ben vascolarizzati e questa frattura può essere associata a compromissione delle vie aeree per l'abbondante emorragia.

- La frattura Le Fort III coinvolge le ossa facciali che vengono completamente staccate dal cranio (disgiunzione cranio-facciale). A causa delle forze coinvolte, questa lesione può essere associata a una compromissione delle vie aeree, alla presenza di un danno cerebrale, a una lesione dei dotti lacrimali, alla malocclusione dei denti e alla fuoriuscita di liquor dalle narici.

I pazienti con una frattura del massiccio facciale generalmente presentano la perdita della normale simmetria del volto. Il volto può apparire appiattito e il paziente può non essere in grado di serrare le mascelle o i denti. Se è cosciente, il paziente può lamentare dolore e intorpidimento del volto. Alla palpazione, si può notare crepitio sopra le sedi di frattura.

Fratture della mandibola

Dopo le fratture delle ossa nasali, le fratture della mandibola sono le seconde per frequenza. In oltre il 50% dei casi, la mandibola è fratturata in più punti. Il sintomo più comune lamentato dal paziente è la malocclusione dei denti (i denti superiori e inferiori non si incontrano più secondo l'allineamento abituale). Alla palpazione si può rilevare un tipo di deformità a "scalino" e crepitio. Un paziente supino con frattura della mandibola, può avere occlusione delle vie aeree a causa del mancato supporto della lingua da parte delle strutture ossee.

Lesioni laringee

Le fratture della laringe tipicamente derivano da un trauma chiuso sulla parte anteriore del collo (ad esempio nel motociclista o ciclista che viene colpito sulla parte anteriore del collo da un oggetto). Il paziente può lamentare un cambiamento della voce (di solito abbassamento del timbro). All'ispezione, il soccorritore può notare una contusione del collo o la perdita della prominenza della cartilagine tiroide (pomo di Adamo). Una frattura della laringe può portare allo sviluppo di enfisema sottocutaneo nel collo, che può essere facilmente rilevato alla palpazione. L'intubazione endotracheale è di solito controindicata per il rischio di dislocare i segmenti fratturati. Se il paziente con una sospetta frattura della laringe ha una compromissione delle vie aeree, la cricotirotomia chirurgica può salvargli la vita.

Lesioni ai vasi cervicali

L'arteria carotide e la vena giugulare interna attraversano la parte anteriore del collo su ciascun lato della trachea. Le arterie carotidi forniscono sangue alla maggior parte del cervello mentre le vene giugulari interne drenano questa regione. Una lesione a uno di questi vasi può produrre un'imponente emorragia. Un pericolo ulteriore delle lesioni delle vene giugulari interne è rappresentato dall'embolia gassosa. Se il paziente è seduto o il capo è elevato, la pressione venosa può scendere al di sotto della pressione atmosferica durante l'ispirazione, permettendo all'aria di entrare nel sistema venoso. Un grande embolo gassoso può essere fatale perché può interferire sia con la funzione cardiaca sia con la perfusione cerebrale. Un ulteriore problema può essere dovuto a un ematoma in espansione nel collo che può portare a compressione delle vie aeree.

Un trauma chiuso del collo può anche produrre una dissecazione della carotide, che può causare una occlusione della carotide stessa e un quadro simile a un ictus. Tale lesione della carotide si verifica spesso in caso di impatto frontale con l'occupante dell'auto che urta con il collo la cintura di sicurezza posta sulla spalla.

Lesioni cerebrali

Commozione cerebrale

La diagnosi di commozione o concussione cerebrale viene posta quando il paziente traumatizzato mostra una qualsiasi alterazione transitoria della funzione neurologica. Benché la maggior parte delle persone associ la commozione cerebrale alla perdita di coscienza, questa non è necessaria per porre una diagnosi di commozione; piuttosto è l'amnesia post-traumatica il vero segno caratteristico. Altre alterazioni neurologiche comprendono:

- sguardo assente (espressione facciale confusa);
- risposte verbali e motorie ritardate (lentezza nel rispondere alla domande o nell'eseguire istruzioni);
- confusione e incapacità di focalizzare l'attenzione (facilmente distratto e incapace di eseguire le normali attività);
- disorientamento (camminare nella direzione sbagliata; inconsapevole di tempo, data e posizione geografica);
- eloquio biascicato o incoerente (dice cose incomprensibili o inadatte);
- perdita di coordinazione (barcollamento, incapacità di camminare in linea retta);
- emotività inappropriata alle circostanze (comportamento irrazionale, piange senza apparente ragione);
- deficit della memoria (evidenziato dal fatto che il paziente ripete una domanda alla quale ha già avuto risposta);
- incapacità di memorizzare e ricordare (ad esempio, 3 parole su 3 o 3 oggetti su 3 in 5 minuti).

Grave cefalea, vertigini, nausea e vomito accompagnano spesso una commozione. I pazienti che presentano gli stessi sintomi anche dopo una valutazione successiva meritano di essere trasportati in ospedale poiché soltanto una TC dell'encefalo può confermare tale diagnosi.

Benché la maggior parte di questi sintomi duri da diverse ore a un paio di giorni, alcuni pazienti presentano una cosiddetta sindrome postcommotiva caratterizzata da cefalee, vertigini e difficoltà di concentrazione che può durare settimane e addirittura mesi.

Ematoma intracranico

Gli ematomi intracranici sono suddivisi in tre tipologie: epidurali, subdurali e intracerebrali. Poiché i segni e i sintomi di ciascuno di questi si sovrappongono, la diagnosi specifica nel contesto preospedaliero (come anche in PS) è quasi impossibile, benché il soccorritore preospedaliero possa sospettare un ematoma epidurale sulla base della caratteristica presentazione clinica. La diagnosi definitiva può essere posta soltanto dopo avere eseguito una TC in ospedale. Poiché questi ematomi occupano spazio all'interno del cranio rigido, possono produrre rapidi aumenti della PIC, specialmente quando hanno dimensioni rilevanti.

Ematoma epidurale (o extradurale)

E' presente in circa l'1-2% dei traumi cranici c e nel 10% dei pazienti in coma dopo il trauma. Questi ematomi spesso sono conseguenza di un urto a bassa velocità sull'osso temporale (ad esempio un pugno o una palla da baseball). Una frattura di questo sottile osso danneggia l'arteria meningea media, il che porta a sanguinamento arterioso che si raccoglie fra il cranio e la dura madre (Fig.10.17). Questa raccolta di sangue arterioso sotto pressione può scollare la dura dal tavolato osseo interno del cranio, creando uno spazio epidurale pieno di sangue. L'ematoma epidurale ha una caratteristica forma lenticolare se osservato sulla TC. Il principale rischio per il cervello è dovuto alla massa di sangue in espansione, che sposta il cervello e minaccia un'erniazione. Per questo motivo, i pazienti in cui l'ematoma epidurale viene rapidamente evacuato hanno spesso recuperi eccellenti.

La storia classica di un ematoma epidurale è quella di un vede la vittima andare incontro a una breve perdita di coscienza dopo il trauma, quindi riacquistare conoscenza e in seguito andare incontro a un successivo rapido declino del livello di coscienza. Durante il periodo di coscienza, detto "intervallo lucido", il paziente può essere orientato, letargico, confuso o lamentare cefalea. Tuttavia, solo un terzo circa dei pazienti con ematoma epidurale presenta questo intervallo lucido, che inoltre può anche verificarsi con altri tipi di emorragie intracraniche. Comunque un paziente che presenta un "intervallo lucido" seguito da un declino del GCS è a rischio di un processo intracranico progressivo e richiede una valutazione di emergenza.

Con il peggiorare del livello di coscienza del paziente, l'esame obiettivo può rivelare una pupilla dilatata e iporeagente o non reattiva sul lato dell'erniazione (omolaterale). Poiché i fasci motori si incrociano a livello del tronco encefalico, l'emiparesi o l'emiplegia tipicamente compare controlateralmente rispetto alla sede del trauma cranico. Il tasso di mortalità per un ematoma epidurale è del 20% circa; tuttavia, con una rapida individuazione ed evacuazione, il tasso di mortalità può scendere fino al 2%. Il motivo di questa buona prognosi è legata al fatto che l'ematoma epidurale è abitualmente una "pura" lesione occupante spazio, con scarsi danni al cervello sottostante. Una volta rimosso l'ematoma, viene rimosso anche l'effetto compressivo sull'encefalo con la possibilità di un eccellente recupero.

Ematoma subdurale

Gli ematomi subdurali rappresentano circa il 30% delle lesioni craniche gravi con un rapporto maschi/femmine di 3:1. Nei giovani il 56% degli ematomi subdurali è causato da incidenti stradali e il 12% da cadute; negli anziani invece il 22% è dovuto a incidenti stradali e il 56% a cadute.

Oltre a essere più comuni degli ematomi epidurali, ne differiscono anche per eziologia, sede e prognosi. A differenza dell'ematoma epidurale causato da emorragia arteriosa, un ematoma subdurale generalmente deriva da un sanguinamento venoso (dalle vene a ponte che collegano il cervello al cranio) conseguente a un violento trauma cranico. In sangue si raccoglie nello spazio subdurale, fra la dura madre e la membrana aracnoidea (Fig.10.18).

Gli ematomi subdurali si presentano in due modi diversi. In alcuni pazienti la lesione venosa porta a un accumulo relativamente rapido di sangue nello spazio subdurale, con rapida insorgenza dell'effetto massa. A questo meccanismo si aggiunge la lesione diretta al parenchima cerebrale sottostante l'ematoma subdurale. Quindi, a differenza degli ematomi epidurali, l'effetto massa degli ematomi subdurali spesso è causato sia dal sangue accumulato sia dall'edema del cervello sottostante. Questi pazienti presenteranno uno stato mentale rapidamente alterato e quindi il riconoscimento di questa lesione deve portare a un trasporto rapido verso un ospedale con TC e la possibilità di monitoraggio intensivo (PIC), trattamento di emergenza e possibile intervento chirurgico.

In alcune popolazioni di pazienti, tuttavia, possono insorgere ematomi subdurali clinicamente occulti. Nei soggetti anziani o debilitati, o in quelli con malattie croniche, lo spazio subdurale è ingrandito in conseguenza dell'atrofia cerebrale. Quindi può accumularsi più sangue prima di indurre effetto massa. In caso di cadute in soggetti anziani o in traumi apparentemente minori, può essere presente un ematoma subdurale misconosciuto. Particolarmente a rischio sono i pazienti che assumono anticoagulanti come il warfarin (Coumadin). Poiché tali cadute sono minori, i pazienti spesso non si presentano in ospedale per una valutazione e quindi il sanguinamento non viene identificato; e quando si evidenziano i segni neurologici o l'ematoma stesso, spesso non è possibile ricondurlo a un trauma preciso.

In altri pazienti con un ematoma subdurale occulto il sangue a poco a poco si colliqua restando nello spazio subdurale. Può verificarsi col tempo che, a causa di successive piccole emorragie, l'ematoma subdurale diventato cronico, possa espandersi e lentamente iniziare a esercitare un effetto massa sul cervello. Poiché l'esordio dell'effetto massa è lento, il paziente non avrà la presentazione drammatica di un ematoma acuto ma potrà presentarsi con cefalea, disturbi visivi, alterazioni della personalità, difficoltà di parola (disartria), ed emiparesi o emiplegia di natura lentamente progressiva. Alla TC, un ematoma subdurale cronico presenta un aspetto diverso dall'ematoma subdurale acuto. La necessità e l'urgenza dell'intervento chirurgico sono determinate dai sintomi del paziente, dall'entità dell'effetto massa e dalle condizioni mediche generali del paziente.

Il personale preospedaliero spesso incontra questi pazienti quando viene chiamato in strutture che assistono malati cronici (lungodegenti). Poiché i sintomi sono aspecifici, la diagnosi di un ematoma subdurale cronico sul campo è raramente possibile e i sintomi possono essere confusi con quelli di un ictus, un'infezione, o addirittura un declino generalizzato del paziente.

Benché in questi pazienti molti ematomi subdurali possano essere cronici, i pazienti che assumono Coumadin possono avere un ematoma subdurale anche dopo un trauma apparentemente lieve, con una emorragia che si espande per diverse ore e progredisce fino all'erniazione, per l'incapacità del paziente di coagulare.

Contusioni cerebrali

La contusione cerebrale è un danno ai tessuti del cervello; quando questo danno coinvolge i vasi sanguigni all'interno del cervello, può verificarsi un sanguinamento all'interno del parenchima cerebrale (ematoma intracerebrale). Le contusioni cerebrali sono abbastanza comuni, essendo presenti nel 20-30% dei gravi traumi cranici e in una percentuale significativa dei traumi cranici moderati. Nei traumi chiusi le contusioni cerebrali possono essere numerose, derivando dal percorso che l'energia del trauma segue nel dissiparsi all'interno della testa. Ecco perché possiamo trovare contusioni in sedi lontane dal punto di impatto, spesso sul lato opposto del cervello (lesione da "contraccolpo").

Le contusioni cerebrali spesso richiedono da 12 a 24 ore per comparire alla TC, e pertanto un paziente con contusione cerebrale può avere inizialmente una TC del cranio normale. Il solo indizio della sua presenza può essere un punteggio GCS ridotto, in pazienti con trauma cranico moderato (GCS 9-13). Quando la contusione evolve, non solo diviene più evidente sulla TC del cranio, ma può anche causare un aumento dell'effetto massa, provocando cefalea ingravescente o peggioramento ulteriore del GCS verso il trauma cranico grave (cosa che accade nel 10% circa dei pazienti).

Emorragia subaracnoidea

L'emorragia subaracnoidea (ESA) è il sanguinamento al di sotto della membrana aracnoidea, che si trova sotto lo spazio subdurale che ricopre il cervello. Il sangue nello spazio subaracnoideo non può entrare nello spazio subdurale. Molti dei vasi sanguigni del cervello sono situati nello spazio subaracnoideo; una loro lesione provoca un ematoma che si espande sulla superficie del cervello al di sotto della aracnoide. Questo strato di sangue è sottile e raramente causa un effetto massa.

Si ritiene abitualmente che un'emorragia subaracnoidea sia associata alla rottura spontanea di aneurismi cerebrali che produce una violentissima cefalea. In realtà il trauma è la causa più comune di ESA. Il paziente con ESA post traumatico presenta una fortissima cefalea a volte accompagnata da nausea, vomito e capogiro. Inoltre la presenza di sangue nello spazio subaracnoideo può provocare sintomi meningei quali dolore e rigidità nucale, fotofobia, alterazioni del visus e anche crisi convulsive.

Poiché un sanguinamento subaracnoideo raramente causa un effetto massa, non richiede un intervento chirurgico decompressivo. I pazienti con ESA e GCS ≥ 13 hanno una buona prognosi.

I pazienti con emorragia subaracnoidea post-traumatica (ESA) hanno un rischio aumentato del 63-73% di contusione cerebrale e il 44% di loro svilupperà ematomi subdurali. I pazienti con ESA traumatico hanno un aumentato rischio di innalzamento della PIC ed emorragia intraventricolare. I pazienti con ESA traumatico di entità rilevante (falda ematica >1 cm di spessore, sangue nelle cisterne soprasellare e ambiens) hanno un rischio del 72-78% di un esito infausto, e nel Trauma Coma Data Bank la presenza di ESA raddoppiava l'incidenza di morte nei pazienti con lesioni cerebrali.

Traumi cranici penetranti

E' una delle più devastanti lesioni neurologiche. L'oggetto penetrante nel cranio provoca un danno diretto al parenchima cerebrale. La natura e l'entità del danno neurologico dipende dall'area di cervello danneggiato. Le ferite da arma da fuoco sono le più devastanti per l'energia associata al passaggio del proiettile. Non soltanto il danno verrà prodotto dal tramite provocato dal proiettile, ma una variabile area di lesione cerebrale sarà dovuta all'energia dissipata e all'onda di lesione provocata dalla velocità del proiettile (vedi Cinematica del Trauma).

In particolare ferite penetranti con i tragitti che passano da parte a parte i due emisferi sono quelle con prognosi peggiore. In alcuni casi, come in caso di coinvolgimento dei lobi frontali, il paziente può anche sopravvivere ma con gravi deficit residui.

Tutte le ferite penetranti del capo sono da considerarsi fratture aperte del cranio, quindi con rischio di infezione correlato. Infine le ferite penetranti possono danneggiare altre strutture di vitale importanza come occhi, orecchie e volto.

Trattamento

Il trattamento efficace di un paziente con trauma cranico inizia con interventi ordinati, focalizzati nel trattare per primi i problemi che mettono a rischio la vita identificati nella valutazione primaria. Una volta affrontati questi problemi, il paziente deve essere rapidamente preparato e trasportato alla struttura più vicina in grado di trattare una lesione traumatica cerebrale.

Vie aeree

I pazienti con un livello di coscienza depresso possono non essere in grado di proteggere le proprie vie aeree, ma un'ossigenazione adeguata è essenziale per prevenire le lesioni secondarie cerebrali. Le lesioni facciali possono essere associate a emorragie e edema in grado di compromettere le vie aeree. Le manovre di base sulle vie aeree sono il primo passo per gestire questi problemi, anche se le cannule oro e nasofaringee possono ostruirsi rapidamente per il sangue; può essere quindi necessaria un'aspirazione frequente. I pazienti coscienti con fratture del volto e lesioni della laringe o di altre sedi del collo tendono ad assumere spontaneamente la posizione migliore in grado di mantenere pervia la via aerea. Perciò i tentativi di forzare un paziente a distendersi o a indossare un collare cervicale possono causare ipossia e conseguente agitazione del paziente. In queste situazioni, la pervietà delle vie aeree ha la precedenza sull'immobilizzazione della colonna; i pazienti possono essere trasportati in posizione seduta o semiseduta, come meglio tollerato.

Il posizionamento del collare cervicale deve essere posticipato o sostituito con l'immobilizzazione manuale della colonna se si teme che possa compromettere la via aerea. I traumi facciali, comprese le lesioni causate da ferite da arma da fuoco, non costituiscono una controindicazione all'intubazione endotracheale anche se in molti casi può rendersi necessario un accesso chirurgico alle vie aeree, dalla semplice ossigenazione percutanea transtracheale fino alla critcotirotomia.

Il trattamento definitivo delle vie aeree del trauma cranico grave è stato storicamente incentrato sull'intubazione tracheale. Comunque molti dispositivi alternativi come i presidi extraglottici possono efficacemente mantenere pervie le vie aeree nella fase preospedaliera.

Un vecchio studio dimostrava che le vittime di trauma cranico che venivano intubate sembravano avere prognosi migliore di quelle non intubate. Studi recenti, tuttavia, hanno fornito risultati ambigui sui pazienti intubati sul campo. La spiegazione di questi dati contrastanti attende ulteriori conferme. Tuttavia, un'intubazione eseguita in modo approssimativo sembrerebbe essere più dannosa che la decisione di non intubare. Infatti alcuni studi hanno dimostrato che pazienti intubati sulla scena potevano essere vittime di episodi non riconosciuti di ipossia o ipotensione, associati a una prognosi negativa. In aggiunta questi pazienti subivano una involontaria iperventilazione, ulteriore fattore negativo.

I fattori che incidono sulla decisione di intubare o meno un traumatizzato cranico sono sicuramente l'abilità dell'operatore e la durata del trasporto. Nel contesto urbano, i brevi tempi di trasporto consentono che i pazienti possano essere trasportati con relativa velocità a un pronto soccorso e pertanto ventilati con presidi alternativi all'intubazione della trachea. I pazienti intubati sul campo possono avere esiti peggiori a causa dei prolungati tempi sulla scena o per la relativa inesperienza del soccorritore. Inoltre l'intubazione in un sistema in cui i soccorritori preospedalieri effettuano solo poche intubazioni all'anno risulta più pericolosa di altri mezzi di supporto delle vie aeree durante il trasporto. Viceversa, nei contesti con tempi di trasporto più lunghi, l'intubazione può presentare vantaggi superiori alla non intubazione, anche quando eseguita da un operatore meno esperto. Studi futuri dovrebbero aiutare a determinare la pratica migliore in ambito preospedaliero.

Tenendo a mente queste considerazioni, in tutti i pazienti con una grave trauma cranico (GCS < 9) si deve prendere in considerazione l'intubazione. Poiché questo può essere estremamente impegnativo a causa dell'agitazione del paziente, dei muscoli mascellari serrati (trisma), del vomito e della necessità di mantenere in asse la colonna cervicale, l'intubazione deve essere realizzata tempestivamente dal più capace operatore disponibile. È essenziale che la saturazione di ossigeno del paziente sia monitorato durante tutto il processo di intubazione e che si eviti l'ipossia (SatO2 < 90%). L'uso di bloccanti neuromuscolari come parte di un protocollo di intubazione in sequenza rapida (RSI) può facilitare il successo dell'intubazione. L'intubazione nasotracheale alla cieca può fungere da tecnica alternativa, ma la presenza di trauma del massiccio facciale è una controindicazione a tale procedura, per il rischio di penetrazione nel cranio del tubo. Una revisione della letteratura ha però evidenziato che questa complicazione si è verificata solo due volte.

Non esiste una tecnica ideale di gestione delle vie aeree. Si deve iniziare sempre dalle tecniche manuali e dai dispositivi di base, passando a presidi e procedure via via più complesse se la situazione lo richiede e se la ventilazione non può essere efficacemente mantenuta mediante cannule oro o nasofaringee e ventilazione con pallone e maschera. Tentativi prolungati per assicurare una via aerea definitiva devono essere evitati soprattutto in caso di trasporti previsti di breve durata.

L'attrezzatura per l'aspirazione di secreti deve essere prontamente disponibile, poiché sia il trauma cranico che le manovre sulle vie aeree possono indurre il vomito.

Ventilazione

Tutti i pazienti con una sospetta lesione cerebrale devono ricevere ossigeno supplementare. Come detto in precedenza in questo capitolo, l'uso del pulsiossimetro è fortemente raccomandato poiché l'ipossia può peggiorare gli esiti neurologici. La SatO2 deve essere almeno del 90% con valori ottimali intorno al 95% o superiori. Se non è disponibile il pulsiossimetro, l'ossigeno deve essere erogato attraverso una maschera facciale con reservoir per un paziente in respiro spontaneo. Nei pazienti intubati, la concentrazione di ossigeno del 100% (FiO2 = 1) viene ottenuta ventilando con un pallone rianimatore con reservoir. Se l'ipossia persiste malgrado l'ossigenoterapia, il soccorritore deve tentare di identificare e trattare tutte le eziologie probabili, tra cui inalazione e pneumotorace iperteso. Se disponibili, per migliorare l'ossigenazione possono essere utilizzate le valvole a pressione positiva di fine espirazione (PEEP), anche se livelli di PEEP superiori a 15 cm H2O possono provocare un aumento della PIC.

Poiché sia l'ipocapnia sia l'ipercapnia possono aggravare un trauma cranico, il controllo della frequenza ventilatoria è importante. In ospedale mediante l'emogasanalisi (EGA) è possibile mantenere la PaCO2 nel range normale di 35-40 mmHg. Anche la rilevazione dell'anidride carbonica di fine espirazione (ETCO2) può essere usata per stimare la PaCO2 sierica nei pazienti emodinamicamente stabili anche se i valori misurati di ETCO2 e PaCO2 variano ampiamente da paziente a paziente.

In ambito preospedaliero, la PaCO2 non è disponibile di routine, quindi è impossibile verificare il suo "scostamento" rispetto alla ETCO2 (che invece è spesso misurabile). Inoltre, altri fattori relativi al paziente, come modificazioni della perfusione polmonare, della gittata cardiaca e della temperatura del paziente, causano tutti modificazioni della ETCO2 che non possono essere distinte da modificazioni della ETCO2 derivanti da alterazioni della PaCO2. Nella fase preospedaliera, anche dopo essere stati rianimati, riscaldati e adeguatamente ventilati, le condizioni fisiologiche del paziente non sono ancora sufficientemente stabili per consentire l'utilizzo della ETCO2 con una certa accuratezza per guidare in modo utile l'iperventilazione.

È più semplice giudicare il grado di ventilazione contando gli atti respiratori per minuto.

Nell'assistere la ventilazione di pazienti con trauma cranico si deve assicurare una frequenza ventilatoria normale: 10 atti respiratori/minuto per gli adulti, 20 atti respiratori/minuto per i bambini e 25 atti respiratori/minuto per i lattanti. Una iperventilazione eccessiva produce una vasocostrizione cerebrale, che a sua volta porta a una riduzione dell'apporto di ossigeno al cervello. L'iperventilazione profilattica di routine ha dimostrato di peggiorare gli esiti neurologici e non deve essere più utilizzata. L'analisi di un sottogruppo di pazienti arruolati nello studio RSI San Diego Paramedic ha mostrato che sia l'iperventilazione sia la grave ipossia in fase preospedaliera erano associate a un aumento della mortalità. Per i pazienti adulti, ventilare con un volume corrente di 350-500 mL a una frequenza di 10 atti respiratori/minuto è sufficiente a mantenere un'ossigenazione adeguata senza indurre ipocapnia.

L'iperventilazione può essere indicata solo in caso di segni di erniazione: pupille asimmetriche, pupille dilatate e non reattive, postura in estensione o assenza di risposta all'esame motorio o in rapido deterioramento del livello di coscienza identificabile con una diminuzione del GCS di oltre due punti in un paziente con un GCS di partenza < 9. In tal caso, si può eseguire una lieve iperventilazione controllata sul campo. La lieve iperventilazione si definisce come una ETCO2 di 30-35 mm Hg misurato dalla capnografia o semplicemente con il controllo attento della frequenza ventilatoria (20 respiri/minuto per gli adulti, 25 respiri/minuto per i bambini e 30 respiri/minuto per i lattanti di età inferiore a un anno).

Circolazione

Sia l'emorragia che l'ipotensione sono causa di lesioni cerebrali secondarie, pertanto si deve fare il possibile per evitare o trattare queste due condizioni. Il controllo dell'emorragia è fondamentale. Si deve applicare una compressione diretta o una medicazione compressiva su ogni emorragia esterna. Ferite complesse del cuoio capelluto possono provocare una importante emorragia che può essere arrestata apponendo tamponi di garza assicurati sul capo da una benda elastica. In caso di insuccesso si può ricorrere a una pressione diretta sui margini della ferita, comprimendo in tal modo i vasi del cuoio capelluto tra cute e galea. Non si deve mai applicare una medicazione compressiva su una frattura cranica depressa o esposta, a meno che non sia presente una grave emorragia, per non aggravare la lesione cerebrale e portare a un aumento della PIC. Una delicata pressione diretta può anche contribuire a ridurre le dimensioni di ematomi extracranici (scalpo). Una delicata manipolazione e l'immobilizzazione su asse spinale o barella a cucchiaio possono ridurre al minimo le perdite ematiche interstiziali attorno a fratture.

L'emorragia dalle arterie carotidi o dalle vene giugulari interne può essere massiva. Nella maggior parte delle situazioni, una pressione diretta basta a controllare tali emorragie esterne. Le lesioni di questi vasi prodotte da un trauma penetrante possono essere associate a sanguinamenti interni che si presentano come un ematoma in espansione. Questi ematomi possono compromettere le vie aeree e può essere necessaria un'intubazione endotracheale. Tuttavia, i tentativi di intubare un paziente cosciente con un ematoma del collo in espansione ma senza sanguinamento esterno possono stimolare una tosse, che a sua volta può rompere il coagulo in formazione a livello della lesione vascolare, portando a una emorragia interna massiva.

Poiché l'ipotensione peggiora ulteriormente l'ischemia cerebrale, si deve cercare di combattere lo shock mediante le misure standard di trattamento. Nei pazienti con trauma cranico la combinazione di ipossia e ipotensione è associata a un tasso di mortalità del 75% circa. Se è presente shock e si sospetta un'emorragia interna importante, il rapido trasporto a un centro traumatologico diviene prioritario rispetto alle lesioni cerebrali.

Lo shock ipovolemico e neurogeno viene trattato aggressivamente con rianimazione con soluzioni di cristalloidi isotoniche; tuttavia, il trasporto non deve essere ritardato solo per ottenere un accesso venoso. Per preservare la perfusione cerebrale, si deve tentare di mantenere una pressione sistolica di almeno 90-100 mmHg. Per i pazienti adulti con trauma cranico e segni vitali normali, in assenza di altre lesioni sospette, si devono somministrare fluidi per via endovenosa a una velocità non superiore a 125 mL/ora, pronti a variare la velocità in caso di insorgenza di segni di shock.

Uno studio randomizzato su pazienti con grave trauma cranico ha mostrato che quelli rianimati sulla scena con infusione di soluzione salina ipertonica avevano una funzione neurologica pressoché identica, dopo sei mesi, a quelli trattati con cristalloidi. A causa del suo alto costo e della mancanza di benefici rispetto alla fisiologica normale o alla soluzione di Ringer lattato, la soluzione salina ipertonica non è attualmente raccomandata di routine per il ripristino volemico nel preospedaliero.

Stato neurologico

La valutazione del GCS deve essere integrata nella valutazione di routine di tutti i pazienti traumatizzati poiché aiuta a valutare lo stato clinico del paziente e può avere influenza sulle decisioni di trasporto e triage, a seconda del sistema in cui il soccorritore lavora.

La gestione preospedaliera dei pazienti con trauma cranico consiste principalmente in misure volte a invertire e prevenire i fattori che causano lesioni cerebrali secondarie. Crisi epilettiche generalizzate prolungate o ripetute devono essere trattate con la somministrazione ev di benzodiazepine, come diazepam, lorazepam o midazolam. Il dosaggio di questi farmaci deve essere regolato con cura perché possono comparire ipotensione e depressione ventilatoria.

A causa della significativa incidenza di fratture della colonna cervicale, i pazienti con trauma cranico in seguito a trauma chiuso devono ricevere una immobilizzazione della colonna. E' opportuna una certa cautela quando si applica un collare cervicale a un paziente con danno cerebrale. Alcune evidenze suggeriscono che un collare cervicale troppo stretto può impedire il deflusso venoso dal capo, aumentando in tal modo la PIC. L'applicazione di un collare cervicale non è obbligatoria purché testa e collo siano sufficientemente immobilizzati. Le vittime di trauma penetrante al capo generalmente non richiedono immobilizzazione della colonna a meno che l'esame clinico non dimostri chiaramente i segni di un danno midollare.

Trasporto

Per ottenere il miglior risultato possibile, i pazienti con trauma cranico moderato e grave devono essere trasportati direttamente a un centro traumatologico che può eseguire una TC e il monitoraggio della PIC e provvedere a un tempestivo intervento neurochirurgico. Se una tale struttura non è disponibile, si deve prendere in considerazione il trasporto per via aerea dalla scena a un adeguato centro traumatologico con queste caratteristiche.

FC, PA, SpO2 e GCS del paziente devono essere rivalutati e documentate ogni 5-10 minuti durante il trasporto. Valvole PEEP possono essere usate con cautela se esiste un'ipossia persistente poiché, come ricordato, livelli di PEEP superiori a 15 cm H2O possono aumentare la PIC. Anche la temperatura corporea del paziente deve essere mantenuta stabile durante il trasporto.

Esistono opinioni discordanti circa la posizione ottimale per trasportare un traumatizzato cranico. In linea generale questi pazienti devono essere trasportati in posizione supina in caso di presenza di altre lesioni. Benché il sollevamento della testa con la barella dell'ambulanza o con la tavola spinale lunga (posizione di anti-Trendelenburg) possa ridurre la PIC, può anche mettere a rischio la perfusione cerebrale, soprattutto se la testa è sollevata oltre i 30 gradi.

Si deve avvertire la struttura ricevente non appena possibile in modo che si possano realizzare i preparativi appropriati prima dell'arrivo del paziente. Le informazioni devono comprendere la dinamica del trauma, il GCS iniziale ed eventuali modificazioni durante il trasporto, i segni focali (ad esempio asimmetria della risposta motoria, ansocoria o midriasi), i segni vitali, altre lesioni gravi associate e la risposta al trattamento.

Trasporto prolungato

Un tempo di trasporto prolungato può diventare un criterio che indica l'opportunità di un'intubazione endotracheale. Quindi una RSI può essere indicata, soprattutto in caso di trasporto per via aerea, poiché un paziente agitato nello spazio confinato di un elicottero pone a rischio l'equipaggio, il pilota e se stesso. I tentativi di controllare le vie aeree devono essere eseguiti mantenendo la stabilizzazione della colonna cervicale. L'ossigeno deve essere somministrato per mantenere una adeguata saturazione. A causa del rischio di sviluppare ulcere da decubito sulla tavola spinale rigida, specie in caso di trasporti prolungati è opportuno provvedere ad adeguate imbottiture sotto le prominenze ossee. I parametri vitali e i segni neurologici (GCS e pupille) devono essere rilevati ripetutamente.

Quando vi è un ritardo nel trasporto o un tempo di trasporto prolungato verso una struttura appropriata, si possono prendere in considerazione ulteriori opzioni di trattamento. Per i pazienti con un GCS anomalo, si deve controllare il livello di glicemia. Se il paziente è ipoglicemico, si può somministrare una soluzione di glucosio per via endovenosa finché la glicemia non viene riportata a un livello normale. Il dosaggio delle benzodiazepine endovenose può essere gradualmente aumentato se compaiono convulsioni ricorrenti o prolungate.

Le emorragie esterne devono essere prontamente controllate e iniziato un ripristino volemico in caso di comparsa di segni di shock. In caso di trauma cranico i fluidi devono essere regolati per ottenere una pressione sistolica superiore a 90 mmHg. Le lesioni associate devono essere gestite durante il trasporto e le fratture devono essere adeguatamente immobilizzate per controllare sia l'emorragia interna sia il dolore.

Il trattamento appropriato in caso di aumento della PIC nel contesto preospedaliero è estremamente impegnativo, poiché la PIC non viene rilevata sul campo a meno che il paziente non venga trasferito da una struttura a un'altra e nel centro inviante sia stato posizionato un monitoraggio della PIC o un drenaggio ventricolare. Benché un GCS in discesa possa essere dovuto ad un aumento della PIC, può anche essere dovuto a un peggioramento della perfusione cerebrale per lo shock ipovolemico. I segni di allarme di un possibile aumento della PIC ed erniazione comprendono:

- diminuzione del GCS di due o più punti;
- comparsa di una pupilla iporeagente o non reattiva;
- sviluppo di emiplegia o emiparesi;
- fenomeno di Cushing.

La decisione di intervenire e trattare un aumento della PIC deve basarsi su protocolli scritti o sotto controllo medico, meglio se specialistico, della struttura ricevente. Possibili opzioni temporanee di trattamento comprendono sedazione, curarizzazione, terapia osmotica (mannitolo) e iperventilazione controllata. Piccole dosi di sedativi benzodiazepinici devono essere somministrate con cautela a causa dei potenziali effetti collaterali (ipotensione e depressione respiratoria). L'uso dei curari a lunga durata d'azione è indicato nel paziente intubato. Se si ritiene che il collare cervicale sia troppo stretto, può essere allentato leggermente o rimosso, purché testa e collo siano immobilizzati adeguatamente con altri mezzi.

La terapia osmotica con mannitolo (0,25-1,0 g/kg) può essere somministrata endovena. Tuttavia la diuresi indotta può produrre ipovolemia, che può peggiorare la perfusione cerebrale. Il mannitolo deve essere evitato nei pazienti in cui non sia ancora stato completato il ripristino volemico, ovvero nei pazienti con pressione sistolica inferiore a 90 mmHg. Se si utilizza un agente osmotico, il paziente deve essere mantenuto in uno stato euvolemico. Inoltre è opportuno posizionare un catetere di Foley specie se il trasporto è di lunga durata.

In caso di evidenti segni di erniazione è indicata una iperventilazione terapeutica lieve e controllata (ETCO2 = 30-35 mmHg) Si devono utilizzare le frequenze ventilatorie seguenti: 20 atti respiratori/min per gli adulti, 30 atti respiratori/min per i bambini, e 35 atti respiratori/min per i lattanti. L'iperventilazione profilattica non ha alcun ruolo nella trauma cranico; l'iperventilazione terapeutica, se iniziata, deve essere interrotta quando i segni di ipertensione intracranica si risolvono. Gli steroidi non hanno dimostrato migliorare la prognosi dei traumatizzati cranici e non vanno quindi somministrati.

L'obiettivo primario per il paziente con trauma cranico durante un trasporto prolungato o in ambienti con scarse risorse è costituito dal miglior mantenimento possibile dell'ossigenazione e della perfusione cerebrale e dal maggior sforzo possibile di controllare l'edema cerebrale.

Gestione di una sospetta lesione cerebrale traumatica

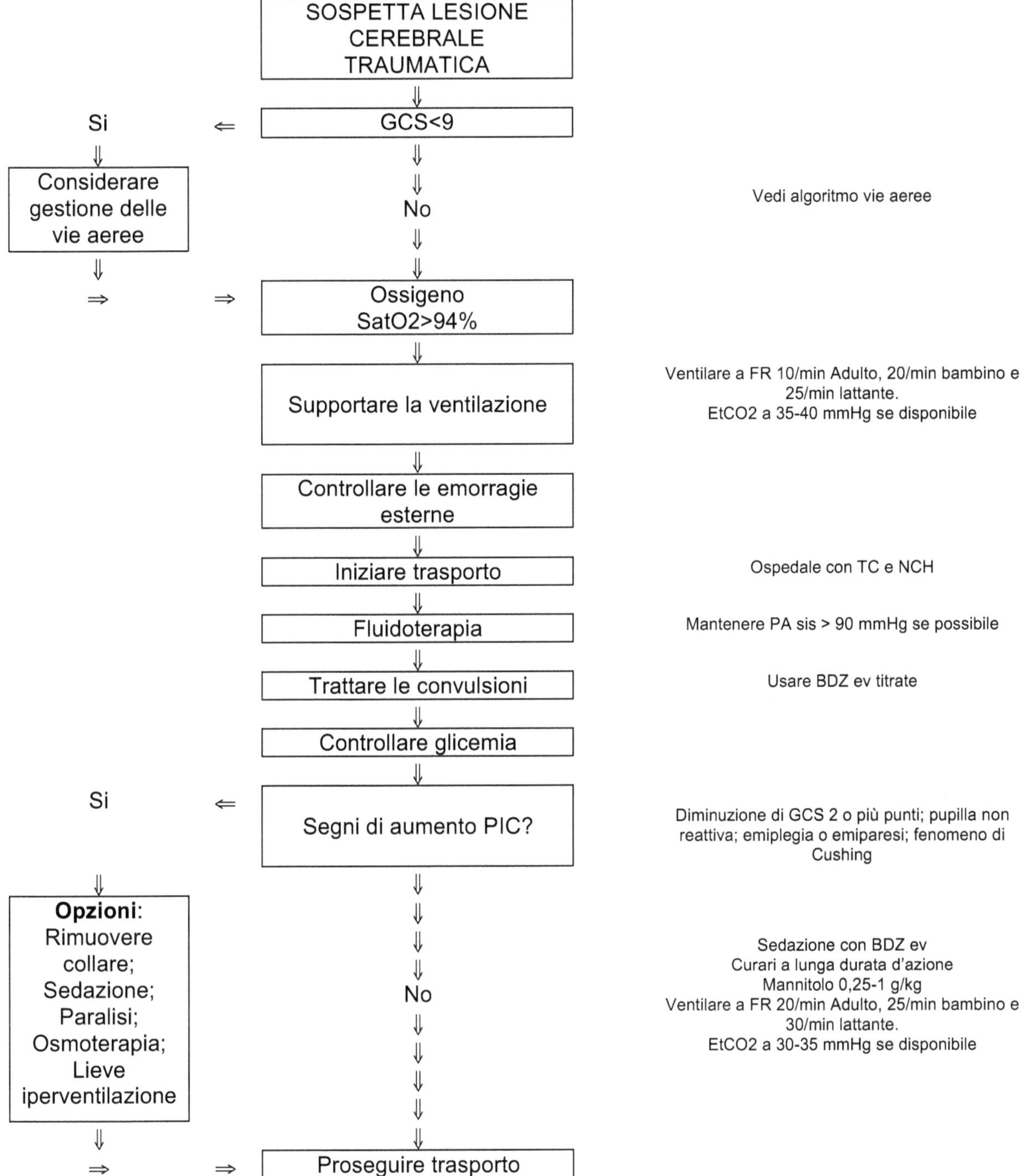

CAPITOLO 11
TRAUMA SPINALE

INTRODUZIONE

Il trauma spinale, se non riconosciuto e trattato correttamente, può portare a un danno irreparabile del midollo spinale e lasciare un paziente paralizzato per il resto della vita. Alcuni pazienti subiscono danno al midollo spinale immediatamente in seguito a un trauma. Altri invece subiscono solo una lesione alla colonna vertebrale che inizialmente non danneggia il midollo, che invece può venir danneggiato in seguito con il movimento della colonna. Poiché il sistema nervoso centrale (SNC) è incapace di rigenerazione, un midollo spinale sezionato non può essere riparato. I movimenti inappropriati di un paziente con una lesione della colonna vertebrale, attivi o passivi, possono essere devastanti. Fallire nel sospettare, identificare o immobilizzare una colonna potenzialmente lesionata può vere conseguenze peggiori che non immobilizzare adeguatamente, per esempio, un femore fratturato. Al contrario, anche un'immobilizzazione della colonna in un paziente che non presenta segni di lesione è stato dimostrato avere conseguenze negative anche gravi.

Una lesione del midollo spinale può avere profondi effetti non solo sulla qualità di vita del paziente ma anche un impatto economico sulla società legato alla perdita della capacità lavorativa di soggetti giovani e al costo del loro supporto, poiché le vittime di tali lesioni richiedo assistenza sia acuta sia a lungo termine. Il costo stimato di questa assistenza per tutta la vita è di circa 1,35 milioni di dollari a paziente in caso di lesione permanente del midollo spinale.

Circa 32 persone su 1 milione in USA subiscono ogni anno un qualche tipo di lesione del midollo spinale. Si stima che negli Stati Uniti 250.000-400.000 persone vivano con una lesione midollare. Sebbene possano verificarsi a qualsiasi età, i traumi midollari di solito si verificano nei soggetti tra i 16 e i 35 anni, coinvolti spesso in attività violente e a rischio più elevato. La maggior parte di questi pazienti ha tra i 16 e i 20 anni. Il secondo gruppo di pazienti in ordine di grandezza è quello tra i 21 e i 25 anni; il terzo gruppo quello tra i 26 e i 35 anni. Cause frequenti sono incidenti stradali (48%), cadute (21%), lesioni penetranti (15%), lesioni sportive (14%) e altre lesioni (2%). Complessivamente, circa 11.000 individui subiscono lesioni del midollo spinale ogni anno negli Stati Uniti.

L'energia improvvisa e violenta che si scaricano su un corpo può forzare la colonna oltre i suoi normali limiti di movimento. I seguenti quattro concetti aiutano a chiarire i possibili effetti dell'energia sulla colonna quando si valuta la possibilità di lesione.

1. La testa è simile a una palla da bowling innestata sul collo; la sua massa spesso si muove in una direzione differente rispetto al tronco provocando l'applicazione di forze violente sul collo (rachide cervicale e midollo spinale).
2. Gli oggetti in movimento tendono a rimanere in movimento, gli oggetti a riposo tendono a rimanere a riposo (legge di Newton).
3. Un improvviso o violento movimento delle cosce si trasmette sul bacino, causando un movimento forzato della parte inferiore della colonna. A causa del peso e dell'inerzia della testa e del tronco, viene applicata una forza in direzione opposta (contraria) alla parte superiore della colonna.
4. La mancanza di deficit neurologici non esclude la presenza di lesioni ossee o legamentose della colonna o di dinamiche che abbiano sollecitato il midollo spinale fino ai limiti della tolleranza.

I deficit neurologici possono essere dovuti a molteplici tipi di lesioni di strutture del sistema nervoso, sia periferiche che centrali. Possiamo avere deficit neurologici dovuti a una lesione cerebrale oppure deficit conseguenti a lesioni nervose periferiche senza alcun coinvolgimento della colonna. In tutti questi casi il deficit può essere temporaneo anche se è molto più probabile che sia permanente.

Si deve presumere che qualsiasi paziente che ha subito una qualsiasi delle seguenti dinamiche possa presentare una potenziale lesione spinale:

- Qualsiasi meccanismo contusivo che abbia prodotto un impatto violento su capo, collo, tronco o bacino.
- Meccanismi di accelerazione, decelerazione o di flessione laterale improvvise al collo o al tronco.
- Qualsiasi caduta da una certa altezza, soprattutto nelle persone anziane.
- Eiezione o caduta da qualsiasi mezzo di trasporto motorizzato.
- Qualsiasi incidente dovuto a tuffo in acqua poco profonda.

Ogni paziente di questo tipo deve essere stabilizzato manualmente in una posizione neutra in asse (se non controindicato) fino a quando non sia stata determinata la necessità di immobilizzazione spinale.

Anatomia e fisiologia

Anatomia vertebrale

La colonna vertebrale è composta da 33 ossa, dette vertebre, impilate le une sulle altre. Tranne la prima (C1) e la seconda (C2) vertebra cervicale, e le vertebre sacrali e coccigee, che sono fuse insieme nella porzione inferiore della colonna, tutte le vertebre sono simili per forma, struttura e movimento (Fig.11.1). La parte più grande di ogni vertebra è quella anteriore, detta corpo. Ogni corpo vertebrale regge la maggior parte del peso della colonna vertebrale e del tronco al di sopra di essa. Due lati curvi, detti archi neurali, sono formati dai peduncoli e posteriormente dalla lamina. La parte posteriore della vertebra è una struttura simile a una coda, detta processo spinoso. Nelle cinque vertebre cervicali inferiori, questo processo posteriore punta direttamente all'indietro, mentre nelle vertebre toraciche e lombari punta leggermente verso il basso in direzione caudale (verso i piedi).

La maggior parte delle vertebre presenta anche delle protuberanze laterali dette processi trasversi. I processi trasversi e spinosi fungono da punti di inserzione dei muscoli e sono pertanto il fulcro dei movimenti. Gli archi neurali e la porzione posteriore di ogni corpo vertebrale formano un anello quasi circolare detto forame vertebrale o canale spinale. Il midollo spinale passa all'interno di questo canale osseo che funge da protezione.

Colonna vertebrale

Le singole vertebre sono sovrapposte a formare una S (Fig.11.2). Questa organizzazione consente un ampio movimento multidirezionale, conferendo al tempo stesso una massima robustezza. La colonna vertebrale è suddivisa in cinque regioni distinte che sono, dall'alto in basso: la cervicale, la toracica, la lombare, la sacrale e la coccigea. Le vertebre sono identificate dalla prima lettera della regione in cui si trovano e da un numero che ne indica la posizione dell'alto. La prima vertebra cervicale è detta C1, la terza vertebra toracica T3, la quinta vertebra lombare L5, e così via. Ogni vertebra sostiene un peso corporeo crescente a mano a mano che si scende lungo la colonna vertebrale. Di conseguenza, le vertebre da C3 a L5 divengono progressivamente più grandi per sopportare l'aumento del peso e del carico di lavoro (Fig.11.1).

All'estremo superiore della colonna vertebrale si trovano le sette vertebre cervicali che sostengono la testa. La regione cervicale è molto flessibile per consentire il movimento completo della testa. Seguono le 12 vertebre toraciche a cui sono connesse posteriormente le 12 coppie di coste. A differenza della colonna cervicale, la colonna toracica è relativamente rigida con un grado minore di movimento. Sotto le vertebre toraciche si trovano le cinque vertebre lombari. Queste sono le più massicce fra tutte le vertebre. Anche la regione lombare è flessibile, per consentire il movimento in varie direzioni. Le cinque vertebre sacrali sono fuse, a formare una struttura singola conosciuta come sacro. Le quattro vertebre coccigee sono anch'esse fuse e formano il coccige. Circa il 55% delle lesioni vertebrali si verifica nella regione cervicale, il 15% nella regione toracica, il 15% alla giunzione toraco-lombare e il 15% nella regione lombo-sacrale.

Legamenti e muscoli vincolano la colonna dalla base del cranio al bacino. Tali legamenti e muscoli formano una rete che ricopre l'intera porzione ossea della colonna vertebrale, mantenendola in un allineamento normale e consentendo il movimento. Se questi legamenti e muscoli vengono lacerati, si verifica un movimento eccessivo di una vertebra rispetto a un'altra; questo movimento eccessivo può portare a una lussazione delle vertebre, che può compromettere lo spazio entro il canale vertebrale e pertanto danneggiare il midollo spinale.

I legamenti longitudinali anteriore e posteriore collegano i corpi vertebrali anteriormente ed entro il canale. I legamenti tra i processi spinosi forniscono sostegno per il movimento di flesso-estensione (in avanti e indietro) e quelli tra le lamine forniscono sostegno durante la flessione laterale (Fig.11.3).

La testa sta in equilibrio in cima della colonna, che è sostenuta dal bacino. Il cranio poggia sulla prima vertebra cervicale (C1), a forma di anello, chiamata atlante. Anche l'epistrofeo, C2, ha fondamentalmente una forma ad anello, ma presenta una sporgenza (l'apofisi odontoide) che protrude verso l'alto come un dente ed è situata appena dietro l'arco anteriore dell'atlante (Fig.11.4). L'epistrofeo consente alla testa di ruotare di circa 180 gradi.

La testa di un uomo pesa tra i 7 e i 10 kg, poco più di una palla da bowling media. Il peso e la posizione della testa sul collo sottile e flessibile, le forze che agiscono sulla testa, le piccole dimensioni dei muscoli di sostegno e la mancanza di coste o altre ossa contribuiscono a rendere la colonna cervicale particolarmente suscettibile ai traumi. A livello di C3 il midollo spinale occupa circa il 95% del canale vertebrale mentre occupa circa il 65% del canale rachidiano alla sua terminazione nella regione lombare). Vi sono solo 3 mm di spazio libero tra il midollo e la parete del canale cervicale e quindi anche uno spostamento minimo in questo punto può produrre una compressione del midollo spinale. I muscoli posteriori del collo sono forti e permettono fino al 60% di flessione e al 70% di estensione della testa senza alcuno stiramento del midollo. Tuttavia, quando un'improvvisa violenta accelerazione, decelerazione o forza laterale viene esercitata sul corpo, il peso rilevante della testa sulla piccola colonna cervicale può amplificare gli effetti di questo movimento improvviso. Basti pensare ad un tamponamento tra due auto con il tamponato che non ha il poggiatesta correttamente posizionato.

Il sacro è la base della colonna vertebrale, la piattaforma su cui poggia la colonna spinale. Esso supporta tra il 70-80% del peso totale del corpo. Il sacro fa parte sia della colonna vertebrale sia del cingolo pelvico ed è unito al resto del bacino da articolazioni immobili.

Anatomia del midollo spinale

Il midollo spinale è direttamente collegato al cervello; inizia alla base del tronco cerebrale, passando attraverso il forame magno (il foro alla base del cranio) e attraverso ogni vertebra fino al livello della seconda vertebra lombare (L2). Il sangue viene apportato al midollo dalle arterie vertebrali e spinali.

Il midollo spinale è circondato dal liquido cefalorachidiano (LCR o liquor) ed è racchiuso in una guaina durale che ricopre il cervello e prosegue in basso fino alla seconda vertebra sacrale, raggiungendo un serbatoio sacciforme (la grande cisterna). Il LCR prodotto dal cervello passa attorno al midollo ed è assorbito in tale cisterna. Il liquor svolge per il midollo e per il cervello la stessa funzione, agendo come ammortizzatore contro i traumi dovuti a movimenti rapidi e violenti.

Il midollo spinale è costituito da sostanza grigia e sostanza bianca. La sostanza grigia è formata dai corpi delle cellule nervose La sostanza bianca è formata dagli assoni delle cellule nervose che si raggruppano a formare i vari fasci spinali, suddivisi in due tipologie principali: ascendenti e discendenti (Fig.11.5).

I fasci nervosi ascendenti conducono gli impulsi sensitivi dalle varie parti del corpo attraverso il midollo fino al cervello; possono essere ulteriormente suddivisi in fasci che conducono le sensazioni: termiche e dolorifiche; tatto e pressione; impulsi sensitivi di movimento, vibrazione, posizione e tatto fine. I tratti nervosi che conducono la sensibilità termico-dolorifica "si incrociano" nel corpo, il che significa che le fibre della radice nervosa che veicola tali informazioni dal lato destro del corpo passano sul lato sinistro del midollo e quindi ascendono al cervello. Al contrario, i fasci nervosi che conducono le informazioni sensitive di posizione, vibrazione e tatto fine (propriocettive) non si incrociano nel midollo spinale; quindi questo tipo di sensibilità ascende al cervello sullo stesso lato delle dalle radici nervose che lo veicolano.

I fasci nervosi discendenti sono responsabili della conduzione degli impulsi motori dal cervello attraverso il midollo fino al corpo e quindi controllano tutti i movimenti e il tono muscolare. Anche questi fasci discendenti non si incrociano nel midollo e il fascio motorio sul lato destro del midollo controlla la funzione motoria del lato destro del corpo. Tuttavia questi fasci motori si incrociano più in alto, nel tronco cerebrale, cosicché alla fine il lato sinistro del cervello controlla la funzione motoria della parte destra del corpo, e viceversa.

Mentre il midollo spinale scende, coppie di nervi si dipartono dal midollo a livello di ciascuna vertebra e si diramano alle varie parti del corpo (Fig.11.6). Il midollo spinale ha 31 coppie di nervi spinali, denominate in base al livello da cui nascono. Ciascun nervo ha due radici su ciascun lato.

La radice dorsale conduce gli impulsi sensitivi, mentre la radice ventrale conduce gli impulsi motori. Diramandosi dal midollo, questi nervi attraversano un'incisura sul versante infero-laterale della vertebra, posteriormente al corpo vertebrale, detta forame intervertebrale. Tra i corpi vertebrali si trovano dei dischi intervertebrali simili a cartilagini, che agiscono come ammortizzatori (Fig.11.7).

Questi rami nervosi hanno molteplici funzioni di controllo; il loro livello nel midollo spinale è rappresentato dai dermatomeri sulla pelle: un dermatomero è l'area sensitiva del corpo di cui è responsabile una data radice nervosa. Complessivamente, i dermatomeri consentono di mappare le aree del corpo riferendole ad un livello vertebrale (Fig.11.8). I dermatomeri aiutano a determinare il livello di un trauma del midollo spinale. Bisogna ricordare almeno tre punti di repere: l'area delle clavicole, che corrisponde ai dermatomeri C4-C5, il livello dei capezzoli, che corrisponde al dermatomero di T4 e il livello dell'ombelico, che corrisponde al dermatomero T10.

Il processo di inspirazione ed espirazione richiede l'escursione del torace con le appropriate variazioni di forma del diaframma. Il diaframma è innervato dai nervi frenici, che originano dalle radici che nascono dal midollo tra i livelli C2 e C5. Se il midollo al di sopra del livello di C2 oppure i nervi frenici vengono lesionati (o se gli impulsi nervosi vengono interrotti in altro modo), il paziente perderà la capacità di respirare spontaneamente. Un paziente con questa lesione può morire per insufficienza respiratoria prima dell'arrivo dei soccorritori, a meno che gli astanti non inizino una respirazione artificiale. Durante il trasporto si dovrà continuare una ventilazione a pressione positiva.

Fisiopatologia

La struttura ossea della colonna normalmente può sopportare forze fino a 1.360 joule di energia. Alcune attività sportive e i movimenti sui mezzi di trasporto possono arrivare ad esercitare sulla colonna forze ben superiori. Anche in un incidente stradale a bassa velocità, la colonna di un passeggero di circa 70 kg, non assicurato da cinture, può assorbire un quantitativo di energia superiore a 5000 joule in caso di impatto della testa contro il parabrezza. Vengono assorbile energie analoghe quando un motociclista viene disarcionato dalla motocicletta o quando uno sciatore urta ad alta velocità un albero.

Lesioni scheletriche

Si possono verificare vari tipi di lesioni alla colonna vertebrale, tra cui:

- Fratture da compressione (producono compressione a cuneo o appiattimento completo del corpo della vertebra).
- Fratture che producono piccoli frammenti ossei che possono impegnare il canale vertebrale vicino al midollo.
- Sublussazione (una lussazione parziale di una vertebra rispetto al suo normale allineamento nella colonna).
- Distrazione o lacerazione di legamenti e muscoli, che producono instabilità tra le vertebre.

Ognuna di queste lesioni scheletriche può portare a una sezione immediata e irreversibile del midollo oppure può provocarne la compressione o lo stiramento. In alcuni pazienti, tuttavia, il danno alle vertebre o ai legamenti produce una instabilità della colonna ma senza causare un danno midollare. Inoltre, i pazienti che hanno lesioni al rachide cervicale presentano una possibilità del 10% di avere un'altra frattura vertebrale. Pertanto, l'intera colonna deve essere immobilizzata nei pazienti che presentano indicazioni all'immobilizzazione della colonna cervicale.

La mancanza di un deficit neurologico non esclude una frattura ossea o una colonna instabile. Benché la presenza di buone risposte motorie e sensitive degli arti indichi che al momento il midollo è intatto, essa non esclude la presenza di una vertebra danneggiata o di lesioni associate delle ossa o delle parti molli. Una significativa percentuale di pazienti con fratture vertebrali non presenta deficit neurologico. È necessaria una valutazione completa per determinare la necessità di immobilizzazione.

Meccanismi lesivi specifici che causano trauma vertebrale

Il caricamento assiale sulla colonna può avvenire in diversi modi. Il più delle volte la compressione della colonna si verifica quando il capo urta un oggetto e l'inerzia del corpo ancora in movimento comprime la colonna (come quando la testa di un passeggero non vincolato urta il parabrezza o la testa urta il fondo tuffandosi in acqua poco profonda). Compressione e carico assiale si verificano anche quando un paziente cade da un'altezza considerevole e atterra in posizione eretta. Questo spinge il peso della testa e del torace contro la colonna lombare mentre la colonna sacrale rimane fissa. Circa il 20% delle cadute da un'altezza superiore a 5 metri provoca una frattura associata della colonna lombare. In dinamiche come queste, la colonna vertebrale tende ad accentuare le sue normali curvature e in queste sedi si verificano fratture e compressioni (si "rompe la S del paziente"). Queste forze comprimono il lato concavo e aprono il lato convesso della colonna.

Eccessiva flessione (iperflessione), eccessiva estensione (iperestensione) ed eccessiva rotazione (iperrotazione) possono causare lesioni muscoloscheletriche della colonna, causando compressione o stiramento del midollo spinale.

Una flessione laterale improvvisa o eccessiva della colonna richiede un movimento di ampiezza molto inferiore per provocare una lesione. Durante un impatto laterale, il tronco e la colonna toracica vengono spostati lateralmente. La testa tende a restare al suo posto finché viene trazionata dal collo. Il baricentro della testa è collocato al di sopra e in avanti rispetto alla posizione della testa sul collo quindi in caso di impatto laterale la colonna cervicale subirà contemporaneamente un movimento di flessione laterale e di rotazione, con alto rischio di lussazioni o fratture vertebrali..

La distrazione (iperallungamento del rachide) si verifica quando una parte della colonna è stabile mentre il resto si trova in un movimento longitudinale. Questa trazione sulla colonna può provocare facilmente uno stiramento del midollo. Questa dinamica si riscontra frequentemente nei bambini che giocano o in caso di impiccagione.

Lesioni midollari

La lesione midollare primaria si verifica al momento dell'impatto, per una compressione midollare, una lesione diretta del midollo da frammenti ossei o proiettili oppure da interruzione dell'apporto ematico midollare. Le lesioni secondarie si verificano dopo il danno iniziale e possono essere dovute a edema, ischemia o lussazione di frammenti ossei.

La commozione midollare è una temporanea interruzione delle funzioni del midollo spinale distalmente alla sede di lesione. La contusione midollare comporta ecchimosi o sanguinamento all'interno dei tessuti midollari, che possono anch'essi portare a una temporanea perdita delle funzioni midollari distalmente alla sede di lesione ("shock" spinale). Lo shock spinale è un fenomeno neurologico che si verifica per un tempo imprevedibile e variabile dopo una lesione midollare, che porta alla temporanea perdita di tutte le funzioni sensitive e motorie, a flaccidità e paralisi e a perdita di riflessi al di sotto del livello della lesione midollare. Una contusione midollare è in genere causata da un tipo di lesione penetrante o da un movimento di frammenti ossei. La gravità della lesione derivante dalla contusione è correlata all'entità del sanguinamento nel tessuto midollare. Danni o interruzione dell'apporto ematico spinale possono portare a ischemia locale del tessuto midollare.

La compressione midollare è la pressione sul midollo spinale causata da edema, ma che può verificarsi anche in conseguenza di rottura traumatica del disco intervertebrale o da frammenti ossei. La compressione può portare a ischemia tessutale e in alcuni casi può richiedere una decompressione per prevenire una perdita permanente di funzione. Una lacerazione midollare si verifica quando il tessuto midollare è lacerato o tagliato.

I deficit neurologici possono essere reversibili se il midollo ha subito soltanto lievi danni; tuttavia, una lesione midollare in genere porta a disabilità permanente se alcuni o tutti i fasci spinali sono interrotti.

La sezione del midollo spinale può infatti essere completa o incompleta. Nella sezione midollare completa, tutti i fasci spinali sono interrotti e tutte le funzioni midollari distali alla sede di lesione sono perdute. A causa degli effetti supplementari dell'edema, la determinazione della reale entità della perdita di funzione può non essere accurata fino a 24 ore dopo la lesione. La maggior parte delle sezioni midollari complete porta a paraplegia o tetraplegia, a seconda del livello della lesione. Nella sezione midollare incompleta, restano intatti alcuni tratti e quindi parte delle funzioni motorie e sensitive.

La prognosi relativa al recupero, in questi casi, è migliore di quella delle sezioni complete.

I tipi di lesioni midollari incomplete sono elencati di seguito.

- La sindrome midollare anteriore è dovuta dalla compressione sulle arterie spinali da parte di frammenti ossei (Fig.11.9). I sintomi comprendono perdita della funzione motoria e della sensibilità termica, dolorifica e del tatto fine. Tuttavia, una certa porzione della sensibilità al tatto fine, al movimento, alla posizione e alla vibrazione è risparmiata.
- La sindrome midollare centrale si verifica abitualmente con l'iperestensione del tratto cervicale della colonna (Fig.11.10). I sintomi comprendono ipostenia e parestesia agli arti superiori, ma forza normale agli arti inferiori. Questa sindrome causa gradi variabili di disfunzione vescicale.
- La sindrome di Brown-Séquard è causata da una lesione penetrante che comporta un'emisezione del midollo (Fig.11.11). I sintomi comprendono un danno midollare completo con la perdita di funzione motoria e delle sensibilità a vibrazione, movimento e posizione sul lato colpito e con perdita della sensibilità al dolore e alla temperatura sul lato opposto alla lesione.

Lo "shock" neurogeno conseguente a una lesione midollare rappresenta un significativo reperto addizionale. Quando il midollo è interrotto, vengono meno i meccanismi di controllo del sistema simpatico e quindi il controllo della muscolatura nelle pareti dei vasi sanguigni al di sotto del punto di interruzione. Queste arterie e arteriole si dilatano, aumentando quindi la capienza del letto vascolare e producendo una ipovolemia relativa da perdita parziale delle resistenze vascolari sistemiche (RVS). Di conseguenza, la pressione sanguigna diminuisce ma la cute resta calda e asciutta. Anziché manifestare la tachicardia abitualmente associata a uno shock ipovolemico, questo tipo di lesione è associato a una frequenza cardiaca normale o a una lieve bradicardia.

Benché il paziente possa essere ipoteso, lo "shock" neurogeno spesso non causa compromissione nell'apporto di ossigeno ai tessuti periferici (vedi il capitolo sullo Shock). Le lesioni midollari alte (C5 o superiore) hanno una maggiore probabilità di richiedere supporto cardiovascolare, come vasopressori e pacemaker. Lavori recenti raccomandano la pronta correzione dell'ipotensione (se la PA sis. È <90 mmHg) in caso di lesione midollare acuta proprio per ridurre il rischio di danno secondario. Idealmente, la pressione sanguigna dei pazienti con sospetta lesione midollare deve essere mantenuta entro un intervallo normale (PAM 85-90 mmHg).

Valutazione

Una lesione spinale, come qualsiasi altra condizione, deve essere inquadrata nel contesto generale di tutte le lesioni presenti. La valutazione primaria rappresenta la prima priorità. Tuttavia qualche volta il paziente deve prima essere spostato, per garantirne l'incolumità, dalla scena dell'incidente. Quindi la rapida valutazione della scena e le informazioni sull'evento servono a determinare se esiste la possibilità di una lesione spinale; nel qual caso la colonna del paziente deve essere protetta manualmente. La testa del paziente viene allineata in una posizione neutrale in asse, salvo controindicazioni (come discusso più avanti nel capitolo). La testa è mantenuta in questa posizione fino a che la valutazione non riveli l'assenza di indicazioni all'immobilizzazione, altrimenti la stabilizzazione manuale viene sostituita con un dispositivo per limitare i movimenti della colonna (collare cervicale e asse spinale, corta o lunga, oppure un corsetto da estricazione).

Esame neurologico

Sul campo si deve eseguire un rapido esame neurologico per identificare evidenti deficit correlati a una lesione midollare. Si può chiedere al paziente di muovere le braccia, le mani e le gambe e l'eventuale impossibilità ad eseguire questi movimenti deve essere annotata. Quindi si esamina la sensibilità del paziente, iniziando a livello delle spalle e scendendo lungo il corpo fino ai piedi. In un contesto preospedaliero, non è necessario eseguire un esame neurologico completo, in quanto non fornirebbe informazioni aggiuntive in grado di modificare il trattamento preospedaliero successivo ma soltanto a perdere tempo prezioso sulla scena e a provocare un ritardo nel trasporto.

L'esame neurologico rapido deve essere ripetuto dopo che il paziente è stato immobilizzato, ogni volta che il paziente viene mobilizzato e all'arrivo presso la struttura ricevente. In questo modo è possibile individuare eventuali cambiamenti nelle condizioni del paziente che potrebbero insorgere dopo la valutazione iniziale.

Usare il meccanismo di lesione per valutare la presenza di un danno midollare

In passato si insegnava ai soccorritori preospedalieri che il sospetto di una lesione midollare si basava esclusivamente sul meccanismo lesivo e che l'immobilizzazione spinale era necessaria per qualsiasi paziente vittima di un meccanismo suggestivo di lesione. Questa generalizzazione ha causato una mancanza di chiare linee guida per la valutazione delle lesioni midollari. Tuttavia, la valutazione del collo e della colonna al fine di stabilire la necessità di un'immobilizzazione spinale deve anche comprendere la valutazione delle funzioni motoria e sensitiva, della presenza di dolore o dolorabilità e dell'attendibilità del paziente, quali predittori di lesione midollare (Fig.11.12). Inoltre, il paziente può non avvertire un dolore alla colonna vertebrale a causa di un forte dolore da una lesione distraente, come una frattura del femore. Anche alcool o droghe assunte in precedenza possono alterare la sua percezione del dolore e quindi mascherare lesioni gravi.

L'obiettivo primario del soccorso preospedaliero deve essere quello di identificare le indicazioni all'immobilizzazione spinale anziché tentare di escludere la presenza delle lesioni stesse. Poiché molti pazienti non presentano lesioni spinali, è indicato un approccio più selettivo alla all'immobilizzazione della colonna, soprattutto dopo che si è dimostrato che l'immobilizzazione impropria di soggetti sani provocava effetti avversi, quali difficoltà respiratoria, ischemia cutanea e dolore. Questo approccio selettivo all'immobilizzazione è diventato ancora più importante considerando l'invecchiamento della popolazione (quindi pazienti più soggetti a ulcere e a problemi respiratori).

Fig. 11.12
Indicazioni all'immobilizzazione della colonna
- Dolore alla palpazione della colonna
- Dolore spontaneo riferibile alla colonna
- Stato mentale alterato (da trauma cranico o da assunzione di alcool o droghe)
- Impossibilità a comunicare efficacemente (barriere linguistiche o età estremamente giovane)
- GCS inferiore a 15
- Presenza di lesioni distraenti
- Paralisi o altri deficit neurologici

Se non si rilevano indicazioni dopo un accurato e completo esame, può non esservi necessità di immobilizzazione spinale. Quindi il fondamento di una corretta assistenza spinale è la stessa di tutta l'assistenza traumatologica: una valutazione eccellente, con un trattamento appropriato e tempestivo.

Traumi chiusi

Le cause principali di lesione spinale nei pazienti adulti comprendono:

1. incidenti stradali;
2. cadute;
3. incidenti motociclistici;
4. traumi sportivi;
5. aggressioni;
6. tuffi in acque basse.

Le cause principali di lesione spinale nei pazienti pediatrici comprendono:

1. cadute dall'alto (generalmente 2 o 3 volte l'altezza del paziente);
2. cadute da un triciclo o una bicicletta;
3. investimento da parte di un veicolo a motore.

Come regola generale, il soccorritore deve presumere la presenza di lesione spinale e di una colonna potenzialmente instabile, e quindi iniziare una immobilizzazione manuale della colonna cervicale, nelle seguenti situazioni:

- Qualsiasi meccanismo contusivo che abbia prodotto un violento impatto sul capo, il collo, il tronco o il bacino (ad esempio una aggressione o l'intrappolamento in un crollo di edificio).
- Incidenti che producono brusca accelerazione, decelerazione o flessione laterale del collo o del tronco (incidenti stradali, investimenti di pedone, esplosioni, etc)
- Qualunque caduta, soprattutto nelle persone anziane.
- Eiezione o caduta da qualsiasi veicolo in movimento (scooter, skateboard, biciclette, moto, etc).
- Ogni vittima di incidente dovuti a tuffi in acque poco profonde.

Altre situazioni spesso associate a lesione midollare sono elencate di seguito:

- Traumi cranici con qualsiasi alterazione del livello di coscienza;
- Danni significativi a caschi o elmetti;
- Grave trauma chiuso del tronco;
- Fratture da impatto o da decelerazione degli arti inferiori o delle anche;
- Lesioni significative localizzate nella regione della colonna vertebrale.

Questi meccanismi lesivi devono imporre una valutazione approfondita e completa del paziente per determinare se sono presenti indicazioni alla necessità di immobilizzazione spinale.

Indossare correttamente le cinture di sicurezza si è dimostrato essere efficace nel salvare la vita e ridurre i traumi cranici e del tronco. Tuttavia anche l'uso di dispositivi di contenzione corretti non annulla la possibilità di subire una lesione spinale. Negli impatti frontali, in cui si verifica un'improvvisa violenta decelerazione, il tronco vincolato dalle cinture sui fianchi e sul torace, si arresta improvvisamente, mentre il capo, non vincolato, prosegue il suo movimento in avanti. Se la forza di decelerazione è abbastanza violenta, la testa si flette verso il basso fino a far toccare il mento sulla parete toracica. Tale iperflessione rapida e forzata del collo può provocare fratture da compressione delle vertebre cervicali, lussazione delle faccette articolari e stiramento del midollo spinale. L'entità dei danni al veicolo e la presenza di altre lesioni sul paziente diventano la guida per decidere se il paziente necessiti di essere immobilizzato.

La capacità del paziente di camminare non deve rappresentare un fattore discriminante per decidere la necessità o meno dell'immobilizzazione della colonna. Un numero significativo di pazienti che hanno richiesto un trattamento chirurgico di lesioni vertebrali instabili è stato trovato "deambulante" sulla scena o ha camminato entrando nel pronto soccorso dell'ospedale.

Traumi penetranti

I traumi penetranti rappresentano una situazione speciale circa la possibilità di trauma spinale. In linea generale, se il paziente non ha subito un danno neurologico al momento del il trauma, vi sono pochi timori sulla comparsa successiva di una lesione spinale (Fig.11.13). Questo in virtù del meccanismo lesivo e della cinematica associati con la forza coinvolta. Infatti gli oggetti penetranti in genere non producono fratture vertebrali instabili, a differenza dei traumi chiusi, perché i traumi penetranti producono un rischio minimo di lesione ossea o legamentosa instabile. Un oggetto penetrante causa lesioni solo lungo il tramite, e se l'oggetto non ha leso direttamente il midollo spinale lungo il suo percorso, è improbabile che il paziente sviluppi una lesione midollare.

Numerosi studi hanno dimostrato che lesioni midollari instabili si verificano raramente in conseguenza di traumi penetranti a testa, collo o tronco e che una lesione isolata penetrante di per sé non costituisce indicazione a immobilizzazione spinale. A causa del rischio estremamente basso di lesione vertebrale instabile e poiché le altre lesioni provocate dal trauma penetrante spesso richiedono una priorità di trattamento più elevata, i pazienti con trauma penetrante non necessitano di immobilizzazione spinale. In effetti, un recente studio retrospettivo basato sulla National Trauma Data Bank, ha rivelato che i pazienti con trauma penetrante sottoposti a immobilizzazione spinale sul campo avevano un tasso di mortalità complessivo più elevato di quelli che non l'avevano ricevuta. Comunque il soccorritore preospedaliero deve essere attento a valutare eventuali dinamiche associate (ad esempio il paziente che dopo essere stato colpito da un proiettile rotola giù dalle scale può avere indicazione anche all'immobilizzazione della colonna).

Indicazioni all'immobilizzazione spinale

Il meccanismo lesivo può essere usato come guida per determinare le indicazioni all'immobilizzazione spinale (Fig.11.14). Il punto fondamentale è che deve essere sempre una completa valutazione fisica associata a un buon giudizio clinico a guidare il processo decisionale; nel dubbio meglio procedere all'immobilizzazione.

In pazienti con traumi penetranti (ad esempio, colpo da arma da fuoco o accoltellati) a testa, collo o tronco si deve sospettare un meccanismo lesivo preoccupante quando evidenziano segni neurologici o sintomi come intorpidimento, formicolio e perdita di funzione motoria o sensitiva, fino alla perdita di coscienza. Tuttavia, se i pazienti con ferite penetranti non presentano deficit neurologici, o dinamiche associate a rischio di traumatismo della colonna, l'immobilizzazione completa può essere evitata, anche se a volte la tavola spinale viene ugualmente utilizzata come mezzo rapido di sollevamento e trasporto.

Nel paziente con trauma chiuso, le condizioni seguenti devono imporre l'immobilizzazione spinale:

1. Livello di coscienza alterato, con Glasgow Coma Scale inferiore a 15. Qualsiasi fattore che alteri la percezione del dolore del paziente ostacolerà la valutazione della lesione da parte del soccorritore; tra questi troviamo:
   - I traumi cranici;
   - Lo stato mentale alterato dovuto a cause diverse dal trauma cranico, quali patologie psichiatriche, morbo di Alzheimer o l'influsso di sostanze tossiche che possono alterare la percezione del dolore;
   - reazioni acute da stress (RAS) possono causare "un mascheramento del dolore".
2. Dolore o dolorabilità vertebrale. Questo comprende dolore spontaneo o al movimento, dolorabilità alla palpazione e contratture muscolari di difesa.
3. Deficit o disturbo neurologico. Questo comprende paralisi bilaterale, paralisi parziale, paresi (debolezza), intorpidimento, parestesie o formicolio e shock

spinale al di sotto del livello della lesione. Nei maschi, un'erezione continua del pene (priapismo) può essere un'ulteriore indicazione di lesione midollare.

4. Deformità anatomica della colonna. Questo comprende qualsiasi deformità rilevata all'esame obiettivo del paziente.

Tuttavia, l'assenza di questi segni non esclude una lesione ossea vertebrale (Fig.11.15).

Quando un paziente è vittima di una dinamica traumatica importante in assenza delle condizioni appena elencate, si deve poter valutare l'attendibilità delle risposte del paziente. Un paziente attendibile è calmo, collaborante e ha un livello di coscienza normale. Un paziente non attendibile può esibire:

- Stato mentale alterato. I pazienti vittima di trauma cranico possono avere un livello di coscienza alterato e quindi, non potendo essere correttamente valutati, devono essere immobilizzati. Anche i pazienti sotto l'influsso di droghe o alcol devono essere immobilizzati e trattati come se presentassero una lesione spinale fino a quando non diventano calmi e collaborativi e quindi valutabili in modo attendibile;
- Lesioni dolorose distraenti. Possono impedire al paziente di fornire risposte affidabili durante la valutazione. Esempi di lesioni distraenti sono una frattura del femore o un'ustione estesa (Fig.11.14).
- Barriere comunicative. I problemi di comunicazione comprendono barriere linguistiche, sordità, pazienti estremamente giovani o pazienti che per qualsiasi motivo non possono comunicare efficacemente.

Il paziente deve essere continuamente ricontrollato per giudicare la sua affidabilità in tutte le fasi di valutazione. Se in qualsiasi momento il paziente manifesta segni o sintomi di lesione oppure la sua affidabilità nelle risposte viene meno, si deve presumere che abbia una lesione spinale e si devono porre in atto tecniche di trattamento e di immobilizzazione completa.

In molte situazioni il meccanismo lesivo non è sospetto per lesione al collo (ad esempio caduta sulle braccia distese, con frattura distale di radio e ulna (frattura di Colles). In questi pazienti, in presenza di un esame obiettivo normale e di una valutazione corretta, l'immobilizzazione spinale non è indicata.

Fig. 11.15

Segni e sintomi di trauma spinale

- Dolore al collo o alla schiena
- Dolori al movimento di collo o schiena
- Dolore alla palpazione della parte posteriore del collo o sulla linea mediana della schiena
- Deformità della colonna vertebrale
- Difesa o contrattura dei muscoli del collo o della schiena
- Paralisi, paresi, intorpidimento o formicolio ad arti superiori o inferiori in qualsiasi momento dopo l'incidente
- Segni e sintomi di shock neurogeno
- Priapismo (nei maschi)

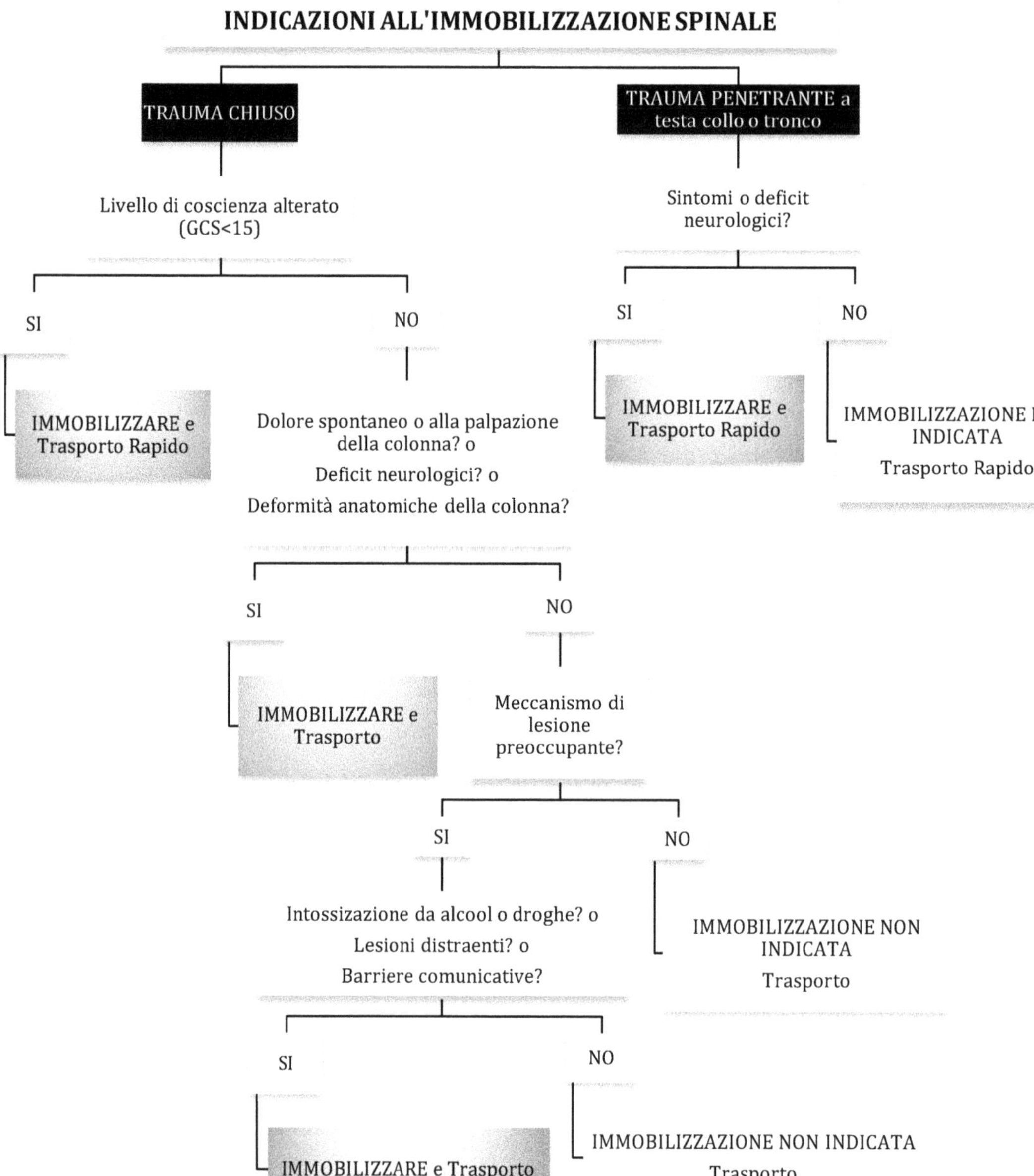
Fig.11.14
INDICAZIONI ALL'IMMOBILIZZAZIONE SPINALE
TRAUMA CHIUSO
TRAUMA PENETRANTE a testa collo o tronco
Livello di coscienza alterato (GCS<15)
SI
IMMOBILIZZARE e Trasporto Rapido
NO
Dolore spontaneo o alla palpazione della colonna? o
Deficit neurologici? o
Deformità anatomiche della colonna?
SI
IMMOBILIZZARE e Trasporto
NO
Meccanismo di lesione preoccupante?
SI
Intossizazione da alcool o droghe? o
Lesioni distraenti? o
Barriere comunicative?
SI
IMMOBILIZZARE e Trasporto
NO
IMMOBILIZZAZIONE NON INDICATA
Trasporto
NO
IMMOBILIZZAZIONE NON INDICATA
Trasporto
Sintomi o deficit neurologici?
SI
IMMOBILIZZARE e Trasporto Rapido
NO
IMMOBILIZZAZIONE NON INDICATA
Trasporto Rapido

Trattamento

Negli Stati Uniti, il trattamento di una colonna potenzialmente instabile prevede l'immobilizzazione del paziente in posizione supina, in genere su una tavola spinale lunga in posizione in asse. La barella a cucchiaio viene usata come valida alternativa e il suo posizionamento non richiede né la rotazione né il sollevamento del paziente e quindi risulta più confortevole (Fig.11.16). In molti paesi, al posto della tavola viene spesso utilizzato un materassino a depressione per tutto il corpo (Fig.11.17). Capo, collo, tronco e bacino devono essere immobilizzati in una posizione neutra in asse per impedire qualsiasi ulteriore movimento della colonna instabile che potrebbe portare a un danno al midollo spinale. L'immobilizzazione spinale segue i principi comuni del trattamento delle fratture: immobilizzare l'articolazione al di sopra e quella al di sotto di una lesione. A causa dell'anatomia della colonna vertebrale, per applicare questo principio deve essere immobilizzata l'articolazione al di sopra della colonna, la testa, e quella al di sotto, il bacino.

Una moderata flessione o estensione anteriore delle braccia può causare un significativo movimento del cingolo scapolare, mentre il movimento o angolazione del bacino porta a movimento del sacro e delle vertebre collegate a questo. Ad esempio, un movimento laterale di entrambe le gambe può portare a una rotazione del bacino e quindi a una flessione laterale della colonna.

Le fratture in una regione della colonna sono spesso associate a fratture di altre regioni della colonna. Quindi, l'intera colonna sotto carico (cervicale, toracica, lombare e sacrale) deve essere considerata come una singola entità e deve essere immobilizzata e sostenuta per ottenere un'immobilizzazione corretta. La posizione supina è la posizione più stabile per assicurare un sostegno continuo durante la manipolazione, gli spostamenti e il trasporto di un paziente. Essa fornisce anche il migliore accesso per un ulteriore esame e in caso di interventi di rianimazione. Quando il paziente è supino, si può accedere a vie aeree, bocca e naso, occhi, torace e addome contemporaneamente.

I pazienti in genere si presentano in una di queste quattro posizioni: seduti, semiproni, supini o in piedi. La colonna del paziente deve essere protetta e stabilizzata immediatamente e continuamente dal momento in cui il paziente viene rinvenuto fino a quando il paziente viene assicurato su una tavola spinale. Le tecniche e i presidi quali la stabilizzazione manuale, le tavole spinali corte o i corsetti estricatori, le manovre di "abbattimento", le barelle a cucchiaio, le varie tecniche di log-roll e di estricazione rapida con stabilizzazione manuale, sono tutte tecniche usate per proteggere temporaneamente la colonna del paziente traumatizzato. Queste tecniche consentono di muovere in sicurezza il paziente dalla posizione in cui viene trovato alla posizione definitiva di immobilizzazione supina su una tavola spinale lunga. Un recente studio confermano la sostanziale equivalenza di alcuni tipi di barella a cucchiaio rispetto a una tavola spinale standard.

Spesso si pone troppa enfasi su particolari dispositivi di immobilizzazione senza una comprensione dei principi dell'immobilizzazione e di come modificare questi principi per soddisfare le necessità del singolo paziente. Dispositivi e metodi di immobilizzazione specifici possono essere utilizzati in sicurezza soltanto comprendendo i principi anatomici che sono comuni a tutti i metodi e a tutte le attrezzature. Qualsiasi metodo rigido e dettagliato di utilizzo di un dispositivo non potrà soddisfare tutte le diverse condizioni che si incontrano sulla scena. Indipendentemente dalla specifica attrezzatura o dalla metodica utilizzate, il trattamento di qualsiasi paziente con una colonna instabile deve seguire i passi generali descritti nel paragrafo seguente.

Fig. 11.16 - **Barella a cucchiaio**
Inventata nel 1943 da Wallace W. Robinson (Portland, Maine) e brevettata nel 1947 presentava una sola apertura ai piedi della barella. La forma più conosciuta, con gli agganci alla testa e ai piedi della barella, è un brevetto della Ferno ® del 1970.
La versione tradizionale era in alluminio o metalli simili ma attualmente il metallo è stato sostituito da materiale plastico. E' composta da due valve separate che vengono poste sotto il paziente dopo essere state separate e quindi riunite senza eccessive manipolazioni del paziente.
In questo modo il paziente può essere sollevato e caricato sulla barella dell'ambulanza o collocato nel materasso a depressione.
Può estendersi da una lunghezza di circa 1,6 m (e larghezza di 40 cm) fino a una altezza di circa 2 m. Il suo peso è simile a quello di una tavola spinale. Il peso caricabile dipende dalle caratteristiche di fabbricazione ma può variare dai 160 ai 300 kg.
Non deve essere considerato un presidio per trasportare un paziente per lunghe distanze ma piuttosto limitato al solo caricamento su barella o materasso a depressione.
In caso di situazioni di emergenza, è accettabile usare la barella come presidio di trasporto, assicurando adeguatamente il paziente alla barella con le apposite cinghie
Si e dimostrata essere un presidio più confortevole per i pazienti rispetto alla tavola spinale e provoca meno movimenti della colonna durante il suo posizionamento.

Fig. 11.17 – **Materasso a depressione**
Inventato da Loed e Haederlè in Francia. Altre fonti lo attribuiscono allo Svedese Erik Runereldt, che ebbe l'idea nei tardi anni '60 vedendo sigillare sotto vuoto un pacco di caffè.
Il materasso a depressione è un presidio di immobilizzazione e trasporto in cui il paziente viene collocato mediante una barella a cucchiaio. Il sistema è formato da una sacca di materiale plastico impermeabile, ripiena di palline di polistirene e da una valvola, che viene usata per rimuovere l'aria dall'interno della sacca. La pressione atmosferica esterna comprime le palline tra di loro fino a formare un letto rigido che si adatta perfettamente alle forme del paziente.
Negli ultimi anni la tecnologia ha migliorato notevolmente la praticità di tale presidio, diventato più lungo e largo e con una valvola che rende più facilmente aspirabile l'aria all'interno. Mediante una pompa manuale o un aspiratore elettrico.
Presenta delle maniglie suturate ai lati per rendere facile il trasporto e delle cinchie per assicurare il paziente all'interno del materassino.
Ne esistono di molteplici fatture e dimensioni, adattabili alle diverse esigenze di utilizzo. Numerosi studi lo indicano come il presidio che garantisce il maggior comfort per il paziente ed è radiotrasparente come le tavole spinali.

Metodo generale

Quando si prende la decisione di immobilizzare un paziente traumatizzato, bisogna seguire i seguenti principi.

1. Allineare in asse la testa del paziente (se non controindicato). Continuare il sostegno manuale e la stabilizzazione in asse senza interruzione.

2. Valutare il paziente eseguendo una valutazione primaria e eseguire qualsiasi intervento immediatamente necessario.
3. Controllare la motilità, la sensibilità e la circolazione di tutti e quattro gli arti, se le condizioni del paziente lo consentono.
4. Esaminare il collo del paziente; misurare e applicare un collare cervicale adeguatamente dimensionato ed efficace.
5. In base alla situazione e alla gravità del paziente, posizionare un asse spinale breve o un corsetto estricatore oppure utilizzare la tecnica di estricazione rapida se il paziente è dentro a un'auto. Posizionare il paziente su una tavola spinale lunga o altro presidio di immobilizzazione se giace al suolo.
6. Immobilizzare il tronco del paziente sul dispositivo in modo che esso non si possa muovere verso l'alto, il basso, a destra o a sinistra.
7. Valutare la posizione e porre delle imbottiture dietro la testa del paziente adulto o il torace del paziente pediatrico, secondo necessità.
8. Immobilizzare la testa del paziente sul presidio, mantenendo una posizione neutra in asse.
9. Una volta che il paziente è sul presidio di immobilizzazione, immobilizzare gli arti inferiori in modo che non possano muoversi anteriormente o lateralmente.
10. Fissare le braccia del paziente all'asse spinale.
11. Ripetere la valutazione primaria e rivalutare la motilità, la sensibilità e la circolazione di tutti e quattro gli arti, se le condizioni del paziente lo consentono.

Stabilizzazione manuale in asse della testa

Una volta stabilito, in base alla dinamica, che esiste la possibilità di una lesione della colonna, il primo passo consiste nell'eseguire una stabilizzazione manuale in asse. La testa del paziente viene afferrata e cautamente portata in una posizione neutra in asse, salvo controindicazioni (si veda oltre). La posizione neutra in asse della testa deve essere mantenuta senza alcuna significativa trazione su testa e collo. Su un paziente in piedi o seduto si deve esercitare soltanto una minima trazione sufficiente a creare uno scarico assiale (cioè sottrarre il peso della testa che si scarica dal resto del rachide cervicale). La testa deve essere costantemente mantenuta nella posizione neutra in asse e stabilizzata manualmente, fino a quando non si sia completata l'immobilizzazione meccanica del tronco, oppure fino a quando l'esame obiettivo riveli che non esiste indicazione all'immobilizzazione spinale. In questo modo la testa e il collo vengono immediatamente immobilizzati e lo rimangono fino alla successiva rivalutazione in ospedale. Allineare la testa in una posizione neutra presenta un rischio minore che trasportare il paziente con la testa lasciata in posizione angolata. Inoltre, sia l'immobilizzazione sia il trasporto del paziente sono molto più semplici quando il paziente è in una posizione neutra.

Controindicazioni

Il movimento della testa del paziente fino a una posizione neutra in asse è controindicato in alcuni casi. Se si verifica una delle seguenti condizioni, il movimento deve essere interrotto:

- resistenza al movimento;
- spasmo dei muscoli del collo;
- aumento del dolore;
- comparsa o peggioramento di un deficit neurologico, come intorpidimento, formicolio o perdita di capacità motoria;
- compromissione delle vie aeree o della ventilazione.

Non si deve tentare il riallineamento in asse se le lesioni del paziente sono così gravi che la testa è talmente mal allineata da non sembrare più collocata tra le spalle. In queste situazioni la testa del paziente deve essere immobilizzata nella posizione in cui si trova. Fortunatamente, questi casi sono rari.

Collari cervicali rigidi

I collari cervicali rigidi da soli non forniscono un'immobilizzazione adeguata; essi semplicemente aiutano a sostenere il collo e a ridurre i movimenti. I collari cervicali rigidi della misura appropriata limitano la flessione del 90% circa e l'estensione, la flessione laterale e la rotazione del 50% circa. Un collare cervicale rigido è un complemento importante all'immobilizzazione, ma deve essere sempre utilizzato con la stabilizzazione manuale o l'immobilizzazione meccanica fornita da un adatto dispositivo di immobilizzazione spinale. Invece un collare cervicale morbido non è di alcuna utilità come complemento all'immobilizzazione spinale sul campo.

L'unico scopo principale di un collare cervicale è quello di proteggere dalla compressione la colonna cervicale. Le metodiche preospedaliere di immobilizzazione (con dispositivo a corsetto, asse spinale lungo o corto) consentono ancora un certo grado di movimento, poiché questi dispositivi si allacciano sulla superficie esterna del corpo e i tessuti molli presentano ancora un certo grado di motilità rispetto la struttura scheletrica sottostante anche quando il paziente è immobilizzato estremamente bene. La maggior parte delle situazioni di soccorso determinano sempre un certo movimento del paziente e della colonna quando il soggetto viene estricato, spostato o trasportato. Questo tipo di movimento si verifica anche quando un'ambulanza accelera e decelera nelle normali condizioni di guida.

Un collare cervicale efficace poggia sul torace, sulla colonna toracica posteriore e le clavicole e sui muscoli trapezi, dove il movimento dei tessuti è minimo. Questo consente ancora movimento a livello di C6, C7 e T1 ma previene la compressione di queste vertebre. La testa è immobilizzata al di sotto dell'angolo della mandibola e sull'occipite. Il collare rigido consente che il peso della testa sul torace sia scaricato sul collare, eliminando o riducendo al minimo la compressione cervicale che potrebbe altrimenti verificarsi.

Anche se non immobilizza completamente la colonna e la testa, un collare cervicale aiuta a limitare i movimenti della testa. La porzione anteriore rigida del collare fornisce anche una sede sicura su cui far passare la cinghia mentoniera del sistema di fissaggio del corpo.

Il collare deve essere delle dimensioni corrette per il paziente. Un collare troppo corto non sarà efficace e consentirà una significativa flessione; un collare troppo alto causerà una distrazione della colonna, iperestensione fino al movimento completo se il mento si trova all'interno di esso. Inoltre, un collare troppo lento sarà inefficace nel limitare il movimento della testa e accidentalmente coprire la parte anteriore di mento, bocca e naso, ostruendo le vie aeree del paziente; un collare troppo stretto può comprimere le vene del collo, provocando un innalzamento della pressione intracranica.

Esistono diversi modelli di collare cervicale rigido sul mercato. La scelta della misura corretta e la tecnica di applicazione del collare deve seguire le indicazioni della ditta produttrice. Un collare mal posizionato o di taglia non adeguata può essere deleterio per un paziente con lesione della colonna.

Un collare deve essere applicato dopo aver portato la testa del paziente in una posizione neutra in asse. Se la testa non può essere riallineata, l'uso di qualsiasi collare sarà difficile e non deve essere preso in considerazione. In questo caso l'uso improvvisato di un rotolo di coperte o asciugamani potrà aiutare nella stabilizzazione.

Fig. 11.18
Scelta della misura del collare
Un collare mal posizionato o di taglia non adeguata può essere deleterio per un paziente con lesione della colonna.

Fig. 11.19
Linee guida per l'uso del collare cervicale rigido
- Un collare non immobilizza adeguatamente se utilizzato da solo
- Deve essere della misura adeguata al paziente
- Non deve impedire al paziente di aprire la bocca o ai soccorritori di aprirgli la bocca in caso di vomito
- Non deve impedire o ostacolare la ventilazione.

Un collare che non consente alla mandibola di muoversi e alla bocca di aprirsi rischia di provocare l'aspirazione di contenuto gastrico nei polmoni se il paziente vomita e pertanto non dovrebbe essere usato. Nel contesto preospedaliero il soccorritore deve poter improvvisare se si trova di fronte a questo tipo di pazienti. Qualunque metodo venga utilizzato, devono essere seguiti i concetti base dell'immobilizzazione (Fig.11.19).

Sono stati documentati casi di incremento della pressione intracranica dovuti al posizionamento di un collare cervicale in pazienti con trauma cranico. In caso di comparsa di segni ipertensione endocranica, può essere utile allentare o aprire il collare.

Immobilizzazione del tronco sull'asse

A prescindere dal presidio utilizzato, il paziente deve essere immobilizzato in modo che il tronco non possa muoversi verso l'alto, verso il basso, verso sinistra o destra. Il tronco viene assicurato al presidio con delle cinghie. In questo modo il tronco e il bacino del paziente sono ancorati al dispositivo e le sezioni toracica, lombare e sacrale della colonna sono adagiate a contatto del presidio. Il tronco deve essere immobilizzato sul presidio prima della testa. In questo modo, qualsiasi movimento dovuto al trazionamento delle cinghie sul tronco non comporta un movimento della colonna cervicale.

Esistono diversi metodi per immobilizzare il tronco sul presidio. Dovrebbe essere evitata la trasmissione dei movimenti del tronco alla colonna mediante il fissaggio con le cinghie sia della parte superiore del tronco (spalle o torace) sia di quella inferiore (pelvi). Lo scivolamento verso l'alto della parte superiore del tronco viene limitato mediante l'uso di una cinghia fissata alla tavola e passante sul margine superiore di ciascuna spalla (Fig.11.20). Il movimento verso il basso della parte inferiore del tronco viene impedito utilizzando cinghie che passano aderenti al bacino e alla radice delle cosce (Fig.11.21).

In un metodo, due cinghie (da ciascun lato della tavola passando sopra la spalla e quindi incrociandosi sul torace verso l'ascella controlaterale) creano una X, che blocca qualsiasi movimento verso l'alto, il basso, sinistra o destra della parte superiore del tronco. La stessa immobilizzazione può essere ottenuta fissando una cinghia all'asse subito sotto l'ascella, facendola passare sopra il torace fino a fissarsi alla tavola in corrispondenza dell'ascella sull'altro lato. Una fascia, o cravatta, viene quindi aggiunta su ciascun lato e fatta passare sopra la spalla per fissarla sulla cinghia ascellare, come un paio di bretelle.

L'immobilizzazione della parte superiore del tronco di un paziente con una frattura della clavicola viene realizzata ponendo dei cinghiaggi "a otto" attorno a ciascuna spalla al di sotto delle ascelle e fissando le estremità di ciascuna cinghia nello stesso lato. Queste cinghie rimangono sul margine laterale del tronco superiore e non attraversano le clavicole. Con uno qualsiasi di questi metodi, le cinghie si trovano sopra il terzo superiore del petto e possono essere fissate strettamente senza produrre la compromissione ventilatoria tipicamente prodotta da cinghie strette poste in sede più inferiore sul torace.

L'immobilizzazione della porzione inferiore del tronco può essere realizzata utilizzando una singola cinghia fissata strettamente al di sopra del bacino a livello delle creste iliache. Se l'asse spinale lungo dovrà essere inclinato o trasportato su scale o per una certa distanza, un paio di cinghie inguinali fornirà un'immobilizzazione più salda rispetto alla singola cinghia attraverso le creste iliache.

Il movimento laterale o il movimento anteriore di allontanamento dal dispositivo rigido a livello della porzione media del tronco possono essere impediti utilizzando una cinghia addizionale attorno alla porzione centrale del tronco. Qualsiasi cinghia che circondi il tronco fra il torace superiore e le creste iliache (addome) deve essere aderente, ma non così stretta da impedire l'escursione del torace compromettendo la funzione ventilatoria o causando un aumento significativo della pressione intraddominale.

La "questione" della tavola spinale

Mentre la tavola spinale garantisce la limitazione dei movimenti dell'intera colonna, è importante considerare alcune questioni. Il posizionamento su una tavola spinale è una esperienza estremamente negativa per paziente. Una tavola senza imbottiture provoca dolori alla schiena in brevissimo tempo. Inoltre essere immobilizzati su una tavola spinale rigida causa un aumento significativo della pressione sulle parti ossee a diretto contatto con la tavola. Queste zone subiscono una compromissione della circolazione che col tempo può portare ad ischemia della cute, necrosi dei tessuti e la formazione di ulcere da decubito. Queste considerazioni devono spingere il soccorritore a provvedere rapidamente al posizionamento di adeguate imbottiture sotto il paziente e a ridurre al minimo indispensabile il tempo di immobilizzazione sulla tavola.

Soprattutto nei pazienti obesi può verificarsi una compromissione respiratoria dovuta al cinghiaggio sulla tavola. Per questi motivi sempre di più si è diffusa la tendenza a limitare l'utilizzo della tavola spinale in questi pazienti o a rimuovere la tavola precocemente non appena questi pazienti vengono caricati sulla barella dell'ambulanza.

Anche se è noto che il paziente viene spesso immobilizzato sulla tavola solo sulla base della dinamica, la tavola spinale continua a rivestire un ruolo fondamentale nella gestione del traumatizzato. Continua ad essere utile come presidio di estricazione o come supporto per trasportare rapidamente il paziente dal luogo del trauma alla barella dell'ambulanza. Si richiede una ulteriore valutazione nel tempo dell'effetto di questa riduzione dell'uso della tavola spinale, per stabilire se questo cambiamento nella pratica si traduce in un reale beneficio o se un minimo movimento della colonna può realmente incrementare il rischio di lesioni midollari.

Mantenimento della posizione neutra in asse della testa

In molti pazienti, quando la testa è posta in una posizione neutra in asse, la regione occipitale della testa si trova in una posizione più anteriore, rispetto alla parete posteriore della gabbia toracica, di circa 2-10 cm (Fig.11.23 A). Pertanto, nella maggior parte degli adulti, esiste uno spazio fra la parte posteriore della testa mantenuta in asse e il presidio di immobilizzazione su cui il paziente è adagiato; si rende necessario quindi provvedere a una adeguata imbottitura prima di fissare la testa al dispositivo (Fig.11.23 B). Per essere efficace, questa imbottitura deve essere costituita da un materiale che non si deformi rapidamente: possono essere utilizzati cuscinetti semirigidi, ideati allo scopo ma anche semplici teli ripiegati. La quantità di imbottitura necessaria deve essere personalizzata per ciascun paziente; alcuni individui non ne richiedono affatto. Se l'imbottitura non è sufficiente o se il materiale si deforma rapidamente vi è il rischio di una iperestensione del capo quando si applicheranno le cinghie. Al contrario, se l'imbottitura è eccessiva, la testa si troverà in posizione di flessione. Sia iperestensione sia flessione della testa possono aumentare il danno midollare e sono controindicate.

Gli stessi rapporti anatomici fra testa e dorso si riscontrano nel paziente adulto in posizione supina, sia sul terreno sia su un asse spinale. All'arrivo del soccorritore, la testa deve essere spostata in una posizione neutra in asse e mantenuta manualmente in tale posizione, il che in molti adulti vuol dire sollevarla dal terreno. Una volta che il paziente è posto sull'asse spinale e la testa sta per essere immobilizzata, si rende necessario provvedere all'imbottitura nella parte posteriore della testa. Questi principi devono essere applicati in tutti i pazienti, ad esempio nei pazienti con gravi curvature della colonna come la cifosi (Fig.11.24).

Nei bambini piccoli, generalmente quelli con età inferiore ai 7anni, le dimensioni della testa sono maggiori rispetto al resto del corpo rispetto all'adulto e i muscoli delle spalle sono meno sviluppati. Quando la testa di un bambino piccolo è in una posizione neutra in asse, il suo occipite si colloca 2,5-5 cm posteriormente rispetto il piano posteriore della schiena. Pertanto la testa verrà a collocarsi in una posizione di flessione (Fig.11.25 A).

Il posizionamento di bambini piccoli su un asse spinale porta a una iperflessione indesiderata di testa e collo. Quindi o l'asse spinale è modificata e prevede un incavo per il capo oppure si rende necessario collocare una imbottitura sotto al tronco, in modo da mantenere la testa in una posizione neutra (Fig.11.25 B). L'imbottitura posta sotto al tronco deve avere uno spessore appropriato, in modo che la testa si trovi sull'asse in una posizione neutra; troppa imbottitura porterà a estensione, troppo poca a flessione. L'imbottitura posta sotto al tronco deve anche essere rigida e di forma regolare. L'uso di imbottitura insufficiente o di forma irregolare, o il posizionamento di una imbottitura esclusivamente sotto le spalle, può portare a movimento e disallineamento della colonna.

Completamento dell'immobilizzazione

Testa

Una volta che il tronco del paziente è stato immobilizzato sul presidio prescelto e sotto la testa sono state posizionate le adeguate imbottiture, se necessarie, questa deve essere infine fissata al dispositivo. A causa della sua forma sferica, la testa non può essere stabilizzata su una superficie piana soltanto con fasce o nastro. Inoltre, a causa dell'angolatura della fronte e della natura scivolosa della cute e dei capelli bagnati, una semplice fascia sopra la fronte non è affidabile e può facilmente scivolare via. Benché la testa umana abbia all'incirca lo stesso peso di una palla da bowling, presenta una forma significativamente diversa: è ovoidale, essendo più lunga che larga, e ai lati è quasi completamente piatta. Un'adeguata immobilizzazione della testa può quindi essere ottenuta solamente ponendo imbottiture o spessori ai lati del capo e ancorandoli al presidio e alla testa. I dispositivi per estricazione a corsetto (estricatori) sono appunto dotati di ali laterali integrate che servono a questo scopo.

I sostegni laterali, indipendentemente dal fatto che si tratti di blocchi di materiale plastico presagomato o da semplici coperte arrotolate, sono posti ai lati della testa. Tali sostegni devono essere larghi almeno quanto le orecchie e alti almeno fino al livello degli occhi del paziente supino. Due fasce, o pezzi di cerotto, ancorati al presidio, circondano questi sostegni da una parte all'altra del capo. La fascia superiore viene passata sulla parte bassa della fronte (sopra l'arcata sopraciliare) per impedire il

Fig. 11.24
Rimozione di attrezzatura sportiva
Diverse pubblicazioni recenti hanno raccomandato l'immobilizzazione sportivi dotato di casco e imbottiture (es. giocatori di football americano, motociclisti, etc) direttamente sull'asse spinale ancora con il casco indossato. Una revisione della letteratura medica ha rivelato che queste raccomandazioni erano basate, al massimo, su evidenze di Classe III. Gli studi che criticavano la pratica della rimozione del casco sono stati realizzati principalmente su cadaveri e suggerivano il rischio di un'estrema iperestensione della colonna cervicale quando veniva rimosso il solo casco senza asportare le imbottiture per le spalle; tuttavia, tutti questi studi erano stati realizzati senza posizionare un'adeguata imbottitura sotto la testa per impedire che essa ricadesse sull'asse spinale. Aderendo correttamente ai principi di trattamento e immobilizzazione della colonna si può ottenere una adeguata immobilizzazione indipendentemente dal fatto che il casco o le imbottiture per le spalle siano stati rimossi.

L'attrezzatura sportiva deve essere rimossa da personale addestrato ed esperto nella rimozione di tali dispositivi. Storicamente, questo personale addestrato ed esperto era costituito da sportivi, allenatori o preparatori atletici, presenti sulla scena dell'evento sportivo. Tutti i soccorritori, tuttavia, devono ricevere un adeguato addestramento alla rimozione di tali dispositivi, perché l'accesso alle vie aeree, se necessario, può essere realizzato soltanto attraverso un adeguato accesso al volto e alla testa del paziente, il che richiede la rimozione del casco o di una parte di esso.

Mentre è necessaria un'attenzione particolare per gli atleti che indossano un casco, i principi generali dell'immobilizzazione spinale insegnati nei corsi di PHTLS sono sempre validi e devono essere seguiti ogni volta. Idealmente, sia il casco che le imbottiture per le spalle andrebbero rimossi in un solo blocco. Tuttavia, è sempre possibile immobilizzare un giocatore su di un asse spinale dopo averne rimosso il casco senza causare iperestensione della colonna cervicale previo uso appropriato di un'imbottitura dietro la testa. I soccorritori preospedalieri devono valutare le necessità specifiche dell'atleta infortunato e prendere misure appropriate per soddisfare tali necessità, tra cui appunto l'immediata rimozione dell'attrezzatura sportiva.

movimento in avanti della testa. L'uso di sacchetti di sabbia come sostegni laterali non è raccomandato a causa del peso che può essere esercitato sulla testa e sul collo quando il paziente immobilizzato viene ruotato sul lato.

Qualsiasi dispositivo per immobilizzare il capo prevede anche una fascia inferiore per aiutare a mantenere i sostegni laterali saldamente stretti contro le porzioni inferiori e laterali della testa. La fascia inferiore deve passare sulla porzione anteriore rigida del collare cervicale, senza esercitare troppa pressione (per il rischio di causare un problema alle vie aeree o ostacolare il ritorno venoso nei vasi del collo).

Arti inferiori

Una significativa rotazione esterna degli arti inferiori può portare a uno spostamento del bacino e quindi a un movimento della colonna inferiore; legare insieme i piedi elimina questo rischio. Posizionare una coperta arrotolata o un pezzo di imbottitura fra le gambe aumenterà la comodità per il paziente.

Gli arti inferiori del paziente vengono immobilizzati sull'asse con due o più cinghie: una cinghia al di sopra delle ginocchia, all'incirca a metà delle cosce, e una cinghia distale, sotto le ginocchia. Un adulto medio misura 35-50 cm da un'anca all'altra e soltanto 15-23 cm da un lato all'altro delle caviglie. Quando i piedi sono uniti, si forma una forma a "V" dalle anche alle caviglie. Poiché le caviglie sono considerevolmente più strette dell'asse, una cinghia posta attorno alla parte inferiore delle gambe può impedire il movimento anteriore ma non il movimento laterale delle gambe da un bordo all'altro dell'asse. Se l'asse viene ruotato, le gambe tendono a spostarsi sul margine inferiore dell'asse, il che può provocare uno spostamento del bacino e quindi della colonna vertebrale.

Un modo per mantenere la parte inferiore delle gambe del paziente efficacemente immobilizzata consiste nell'arrotolarle varie volte con la cinghia prima di fissarla all'asse. Le gambe possono anche essere tenute nella zona centrale dell'asse ponendo coperte arrotolate tra le gambe e ai loro lati prima di fissarle. È importante assicurarsi che le cinghie non siano troppo strette da impedire la circolazione distale.

Arti superiori

Per sicurezza, gli arti superiori del paziente devono essere fissati all'asse o sul tronco prima di spostare il paziente. Con le braccia lungo i fianchi e i palmi rivolti verso l'interno, vengono fissati da una cinghia posta all'altezza degli avambracci e sul tronco. Questa cinghia deve essere aderente ma non tanto stretta da compromettere la circolazione alle mani.

Gli arti superiori del paziente non devono essere compresi nella cinghia posta sulle creste iliache o nelle cinghie inguinali. Se le cinghie sono abbastanza strette da fornire un'immobilizzazione adeguata della parte inferiore del tronco, possono compromettere la circolazione alle mani. Se le cinghie sono lente, non forniranno un'immobilizzazione adeguata del tronco o degli arti superiori. L'uso di una fascia addizionale solo per mantenere immobilizzati gli arti superiori consente di liverare rapidamente un arto per misurare la pressione o garantire un accesso venoso, senza compromettere l'immobilizzazione. Se la cinghia delle braccia fissa anche il tronco, allentarla per liberare solo un braccio presenta l'effetto collaterale di allentare anche l'immobilizzazione del tronco.

Estricazione rapida versus Corsetto estricatore nel paziente seduto

La decisione di effettuare una estricazione rapida anziché applicare un estricatore deve basarsi sulla valutazione clinica del paziente, dei suoi segni vitali durante la valutazione primaria e dalla sicurezza della scena. Se il paziente presenta condizioni critiche, con problemi di vie aeree respiro o circolo, oppure presenta un grave stato di shock, deve essere applicata una tecnica di estricazione rapida seguita da un trasporto altrettanto rapido. I vantaggi di estricare e soccorrere rapidamente un tale tipo di paziente superano di gran lunga i rischi legati a una tecnica di estricazione rapida. In genere meno dei 20% dei pazienti rientra in questa categoria di rischio; negli altri casi, con i pazienti più stabili, è corretto posizionare un corsetto da estricazione. Una eccezione può essere considerata una situazione a rischio per i soccorritori, ad esempio in caso di un incidente su una strada ad alto scorrimento, dove la rapidità di intervento per limitare il rischio di ulteriori incidenti deve essere soppesata rispetto alla sicurezza di poter rimanere sulla scena più a lungo. Ugualmente se la scena presenta dei rischi evolutivi che possono mettere ulteriormente a rischio i soccorritori o il paziente, può essere presa la decisione di utilizzare una tecnica di estricazione rapida.

Errori più comuni

Seguono sono gli errori più comuni nell'immobilizzazione:

1. Inadeguata immobilizzazione. Il tronco o la testa riescono a muoversi significativamente rispetto al dispositivo.
2. Scelta della misura o posizionamento del collare cervicale non corretto.
3. Immobilizzazione con la testa iperestesa. La causa più comune è la mancanza di un'adeguata imbottitura dietro la testa.
4. Immobilizzazione della testa prima del tronco o riposizionamento delle cinghie sul tronco dopo che la testa sia stata fissata. Questo causa un movimento del tronco sul presidio che a sua volta porta a un movimento della testa e della colonna cervicale.

5. Imbottitura inadeguata. Il mancato riempimento degli spazi che si creano sotto il paziente può causare un movimento indesiderato della colonna provocando un'ulteriore lesione e maggiore disagio per il paziente.
6. Posizionare un paziente su un presidio di immobilizzazione spinale senza che ne abbia motivo.

Una completa immobilizzazione spinale in genere non è un'esperienza confortevole per il paziente. Quando il grado e la qualità dell'immobilizzazione aumentano, il comfort del paziente diminuisce. L'immobilizzazione spinale è un equilibrio tra la necessità di proteggere e immobilizzare completamente la colonna e la necessità di rendere la procedura tollerabile per il paziente. Questo è il motivo per cui è indicata una corretta valutazione della necessità di immobilizzazione spinale (Fig.11.26).

Pazienti obesi

Con l'aumento delle dimensioni dell'attuale popolazione statunitense, l'assistenza al paziente bariatrico (sovrappeso, obeso) sta diventando più frequente. Il trasporto di un paziente di 180 kg è divenuto un'evenienza quotidiana e a tale scopo sono state sviluppate speciali lettighe per il trasporto bariatrico. Tuttavia, un esame degli assi spinali disponibili in commercio mostra che la maggior parte misura 40 × 180 cm, e pochi presentano una larghezza di 45 cm. Il limite di peso per questi assi spinali lunghi varia da 113 kg a 272 kg. Quando si usano assi spinali in pazienti traumatizzati bariatrici, è necessario assicurarsi che non vengano superati i limiti di carico per il loro utilizzo. Inoltre è spesso necessario ulteriore personale per sollevare ed estricare i pazienti bariatrici, senza provocare ulteriori lesioni al paziente o agli stessi soccorritori.

Molti pazienti obesi presentano un peggioramento della dinamica respiratoria quando vengono adagiati sui presidi di immobilizzazione spinale, principalmente a causa del peso dell'addome che grava sul diaframma. In questo caso, pur rispettando sempre i principi dell'immobilizzazione, può essere necessario modificare la tecnica. Infatti può essere cosigliabile mantenere l'immobilizzazione manuale del rachide cervicale nel paziente obeso con un collare cervicale indossato mentre viene trasportato in posizione semiseduta sulla barella. In questo modo si manterrà la stabilità della colonna senza compromettere la funzione respiratoria del paziente.

Donne gravide

Qualche volta una donna in gravidanza può necessitare di immobilizzazione spinale. In base all'età gestazionale, giacendo su una tavola spinale in posizione supina può verificarsi una compressione della vena cava da parte dell'utero gravidico, che ostacola il ritorno venoso di sangue al cuore e quindi un deficit di pompa e ipotensione. In questi casi la paziente deve essere assicurata sulla tavola con le tecniche e le precauzioni standard. Quindi la tavola stessa viene sollevata e mantenuta leggermente ruotata sul lato sinistro della paziente per scaricare il peso dell'utero dalla vena cava e ripristinare una normale pressione sanguigna. (Fig. 11.27)

Uso degli steroidi

Una serie di studi suggeriva che alte dosi di metilprednisolone miglioravano l'esito neurologico di pazienti con lesioni acute del midollo spinale derivanti da traumi chiusi, se iniziate entro 8 ore dalla lesione. In molti centri, è divenuto abituale che i pazienti con tali lesioni ricevano un bolo di 30 mg/kg di metilprednisolone seguito da un'infusione di 5,4 mg/kg/ora fino a 48 ore, a seconda del momento in cui la somministrazione è stata iniziata. Le lesioni midollari nei bambini o provocate da traumi penetranti non erano state studiate e quindi gli steroidi non venivano indicati per i deficit neurologici derivanti da ferita da arma bianca o arma da fuoco.

Poiché gli steroidi presentano effetti collaterali noti, tra cui la soppressione delle ghiandole surrenali e della funzione immunitaria, e a causa dei timori relativi alla validità scientifica di questi studi, la somministrazione di steroidi a pazienti con lesioni midollari è sempre più controversa. In effetti, le complicanze associate alla somministrazione di steroidi possono superare di gran lunga i benefici che potrebbero derivarne. Numerose pubblicazioni non raccomandano più l'uso di steroidi per le lesioni vertebrali, né sul campo né in ospedale. Non sembra quindi esserci più indicazione all'utilizzo di tale terapia nella fase preospedaliera del soccorso.

Trasporto prolungato

Come per altre lesioni, il trasporto prolungato di pazienti con lesioni vertebromidollari sospette o confermate presenta problematiche particolari. Tenendo a mente l'obiettivo di spostare soltanto una volta i pazienti con una sospetta lesione midollare, si deve provvedere ad una adeguata imbottitura del presidio prima di fissare il paziente, per aiutare a ridurre il rischio di sviluppo di ulcere da decubito. Qualsiasi area in cui la tavola sia a contatto di prominenze ossee del corpo deve essere imbottita in modo sufficiente.

I pazienti che sono immobilizzati su assi spinali sono a rischio di aspirazione in caso di vomito; in questo caso il paziente deve essere immediatamente ruotato mediante la tavola spinale su un lato e l'attrezzatura per aspirazione deve essere mantenuta vicino alla testa del paziente in modo da essere prontamente disponibile se questi dovesse vomitare. Il posizionamento di una sonda gastrica (orogastrica o nasogastrica) e l'uso giudizioso di farmaci antiemetici possono aiutare a ridurre questo rischio.

I pazienti con lesioni midollari alte possono avere un coinvolgimento del diaframma e dei muscoli respiratori accessori (cioè muscoli intercostali) che li predispone a insufficienza respiratoria. L'insorgenza di una insufficienza respiratoria può essere aggravata e accelerata dalle cinghie posizionate per l'immobilizzazione spinale, che possono limitare ulteriormente la respirazione. Prima di iniziare un trasporto prolungato, si deve controllare due volte per essere sicuri che il tronco del paziente sia fissato a livello del cingolo scapolare e del bacino, e che nessuna cinghia limiti l'escursione della parete toracica.

Come descritto nel testo, i pazienti con lesione midollare alta possono andare incontro a ipotensione per perdita del tono simpatico ("shock" neurogeno). Benché questi pazienti raramente soffrano di ipossia tessutale, boli di cristalloidi sono in genere sufficienti a riportare alla norma la pressione sanguigna. I vasopressori sono raramente necessari. Un altro segno caratteristico di lesione spinale alta è la bradicardia. Se associata a significativa ipotensione, la bradicardia può essere trattata con dosi refratte di atropina, 0,5-1,0 mg, somministrate per via endovenosa.

La presenza di tachicardia associata a ipotensione deve fare sorgere il sospetto della presenza di shock ipovolemico, piuttosto che di shock neurogeno. Un'attenta valutazione può indicare la fonte dell'emorragia, benché siano più probabili fonti intraddominali e fratture del bacino. Il posizionamento di un catetere vescicale consentirà di utilizzare la diuresi come un altro indice di perfusione tessutale. In un adulto, una diuresi superiore a 30-50 mL/ora generalmente indica una soddisfacente perfusione d'organo. La perdita di sensibilità che accompagna una lesione midollare può impedire a un paziente cosciente di percepire una peritonite o altre lesioni al di sotto del livello del deficit sensitivo.

I pazienti con lesioni spinali possono avere un significativo dolore alla schiena o dolore da fratture associate. Come descritto nel Capitolo sul Trauma Muscoloscheletrico, il dolore può essere gestito con piccole dosi di narcotici endovena progressivamente aumentate fino al sollievo del dolore. I narcotici possono accentuare l'ipotensione associata allo shock neurogeno. Imbottire l'asse spinale come descritto sopra può anche fornire un certo comfort per le fratture vertebrali.

I pazienti con lesioni midollari perdono una certa capacità di regolare la temperatura corporea; questo effetto è più pronunciato con le lesioni più alte. Pertanto, questi pazienti sono sensibili allo sviluppo di ipotermia, specie quando si trovano in un ambiente freddo. I pazienti devono essere mantenuti caldi (normotermia), ma ricordate che coprirli con troppe coperte può portare a ipertermia.

Le lesioni della colonna e del midollo spinale sono gestite in modo migliore presso strutture che hanno un eccellente servizio ortopedico o neurochirurgico ed esperienza nel trattamento di tali lesioni. Tutti i centri traumatologici di alto livello dovrebbero essere in grado di gestire la lesione midollare e ogni altra lesione associata.

FIGURA 10.26

Criteri per valutare le tecniche di immobilizzazione

È necessario esercitarsi nelle tecniche di immobilizzazione in sessioni pratiche, utilizzando manichini prima di passare a pazienti reali. Almeno uno studio ha dimostrato che in un significativo numero di pazienti con potenziale lesione spinale non era stata eseguita un'immobilizzazione appropriata. Durante le esercitazioni, o quando si valutano nuovi metodi o attrezzature, i seguenti criteri fungeranno da utili strumenti per valutare quanto efficacemente il "paziente" è stato immobilizzato.

1. Iniziare immediatamente la stabilizzazione manuale in asse e mantenerla finché non è stata sostituita meccanicamente.
2. Controllare la funzione neurologica distalmente.
3. Applicare un collare cervicale efficace e di dimensioni adeguate.
4. Assicurare il tronco prima della testa.
5. Impedire che il tronco si muova in su o in giù rispetto al dispositivo.
6. Impedire il movimento della parte superiore e inferiore del tronco a destra o a sinistra rispetto al dispositivo.
7. Impedire il movimento anteriore del tronco rispetto al dispositivo rigido.
8. Assicurarsi che le cinghie che attraversano il torace non inibiscano l'escursione del torace o portino a compromissione ventilatoria.
9. Immobilizzare efficacemente la testa in modo che non possa muoversi in alcuna direzione, compresa la rotazione.
10. Fornire un'imbottitura dietro la testa, se necessaria.
11. Mantenere la testa in una posizione neutra in asse.
12. Assicurarsi che niente impedisca o ostacoli l'apertura della bocca.
13. Immobilizzare le gambe in modo che non possano spostarsi anteriormente, ruotare, o spostarsi da lato a lato, anche quando l'asse e il paziente sono ruotati.
14. Mantenere il bacino e gli arti inferiori in una posizione neutra in asse.
15. Assicurarsi che gli arti superiori siano adeguatamente fissati all'asse o al tronco.
16. Assicurarsi che fasce o cinghie non compromettano la circolazione distale agli arti.
17. Rivalutare il paziente se è stato spinto, scosso, o spostato in un qualche modo da poter compromettere una colonna instabile mentre il dispositivo veniva applicato.
18. Completare la procedura entro un tempo adeguato.
19. Ricontrollare la funzione neurologica distale.

Esistono molti metodi per raggiungere questi obiettivi. La scelta di un metodo e di un'attrezzatura specifica sarà basata sulla situazione, le condizioni del paziente e le risorse disponibili.

TECNICHE SPECIFICHE
Trattamento della colonna

Misura e applicazione del collare cervicale

Principio: selezionare e applicare un collare cervicale di dimensioni appropriate per aiutare nel garantire l'allineamento neutro e la stabilizzazione della testa e del collo del paziente.

1. Il primo soccorritore provvede alla stabilizzazione manuale neutra in asse della testa e del collo del paziente.
2. Il secondo soccorritore misura con le proprie dita il collo del paziente, tra la mandibola e la spalla.3
3. Il secondo soccorritore si serve della misurazione effettuata per selezionare un collare di dimensioni adeguate o per adattare un collare regolabile.
4. Se si utilizza un collare regolabile, assicurarsi che venga regolato in modo appropriato.
5. Mentre il secondo soccorritore applica il collare delle giuste dimensioni, il primo soccorritore continua a mantenere testa e collo nella posizione di stabilizzazione neutra in asse.
6. Dopo aver applicato e fissato il collare cervicale, la stabilizzazione manuale in asse della testa e del collo viene mantenuta finché il paziente non viene assicurato a un dispositivo di immobilizzazione.

Log-roll

Principio: ruotare un paziente mantenendo al tempo stesso la stabilizzazione manuale con un movimento minimo della colonna. Il log-roll è indicato per (1) posizionare un paziente su un asse spinale lungo o un altro dispositivo per facilitarne gli spostamenti e (2) ruotare un paziente con sospetto trauma spinale per esaminare la schiena.

A. Paziente supino

1. Mentre un soccorritore preospedaliero mantiene l'immobilizzazione neutra in asse della testa del paziente, un secondo soccorritore applica un collare cervicale di dimensioni adeguate.
2. Mentre un soccorritore mantiene l'immobilizzazione neutra in asse, un secondo soccorritore si inginocchia all'altezza della parte centrale del torace del paziente e un terzo soccorritore a livello delle ginocchia del paziente. Le braccia del paziente sono distese lungo il tronco con i palmi rivolti all'interno, mentre le gambe del paziente vengono portate in allineamento neutro. Il paziente viene afferrato all'altezza delle spalle e delle anche in modo da mantenere una posizione neutra in asse degli arti inferiori. Quindi, viene fatto rotolare leggermente sul fianco "come un tronco" (log-rolled). N.B. Il paziente volge il lato anteriore del corpo ai soccorritori.
3. L'asse spinale lungo viene posto con l'estremità distale posizionata fra le ginocchia e le caviglie del paziente (la testa della tavola deve estendersi oltre la testa del paziente). L'asse spinale lungo viene mantenuto contro la schiena del paziente mentre quest'ultimo viene fatto rotolare sull'asse, che viene nuovamente abbassato a terra insieme al paziente.

4. Una volta sul terreno, il paziente viene saldamente afferrato per le spalle, il bacino e gli arti inferiori.
5. Il paziente viene fatto scivolare verso l'alto e lateralmente sull'asse spinale. La stabilizzazione neutra in asse viene mantenuta senza trazionare la testa e il collo del paziente.
6. Il paziente è posto sull'asse spinale lungo con la testa a livello della sommità dell'asse e il corpo centrato.

B. Paziente prono o semiprono

Quando un paziente si presenta in posizione prona o semiprona, può essere utilizzato un metodo di stabilizzazione simile a quello usato per il paziente supino. Il metodo comprende lo stesso allineamento iniziale degli arti del paziente, la stessa posizione dei soccorritori e delle loro mani e le stesse responsabilità per mantenere l'allineamento.

Le braccia del paziente sono posizionate in previsione della rotazione completa che verrà effettuata. Quando si usa il metodo log-roll semiprono, il collare cervicale deve essere applicato in sicurezza soltanto dopo che il paziente sia allineato e supino sull'asse spinale, e non prima.

1. Ogni qualvolta sia possibile, il paziente deve essere fatto ruotare in direzione opposta a quella in cui inizialmente punta il suo volto. Un soccorritore realizza la stabilizzazione manuale in asse della testa e del collo del paziente. Un altro soccorritore si inginocchia a livello del torace del paziente e afferra la spalla e il polso opposti del paziente e la regione del bacino. Un terzo soccorritore si inginocchia a livello delle ginocchia del paziente e afferra il polso del paziente, la regione del bacino e gli arti inferiori. N.B. Il paziente volge il lato posteriore del corpo ai soccorritori.
2. L'asse spinale lungo viene posto sul bordo laterale e posizionato tra il paziente e i soccorritori.
3. L'asse viene posizionato con la parte distale tra le ginocchia e le caviglie del paziente e il paziente viene fatto rotolare sul fianco. La testa del paziente ruota meno del tronco, così quando il paziente si trova sul fianco (perpendicolare al suolo), testa e tronco sono in allineamento corretto.
4. Una volta che il paziente è supino sull'asse spinale lungo, viene spostato in alto e verso il centro dell'asse. I soccorritori preospedalieri devono prestare attenzione a non tirare il paziente, ma a mantenere una stabilizzazione neutra in asse. Una volta che il paziente è posizionato correttamente sull'asse spinale, si può applicare un collare cervicale di dimensioni adeguate e il paziente può essere fissato all'asse spinale.

<u>Immobilizzazione da seduto (presidi di estricazione a corsetto)</u>

Principio: immobilizzare un paziente traumatizzato senza lesioni critiche prima di spostarlo da una posizione seduta.

Questo tipo di immobilizzazione viene usato quando è indicata una stabilizzazione spinale per un paziente traumatizzato seduto senza condizioni pericolose per la vita. Sono disponibili diversi tipi di dispositivi di estricazione a corsetto. Ogni modello è leggermente diverso, ma qualsiasi modello può servire come esempio generale. In questa dimostrazione viene utilizzato il **KED (Kendrick Extrication Device**). I dettagli (ma non la sequenza generale) sono modificati quando si usa un dispositivo di estricazione di modello o marca differente. Inoltre, durante questa dimostrazione, il parabrezza del veicolo è stato rimosso a scopo di chiarezza.

1. Si inizia la stabilizzazione manuale in asse e si applica un collare cervicale di dimensioni appropriate.
2. Il paziente viene mantenuto in posizione eretta, leggermente spostato in avanti, per creare uno spazio adeguato tra la schiena del paziente e il sedile del veicolo al fine di posizionare il dispositivo a corsetto. Nota: prima di porre il dispositivo a corsetto dietro il paziente, le due cinghie lunghe (inguinali) sono sciolte e poste dietro il dispositivo.
3. Dopo avere posizionato il dispositivo a corsetto dietro il paziente, le ali laterali vengono poste attorno al paziente e sollevate fino a quando toccano le sue ascelle.
4. Le cinghie del tronco vengono posizionate e strette, iniziando con quella per il torace medio e proseguendo con quella per il torace inferiore. Ciascuna cinghia viene tesa dopo essere stata fissata. L'uso della cinghia per la parte superiore del torace è a questo punto opzionale. Se viene utilizzata, il soccorritore deve assicurarsi che non sia tanto stretta da impedire la ventilazione del paziente. La cinghia per il torace superiore deve essere tesa solo appena prima di spostare il paziente.
5. Ogni cinghia inguinale viene posizionata e fissata. Utilizzando un movimento va e vieni, ogni cinghia viene fatta passare sotto la coscia e la natica del paziente fino a quando si trova in linea retta nel solco intergluteo, dall'avanti all'indietro. Ogni cinghia inguinale viene posta sotto la gamba del paziente e fissata sul corsetto sullo stesso lato da cui ha origine. Una volta in sede, ciascuna cinghia inguinale viene tesa. I genitali del paziente non devono essere posti sotto le cinghie, ma a lato di ciascuna cinghia.
6. Tra la testa del paziente e il corsetto viene collocata un'imbottitura per mantenere un allineamento neutro.
7. La testa viene fissata alle ali del dispositivo a corsetto. Il soccorritore deve prestare attenzione a non bloccare la mandibola del paziente o a ostruire le vie aeree. Nota: le cinghie per il tronco devono essere valutate e risistemate se necessario.
8. Tutte le cinghie devono essere ricontrollate prima di spostare il paziente. Se la cinghia per la parte superiore del torace non è stata fissata, deve essere attaccata e tesa.
9. Se possibile, la lettiga dell'ambulanza con un asse spinale lungo deve essere portata accanto alla portiera del veicolo. L'asse spinale lungo viene posto sotto le natiche del paziente in modo che un'estremità sia saldamente sostenuta dal sedile del veicolo e l'altra dalla lettiga dell'ambulanza. Se la lettiga non è disponibile o il terreno non consente di posizionarla, altri soccorritori preospedalieri possono sostenere l'asse spinale lungo mentre il paziente viene ruotato e sollevato fuori dal veicolo.
10. Mentre si ruota il paziente, i suoi arti inferiori devono essere sollevati sul sedile. Se il veicolo presenta una consolle centrale, le gambe del paziente devono essere spostate al di sopra di questa una per volta.
11. Una volta che il paziente è stato ruotato con la schiena sul centro dell'asse spinale lungo, egli viene abbassato sull'asse mantenendo elevati gli arti inferiori. Dopo avere posizionato il paziente sull'asse spinale lungo, le due cinghie inguinali sono rilasciate e le gambe del paziente vengono abbassate. Il paziente viene posizionato spostandolo in alto sull'asse con il dispositivo a corsetto in sede. Il soccorritore deve valutare se a questo punto può slacciare la cinghia per il torace superiore. Una volta che il paziente è posizionato sull'asse spinale lungo, il dispositivo a corsetto viene lasciato in sede per continuare a immobilizzare testa, collo e tronco del paziente. Il paziente e il dispositivo a corsetto sono fissati all'asse spinale lungo. Gli arti inferiori del paziente sono immobilizzati sull'asse e quest'ultimo è fissato alla lettiga dell'ambulanza.

Estricazione rapida

Principio: stabilizzare manualmente un paziente con lesioni critiche prima e durante lo spostamento da una posizione seduta.

A. Tre o più soccorritori

Pazienti seduti con condizioni a rischio per la vita e indicazioni a immobilizzazione spinale (si veda Fig.11.12) possono essere estricati rapidamente. L'immobilizzazione su un dispositivo temporaneo prima di spostare il paziente fornisce un'immobilizzazione più stabile di quella che si ottiene utilizzando solo il metodo manuale (estricazione rapida). Tuttavia, richiede ulteriori 4-8 minuti per essere completata. Il soccorritore preospedaliero utilizzerà i metodi con corsetto o asse corto (1) quando la scena e le condizioni del paziente sono stabili e il tempo non rappresenta un problema, o (2) in una speciale situazione di salvataggio che comporta un particolare sollevamento anche con l'uso di dispositivi e quando è necessario un significativo spostamento o trasporto del paziente prima che sia possibile completare l'immobilizzazione supina su un asse spinale lungo.

L'estricazione rapida è indicata nelle situazioni seguenti:

- quando il paziente presenta condizioni pericolose per la vita identificate durante la valutazione primaria e che non possono essere corrette nella posizione in cui si trova il paziente;
- quando la scena non è sicura ed esiste un chiaro pericolo per il soccorritore e il paziente, che richiede il trasporto rapido in un luogo sicuro;
- quando si deve spostare rapidamente il paziente per avere accesso ad altri pazienti con lesioni più gravi.

Nota: l'estricazione rapida deve essere utilizzata soltanto quando sono presenti condizioni a rischio di vita e non sulla base di preferenze personali.

1. Una volta presa la decisione di estricare rapidamente un paziente, si inizia la stabilizzazione manuale in asse della testa e del collo del paziente in posizione neutra. Questo viene realizzato nel modo migliore da dietro al paziente. Se un soccorritore non riesce a portarsi dietro al paziente, la stabilizzazione manuale può anche essere realizzata di lato. Sia da dietro al paziente sia di lato, la testa e il collo del paziente sono portati in allineamento neutro, si esegue una rapida valutazione del paziente e si applica un collare cervicale di dimensioni adeguate.
2. Mentre si mantiene la stabilizzazione manuale, si controllano la parte superiore e quella inferiore del tronco e gli arti inferiori del paziente. Il paziente viene ruotato con una serie di movimenti brevi e sincronizzati.
3. Se il veicolo presenta una consolle centrale, le gambe del paziente devono essere sollevate al di sopra di questa una per volta.
4. Il soccorritore continua a ruotare il paziente con movimenti brevi e controllati finché non è più possibile mantenere il controllo della stabilizzazione manuale da dietro e dall'interno del veicolo. Un secondo soccorritore subentra e prosegue la stabilizzazione manuale iniziata dal primo soccorritore, mantenendosi all'esterno del veicolo.
5. Il primo soccorritore può ora spostarsi all'esterno del veicolo e subentrare al secondo soccorritore nella stabilizzazione manuale.

6. La rotazione del paziente viene continuata finché non può essere fatto fuoriuscire dalla portiera del veicolo e posto sull'asse spinale lungo.
7. L'asse spinale lungo viene posto con l'estremità distale sul sedile del veicolo e quella prossimale sulla lettiga dell'ambulanza. Se non è possibile porre la lettiga vicino al veicolo, altri soccorritori preospedalieri possono tenere l'asse spinale mentre il paziente viene adagiato su di esso.
8. Una volta che il tronco del paziente poggia sull'asse, il peso del torace del paziente viene controllato mentre si controllano bacino e gambe. Il paziente viene spostato verso l'alto sull'asse spinale. Il soccorritore preospedaliero che sta mantenendo la stabilizzazione manuale della colonna presta attenzione a non tirare il paziente, ma a sostenerne la testa e il collo. Dopo che il paziente è stato posto sull'asse spinale lungo, i soccorritori preospedalieri possono fissare il paziente all'asse e l'asse alla lettiga dell'ambulanza. Viene fissata prima la parte superiore del tronco, quindi la parte inferiore e la regione del bacino, dopodiché la testa. Gli arti inferiori del paziente sono fissati per ultimi. Se la scena non è sicura, il paziente deve essere spostato in una zona sicura prima di essere fissato sull'asse o sulla lettiga.

Nota: questo rappresenta solo uno esempio di estricazione rapida. Poiché assai poche situazioni sul campo sono ideali, i soccorritori preospedalieri possono dovere modificare i passaggi dell'estricazione per pazienti e situazioni particolari. Il principio dell'estricazione rapida deve rimanere lo stesso indipendentemente dalla situazione: mantenere la stabilizzazione manuale per tutto il processo di estricazione, senza interruzione, e mantenere l'intera colonna in una posizione in asse senza movimenti indesiderati. Qualsiasi posizione dei soccorritori preospedalieri che funziona può avere successo. Tuttavia, numerosi cambiamenti di posizione e scambi di posizione delle mani devono essere evitati perché essi generano un'interruzione nella stabilizzazione manuale.

La tecnica di estricazione rapida può fornire efficacemente una stabilizzazione manuale in asse di testa, collo e tronco del paziente durante tutta la procedura di rimozione di un paziente da un veicolo. Quelli che seguono sono tre punti chiave dell'estricazione rapida.

1. Un soccorritore preospedaliero mantiene la stabilizzazione della testa e del collo del paziente per tutto il tempo, un altro ruota e stabilizza la parte superiore del tronco del paziente e un terzo sposta e controlla la parte inferiore del tronco, il bacino e gli arti inferiori.

2. Mantenere la stabilizzazione manuale in asse di testa e collo del paziente è impossibile se si tenta di spostare il paziente con un solo movimento continuo. I soccorritori preospedalieri devono limitare ciascun movimento, fermandosi per riposizionarsi e prepararsi per il movimento successivo. Una fretta inopportuna causerà ritardi e può portare a movimenti della colonna.

3. Ogni situazione e paziente può richiedere adattamenti dei principi dell'estricazione rapida. Questa può funzionare efficacemente solo se ci si esercita nelle manovre. Ogni soccorritore deve conoscere le azioni e i movimenti degli altri soccorritori.

B. Due soccorritori

In alcune situazioni può non essere disponibile un numero adeguato di soccorritori per estricare rapidamente un paziente critico. In queste situazioni è utile una tecnica a due soccorritori.

1. Un soccorritore preospedaliero inizia e mantiene la stabilizzazione manuale in asse della testa e del collo del paziente. Un secondo soccorritore posiziona un collare cervicale di

dimensioni adeguate sul paziente e gli pone attorno una coperta arrotolata. Il centro della coperta arrotolata viene posto sulla linea mediana del paziente sul collare cervicale rigido. Le estremità della coperta arrotolata sono avvolte attorno al collare cervicale e poste sotto le braccia del paziente.
2. Il paziente viene ruotato usando le estremità della coperta arrotolata fino a che la sua schiena è centrata sull'apertura della portiera.
3. Il primo soccorritore assume il controllo delle estremità della coperta, spostandole sotto le spalle del paziente, e sposta il paziente con la coperta mentre il secondo soccorritore sposta e controlla la parte inferiore del tronco del paziente.

Dispositivo di immobilizzazione per bambini

Principio: fornire immobilizzazione vertebrale a un bambino con sospetta lesione spinale.

1. Il primo soccorritore si inginocchia al di sopra della testa del paziente e fornisce la stabilizzazione manuale in asse della testa e del collo del paziente. Il secondo soccorritore regola e applica un collare cervicale mentre il primo soccorritore mantiene la stabilizzazione neutra in asse. Se necessario, il secondo soccorritore stende le gambe e le braccia del paziente.
2. A questo punto il secondo soccorritore si inginocchia a lato del paziente, tra le spalle e le ginocchia. Il secondo soccorritore afferra il paziente all'altezza delle spalle e delle anche in modo da mantenere una posizione neutra in asse degli arti inferiori. Su comando del primo soccorritore, il paziente viene fatto rotolare sul fianco.
3. Un terzo soccorritore posiziona il dispositivo di immobilizzazione dietro il paziente, mantenendolo in posizione.
4. Il dispositivo viene mantenuto contro la schiena del paziente mentre quest'ultimo viene fatto rotolare sul dispositivo, che viene nuovamente abbassato a terra con il paziente.
5. Il paziente viene ora assicurato al dispositivo di immobilizzazione dal secondo e dal terzo soccorritore, mentre il primo soccorritore mantiene la stabilizzazione di testa e collo.
6. Dopo aver assicurato tronco ed estremità inferiori del paziente al dispositivo di immobilizzazione, la testa del paziente viene assicurata al dispositivo di immobilizzazione.

Rimozione del casco

Principio: rimuovere un casco riducendo al tempo stesso al minimo il rischio di lesioni ulteriori.

Nei pazienti che indossano un casco integrale, il casco va rimosso in una fase precoce del processo di valutazione. Questo fornisce al soccorritore preospedaliero un accesso immediato per valutare e gestire le vie aeree e lo stato ventilatorio del paziente. La rimozione del casco assicura che non si stia verificando un sanguinamento nascosto nella parte posteriore del casco e consente al soccorritore di portare la testa (dalla posizione in flessione dovuta alla dimensione del casco) in un allineamento neutro. Consente anche la valutazione completa di testa e collo nella valutazione secondaria e facilita l'immobilizzazione spinale, quando indicata (si veda

Fig.11.14). Il soccorritore preospedaliero deve spiegare al paziente che cosa succederà. Se il paziente rifiuta la rimozione del casco, il soccorritore deve spiegare che tale manovra verrà eseguita da personale adeguatamente addestrato a mantenere stabile la colonna. Sono necessari due soccorritori per questa manovra.

1. Un soccorritore prende posizione sopra la testa del paziente. Con i palmi delle mani premuti sui lati del casco e le punte delle dita avvolte sul margine inferiore, il primo soccorritore stabilizza casco, testa e collo in una posizione tanto vicina a un allineamento neutro in asse quanto lo consente il casco. Un secondo soccorritore si inginocchia a lato del paziente, apre o rimuove la visiera, se necessario, e slaccia o taglia la cinghia mentoniera.
2. La mandibola del paziente viene afferrata fra il pollice e le prime due dita all'angolo della mandibola. L'altra mano viene posta sotto il collo del paziente sull'occipite, per assumere il controllo della stabilizzazione manuale. Gli avambracci del soccorritore devono poggiare sul terreno o sulle cosce del soccorritore per una maggiore stabilià.
3. Il primo soccorritore traziona i lati del casco allargandoli leggermente, allontanandoli dalla testa del paziente, e ruota il casco con un movimento basculante mentre lo sfila dalla testa del paziente. Il movimento del casco deve essere lento e deciso. Il soccorritore presta attenzione a che il casco non rimanga impigliato nel naso del paziente.
4. Una volta rimosso il casco, si deve porre dell'imbottitura dietro la testa del paziente per mantenere una posizione neutra in asse. Si mantiene la stabilizzazione manuale e si posiziona sul paziente un collare cervicale di dimensioni adeguate.

Nota: due elementi chiave sono coinvolti nella rimozione di un casco:

1. Mentre un soccorritore mantiene la stabilizzazione manuale di testa e collo del paziente, l'altro soccorritore si muove. In nessun momento entrambi i soccorritori devono muovere contemporaneamente le mani.

2. Il soccorritore ruota il casco in direzioni differenti, dapprima per liberare il naso e quindi per liberare la nuca del paziente.

Materassino a depressione

E' importante ricordare che qualsiasi oggetto appuntito, al suolo o sul paziente, può danneggiare e rendere inservibile tale presidio.

I passi necessari a posizionare tale dispositivo di immobilizzazione variano da modello a modello. Il soccorritore deve acquisire pratica nell'utilizzo del presidio a propria disposizione.

1. Un soccorritore posiziona il materassino a depressione su una barella posizionata al suolo. Il materasso deve essere non rigido e con la valvola aperta posta alla testa della barella.
2. Si usa una barella a cucchiaio per spostare il paziente sul materassino a depressione.
3. La barella a cucchiaio viene cautamente rimossa.
4. Mentre si mantiene l'immobilizzazione manuale in asse della colonna cervicale, il materassino viene modellato sui contorni del corpo e quindi l'aria viene aspirata per irrigidire la struttura del materasso.
5. Quindi la valvola viene chiusa e il paziente viene assicurato con le apposite cinghie.

CAPITOLO 12
TRAUMA TORACICO

INTRODUZIONE

Come tutte le lesioni traumatiche anche il trauma toracico può derivare da meccanismi chiusi o penetranti. Una forza contundente applicata alla gabbia toracica può causare un'alterazione delle normali anatomia e fisiologia degli organi toracici. Allo stesso modo, ferite penetranti da armi da fuoco, armi bianche o impalamento su oggetti come una barra metallica, possono ledere il torace. Il trattamento definitivo della maggior parte delle lesioni toraciche non richiede una toracotomia (aprire la cavità del torace in sala operatoria). In effetti, solo il 15-20% di tutte le lesioni toraciche richiede una toracotomia. Il restante 85% viene gestito adeguatamente con interventi relativamente semplici, come ossigeno supplementare, sostegno ventilatorio, analgesia e toracostomia con tubo (posizionamento di tubo toracico) quando necessario.

Gli organi toracici sono intimamente coinvolti nel mantenimento di ossigenazione, ventilazione e cessione di ossigeno. Lesioni al torace, soprattutto se non prontamente riconosciute e non trattate appropriatamente, possono portare a una significativa morbilità. Ipossia (inadeguate quantità di ossigeno nel sangue), ipercapnia (eccesso di CO_2 nel sangue), acidosi (eccesso di acido nel sangue) e shock (inadeguata perfusione con ossigeno di tessuti e organi) possono derivare dal trattamento inadeguato di una lesione toracica a breve termine e pertanto contribuire alle complicanze tardive, come un'insufficienza multiorgano. Questo spiega il 25% dei decessi traumatici che deriva da lesioni toraciche.

Anatomia

Il torace è approssimativamente un cilindro cavo formato da strutture ossee e muscolari. Vi sono 12 paia di coste. Le 10 paia superiori si fissano alla colonna vertebrale posteriormente e allo sterno o alla costa superiore anteriormente. Le due paia di coste inferiori si fissano solo posteriormente sulla colonna; anteriormente sono libere e perciò sono definite "coste fluttuanti". Questa gabbia ossea fornisce una notevole protezione agli organi interni della cavità toracica. In effetti, le coste inferiori proteggono anche gli organi dell'addome superiore (principalmente milza e fegato). Questa gabbia ossea è rinforzata da muscoli. I muscoli intercostali si trovano fra le coste e le collegano l'una all'altra.

Un numero notevole di gruppi muscolari muove l'arto superiore e fa parte della parete toracica, tra cui i muscoli grande pettorale e piccolo pettorale, i dentati anteriore e posteriore e il gran dorsale, insieme ai vari muscoli della schiena (figura 12-1). Tutta questa "imbottitura" implica che è necessaria una forza considerevole per ledere gli organi interni.

Vi sono anche muscoli coinvolti nel processo del respiro (ventilazione), tra cui i muscoli intercostali; il diaframma, che è un muscolo a forma di cupola fissato attorno al bordo inferiore del torace, e i muscoli del collo, che si fissano sulle coste superiori. Un'arteria, una vena e un nervo decorrono lungo il margine inferiore di ciascuna costa e forniscono sangue e stimolo ai muscoli intercostali.

La cavità formata da queste strutture è rivestita da una sottile membrana, detta pleura parietale. Una corrispondente sottile membrana ricopre gli altri organi della cavità toracica, detta pleura viscerale. Normalmente non vi è spazio fra queste due membrane. In effetti, esse sono mantenute a contatto l'una con l'altra da una piccola quantità di liquido posta fra loro, che le tiene unite allo stesso modo in cui un sottile strato di acqua manterrà unite due lastre di vetro. Questo liquido pleurico crea una tensione superficiale che serve a opporsi alla natura elastica dei polmoni, ostacolando la loro altrimenti naturale tendenza al collasso.

I polmoni occupano i lati sinistro e destro della cavità toracica (Figura 12.2). Tra loro, e circondato da essi, vi è uno spazio detto mediastino, che contiene parte della trachea, i bronchi principali, il cuore, le principali arterie e vene che entrano ed escono dal cuore, e l'esofago.

Fisiologia

Le due componenti della fisiologia toracica che hanno maggiore probabilità di subire influssi da una lesione sono respiro e circolazione. Entrambi questi processi devono funzionare correttamente perché l'ossigeno raggiunga gli organi, i tessuti e infine le cellule dell'organismo e per eliminare anidride carbonica. Per comprendere meglio che cosa accade ai pazienti quando subiscono lesioni al torace e come gestire queste lesioni, è importante comprendere la fisiologia di questi due processi.

Ventilazione

La ventilazione è l'atto meccanico di introdurre aria attraverso bocca e naso nella trachea e nei bronchi e quindi nei polmoni, dove giunge in piccole sacche aeree dette alveoli. La respirazione è la ventilazione più la cessione di ossigeno alle cellule. L'ossigeno presente nell'aria è trasportato, attraverso la membrana di rivestimento degli alveoli, in piccoli vasi sanguigni adiacenti, detti capillari, dove si fissa all'emoglobina nei globuli rossi per essere trasportato al corpo. Contemporaneamente, l'anidride carbonica (CO_2), che è disciolta nel sangue, si diffonde all'esterno nell'aria presente negli alveoli per essere eliminata quando quest'aria viene nuovamente sospinta fuori nel processo di espirazione (Figura 12.3). La respirazione cellulare è l'uso dell'ossigeno da parte delle cellule per produrre energia (si vedano i capitoli sulla Fisiologia di Vita e Morte e sulla Ventilazione.).

L'inspirazione è realizzata dalla contrazione dei muscoli respiratori (principalmente intercostali e diaframma), che porta a innalzamento e allontanamento delle coste e a un movimento verso il basso del diaframma. Quest'azione aumenta l'ampiezza della cavità toracica e crea una pressione negativa al suo interno rispetto alla pressione dell'aria fuori del corpo, portando a un flusso di aria nei polmoni (Fig.12.4 e 12.5). L'espirazione viene realizzata rilassando i muscoli intercostali e il diaframma, il che porta al ritorno delle coste e del diaframma nella posizione di riposo. Questo ritorno fa sì che la pressione all'interno del torace superi la pressione all'esterno del corpo e l'aria dei polmoni viene fatta fuoriuscire attraverso i bronchi, la trachea, la bocca e il naso.

Il controllo della ventilazione è realizzato dal centro respiratorio del tronco cerebrale. Il tronco cerebrale controlla la ventilazione attraverso il monitoraggio della pressione parziale arteriosa di anidride carbonica ($PaCO_2$) e ossigeno (PaO_2) da parte di cellule specializzate dette chemiocettori. I chemiocettori sono situati nel tronco cerebrale, nell'aorta e nelle carotidi. Se i chemiocettori rilevano un aumento della $PaCO_2$, essi stimolano il centro respiratorio ad aumentare la profondità e la frequenza dei respiri, eliminando più CO_2 e riportando la $PaCO_2$ alla norma (Fig.12.6). Questo processo è molto efficiente e può aumentare il volume di aria mobilizzata entro e fuori i polmoni fino a 10 volte di più che durante una respirazione normale. I meccanocettori, situati nelle vie aeree, nei polmoni e nella parete toracica, misurano il grado di stiramento di queste strutture e forniscono un feedback al tronco cerebrale.

In certe malattie polmonari, come enfisema o bronco pneumopatia cronica ostruttiva (BPCO), i polmoni non sono in grado di eliminare CO_2 così efficacemente. Questo porta a un innalzamento cronico del livello di CO2 nel sangue. I chemiocettori divengono insensibili alle modificazioni della PaCO2. Di conseguenza, i chemiocettori di salvataggio nell'aorta e nelle arterie carotidi stimolano il respiro quando la pressione parziale di ossigeno arterioso (PaO2) scende. Analogamente a quanto avviene quando i chemiocettori del tronco cerebrale rilevano un aumento della PaCO2 e stimolano un aumento degli atti respiratori per abbassare il livello di CO2, i chemiocettori per l'ossigeno inviano un feedback al centro respiratorio che stimola i muscoli respiratori a una maggiore attività, aumentando la frequenza e la profondità del respiro per innalzare la PaO2 a valori più normali (Fig.12.7). Questo meccanismo è spesso identificato come "stimolo ipossico" poiché è legato alla diminuzione dei livelli di ossigeno nel sangue.

Il concetto dello stimolo ipossico ha portato a raccomandare un utilizzo limitato di ossigeno in caso di malattie respiratorie croniche ostruttive, per la paura di deprimere il trigger respiratorio. Tuttavia, ogni paziente traumatizzato che risulti ipossico in ambito preospedaliero, ha sempre bisogno di ossigeno supplementare. La vera esistenza dello stimolo ipossico alla respirazione rimane controverso e, se esiste, non si manifesta nelle prime fasi del soccorso.

La Figura 12.8 definisce diversi termini importanti nel descrivere e comprendere la fisiologia della ventilazione.

Circolazione

L'altro processo fisiologico essenziale che può essere afflitto da una lesione toracica è la circolazione. Il Capitolo sullo Shock tratta quest'argomento in maniera più estesa, ma la descrizione seguente pone le basi per la fisiopatologia delle lesioni toraciche.

Il cuore agisce come una pompa biologica. Perché una pompa lavori, deve essere rifornita di liquido. Per il cuore, questa funzione di rifornimento è fornita dal ritorno del sangue attraverso due grandi vene, la vena cava superiore (VCS) e la vena cava inferiore (VCI). Il cuore si contrae normalmente 60-100 volte al minuto, sospingendo il sangue (70 ml circa per battito) verso il corpo attraverso l'aorta.

I processi che interferiscono con il ritorno del sangue al cuore attraverso VCS e VCI (ad esempio, perdita ematica da emorragia o aumento della pressione nella cavità toracica da pneumotorace iperteso), causano la riduzione della gittata del cuore e pertanto della pressione sanguigna. Analogamente, processi che ledono il cuore in sé (ad esempio, trauma cardiaco chiuso) possono renderlo una pompa meno efficiente, causando le medesime anomalie fisiologiche. Proprio come i chemiocettori riconoscono modificazioni nei livelli di CO2 o di O2, i barocettori riconoscono le modificazioni nella pressione sanguigna e istruiscono il cuore a modificare la frequenza e l'energia dei suoi battiti per riportare la pressione sanguigna alla norma.

FIGURA 12.8
Volumi polmonari e rapporti
- Spazio morto: quantità di aria introdotta nei polmoni che non ha l'opportunità di scambiare ossigeno e anidride carbonica con il sangue nei capillari alveolari (ad esempio aria in trachea e bronchi).
- Ventilazione minuto (VE): volume totale di aria spostato dentro e fuori i polmoni in 1 minuto.
- Volume corrente (VT): quantità di aria che viene inspirata e quindi espirata durante un respiro normale (0,4-0,5 L).
- Capacità polmonare totale (CPT): volume totale che i polmoni contengono quando riempiti al massimo. Questo volume si riduce con l'età da 6,0 L nei giovani adulti a circa 4,0 L nei soggetti anziani.
- Lavoro respiratorio: lavoro fisico, o sforzo, eseguito nel muovere la parete toracica e il diaframma per respirare. Questo lavoro aumenta con un respiro rapido, con aumento della ventilazione minuto e quando i polmoni sono anormalmente rigidi.

Fisiopatologia

Lesione penetrante

In tali lesioni, oggetti di varie dimensioni oltrepassano la parete toracica, entrano nella cavità toracica e possono ledere gli organi all'interno del torace. Normalmente, non esiste alcuno spazio fra le membrane pleuriche. Tuttavia, quando una ferita penetrante crea una comunicazione tra la cavità toracica e il mondo esterno, l'aria tende a penetrare nello spazio pleurico attraverso la ferita durante l'inspirazione, quando la pressione interna al torace è inferiore a quella esterna, e poiché la resistenza al flusso aereo attraverso la ferita è spesso inferiore a quella presente nelle vie aeree. La presenza di aria nella cavità pleurica (pneumotorace) interrompe l'aderenza fra le membrane pleuriche creata dalla sottile pellicola di liquido pleurico. Tutti questi processi insieme provocano il collasso del polmone, impedendo una ventilazione efficace. Le ferite penetranti determinano uno pneumotorace aperto solo quando la dimensione del difetto della parete toracica ha un'ampiezza sufficiente a non consentire ai tessuti circostanti di chiudere la ferita almeno parzialmente durante l'inspirazione e/o l'espirazione. Anche ferite del polmone causate da un oggetto penetrante possono consentire all'aria di fuoriuscire dal polmone nello spazio pleurico e portare al collasso del polmone. In entrambi i casi, il paziente ha difficoltà di respiro. Per compensare la capacità ventilatoria perduta, il centro respiratorio stimolerà un respiro più rapido. Questo aumenta il lavoro respiratorio. Il paziente può essere in grado di tollerare l'aumento del carico di lavoro per un certo tempo, ma se questo non viene riconosciuto e trattato, egli è a rischio d'insufficienza ventilatoria, che sarà manifestata dall'aumento del distress respiratorio quando i livelli di $CO2$ nel sangue aumenteranno mentre quelli di $O2$ scenderanno.

Se l'aria continua a entrare nella cavità toracica senza fuoriuscirne, inizierà a crearsi una pressione allo spazio pleurico, portando allo pneumotorace iperteso. Questo ostacolerà ulteriormente la capacità del paziente di ventilare. Inizierà anche ad avere un effetto negativo sulla circolazione, in quanto il ritorno venoso al cuore viene ridotto dall'aumento della pressione intratoracica, e può quindi instaurarsi uno shock. Nei casi estremi con spostamento delle strutture mediastiniche verso il lato opposto del torace, il ritorno venoso è altamente compromesso, causando la diminuzione della pressione sanguigna e la distensione venosa giugulare, ed è rilevabile il reperto classico della deviazione tracheale.

I tessuti e i vasi sanguigni lacerati sanguinano. Ferite penetranti al torace porteranno a sanguinamento nello spazio pleurico (emotorace) dai muscoli della parete toracica, dai vasi intercostali e dai polmoni. Ferite penetranti ai principali vasi del torace portano a sanguinamento catastrofico. Ciascuno spazio pleurico può accogliere circa 3.000 ml di liquido. Un sanguinamento toracico nello spazio pleurico può non essere subito evidente esternamente, ma può essere di entità sufficiente a creare uno stato di shock. La presenza di grandi volumi di sangue nello spazio pleurico ostacolerà anch'essa la capacità di respirazione del paziente. Non è raro che una lesione polmonare provochi sia un emotorace sia un pneumotorace, dando luogo ad un emopneumotorace. Un emopneumotorace porta ad una disventilazione e collasso polmonare, a causa di accumulo di aria e sangue nello spazio pleurico.

Ferite del polmone possono anche portare a sanguinamento all'interno del tessuto polmonare stesso. Questo sangue inonda gli alveoli, impedendo che essi possano essere riempiti d'aria. Gli alveoli ripieni di sangue non possono partecipare agli scambi gassosi. Quanti più alveoli sono inondati, tanto più compromesse potrebbero essere la ventilazione e l'ossigenazione del paziente.

Trauma contusivo

Una forza contusiva applicata alla parete toracica viene trasmessa attraverso la parete toracica agli organi del torace, soprattutto ai polmoni. Questa onda di energia può lacerare il tessuto polmonare, il che può portare a sanguinamento negli alveoli. In questo contesto la lesione è detta contusione polmonare. L'impatto sull'ossigenazione e la ventilazione è lo stesso che con una lesione penetrante.

Se la forza applicata al tessuto polmonare lacera anche la pleura parietale, può fuoriuscire dell'aria dal polmone nello spazio pleurico, causando uno pneumotorace e la possibilità di uno pneumotorace iperteso, come descritto in precedenza. Una forza traumatica contusiva al torace può anche fratturare le coste, che possono quindi lacerare il polmone, portando a pneumotorace e emotorace (entrambi causati da emorragie delle coste fratturate, del polmone e dei muscoli intercostali lesi). Una forza traumatica contusiva può anche causare stiramento o rottura dei principali vasi sanguigni del torace, in particolare dell'aorta, portando a emorragia catastrofica. Infine, in alcuni casi, una forza contusiva può interrompere la parete toracica, provocando l'instabilità della stessa e la compromissione dei cambiamenti di pressione intratoracica che altera la ventilazione.

Valutazione

Come in tutti gli aspetti dell'assistenza medica, la valutazione comporta raccogliere un'anamnesi (seguendo l'acronimo SAMPLE) ed eseguire un esame obiettivo.

Oltre al meccanismo complessivo che ha portato alla lesione, i pazienti sono interrogati su qualsiasi sintomo che possano avvertire, se coscienti ed in grado di comunicare. Le vittime di trauma toracico, con ogni probabilità, avvertiranno dolore toracico, che può essere acuto, trafittivo o costrittivo. Spesso il dolore peggiora con gli sforzi respiratori o i movimenti. Il paziente può riferire un senso di superficialità del respiro o di non essere in grado di eseguire un'inspirazione adeguata. Il paziente può sentirsi ansioso o stordito se si sta sviluppando shock. È importante ricordare che l'assenza di sintomi non equivale ad assenza di lesioni.

Il passo successivo nella valutazione è l'esecuzione di un esame obiettivo. Vi sono quattro componenti dell'esame obiettivo: ispezione, palpazione, percussione e auscultazione. La valutazione deve includere anche la determinazione dei segni vitali. Il posizionamento di un pulsossimetro per valutare la saturazione arteriosa di ossigeno è un complemento utile nella valutazione del paziente traumatizzato.

- Ispezione
  Si osserva il paziente alla ricerca di pallore della cute e sudorazione, che possono indicare la presenza di shock. Il paziente può anche apparire ansioso. La presenza di cianosi (colorazione bluastra della cute, in particolare attorno a bocca e labbra) può essere evidente nell'ipossia pronunciata. Occorre chiedersi se la trachea si trova sulla linea mediana o è deviata su un lato e se le vene giugulari sono distese. Occorre poi esaminare il torace alla ricerca di contusioni, abrasioni e lacerazioni e valutare se la parete toracica si espande in modo simmetrico con gli atti respiratori o una parte della parete toracica si muove in modo paradosso con gli atti respiratori. Occorre identificare e accuratamente esaminare eventuali ferite, al fine di identificare eventuali movimenti d'aria attraverso le stesse.
- Auscultazione
  Si valuta l'intero torace. I rumori respiratori diminuiti su un lato rispetto all'altro possono indicare uno pneumotorace o un emotorace sul lato esaminato. Le contusioni polmonari possono produrre suoni respiratori anomali (crepitii). Benché spesso sia difficile distinguerli sul campo, si possono anche notare toni e soffi cardiaci attenuati durante l'auscultazione del cuore, a causa di una raccolta in pericardio o mediastino; possono essere reperiti anche murmuri causati da lesioni valvolari.
- Palpazione
  Comprimendo delicatamente la parete toracica con le mani e le dita, si valuta la presenza di dolorabilità, crepitio (sia osseo che a causa di enfisema sottocutaneo) e instabilità ossea della parete toracica.
- Percussione
  Questa tecnica di esame è difficile da eseguire sul campo perché l'ambiente spesso è rumoroso, rendendo difficoltosa la valutazione del suono percussivo. Inoltre, la percussione fornisce informazioni talmente minime che non cambierebbero la gestione del paziente in ambito territoriale.
- Pulsossimetria
  La pulsossimetria deve essere eseguita per valutare il livello di ossigeno legato all'emoglobina e monitorata per indicare i cambiamenti delle condizioni del paziente e le sue risposte alla terapia. La saturazione dovrebbe essere mantenuta a valori superiori o uguali al 95%.
- Capnografia
  La capnografia è usata per valutare il livello di anidride carbonica nell'aria espirata e monitorata per indicare i cambiamenti delle condizioni del paziente e le sue risposte alla terapia.

Ripetere le valutazioni della frequenza respiratoria può essere il più importante strumento di valutazione. Quando i pazienti divengono ipossici con condizioni generali compromesse, un indizio precoce di questo cambiamento è un graduale aumento della frequenza respiratoria.

Trattamento e gestione delle lesioni specifiche

Fratture costali

Fratture costali si incontrano incirca il 10% dei pazienti traumatizzati. Vi sono differenti fattori che influenzano la morbilità e mortalità dei pazienti con fratture costali multiple, tra cui il numero di coste fratturate, l'età avanzata. Il tasso di mortalità di una singola frattura costale è del 5,8%, che aumenta fino al 10% in caso di cinque coste rotte. Salendo ad otto fratture il tasso sale al 34%.

Benché le coste siano discretamente ben protette dalla muscolatura sovrastante, le fratture costali sono un'evenienza frequente nei traumi toracici. Le coste superiori sono larghe, spesse e particolarmente ben protette dal cingolo scapolare e dai muscoli. Poiché è necessaria una notevole energia per fratturare le coste superiori, un paziente di questo tipo è a rischio di presentare altre lesioni significative, come una lacerazione traumatica dell'aorta. Le fratture costali si verificano più spesso dalla quarta all'ottava costa lateralmente, dove sono sottili e hanno meno muscolatura sovrastante. Le estremità spezzate delle coste possono lacerare muscoli, polmone e vasi sanguigni, con la possibilità di una contusione polmonare associata. La più comune lesione associata alle fratture costali è la contusione polmonare. La compressione dei polmoni può comportare alla rottura di alveoli con conseguente pneumotorace. Fratture delle coste inferiori possono essere associate a lesioni spleniche ed epatiche, e quindi essere indice di potenziali lesioni intra addominali. Queste lesioni possono anche presentarsi con segni di perdita ematica o shock.

Valutazione

I pazienti con fratture costali semplici possono presentare pochi sintomi. Il più delle volte lamenteranno dolore toracico e difficoltà respiratorie. Possono avere atti respiratori faticosi. Una delicata palpazione della parete toracica, normalmente, rileva dolorabilità nel punto esatto della frattura coste, un crepitio può essere rilevato, come conseguenza dello sfregamento dei due monconi ossei. Il soccorritore preospedaliero valuta i segni vitali, prestando particolare attenzione alla frequenza respiratoria e alla profondità dei respiri. Si deve anche misurare la pulsossimetria, così come la capnografia, se disponibile.

Trattamento

Il sollievo del dolore è un obiettivo primario nel trattamento iniziale di pazienti con fratture costali. Questo include rassicurazione e posizionamento del braccio al collo. È importante rassicurare e valutare ripetutamente il paziente, tenendo presente la possibilità di deterioramento della ventilazione e di sviluppo di shock. Si deve prendere in considerazione il posizionamento di un accesso venoso (EV) a seconda delle condizioni del paziente e del tempo di trasporto previsto. La somministrazione di piccole dosi di analgesici narcotici EV può essere appropriata in certe circostanze da parte di unità avanzata tramite protocolli dedicati o con adeguato controllo medico. Il paziente è incoraggiato a respirare profondamente e a tossire per impedire il collasso degli alveoli (atelettasia) e la possibilità di polmonite e altre complicanze. Si deve evitare l'immobilizzazione rigida della gabbia toracica con cerotti o fasce perché questi interventi predispongono allo sviluppo di atelettasia e polmonite. Possono essere necessari somministrazione di ossigeno e sostegno ventilatorio.

Lembo costale

Il lembo costale si verifica quando due o più coste adiacenti si fratturano in più di un punto. Questo crea un segmento di parete toracica che non è più in continuità con il resto del torace. Quando i muscoli respiratori si contraggono per sollevare e allargare le coste e abbassare il diaframma, il segmento mobile paradossalmente si muove verso l'interno in risposta alla pressione negativa creatasi entro la cavità toracica (Fig.12.9) Analogamente, quando questi muscoli si rilassano, il segmento può muoversi verso l'esterno mentre la pressione dentro il torace aumenta. Questo movimento paradosso del lembo costale rende meno efficiente la ventilazione. Il grado di inefficienza è direttamente correlato alle dimensioni del lembo costale

La forza significativa necessaria per produrre una tale lesione è in genere trasmessa al polmone sottostante e determina una contusione polmonare. Il paziente pertanto può avere due meccanismi che compromettono la ventilazione e gli scambi gassosi, il segmento mobile e la sottostante contusione polmonare (che è il problema maggiore nella compromissione della ventilazione).

Valutazione

Come con una semplice frattura costale, la valutazione di un lembo costale rivelerà un paziente dolorante. Il dolore è tipicamente più forte e il paziente in genere appare in distress. La frequenza respiratoria è elevata e il paziente non esegue respiri profondi. Può essere presente ipossia, dimostrata dalla pulsossimetria o dalla cianosi. Il movimento paradosso può essere o non essere evidente o facilmente individuato. Inizialmente, i muscoli intercostali saranno in spasmo e tenderanno a stabilizzare il lembo costale. Quando tali muscoli si affaticano, il movimento paradosso diviene sempre più evidente. Il paziente presenterà dolorabilità e potenziale crepitio osseo sul segmento leso. L'instabilità del segmento può anche essere apprezzata alla palpazione.

Trattamento

Il trattamento di un lembo costale è volto ad alleviare il dolore, sostenere la ventilazione e monitorare il deterioramento. La frequenza ventilatoria può essere il parametro più importante da seguire. I pazienti che sviluppano una contusione polmonare, mostrano un incremento costante della frequenza respiratoria durante il tempo del soccorso. Occorre somministrare ossigeno supplementare per garantire un'ossigenazione maggiore uguale al 95%. . Si può ottenere un accesso venoso, tranne che nel caso di tempi di trasporto estremamente brevi. Analgesici narcotico possono essere utili per la gestione del dolore. . Può essere necessario il sostegno della ventilazione con pallone-maschera, pressione positiva continua (Continuous Positive Airway Pressure, CPAP) o intubazione endotracheale e ventilazione a pressione positiva (in particolare con tempi di trasporto lunghi). I tentativi di stabilizzare il lembo costale con sacchetti di sabbia o altri mezzi che possono compromettere ulteriormente il movimento della parete toracica e quindi la ventilazione sono controindicati.

Contusione polmonare

Quando il tessuto polmonare è lacerato o strappato da meccanismi contusivi o penetranti, il sanguinamento nello spazio aereo alveolare può portare a contusione polmonare. Questo impedisce gli scambi gassosi in quanto non entra aria negli alveoli dalle vie aeree terminali. Sangue e liquido di edema nel tessuto tra gli alveoli ostacolano ulteriormente gli scambi gassosi negli alveoli che sono ventilati. Nel paziente con un lembo costale è quasi sempre presente una contusione polmonare, che è una complicanza comune e potenzialmente letale delle lesioni toraciche. Il deterioramento fino al punto di insufficienza respiratoria franca può verificarsi nelle prime 24 ore dal trauma.

Valutazione

I riscontri della valutazione del paziente variano a seconda della gravità della contusione (percentuale del polmone coinvolto). La valutazione iniziale può non rivelare alcuna compromissione respiratoria. Un costante aumento della frequenza respiratoria è un indicatore precoce di sviluppo di contusione polmonare. È necessario un alto indice di sospetto, in particolare in presenza di un frammento costale.

Trattamento

Il trattamento è rivolto al sostegno della ventilazione. Deve essere somministrato ossigeno supplementare allo scopo di mantenere la saturazione di ossigeno nel range normale. Il soccorritore preospedaliero deve valutare ripetutamente la frequenza respiratoria e qualsiasi segno di distress respiratorio. Devono essere utilizzate la pulsossimetria continua e la capnografia, se disponibile. Si deve somministrare ossigeno supplementare a tutti i pazienti con sospetta contusione polmonare. La pressione positiva continua (CPAP) può essere usata per migliorare l'ossigenazione nei pazienti in cui la sola somministrazione di ossigeno supplementare si dimostra inadeguata a mantenere livelli di saturazione di ossigeno accettabili. Può essere necessario il sostegno della ventilazione con pallone-maschera o intubazione endotracheale.

In assenza di ipotensione (PA sistolica <90 mmHg), la somministrazione aggressiva di liquidi EV può aumentare ulteriormente l'edema e compromettere la ventilazione e l'ossigenazione. Piuttosto, i liquidi devono essere somministrati per mantenere normali il polso e la pressione sanguigna. La contusione polmonare è un altro esempio in cui il reintegro dei liquidi deve essere bilanciato con le altre necessità del paziente (si veda il Capitolo sullo Shock).

Pneumotorace

Uno pneumotorace è presente in una percentuale che arriva fino al 20% delle gravi lesioni toraciche. I tre tipi di pneumotorace rappresentano livelli crescenti di gravità: semplice, aperto e iperteso.

Lo pneumotorace semplice è la presenza di aria all'interno dello spazio pleurico. Quando la quantità di aria nello spazio pleurico aumenta, il polmone su tale lato collassa (Fig.12.10). Lo pneumotorace aperto ("lesione soffiante del torace") implica uno pneumotorace associato a un difetto della parete toracica che consente all'aria di entrare e uscire dallo spazio pleurico provenendo dall'esterno con ogni sforzo ventilatorio. Lo pneumotorace iperteso si verifica quando l'aria continua a entrare e rimane intrappolata nello spazio pleurico, con aumento graduale della pressione intratoracica. Questo provoca lo spostamento del mediastino e causa la diminuzione del ritorno del sangue venoso al cuore e la compromissione della funzione circolatoria.

Pneumotorace semplice

Valutazione.

La valutazione nello pneumotorace semplice probabilmente rileverà reperti simili a quelli delle fratture costali. Il paziente spesso lamenta dolore toracico pleuritico e può presentare vari segni e sintomi di disfunzione respiratoria. I reperti classici sono una riduzione dei suoni respiratori sul lato della lesione. In qualsiasi paziente con distress respiratorio e riduzione dei suoni respiratori si deve presumere uno pneumotorace.

Trattamento.

Il soccorritore somministra ossigeno supplementare, realizza un accesso EV e si prepara a trattare lo shock se questo si sviluppa. Il monitoraggio della pulsossimetria e della capnografia della forma d'onda, se disponibile, è essenziale per il trattamento del paziente. Se l'immobilizzazione non è necessaria, il paziente può essere più comodo in una posizione semi seduta. È essenziale un trasporto rapido. Se il soccorritore opera a livello di base, si deve prendere in considerazione un rendez-vous con un'unità di supporto vitale avanzato (ALS). Un punto chiave nel trattamento è riconoscere che uno pneumotorace semplice può evolversi rapidamente in uno pneumotorace iperteso. Il paziente deve essere controllato continuamente per lo sviluppo di uno pneumotorace iperteso in modo da consentire un intervento tempestivo prima che subentri una seria compromissione della circolazione.

Pneumotorace aperto

Lo pneumotorace aperto, come lo pneumotorace semplice, comporta l'ingresso di aria nello spazio pleurico e il collasso del polmone. Un difetto della parete toracica che porta a una comunicazione tra l'aria esterna e lo spazio pleurico è il segno caratteristico di uno pneumotorace aperto. Meccanismi lesivi che portano ad uno pneumotorace aperto includono ferite da arma da fuoco, da arma bianca, impalamenti e, più raramente, esplosioni. Quando il paziente tenta di inalare, l'aria attraversa la ferita ed entra nello spazio pleurico a causa della pressione negativa creata nella cavità toracica quando i muscoli respiratori si contraggono. Nelle ferite più grandi può esservi un flusso libero di aria dentro e fuori dallo spazio pleurico con le differenti fasi della respirazione (Fig.12.11). Un rumore si crea quando l'aria entra ed esce dal foro nella parete toracica; questa situazione è definita "ferita toracica soffiante". Poiché l'aria segue il percorso che presenta la minore resistenza, questo anomalo flusso di aria attraverso la parete toracica può avvenire in modo preferenziale rispetto al flusso normale attraverso le vie aeree superiori al polmone, in particolare se il difetto è di dimensioni simili o superiori all'apertura glottica sulle vie aeree inferiori. La resistenza al flusso attraverso una ferita diminuisce con l'aumentare delle dimensioni del difetto. Viene quindi inibita una ventilazione efficace sia per il collasso del polmone sul lato leso, sia con flusso preferenziale di aria nello spazio pleurico piuttosto che negli alveoli del polmone. Benché il paziente stia respirando, viene impedito all'ossigeno di entrare nel sistema circolatorio.

Valutazione

La valutazione del paziente con uno pneumotorace aperto generalmente rivela un evidente distress respiratorio. Il paziente sarà ansioso e tachipnoico. Il polso sarà accelerato e potenzialmente filiforme. L'osservazione della parete toracica rivelerà la ferita, che può emettere un rumore udibile di aspirazione durante l'inspirazione, con formazione di bolle durante l'espirazione.

Trattamento

Il trattamento iniziale di uno pneumotorace aperto consiste nel sigillare il difetto della parete toracica e somministrare ossigeno supplementare. Il flusso aereo attraverso la ferita nella cavità pleurica viene evitato con l'applicazione di una medicazione occlusiva unidirezionale, utilizzando prodotti commerciali come l'Halo, l'Asherman, il Bolingo o metodi improvvisati, come fogli di alluminio o pellicole, o garze vaselinate chiusi su tre lati. Un paziente con uno pneumotorace aperto ha praticamente sempre una lesione al polmone sottostante, il che comporta due fonti di passaggio di aria, il foro nella parete toracica e quello nel polmone. Anche se una lesione alla parete toracica è sigillata con una medicazione occlusiva, la perdita di aria nello spazio pleurico può continuare dal polmone leso, preparando il campo a uno pneumotorace iperteso (Fig.12.12). La scuola tradizionale insegna che, in caso di pneumotorace aperto, la medicazione occlusiva debba essere fissata su tre lati. Questo impedirà il flusso aereo verso l'interno della cavità toracica durante l'inspirazione, mentre consentirà all'aria di fuoriuscire attraverso il lato aperto della medicazione durante l'espirazione (Fig.12.13).

Un recente studio, condotto su animali, ha messo in confronto medicazioni occlusive e occlusive unidirezionali. In entrambe i casi si è visto un miglioramento della ventilazione, ma nel caso delle medicazioni unidirezionali, si è vista una prevenzione maggiore dello sviluppo del pneumotorace iperteso.

In virtù di questo studio, il PHTLS raccomanda il seguente approccio nella gestione del pneumotorace aperto:

- Posizionare una medicazione unidirezionale preconfezionata sulla ferita.
- Se una medicazione unidirezionale preconfezionata non è disponibile posizionare una pellicola o foglio di alluminio chiuso con cerotto su tre lati.
- Se nessuna delle precedenti è disponibile, posizionare una garza grassa o altra medicazione occlusiva, ricordando che tale opzione potrebbe favorire l'instaurarsi di uno pneumotorace iperteso.

- Se il paziente sviluppa tachicardia, tachipnea o altro distress respiratorio, rimuovere per alcuni secondi la medicazione ed assistere la ventilazione, se necessario.
- Se il distress permane, presupporre l'esistenza di uno pneumotorace iperteso e drenarlo con toracentesi (vedi successivamente).

Se queste misure non riescono a sostenere adeguatamente il paziente, può essere necessaria l'intubazione endotracheale con ventilazione a pressione positiva. Se si utilizza la pressione positiva, il soccorritore deve monitorare attentamente il paziente per lo sviluppo di uno pneumotorace iperteso. Se si sviluppano segni di crescente distress respiratorio, la medicazione sopra la ferita deve essere rimossa per consentire la decompressione dell'eventuale tensione accumulata. Se questo non è efficace, si deve prendere in considerazione una decompressione con ago e ventilazione a pressione positiva, se non già utilizzata.21

In quei casi in cui si ventila con pressione positiva, non vi è bisogno disigillare la ferita. La pressione positiva continua garantisce una ventilazione polmonare efficace, contrastando con la fisiopatologia.

Pneumotorace iperteso

Lo pneumotorace iperteso è un'emergenza potenzialmente letale. Se l'aria continua a entrare nello spazio pleurico senza fuoriuscirne, la pressione intratoracica aumenta. Con l'aumentare della pressione intratoracica, aumenta la compromissione ventilatoria e diminuisce il ritorno venoso al cuore. La diminuzione della gittata cardiaca associata al peggioramento degli scambi gassosi porta a un grave shock. L'aumento della pressione sul lato leso del torace può infine spingere le strutture nel mediastino verso il lato opposto del torace (Fig.12.14). Questa distorsione dell'anatomia può ulteriormente impedire il ritorno venoso al cuore attraverso l'inginocchiamento della vena cava inferiore. Inoltre, l'espansione del polmone sul lato non affetto è sempre più limitata e ne deriva una compromissione respiratoria.

Ogni paziente con lesioni toraciche è a rischio di sviluppare uno pneumotorace iperteso. I pazienti a rischio particolare sono quelli che probabilmente hanno uno pneumotorace (ad esempio, paziente con segni di frattura delle coste), quelli che hanno uno pneumotorace noto (ad esempio, paziente con lesione penetrante del torace) e quelli con lesioni toraciche che sono sottoposti a ventilazione a pressione positiva. Tali pazienti devono essere controllati continuamente e trasportati rapidamente a una struttura adeguata.

Valutazione

I riscontri durante la valutazione dipendono da quanta pressione si è accumulata nello spazio pleurico (Fig.12.15). Inizialmente, i pazienti presenteranno ansia e fastidio. In generale lamenteranno dolore toracico e difficoltà respiratorie. Quando la pressione aumenta, presenteranno agitazione crescente e distress respiratorio. Nei casi gravi, possono comparire cianosi e apnea. I reperti classici sono deviazione della trachea dal lato opposto alla lesione, riduzione dei suoni respiratori sulla sede della lesione e un suono timpanico alla percussione. È difficile rilevare una riduzione dei suoni respiratori sul campo. Un costante esercizio nell'auscultazione di tutti i pazienti affinerà le capacità del soccorritore e renderà più probabile il rilevamento di questo importante segno clinico. Il riconoscimento di un suono timpanico sul campo è praticamente impossibile, ma tale reperto è ricordato a scopo di completezza. Il trasporto ed il trattamento non devono essere ritardati a causa della valutazione della percussione. Altri reperti fisici che possono essere evidenti sono la distensione delle vene giugulari, il crepitio della parete toracica e cianosi. Tachicardia e tachipnea divengono sempre più prominenti con l'aumentare della pressione intratoracica, culminando in ipotensione e shock scompensato.

Trattamento

La priorità nel trattamento è decomprimere lo pneumotorace iperteso. La decompressione deve essere eseguita quando sono presenti tutti e tre i successivi riscontri:

1. Peggioramento del distress respiratorio o difficoltà a ventilare con un dispositivo pallone-maschera
2. Suoni respiratori ridotti o assenti su di un lato e
3. Shock scompensato (pressione sistolica <90 mmhg).

In base al contesto clinico e al livello di addestramento del soccorritore preospedaliero, esistono diverse opzioni di decompressione pleurica. Se la decompressione non è un'opzione percorribile (solo soccorritori di base sulla scena e nessuna medicazione occlusiva da rimuovere), è imperativo il rapido trasporto a un'adeguata struttura mentre si somministra ossigeno ad alta concentrazione (FiO2 >85%). L'assistenza ventilatoria a pressione positiva deve essere usata solo se il paziente è ipossico e non risponde all'ossigeno supplementare, poiché può far peggiorare rapidamente lo pneumotorace iperteso. La ventilazione assistita può determinare un accumulo più rapido dell'aria nello spazio pleurico. Se l'intercettazione di un'unità di supporto vitale avanzato (ALS) è un'opzione, deve essere realizzata nel caso in cui sia più veloce del trasporto a una struttura adeguata.

FIGURA 12.15

Segni di uno pneumotorace iperteso.

Benché i segni seguenti siano spesso associati allo pneumotorace iperteso, molti possono non essere presenti o sono difficili da identificare sul campo.

Ispezione

- La cianosi può essere difficile da osservare sul campo. Scarsa illuminazione, variazione nel colore della cute, sporcizia e sangue associati al trauma spesso rendono questo segno non affidabile.
- La distensione delle vene del collo è descritta come un classico segno dello pneumotorace iperteso. Tuttavia, poiché un paziente con uno pneumotorace iperteso può anche avere perso una considerevole quantità di sangue, la distensione delle vene del collo può non essere prominente.

Palpazione

- L'enfisema sottocutaneo è un segno comune. Con l'aumentare della pressione intratoracica, l'aria inizia a farsi strada tra i tessuti della gabbia toracica.. A causa delle elevate pressioni che si sviluppano nel torace, l'enfisema può arrivare ad essere palpabile su tutto il torace, sul collo e anche sull'addome
- La deviazione della trachea è solitamente un segno tardivo. Perfino quando è presente, può essere difficile da diagnosticare all'esame obiettivo. Nel collo, la trachea è fissata alla colonna cervicale da fasce e altre strutture di sostegno; pertanto, la deviazione della trachea è più un fenomeno intratoracico, benché possa essere avvertita mediante palpazione nell'incisura giugulare se è marcata. La deviazione della trachea non si nota spesso in ambito preospedaliero.

Auscultazione

- Riduzione dei suoni respiratori sul lato leso. La parte più utile dell'esame obiettivo è la ricerca di una riduzione dei suoni respiratori sul lato della lesione. Tuttavia, per utilizzare questo segno il soccorritore preospedaliero deve essere in grado di distinguere fra suoni normali e suoni ridotti. Tale differenziazione richiede una grande pratica. Auscultare i suoni respiratori durante ogni contatto con i pazienti sarà di aiuto.

Rimozione di una medicazione occlusiva

Nel paziente con uno pneumotorace aperto, se è stata applicata una medicazione occlusiva, la si deve rimuovere per breve tempo. Questo deve consentire allo pneumotorace iperteso di decomprimersi attraverso la ferita con un flusso d'aria. Questa procedura può dover essere ripetuta periodicamente durante il trasporto se si ripresentano sintomi di tensione. Se rimuovere la medicazione per diversi secondi non ha effetto, o non vi è una ferita aperta, un soccorritore esperto può procedere con una toracostomia con ago.

Decompressione con ago

L'inserimento di un ago nello spazio pleurico del lato affetto consente all'aria accumulata, sotto pressione, di fuoriuscire. Il miglioramento immediato dell'ossigenazione e della facilità di ventilazione può salvare la vita. La decompressione con ago si è dimostrata efficace in un modello animale.

Se un paziente con sospetto pneumotorace iperteso è stato intubato, si deve rivalutare la posizione del tubo endotracheale prima di effettuare la decompressione con ago. Se un tubo endotracheale è scivolato dalla trachea in uno dei bronchi principali (di solito il destro), i suoni respiratori e l'escursione della parete toracica possono essere marcatamente ridotti sul lato opposto poiché quel polmone non è ventilato. In questo caso, sarà necessario riposizionare il tubo, prima di dedicarsi al posizionamento dell'ago.

La decompressione con ago è eseguita attraverso il secondo o il terzo spazio intercostale sulla linea emiclaveare del lato affetto del torace (Fig.12.16). Questa sede è scelta a causa della facilità di accesso per il soccorritore preospedaliero che trasporta un paziente che è stato verosimilmente "immobilizzato per il trasporto" su un asse spinale con un collare cervicale, con le braccia lungo i fianchi (rendendo difficile l'accesso alla linea medio-ascellare, dove sono abitualmente posizionati i tubi toracici). Una volta in posizione, il catetere ha meno probabilità di essere dislocato dalla parete toracica nella linea emiclaveare. Il polmone sul lato affetto è collassato e spostato sul lato opposto; quindi ha scarsa probabilità di essere leso durante la procedura. Ago e cannula devono essere fatti avanzare sino a quando si ottiene un ritorno di aria e non spinti ulteriormente. Una volta ottenuta la decompressione, la cannula è fissata con nastro al torace per impedirne lo spostamento. Un posizionamento scorretto (sede o profondità) può portare a lesioni a polmoni, cuore o grandi vasi.

Numerosi studi hanno posto il quesito sulla miglior sede di puntura per il drenaggio del pneumotorace, visto lo spessore della parete toracica a livello del pettorale, che sovente supera la lunghezza dei cateteri in dotazione standard, dimostrando un miglior drenaggio toracico se un ago di 5 cm veniva posizionato nel 5o spazio intercostale, su linea ascellare media o anteriore.

La decompressione dal secondo spazio, in linea emiclaveare dimostra minor rischio di dislocamento ed inginocchiamento, ma con rischio di emorragia maggiore a causa di lesioni di vasi subclaveari o mammari.

Recenti studi riportano esperienze militari , dove si sono riscontrati maggior tassi di inginocchiamento a causa della mobilizzazione del paziente, quando si accedeva alla cavità toracica dalla linea ascellare, sebbene la via d'accesso fosse maggiormente efficace.

La decompressione deve essere eseguita con un ago endovenoso di grosso calibro (da 10 a 16 Gauge) lungo almeno 8 cm. Uno studio recente ha comunque dimostrato che nel 26% dei casi si è riscontrato il fallimento della manovra a causa di inginocchiamento, ostruzione o dislocamento. Inoltre il 43% dei tentativi di drenaggio si è dimostrato inefficace alla detensione.

Questa procedura converte uno pneumotorace iperteso in un banale pneumotorace aperto. Il sollievo allo sforzo respiratorio sopravanza di molto l'effetto negativo di uno pneumotorace aperto. Essendo il diametro della cannula da decompressione notevolmente più piccolo delle vie aeree del paziente, è improbabile che qualsiasi movimento di aria attraverso il catetere comprometta in modo significativo lo sforzo ventilatorio. Pertanto, la creazione di una valvola monodirezionale (valvola di Heimlich) probabilmente non è necessaria da un punto di vista clinico. Usare una valvola preconfezionata è economicamente dispendioso e ricavare una valvola da un guanto è dispendioso in termini di tempo. È appropriata la somministrazione continua di ossigeno supplementare, nonché il sostegno ventilatorio secondo necessità.

Come regola, uno pneumotorace iperteso bilaterale è estremamente raro in pazienti che non sono intubati e ventilati con pressione positiva. Il primo passo nella rivalutazione del paziente è confermare la posizione del tubo endotracheale (ET), assicurarsi che non presenti curve o pieghe che causino una sua compressione e assicurarsi che il tubo non sia stato inavvertitamente spostato in un bronco principale. Si deve esercitare estrema cautela con una decompressione con ago bilaterale in pazienti che non sono ventilati con pressione positiva. Se la valutazione del soccorritore è errata, la creazione di uno pneumotorace bilaterale può causare grave distress respiratorio.

Il paziente deve essere rapidamente trasportato a una struttura appropriata. Si deve realizzare un accesso venoso, se non il tempo di trasporto non sia particolarmente breve. Il paziente deve essere attentamente osservato alla ricerca di deterioramento. Può divenire necessaria la ripetizione della decompressione e dell'intubazione endotracheale.

Toracostomia con tubo (posizionamento del tubo toracico)

In generale, i tubi toracici (toracostomia con tubo) non sono posizionati nel contesto preospedaliero, a causa dei timori relativi a tempo, complicanze procedurali, infezioni e problematiche di addestramento. La decompressione con ago può essere eseguita in una frazione del tempo di esecuzione di una toracostomia con tubo, perché richiede meno passaggi. I tassi di complicanze pubblicate con un tubo toracostomico variano dal 2,8 al 21%30, 31 e comprendono lesioni del cuore o dei polmoni e collocazione errata nei tessuti sottocutanei della parete toracica o nella cavità peritoneale. Questa procedura richiede un ambiente sterile, difficile da creare sul campo. Un'interruzione della tecnica sterile, come la contaminazione del tubo toracico o degli strumenti, può causare lo sviluppo di un empiema (raccolta di pus nello spazio pleurico), che richiede un intervento chirurgico e il drenaggio. È necessario un addestramento notevole per sviluppare questa competenza e una pratica continua per mantenere l'abilità di esecuzione.

I pazienti che vengono trasportati con un tubo toracico in sede sono ancora a rischio di sviluppo di uno pneumotorace ipertensivo, in particolare se sono sottoposti ad assistenza ventilatoria a pressione positiva. Se iniziano a manifestarsi i segni di uno pneumotorace ipertensivo, occorre assicurarsi per prima cosa che il tubo toracico o i tubi di raccordo non presentino pieghe. Quindi, assicurarsi che i tubi di raccordo siano connessi correttamente a un dispositivo di drenaggio a tenuta stagna. Anche in assenza di problemi identificabili, il paziente con segni di uno pneumotorace iperteso in aumento può richiedere la decompressione con ago. Non attardarsi solo perché un tubo toracico è già in posizione (Fig.12.17).

FIGURA 12.17
Ricerca e soluzione dei problemi nei drenaggi toracostomici

TRE COMPONENTI DI BASE DEI SISTEMI DI DRENAGGIO DEI TUBI TORACICI

1. Sistema di tenuta: consente all'aria di fuoriuscire dallo spazio pleurico ma non di tornare. Generalmente ad acqua, si formano bolle mentre l'aria fuoriesce dallo spazio pleurico e si innalza con la pressione inspiratoria negativa.
2. Sistema di raccolta: raccoglie e misura il liquido drenato. Osservare i cambiamenti nel volume e nella natura del liquido drenato.
3. Aspirazione: fornisce pressione negativa per assistere il drenaggio e l'espansione. Assicurarsi che l'aspirazione sia correttamente collegata e funzionante. Rivedere il funzionamento di base di qualsiasi sistema di drenaggio prima di ogni trasferimento del paziente.

CAMBIAMENTI DELLO STATO RESPIRATORIO IN PAZIENTI CON TUBI TORACICI

- Valutare i segni vitali, compresi i dati pulsossimetrici. Se il drenaggio non funziona correttamente il paziente può iniziare a diventare tachicardico, tachipnoico e ipossico. Se si sviluppa uno pneumotorace iperteso compariranno enfisema sottocutaneo, distress respiratorio ingravescente, riduzione della pressione differenziale e ipotensione
- Valutare i suoni polmonari. I suoni respiratori possono progressivamente scomparire sul lato affetto in cui si accumula aria sotto pressione.
- Valutare lo sforzo ventilatorio. Se il drenaggio non è funzionante vi sarà un rapido peggioramento della dispnea.
- Valutare la circolazione. Se il drenaggio non è funzionante vi sarà una riduzione della pressione arteriosa con una diminuzione della pressione differenziale e tachicardia.
- Valutare il livello di coscienza. Con l'aumentare dell'ipossia e dell'ipoperfusione cerebrale compaiono agitazione e stato d'ansia fino ad arrivare alla perdita di coscienza.

FASI DELLA RICERCA E SOLUZIONE DEI PROBLEMI

- Valutare la medicazione e la sede del tubo per assicurarsi che questo non sia stato spostato durante i trasferimenti.
- Controllare che i tubi siano collegati saldamente e non ostruiti, piegati o clampati.
- Controllare che il sistema sia a tenuta e che che sia presente il movimento del menisco idrico e la fuoriuscita di bolle con le ventilazioni.
- Controllare l'appannamento dei tubi e che il drenaggio sia efficace.
- Controllare che il sistema di aspirazione sia funzionante (se inserito), valutando lo sbollamento e gli indicatori di pressione negativa sul dispositivo.
- Se lo stato ventilatorio del paziente continua a peggiorare, ricercare attentamente pi segni di comparsa di uno pneumotorace iperteso. Se indicato, scollegare il tubo toracico dal sistema di drenaggio, che consente l'allentamento della tensione se il tubo toracico è posizionato correttamente e non è ostruito. Se questa manovra non migliora le condizioni del paziente, prendere in considerazione la decompressione con ago.

Emotorace

L'emotorace si verifica quando nello spazio pleurico entra del sangue. Poiché questo spazio può raccogliere un grande volume di sangue (2.500-3.000 ml), l'emotorace può rappresentare una fonte di significativa perdita ematica. In effetti, la perdita di volume di sangue circolante per sanguinamento nello spazio pleurico rappresenta per il paziente con lesione toracica un insulto fisiologico maggiore del collasso del polmone causato dall'emotorace (Fig.12.18). È raro che si accumuli sufficiente sangue da creare un "emotorace iperteso". I meccanismi che portano all'emotorace sono gli stessi che causano i vari tipi di pneumotorace. Il sanguinamento può derivare dalla muscolatura della parete toracica, dai vasi intercostali, dal parenchima polmonare, dai vasi polmonari o dai grandi vasi del torace.

Valutazione

La valutazione rivela un paziente con un certo distress. Ancora una volta, dolore toracico e superficialità del respiro sono le caratteristiche prevalenti, generalmente con segni di shock significativo. Il soccorritore preospedaliero esegue il monitoraggio del paziente alla ricerca di segni di shock: tachicardia, tachipnea, confusione, pallore e ipotensione. I suoni respiratori sul lato della lesione sono ridotti o assenti, ma la percussione rivelerà un suono ottuso (rispetto al suono timpanico di uno pneumotorace). In associazione all'emotorace può essere presente uno pneumotorace, che aumenta la probabilità di compromissione cardiorespiratoria. A causa della perdita di volume sanguigno circolante, la distensione delle vene del collo spesso non è presente.

Trattamento

Il trattamento prevede l'osservazione costante per rilevare deterioramento fisiologico mentre si fornisce un supporto adeguato. Si deve somministrare ossigeno a elevata concentrazione e sostenere la ventilazione se necessario con pallone-maschera o intubazione endotracheale, se disponibili e indicati. Lo stato emodinamico viene monitorato strettamente. Si deve ottenere un accesso endovenoso e fornire un'appropriata terapia con liquidi, allo scopo di mantenere una perfusione adeguata senza somministrare grandi volumi in modo indiscriminato. Il rapido trasporto a una struttura appropriata in grado di eseguire un immediato intervento chirurgico completa l'algoritmo del trattamento per l'emotorace.

Trauma cardiaco chiuso

Una lesione cardiaca deriva il più delle volte dall'applicazione di una forza alla parte anteriore del torace, soprattutto in un evento di decelerazione come un incidente stradale con violento impatto frontale. Il cuore viene compresso fra lo sterno anteriormente e la colonna vertebrale posteriormente (Fig.12.19). Questa compressione del cuore causa un improvviso incremento nella pressione all'interno dei ventricoli fino a diverse volte i valori normali, il che porta a contusione cardiaca, talora lesione valvolare e raramente a rottura cardiaca, come segue.

- Contusione cardiaca. La conseguenza più comune di una compressione cardiaca è una contusione cardiaca; il muscolo cardiaco è contuso, con vari gradi di lesione alle cellule miocardiche. Questo il più delle volte porta ad anomalie del ritmo cardiaco, come tachicardia sinusale. Più preoccupanti, ma meno frequenti, sono contrazioni ventricolari premature (CVP) o ritmi non perfondenti come tachicardia ventricolare (TV) e fibrillazione ventricolare (FV). Se viene lesa la regione del setto, l'elettrocardiogramma (ECG) può dimostrare anomalie della conduzione interventricolare, come blocco di branca destro (BBD). Se è leso un volume sufficiente di miocardio, la contrattilità del cuore può essere compromessa e la gittata cardiaca scende, portando a shock cardiogeno. A differenza delle altre forme di shock abitualmente incontrate nel contesto traumatologico, questo shock non migliora con la somministrazione di liquidi e in realtà può peggiorare.
- Rottura valvolare. La rottura delle strutture di sostegno delle valvole cardiache o delle valvole stesse tipicamente rende le valvole incontinenti. Il paziente si presenterà con vari gradi di shock, con segni e sintomi di insufficienza cardiaca congestizia (ICC), come tachipnea, rantoli e soffi cardiaci di nuova insorgenza.
- Rottura chiusa del cuore. Evento raro, la rottura chiusa del cuore si verifica in meno dell'1% dei pazienti con trauma chiuso del torace. La maggior parte di questi pazienti morirà sulla scena per dissanguamento o tamponamento

cardiaco fatale. I pazienti sopravvissuti si presenteranno con tamponamento cardiaco.

Valutazione

La valutazione del paziente con potenziale lesione cardiaca chiusa rivela un meccanismo che ha generato un impatto frontale sul centro del torace del paziente. Un piantone dello sterzo piegato, accompagnato a contusioni sopra lo sterno, implica un tale meccanismo. Come avviene per altre lesioni toraciche, il paziente probabilmente lamenterà dolore toracico e/o respiro superficiale. Se è presente un'aritmia, il paziente può lamentare palpitazioni. I riscontri fisici preoccupanti sono contusioni sopra lo sterno, crepitio sopra lo sterno e instabilità sternale. Con uno sterno flottante, le coste su entrambi i lati dello sterno sono fratturate, e consentono al lembo di muoversi paradossalmente con gli atti respiratori, analogamente a un lembo costale, come descritto in precedenza. Se si è verificata la rottura di una valvola, può essere rilevabile un soffio aspro precordiale insieme a segni di ICC acuta, come ipotensione, distensione venosa giugulare e suoni respiratori anomali. Il monitoraggio ECG può dimostrare tachicardia, CVP, altri disturbi del ritmo o sopraslivellamento del segmento ST.

Trattamento

La strategia chiave per un corretto trattamento consiste nel valutare la possibilità che si sia verificata una lesione cardiaca chiusa e nel trasmettere questo timore insieme ai riscontri clinici all'ospedale ricevente. Nel frattempo, si somministra ossigeno a concentrazione elevata e si stabilisce un accesso EV per una prudente terapia con liquidi. Il paziente deve essere collegato a un monitor cardiaco per rilevare aritmie e innalzamenti del segmento ST se presenti. Se sono presenti aritmie e vi sono dei soccorritori esperti, si deve iniziare una terapia farmacologica antiaritmica standard. Non esistono dati a sostegno della profilassi delle aritmie nella lesione cardiaca chiusa. Come sempre, misure di sostegno ventilatorio devono essere implementate come indicato.

Tamponamento cardiaco

Il tamponamento cardiaco si verifica quando una ferita al cuore consente l'accumulo acuto di liquido fra il sacco pericardico e il cuore. Il sacco pericardico è costituito di tessuto fibroso, anelastico. Normalmente vi è una quantità molto scarsa di liquido nel sacco pericardico, analogamente allo spazio pleurico, come descritto precedentemente. Poiché il pericardio è anelastico, la pressione inizia a salire rapidamente entro il sacco pericardico quando il liquido si accumula in esso. Questo innalzamento della pressione pericardica impedisce il ritorno venoso al cuore e porta a riduzione della gittata cardiaca e della pressione sanguigna. Con ogni contrazione del cuore, ulteriore liquido può penetrare nel sacco pericardico, ostacolando ulteriormente la capacità del cuore di riempirsi in preparazione per la contrazione successiva (Fig.12.20). Questo può diventare abbastanza grave da precipitare in un'attività elettrica senza polso (Pulseless Electrical Activity, PEA), una lesione potenzialmente letale che richiede una risposta coordinata da parte dei soccorritori in tutte le fasi dell'assistenza per ottenere un esito ottimale. Il normale pericardio dell'adulto può essere in grado di raccogliere fino a 300 ml di liquido prima che si verifichi un'assenza di polso, ma in genere basta una quantità di 50 ml per ostacolare il ritorno venoso e quindi la gittata cardiaca.

Il più delle volte, il tamponamento cardiaco è causato da una ferita penetrante del cuore. Questo può portare a penetrazione in una delle camere cardiache (più sovente la destra, per posizione anatomica anteriorizzata) o soltanto a una lacerazione del miocardio. In entrambi i casi, si verifica sanguinamento nel sacco pericardico. L'aumento della pressione all'interno del pericardio porta alla fisiologia del tamponamento cardiaco. Allo stesso tempo, l'aumento di pressione dentro il pericardio può temporaneamente fermare un ulteriore sanguinamento dalla ferita cardiaca, consentendo la sopravvivenza. In caso di ferite da arma da fuoco al cuore, il danno al cuore e al pericardio è solitamente così grave che il pericardio non può contenere l'emorragia, portando a un rapido dissanguamento. Lo stesso vale in caso di impalamento. La rottura a cielo chiuso di una camera cardiaca può portare a tamponamento cardiaco, ma il più delle volte causa un'emorragia con dissanguamento.

Il tamponamento cardiaco deve essere tenuto a mente come possibilità nel valutare qualsiasi paziente con una ferita penetrante del torace. Questo indice di sospetto deve essere innalzato fino a livello di un atteggiamento "presente fino a prova contraria" quando la lesione penetrante si trova entro un rettangolo (la scatola cardiaca) formato tracciando una linea orizzontale lungo le clavicole, linee verticali dai capezzoli ai margini costali e una seconda linea orizzontale che collega i punti di intersezione fra le linee verticali e i margini costali (Fig.12.21). La presenza di una tale ferita deve essere comunicata alla struttura ricevente non appena viene individuata.

Valutazione

La valutazione comporta il rapido riconoscimento della presenza di ferite a rischio, come descritte in precedenza, in associazione all'identificazione di riscontri fisici di tamponamento pericardico. La triade di Beck è un insieme di reperti indicativi di tamponamento cardiaco: (1) toni cardiaci distanti o attenuati (il liquido presente attorno al cuore rende difficile la percezione della chiusura delle valvole cardiache), (2) distensione venosa giugulare (da aumentata pressione nel sacco pericardico che fa refluire il sangue nelle giugulari) e (3) bassa pressione sanguigna. Un altro reperto obiettivo segnalato nel tamponamento cardiaco è il polso paradosso (Fig.12.22).

Il riscontro di alcuni di questi segni è difficile sul campo, soprattutto quelli di toni cardiaci attutiti e polso paradosso. Inoltre, le componenti della triade di Beck sono presenti solo dal 22% al 77% dei casi. Pertanto, il soccorritore sul campo deve mantenere un elevato indice di sospetto, in base alla sede della ferita e all'ipotensione, e praticare la terapia più idonea.

Trattamento

Il trattamento richiede un trasporto rapido e monitorato a una struttura che possa eseguire un'immediata riparazione chirurgica. Il soccorritore preospedaliero deve dapprima riconoscere che è probabilmente presente un tamponamento cardiaco e informare la struttura ricevente in modo che si possa preparare per un intervento chirurgico di emergenza. Si deve somministrare ossigeno a concentrazioni elevate. Si deve realizzare un accesso venoso e iniziare una prudente terapia con liquidi, poiché questo può aumentare la pressione venosa centrale e pertanto migliorare per un certo periodo il riempimento cardiaco. Il soccorritore deve prendere fortemente in considerazione un'intubazione endotracheale con ventilazione a pressione positiva se il paziente è ipoteso.

Il trattamento definitivo richiede la decompressione del tamponamento e la riparazione della lesione cardiaca. Un paziente con sospetto tamponamento cardiaco deve essere trasportato direttamente in una struttura con disponibilità chirurgica immediata, se disponibile. Drenare parte del liquido pericardico con una pericardiocentesi spesso rappresenta una manovra efficace per guadagnare tempo. I rischi di una pericardiocentesi comprendono la lesione del cuore e delle coronarie, che causa l'aumento del tamponamento e la lesione di polmone, grandi vasi e fegato. In casi rari, una toracotomia d'emergenza è stata realizzata sul campo da medici nei sistemi in cui essi sono presenti sulla scena.

Commozione cardiaca

Il termine commozione cardiaca (commotio cordis) si riferisce a una situazione clinica in cui un colpo apparentemente innocuo sulla parte anteriore del torace porta a un improvviso arresto cardiaco. Si ritiene che la commozione cardiaca sia responsabile di circa 20 decessi per anno negli Stati Uniti, prevalentemente in bambini e adolescenti (età media 13 anni). Molti esperti ipotizzano che la commozione cardiaca derivi da un colpo relativamente minore, non penetrante sul precordio (area sopra il cuore), che avviene in una fase elettricamente vulnerabile del ciclo cardiaco, mentre altri ritengono che uno spasmo dell'arteria coronaria possa svolgere un ruolo nel suo sviluppo. Qualsiasi sia il meccanismo, il risultato finale è un'aritmia cardiaca che esita in fibrillazione ventricolare e arresto cardiaco improvviso.

Questa condizione il più delle volte avviene durante attività sportiva amatoriale, in cui la vittima è colpita da un corpo contundente, come una palla da baseball (molto frequente), un disco da hockey, una palla da lacrosse o softball. Tuttavia, la commozione cardiaca è stata anche segnalata dopo impatti corporali (ad esempio, colpi di karate), un incidente stradale a bassa velocità e la collisione di due esterni che tentano di bloccare una palla da baseball. Dopo l'impatto, le vittime sono state viste camminare per uno o due passi e quindi cadere al suolo in arresto cardiaco. Caratteristicamente, non si osserva alcuna lesione a coste, sterno o cuore all'autopsia. La maggior parte delle vittime non presenta anamnesi nota di cardiopatia. La condizione può essere prevenuta mediante l'impiego di attrezzature di sicurezza.

FIGURA 12.22
Polso paradosso

Il polso paradosso, noto anche come pulsus paradoxus, è in realtà un'accentuazione della normale, leggera caduta della pressione sistolica (PAS) che avviene durante l'inspirazione. Quando i polmoni si espandono, vi sono riempimento ed eiezione preferenziali del sangue dal lato destro del cuore a spese del lato sinistro. Pertanto, la pressione sanguigna periferica scende. Questa riduzione della pressione sistolica è in genere inferiore a 10-15 mmhg. Una maggiore riduzione della pressione sistolica costituisce il cosiddetto polso paradosso.

Valutazione

I pazienti che hanno subito una commozione cardiaca vengono trovati in arresto cardiorespiratorio. In alcune vittime si nota una minima contusione sopra lo sterno. La fibrillazione ventricolare (FV) è il ritmo più comune, benché siano anche stati osservati arresto cardiaco completo e blocco di branca sinistro (BBS) con sopraslivellamento del segmento ST.

Trattamento

Una volta confermato l'arresto cardiaco, si inizia la rianimazione cardiopolmonare (RCP). La commozione cardiaca è gestita in maniera analoga agli arresti cardiaci derivanti da infarto miocardico, piuttosto che quelli conseguenti a traumi. Il ritmo cardiaco deve essere determinato il più in fretta possibile, somministrando rapidamente una defibrillazione se viene identificata FV. La prognosi è infausta, con probabilità di sopravvivenza pari al 15% o inferiore. Praticamente tutti i sopravvissuti a questa condizione hanno ricevuto una rapida RCP, iniziata dagli astanti, e una defibrillazione immediata, spesso con un defibrillatore esterno automatico (DEA). I pugni precordiali non hanno dimostrato di risolvere una FV. Se i tentativi immediati di fibrillazione non hanno successo, si assicura una via aerea e si posiziona un accesso EV. Si possono somministrare adrenalina e antiaritmici come delineato nei protocolli sull'arresto cardiaco.

Rottura traumatica dell'aorta

La rottura traumatica dell'aorta deriva da un meccanismo di decelerazione/accelerazione di forza significativa. Alcuni esempi comprendono incidenti stradali ad alta velocità con impatto frontale e cadute dall'alto in cui i pazienti cadono di piatto.

L'aorta nasce dalla porzione superiore del cuore nel mediastino. Il cuore e l'arco dell'aorta sono relativamente mobili all'interno della cavità toracica. Quando l'arco dell'aorta diviene l'aorta discendente, questa aderisce alla colonna vertebrale ed è relativamente immobile. Quando si ha un'improvvisa decelerazione del corpo, come avviene in un impatto frontale ad alta velocità, cuore e arco dell'aorta continuano a muoversi in avanti rispetto all'aorta discendente fissa (immobile). Questo produce forze di taglio nella parete aortica alla giunzione fra questi due segmenti dell'aorta. Pertanto, la sede tipica di una lesione traumatica dell'aorta è proprio distale al punto di partenza dell'arteria succlavia sinistra. Questa forza di taglio può interrompere la parete dell'aorta in varia misura (Fig.12.23). Quando la lacerazione si estende per tutto lo spessore della parete aortica, il paziente subisce rapidamente il dissanguamento nella cavità pleurica. Tuttavia, se la lacerazione è soltanto parziale nella parete, lasciando lo strato esterno (tonaca avventizia) intatto, il paziente può sopravvivere per un tempo variabile, rendendo la rapida identificazione e la terapia essenziali per un esito favorevole.

Valutazione

La valutazione di una rottura dell'aorta si fonda su un indice di sospetto. Si deve mantenere un elevato indice di sospetto in situazioni che comportano decelerazione/accelerazione ad alta energia. Ironicamente, per un una lesione così devastante, possono essere presenti scarsi segni esterni di lesione toracica. Nondimeno, il soccorritore preospedaliero deve valutare l'adeguatezza delle vie aeree e del respiro. Si devono intraprendere accurate auscultazione e palpazione. Un esame attento può dimostrare che la qualità del polso può essere diversa fra i due arti superiori (polso più forte nel braccio destro rispetto al sinistro) o fra gli arti superiori (arteria brachiale) e quelli inferiori (arteria femorale). Le pressioni sanguigne, se misurate, possono essere più elevate negli arti superiori che in quelli inferiori, costituendo i segni di una pseudo-coartazione aortica.

La diagnosi definitiva necessita una diagnostica per immagini radiografiche in ospedale. Le radiografie standard del torace possono dimostrare vari segni indicativi della possibile presenza di lesione. Il più affidabile di questi segni è un allargamento del mediastino. La lesione può essere dimostrata definitivamente con aortografia, tomografia computerizzata (TC) del torace ed ecocardiografia transesofagea.

Trattamento

Il trattamento di una rottura traumatica dell'aorta sul campo è di sostegno. Si mantiene un elevato indice di sospetto per la sua presenza quando esiste un meccanismo adeguato. Si somministra ossigeno supplementare a elevata concentrazione e si ottiene un accesso endovenoso, tranne che nel caso di tempi di trasporto estremamente brevi.

> FIGURA 12.24
> **Mantenimento della pressione sanguigna**
> Attenzione: quando si esegue un trasferimento di pazienti con sospetta lesione dell'aorta, è importante non innalzare in modo aggressivo la pressione sanguigna, poiché questo può portare a un'emorragia dissanguante (vedere capitolo sullo Shock). Molti di questi pazienti possono ricevere farmaci per infusione, come betabloccanti (ad esempio esmololo, metoprololo), per mantenere la pressione sanguigna a un livello inferiore, tipicamente una pressione arteriosa media di 70 mmHg o meno. Questo tipo di terapia richiede in genere il monitoraggio invasivo, come la realizzazione di un accesso arterioso, in modo da poter monitorare la pressione sanguigna con molta più attenzione.

Alla prima opportunità si deve comunicare alla struttura ricevente il meccanismo e il sospetto di lesione dell'aorta. Uno stretto controllo della pressione sanguigna è imperativo per l'esito favorevole di queste lesioni (Fig.12.24). La rottura traumatica dell'aorta rappresenta un'altra situazione in cui la rianimazione bilanciata è clinicamente utile. Il reintegro di liquidi che determina una pressione sanguigna normale o elevata può causare la rottura del tessuto residuo dell'aorta e il dissanguamento rapido. Se i tempi di trasporto sono più lunghi, il trattamento della pressione sanguigna deve essere guidato dalla pressione più elevata ottenuta, solitamente nel braccio destro. Il controllo sia della pressione sanguigna sia della forza contrattile può essere realizzato con la somministrazione di betabloccanti.

Rottura tracheobronchiale

Una rottura tracheobronchiale rappresenta un evento infrequente ma potenzialmente letale. Tutte le lacerazioni dei polmoni comportano un certo grado di interruzione delle vie aeree; tuttavia, in questi casi, la porzione intratoracica della trachea stessa, o uno dei bronchi principali e secondari, risultano interrotti. Questo porta a un elevato flusso di aria attraverso la lesione dello spazio mediastinico o pleurico. La pressione si accumula rapidamente, portando a uno pneumotorace iperteso o addirittura pneumomediastino iperteso, che è simile al tamponamento cardiaco. A differenza di quanto avviene abitualmente nello pneumotorace iperteso, la decompressione con ago può portare a un flusso continuo di aria attraverso il catetere e non riuscire ad alleviare la tensione (Fig.12.25). Questo è causato dal continuo flusso elevato di aria attraverso queste vie aeree nello spazio pleurico. Il drenaggio del pneumotorace potrebbe mostrare un continuo flusso di aria in uscita dal catetere. Tuttavia, lesioni chiuse ad alta energia possono causare anch'esse rottura tracheobronchiale.

Valutazione

La valutazione mostra un paziente in evidente distress che può essere pallido e diaforetico. Il paziente con rottura tracheobronchiale mostrerà segni di distress respiratorio, come l'uso di muscoli respiratori accessori, grugniti e allargamento delle ali nasali. Può essere identificato un enfisema sottocutaneo esteso (figura 12-26) , specialmente nel torace superiore e nel collo. Sebbene la scuola tradizionale li consideri reperti importanti, la distensione venosa giugulare può essere oscurata dall'enfisema sottocutaneo, e/o la deviazione della trachea può essere notata solo alla palpazione della trachea nell'incisura giugulare. La frequenza respiratoria sarà elevata e la saturazione di ossigeno può essere ridotta. Il paziente può essere o non essere ipoteso e può espellere sangue con i colpi di tosse (emottisi). L'emorragia associata a trauma penetrante può non essere presente nei traumi chiusi, ma l'emotorace rappresenta una possibilità tanto nei traumi penetranti quanto in quelli chiusi.

Trattamento

Un trattamento efficace di rottura tracheobronchiale richiede la somministrazione di ossigeno supplementare e l'uso giudizioso della ventilazione assistita. Se la ventilazione assistita fa sentire peggio il paziente, si somministra solo ossigeno e il paziente viene trasportato il più velocemente possibile a una struttura appropriata. Il monitoraggio continuo per i segni di progressione verso uno pneumotorace iperteso è imperativo e si deve tentare la decompressione rapida con ago nel caso in cui si presentino tali segni. I complessi trattamenti avanzati delle vie aeree, come l'intubazione selettiva dei bronchi principali, sono difficili da realizzare sul campo e possono peggiorare una lesione bronchiale grave.

Asfissia traumatica

L'asfissia traumatica è detta così perché i pazienti ricordano fisicamente le vittime di strangolamento. Essi presentano la stessa colorazione bluastra di volto e collo (e in caso di asfissia traumatica, torace superiore) dei pazienti che sono stati strangolati. A differenza dei pazienti strangolati, tuttavia, i pazienti con asfissia traumatica non soffrono di una vera asfissia (cessazione degli scambi di aria e gas). La similarità nell'aspetto con i pazienti strangolati deriva dalla compromissione del ritorno venoso a testa e collo, che è presente in entrambi i gruppi di pazienti.

Il meccanismo dell'asfissia traumatica è un improvviso, significativo aumento della pressione toracica derivante da uno schiacciamento del tronco (ad esempio, auto che cade da un crick sul torace del paziente). Questo fa sì che il sangue venga forzato indietro dal cuore nelle vene in direzione retrograda. Poiché le vene delle braccia e degli arti inferiori contengono valvole, questo limita il flusso a ritroso negli arti. Al contrario, le vene del collo e della testa non hanno questo tipo di valvole e il sangue viene spinto in modo preferenziale in queste aree. Le venule sottocutanee e i piccoli capillari si rompono, causando l'alterazione purpurea della cute. La rottura di piccoli vasi nell'encefalo e nella retina può creare lesioni cerebrali od oculari. È stato segnalato che l'asfissia traumatica è un indicatore di rottura cardiaca chiusa.

Valutazione

Il segno caratteristico dell'asfissia traumatica è la pletora, in altre parole la condizione corporea caratterizzata da un eccesso di sangue e turgore, o tumefazione, e distensione dei vasi sanguigni, con una colorazione rossastra della cute. Questo aspetto ha la massima prominenza sopra il livello dello schiacciamento (Fig.12.27). La cute al disotto del livello della lesione è normale. A causa della forza applicata al torace necessaria per causare questa lesione, possono essere presenti molte delle lesioni già discusse in questo capitolo, nonché lesioni alla colonna vertebrale e al midollo spinale.

Trattamento

Il trattamento è di sostegno. Si somministra ossigeno a elevata concentrazione, si ottiene un accesso EV e si fornisce un prudente sostegno ventilatorio, se indicato. La colorazione rosso-purpurea tipicamente scompare entro una settimana nei sopravvissuti.

Rottura del diaframma

Piccole lacerazioni del diaframma possono verificarsi nelle lesioni penetranti nella regione toraco-addominale. Poiché il diaframma si alza e si abbassa con la respirazione, qualsiasi penetrazione al di sotto del livello dei capezzoli anteriormente o dell'apice della scapola posteriormente, presenta il rischio di avere attraversato il diaframma. Generalmente, queste lesioni non presentano alcun problema acuto di per se stesse, ma devono essere riparate a causa del rischio di erniazione e strozzamento del contenuto addominale attraverso il difetto in tempi successivi. Significative lesioni a organi toracici o addominali possono accompagnare queste lesioni, peraltro apparentemente innocue.

Una lesione diaframmatica chiusa deriva dall'applicazione all'addome di una forza sufficiente ad aumentare la pressione addominale acutamente, improvvisamente e in misura sufficiente a lacerare il diaframma. A differenza delle piccole lacerazioni che abitualmente accompagnano una lesione penetrante, queste lacerazioni derivanti da meccanismi chiusi sono spesso ampie e consentono l'erniazione acuta dei visceri addominali nella cavità toracica. Il distress respiratorio deriva dalla pressione degli organi erniati sui polmoni, che impedisce una ventilazione efficace, nonché dalla contusione dei polmoni. Tale compromissione della ventilazione può essere potenzialmente letale (Fig.12.28). Oltre alla disfunzione ventilatoria, possono verificarsi fratture costali, emotorace e pneumotorace. La lesione del diaframma può anche essere accompagnata da una lesione degli organi intraddominali, comprese le lesioni a fegato, milza, stomaco o intestino, poiché questi organi sono spinti, attraverso la lacerazione nel diaframma, dentro la cavità pleurica. Questi pazienti sono spesso in distress acuto e richiedono un intervento rapido per recuperare.

Valutazione

La valutazione spesso rivela un paziente in distress respiratorio acuto che può apparire ansioso, tachipnoico e pallido. Il paziente può avere contusioni della parete toracica, crepitio osseo o enfisema sottocutaneo. I suoni respiratori sul lato colpito possono essere ridotti, oppure è possibile auscultare dei suoni intestinali sopra il torace. L'addome può essere incavato se una quantità sufficiente di contenuto addominale si è erniato nel torace.

Trattamento

È necessario il pronto riconoscimento del fatto che può essere presente una rottura diaframmatica. Si deve somministrare ossigeno supplementare a concentrazione elevata e sostegno ventilatorio secondo necessità. Il paziente deve essere rapidamente trasportato a una struttura appropriata.

Trasporto prolungato

Le priorità del trattamento dei pazienti con lesioni toraciche, note o sospette, durante un trasporto prolungato resta fondamentale e comprende trattamento delle vie aeree, sostegno della ventilazione e dell'ossigenazione, controllo dell'emorragia e somministrazione di un adeguato ripristino di volume. Di fronte a un trasporto prolungato, il personale preospedaliero deve avere un'attenzione particolare al trattamento delle vie aeree ed eventualmente eseguire un'intubazione endotracheale precoce. Indicazioni per eseguire l'intubazione endotracheale comprendono l'aumento del distress respiratorio o un'imminente insufficienza respiratoria (dopo esclusione o trattamento di uno pneumotorace iperteso), un lembo toracico, uno pneumotorace aperto o fratture costali multiple. L'ossigeno deve essere somministrato in modo da mantenere una saturazione di ossigeno al 95% o superiore.

Se necessario si deve assistere la ventilazione. Le contusioni polmonari peggiorano con il tempo e l'uso di una pressione positiva continua (CPAP), di una pressione positiva di fine espirazione (Positive End-Expiratory Pressure, PEEP) con un respiratore da trasporto o valvole PEEP con dispositivo pallone-maschera può facilitare l'ossigenazione. Qualsiasi paziente con significativo trauma toracico può avere uno pneumotorace iperteso e la valutazione continua deve ricercarne i segni caratteristici. In presenza di suoni respiratori ridotti o assenti, peggioramento del distress respiratorio, difficoltà nell'utilizzo del dispositivo pallone-maschera, aumento dei picchi di pressione inspiratoria in pazienti con respiratore e ipotensione, si deve eseguire una decompressione pleurica. Una toracostomia con tubo può essere realizzata da personale autorizzato, tipicamente equipaggi di elisoccorso, se il paziente necessita di una decompressione con ago o se si riscontra la presenza di uno pneumotorace aperto.

L'accesso venoso deve essere assicurato, somministrando giudiziosamente liquidi EV. I pazienti con sospetta emorragia intratoracica, intraddominale o retroperitoneale devono essere mantenuti con una pressione sistolica nella fascia tra 80 e 90 mmhg. Un ripristino di volume eccessivamente aggressivo può peggiorare significativamente le contusioni polmonari, nonché portare a recidiva dell'emorragia interna (Capitolo sullo Shock). Il paziente con intenso dolore da fratture costali multiple può trarre vantaggio da piccole dosi di narcotico endovena. Se la somministrazione di narcotici porta a ipotensione e insufficienza respiratoria, deve essere fornito ripristino di volume e sostegno ventilatorio.

I pazienti con aritmie cardiache associate a lesione cardiaca chiusa possono trarre vantaggio dall'uso di farmaci antiaritmici. Qualsiasi intervento eseguito deve essere accuratamente documentato sulla scheda del paziente (assistenza preospedaliera, APO) e si deve avvertire la struttura ricevente delle procedure.

TECNICHE SPECIFICHE

Tecniche per i traumi del torace

Decompressione con ago

Principio: ridurre la pressione intratoracica dovuta a uno pneumotorace iperteso che influisce su respirazione, ventilazione e circolazione del paziente.

Nei pazienti con aumento della pressione intratoracica per lo sviluppo di uno pneumotorace iperteso, il lato della cavità toracica che presenta la pressione aumentata deve essere decompresso. Se questa pressione non viene alleviata, limiterà progressivamente la capacità ventilatoria del paziente e causerà un ritorno venoso inadeguato, producendo insufficienza della gittata cardiaca e morte.

Nei pazienti nei quali è stato trattato uno pneumotorace aperto con l'uso di una medicazione occlusiva con evoluzione verso uno pneumotorace iperteso, la decompressione può solitamente essere ottenuta attraverso la ferita, che fornisce un'apertura già esistente nel torace. Aprendo la medicazione occlusiva sulla ferita per pochi secondi, si deve dare sfogo a un flusso d'aria dalla ferita che allevia la pressione nel torace.

Una volta alleviata tale pressione, la ferita è nuovamente sigillata con la medicazione occlusiva per consentire una corretta ventilazione alveolare e impedire che l'aria venga "succhiata" dentro la ferita. Il paziente deve essere monitorizzato attentamente e, se si ripresenta qualsiasi segno di ipertensione, la medicazione deve essere "allentata" nuovamente per liberare la pressione intratoracica.

La decompressione in uno pneumotorace chiuso iperteso viene realizzata fornendo un'apertura – una toracostomia – sul lato affetto del torace. Esistono diversi metodi per realizzare una toracostomia. Poiché la toracostomia con ago è il metodo più rapido e non richiede attrezzatura speciale, essa rappresenta il metodo preferito per l'uso sul campo.

La decompressione con ago presenta un rischio minimo e può offrire un grande beneficio al paziente, migliorando l'ossigenazione e la circolazione. La decompressione con ago deve essere realizzata solo quando sono soddisfatti i tre criteri seguenti.

1. Segni di distress respiratorio in peggioramento o difficoltà di ventilazione con un dispositivo pallone-maschera.
2. Rumori respiratori ridotti o assenti.
3. Shock scompensato (PAS <90 mmhg).

L'attrezzatura necessaria per una decompressione con ago comprende un ago, una siringa, nastro adesivo di 1,5 cm e tamponi con alcol. Gli aghi devono essere delle cannule venose con mandrino di grosso calibro, tra 10 e 14 Gauge, di almeno 8 cm di lunghezza. Si può utilizzare una cannula da 16 Gauge se non è disponibile un calibro maggiore.

Un soccorritore preospedaliero collega l'ago alla siringa mentre un secondo soccorritore ausculta il torace del paziente per confermare il lato dello pneumotorace iperteso, che è indicato da assenza o riduzione dei suoni respiratori.

1. Dopo conferma di uno pneumotorace iperteso, si localizzano i punti di repere anatomici sul lato affetto (linea emiclaveare, secondo o terzo spazio intercostale).

2. La sede viene disinfettata con un fazzoletto imbevuto di liquido antisettico.
3. La cute sulla sede viene stirata tra le dita della mano non dominante. L'ago della siringa è sistemato per il posizionamento sulla parte superiore della costa.
4. Una volta che l'ago penetra nella cavità toracica, fuoriesce dell'aria nella siringa e l'ago non deve essere spinto ulteriormente.
5. La cannula va lasciata in sede rimuovendo l'ago, prestando attenzione a non piegare la cannula. Quando l'ago viene rimosso, si deve udire un flusso di aria dal cono della cannula. Se non fuoriesce aria, la cannula deve essere lasciata in sede per indicare che è stata tentata la decompressione con ago del torace.
6. Dopo che l'ago viene rimosso, la cannula viene fissata in sede con nastro adesivo. Dopo avere fissato la cannula, si ausculta il torace per controllare la comparsa dei suoni respiratori. Il paziente è monitorizzato e trasportato a una struttura appropriata. Il soccorritore non deve perdere tempo ad applicare una valvola monodirezionale. Può essere necessario ripetere la decompressione con ago nel caso in cui la cannula si occluda per un coagulo di sangue e lo pneumotorace iperteso si ripresenti.

CAPITOLO 13
TRAUMA ADDOMINALE

INTRODUZIONE

Una lesione addominale non riconosciuta è una delle principali cause di morte nel paziente traumatizzato. A causa delle limitazioni della valutazione preospedaliera, i pazienti con sospette lesioni addominali sono gestiti nel modo migliore con un trasporto rapido alla struttura appropriata più vicina.

Le morti precoci da grave trauma addominale derivano tipicamente da una massiva emorragia causata da lesioni penetranti o chiuse. In qualsiasi paziente con shock non spiegabile si deve presumere un'emorragia intraddominale fino a prova contraria, in seguito ad esami conducibili solo in ambito ospedaliero. Possono verificarsi gravi complicanze e morte da lesioni a fegato, milza, colon, intestino tenue, stomaco o pancreas che non inizialmente rilevate. L'assenza di segni e sintomi locali non esclude la possibilità di un trauma addominale, soprattutto nel paziente il cui livello di coscienza è alterato da alcool, droghe o da un trauma cranico. La valutazione della cinematica innalzerà l'indice di sospetto del soccorritore preospedaliero circa possibili traumi addominali ed emorragie intraddominali. La preoccupazione del soccorritore preospedaliero non deve essere rivolta ad identificare con esattezza la natura del trauma addominale, quanto a trattare i segni clinici.

Anatomia

L'addome contiene i principali organi dei sistemi digestivo, endocrino e urogenitale e importanti vasi del sistema circolatorio. La cavità addominale è situata sotto il diaframma; i suoi confini comprendono la parete addominale anteriore, le ossa pelviche, la colonna vertebrale e i muscoli dell'addome e dei fianchi. La cavità addominale si divide in due regioni. La cavità peritoneale (la "vera" cavità addominale) contiene milza, fegato, colecisti, stomaco, parti dell'intestino crasso (colon trasverso e sigmoideo), la maggior parte dell'intestino tenue (principalmente digiuno e ileo) e gli organi riproduttivi femminili (utero e ovaie) (Fig.13.1). Lo spazio retroperitoneale (spazio potenziale dietro la "vera" cavità addominale) contiene reni, ureteri, vena cava inferiore, aorta addominale, pancreas, gran parte del duodeno, colon ascendente e discendente e retto (Fig.13.2). La vescica urinaria e gli organi riproduttivi maschili (pene, testicoli e prostata) si trovano al di sotto della cavità peritoneale.

Una porzione significativa dell'addome si trova nel torace inferiore. Questa parte superiore dell'addome, che i chirurghi traumatologici chiamano toracoaddome, è protetta anteriormente e lungo i fianchi dalle coste e posteriormente dalla colonna vertebrale. Il toracoaddome contiene il fegato, la colecisti, la milza e lo stomaco anteriormente e i lobi inferiori dei polmoni posteriormente, separati dal diaframma. A causa della loro posizione, le stesse forze che fratturano le coste possono ledere i polmoni, il fegato o la milza sottostanti. Il rapporto tra questi organi addominali e la porzione inferiore della cavità toracica si modifica con il ciclo respiratorio. In un'espirazione massima, la cupola del diaframma rilassato si solleva a livello del quarto spazio intercostale (livello dei capezzoli nel maschio), fornendo una protezione maggiore agli organi addominali da parte della gabbia toracica. Viceversa, in un'inspirazione profonda, la cupola del diaframma contratto si trova al livello del sesto spazio intercostale, i polmoni gonfi riempiono quasi completamente il torace e spingono questi organi addominali al di sotto della gabbia toracica. Pertanto, gli organi danneggiati dal trauma penetrante al toracoaddome possono variare a seconda della fase respiratoria in cui il paziente si trova al momento della lesione (Fig.13.3).

La porzione più bassa dell'addome è protetta su tutti i lati dal bacino. Questa regione contiene il retto, una porzione dell'intestino tenue (in particolare quando il paziente è in piedi), la vescica urinaria e, nella femmina, gli organi riproduttivi. Un'emorragia retroperitoneale associata a una frattura del bacino rappresenta una preoccupazione principale in questa parte della cavità addominale.

L'addome tra la gabbia toracica e il bacino è protetto solo dai muscoli addominali e da altri tessuti molli anteriormente e lateralmente. Posteriormente, le vertebre lombari e gli spessi e robusti muscoli paraspinali e psoas forniscono una protezione maggiore (Fig.13.4).

Per la valutazione del paziente, la superficie dell'addome è divisa in quattro quadranti. Questi quadranti si formano tracciando due linee: una mediale dall'apice del processo xifoideo alla sinfisi pubica e una perpendicolare a questa linea mediana a livello dell'ombelico (Fig.13.5). La conoscenza dei punti di repere anatomici è importante a causa dell'elevata correlazione tra sede degli organi e risposta dolorosa. Il quadrante superiore destro (QSD) include fegato e colecisti, il quadrante superiore sinistro (QSS) contiene milza e stomaco e il quadrante inferiore destro (QID) e il quadrante inferiore sinistro (QIS) contengono principalmente gli intestini. Una porzione del tratto intestinale è presente in tutti e quattro i quadranti. La vescica urinaria è sulla linea mediana fra i quadranti inferiori.

Fisiopatologia

Suddividere gli organi addominali in cavi, solidi e vascolari (vasi sanguigni) aiuta a spiegare le manifestazioni delle lesioni a queste strutture. Quando danneggiati, gli organi solidi e i vasi sanguigni (fegato, milza, aorta, vena cava) sanguinano, mentre gli organi cavi (intestino, colecisti, vescica) principalmente versano il loro contenuto nella cavità peritoneale o nello spazio retroperitoneale.

Una perdita di sangue nella cavità addominale, indipendentemente dalla sua origine, può contribuire o può essere la causa principale dello sviluppo di shock ipovolemico. La liberazione degli enzimi digestivi o di batteri dal tratto gastrointestinale (GI) nella cavità peritoneale porta a peritonite (infiammazione del peritoneo o del rivestimento della cavità addominale) e sepsi (infezione massiva) se non trattata prontamente con intervento chirurgico. Poiché urina e bile sono generalmente sterili (prive di batteri) e non contengono enzimi digestivi, la perforazione della colecisti o della vescica urinaria non produce peritonite altrettanto rapidamente del materiale fuoriuscito dall'intestino. Analogamente, poiché manca anche di acidi, enzimi digestivi e batteri, il sangue nella cavità peritoneale non causa peritonite per diverse ore. Il sanguinamento da una lesione intestinale è tipicamente minimo, a meno che non vengano danneggiati i più grandi vasi sanguigni nel mesentere.

Lesioni all'addome possono essere causate da traumi penetranti o chiusi. Un trauma penetrante, come una ferita da arma da fuoco o da arma bianca, è più facilmente individuabile di un trauma chiuso. Nel trauma penetrante può verificarsi il danno di diversi organi, benché questo sia meno probabile con una ferita da arma bianca che con una da arma da fuoco. La visualizzazione mentale della potenziale traiettoria di un proiettile, come una pallottola, o del tragitto di una lama di coltello, può aiutare a identificare possibili lesioni degli organi interni.

Il diaframma si estende superiormente fino al quarto spazio intercostale anteriormente, il sesto spazio intercostale lateralmente e l'ottavo spazio intercostale posteriormente durante un'espirazione massimale (si veda Fig.13.3). I pazienti con lesione penetrante al torace al di sotto di questa linea possono anche avere una lesione addominale. Ferite penetranti ai fianchi e alle natiche possono coinvolgere anch'esse organi nella cavità addominale. Queste lesioni penetranti possono causare sanguinamento da un vaso importante o da un organo solido e la perforazione di un segmento dell'intestino, l'organo più frequentemente leso nei traumi penetranti.

Le lesioni dovute a un trauma chiuso sono spesso più impegnative da diagnosticare rispetto a quelle causate da un trauma penetrante. Queste lesioni agli organi addominali derivano da forze di compressione o di taglio. Negli incidenti da compressione, gli organi dell'addome sono schiacciati fra oggetti solidi, come tra il volante e la colonna vertebrale. Le forze di taglio causano la rottura di organi solidi o di vasi sanguigni nella cavità, perché esercitate contro i loro legamenti di sostegno. Fegato e milza possono essere lacerati e sanguinare facilmente e le perdite ematiche possono avvenire con rapidità. L'aumento della pressione intraddominale prodotto dalla compressione può rompere il diaframma, spingendo gli organi addominali verso l'alto nella cavità pleurica (si vedano i capitoli sulla Cinematica e sul Trauma Toracico). Il contenuto intraddominale forzato nella cavità toracica può compromettere l'espansione dei polmoni e influire sulle funzioni respiratoria e cardiaca (Fig.13.6). Benché ora si ritenga che la rottura di entrambe le metà del diaframma avvenga con eguale frequenza, la rottura dell'emidiaframma sinistro viene diagnosticata più spesso, poiché risulta più facile da identificare, in seguito all'erniazione degli organi addominali in torace.

Le fratture del bacino possono essere associate alla perdita di grandi volumi di sangue, a causa della lesione di arterie e vene molto piccole contenute nel bacino. Altre lesioni associate a fratture del bacino comprendono danno alla vescica urinaria e al retto, nonché lesioni all'uretra nel maschio e alla vagina nella femmina.

Valutazione

La valutazione di una lesione addominale può essere difficile, soprattutto con le limitate possibilità diagnostiche dell'ambito preospedaliero. L'indice di sospetto per una lesione addominale deve svilupparsi da diverse fonti di informazione, tra cui cinematica, reperti dell'esame obiettivo e informazioni dal paziente o dagli astanti.

Cinematica

Come con altri tipi di trauma, la conoscenza del meccanismo lesivo svolge un ruolo importante nel determinare l'indice di sospetto del soccorritore preospedaliero per un trauma addominale. Un trauma addominale può derivare da numerosi tipi di trauma, tra cui forze penetranti e chiuse.

Trauma penetrante

La maggior parte dei traumi penetranti in ambito civile avviene in seguito a ferite da arma bianca e da pistola. Queste forze a energia cinetica da bassa a moderata lacerano o tagliano gli organi addominali lungo la traiettoria del coltello o del proiettile. Le lesioni ad alta velocità, come quelle generate da carabine ad alta potenza e armi da combattimento, tendono a produrre danni più gravi a causa delle maggiori dimensioni delle cavità temporanee che si creano quando il proiettile attraversa la cavità peritoneale. I proiettili possono colpire le ossa (coste, colonna vertebrale o bacino) producendo frammenti che possono anche perforare gli organi interni. Le ferite da arma bianca hanno minori probabilità di penetrare la cavità peritoneale rispetto a proiettili esplosi da una pistola, una carabina o un fucile da caccia.

In caso di penetrazione del peritoneo, le ferite da arma bianca ledono con maggiore probabilità il fegato (40%), l'intestino tenue (30%), il diaframma (20%) e il colon (15%), mentre le ferite da arma da fuoco danneggiano più comunemente l'intestino tenue (50%), il colon (40%), il fegato (30%) e i vasi addominali (25%). A causa della muscolatura più spessa del dorso, un trauma penetrante alla schiena ha meno probabilità di provocare lesioni alle strutture intraperitoneali rispetto alle ferite inferte nella parete addominale anteriore. Complessivamente, solo il 15% circa dei pazienti con ferita da arma bianca all'addome richiederà un intervento chirurgico, mentre l'85% dei pazienti con ferite da arma da fuoco richiederà un intervento chirurgico per il trattamento definitivo delle sue lesioni addominali. Le ferite tangenziali da arma da fuoco possono attraversare i tessuti sottocutanei, senza penetrare la cavità peritoneale. Anche gli ordigni esplosivi possono scagliare schegge che penetrano il peritoneo e ledono gli organi interni.

Trauma chiuso

Numerosi meccanismi portano a forze di compressione e taglio che possono danneggiare gli organi addominali. Un paziente può subire una decelerazione o forze di compressione notevoli quando coinvolto in un incidente stradale e motociclistico, quando colpito o investito da un veicolo, o dopo cadute da una notevole altezza. Benché gli organi addominali siano lesi il più delle volte in eventi associati ad una significativa energia cinetica, come rapida decelerazione o grave compressione, le lesioni addominali possono derivare da meccanismi apparentemente più innocui, come aggressioni, cadute da una rampa di scale e attività sportive (ad esempio un calcio giocando a pallone). Si deve rilevare qualsiasi dispositivo o indumento protettivo usato dal paziente, tra cui cinture di sicurezza, airbag o imbottiture sportive.

La compressione di un organo solido può portare alla lacerazione della sua struttura (ad es., lacerazione epatica), mentre le stesse forze esercitate su una struttura cava, come un'ansa intestinale, possono causarne la spaccatura ("rottura"). Le forze di taglio possono lacerare le strutture nei punti di vincolo con altre strutture, ad esempio dove l'intestino tenue, più mobile, si unisce al colon ascendente, che è fissato nel retroperitoneo. Tra gli organi più comunemente colpiti in seguito a un trauma chiuso all'addome ci sono la milza (40-55%), il fegato (35-45%) e l'intestino tenue (5-10%). Non tutte le lesioni a organi solidi richiedono un intervento chirurgico (Fig.13.7).

Anamnesi

L'anamnesi può essere ottenuta dal paziente, dai familiari o dagli astanti e deve essere documentata sulla scheda APO (Assistenza Preospedaliera) del paziente e comunicata alla struttura ricevente. In aggiunta alle componenti dell'anamnesi SAMPLE altre domande devono essere individuate rispetto al tipo di lesione:

Quelle correlate agli incidenti stradali comprendono le seguenti:

- tipo di collisione e posizione del paziente nel veicolo;
- entità del danno al veicolo, compresa la compromissione dell'abitacolo, la deformazione del volante e la necessità di un'estricazione prolungata;
- uso di dispositivi di sicurezza, tra cui cinture di sicurezza, apertura degli airbag e presenza di sedili di sicurezza per bambini.

Le domande relative a lesioni penetranti comprendono le seguenti:

- tipo di arma (pistola o fucile, calibro, lunghezza del coltello);
- numero di colpi sparati al paziente o di pugnalate;
- quantità di sangue sulla scena.

Esame obiettivo

Valutazione primaria

Le lesioni addominali più gravi si presentano come anomalie identificate nella valutazione primaria, soprattutto nella valutazione della ventilazione e della circolazione. A meno che non vi siano lesioni associate, i pazienti con trauma addominale generalmente presentano vie aeree pervie. Le alterazioni rilevate nella valutazione di ventilazione, circolazione e stato neurologico generalmente derivano dal grado di shock presente. I pazienti con shock compensato nelle fasi iniziali possono avere un lieve aumento della frequenza respiratoria, mentre quelli con grave shock ipovolemico dimostrano una marcata tachipnea.

La rottura di un emidiaframma spesso compromette la funzione respiratoria ed è possibile udire dei borborigmi quando si auscultano i suoni respiratori sul torace. Analogamente, lo shock per emorragia intraddominale può andare da una lieve tachicardia, con pochi altri reperti, a una grave tachicardia, marcata ipotensione e cute pallida, fredda e umida.

L'indicatore più affidabile di sanguinamento intraddominale è la presenza di shock ipovolemico da una fonte inspiegata. Quando valuta lo stato neurologico, il soccorritore preospedaliero può notare solo segni sottili, come una lieve ansia o agitazione, nel paziente con shock compensato per trauma addominale, mentre i pazienti con emorragia potenzialmente letale possono presentare una grave compromissione dello stato mentale. Quando si riscontrano anomalie nella valutazione di questi sistemi e durante la preparazione per il trasporto immediato, l'addome deve essere esposto ed esaminato alla ricerca di segni di trauma, come ecchimosi o ferite penetranti.

FIGURA 13.7

Trattamento non operatorio delle lesioni a organi solidi.

Il sospetto di lesioni alla milza, al fegato o ai reni non impone più l'esplorazione chirurgica nei centri traumatologici moderni. L'esperienza ha dimostrato che molte di queste lesioni cesseranno di sanguinare prima dello sviluppo di shock e quindi guariscono senza bisogno di riparazione chirurgica. Negli ultimi 20 anni la ricerca ha dimostrato che anche le lesioni significative agli organi solidi possono essere mantenute in osservazione con sicurezza, a meno che il paziente non presenti shock ipovolemico o peritonite. I pazienti vengono ricoverati in ospedale per eseguire lo stretto monitoraggio dei segni vitali, l'emocromo e l'esame addominale, inizialmente nell'unità di terapia intensiva. Il vantaggio di quest'approccio è che evita al paziente di essere sottoposto a un'operazione potenzialmente non necessaria. Poiché la milza svolge un ruolo importante nel combattere le infezioni, la sua rimozione (splenectomia) predispone a infezioni batteriche, specialmente nei bambini. Il successo del trattamento non operatorio di queste lesioni è stato segnalato per la prima volta nelle lesioni della milza dei bambini, ma quest'approccio è ora usato spesso nei pazienti adulti, anche per lesioni al fegato e ai reni. Dopo un trauma chiuso, dati recenti indicano che circa il 50% delle lesioni alla milza e circa il 67% delle lesioni al fegato possono essere gestite in questo modo, con percentuali di successo che variano dal 70 a oltre il 90%.

Il rischio di insuccesso di questa tecnica (ripresa del sanguinamento con lo sviluppo di shock, che rende necessario l'intervento chirurgico) è massimo nei primi 7-10 giorno dopo la lesione. I soccorritori preospedalieri devono essere al corrente di questo approccio, poiché potrebbero essere chiamati ad assistere pazienti che hanno subito la ricomparsa del sanguinamento dopo essere stati dimessi dall'ospedale.

Valutazione secondaria

Durante la valutazione secondaria, l'addome è esaminato in maggior dettaglio. Questo esame comporta soprattutto ispezione e palpazione dell'addome e deve essere affrontato sistematicamente.

Ispezione

L'addome viene esaminato alla ricerca di lesioni delle parti molli e di distensione. Si può sospettare una lesione intraddominale quando si nota un trauma delle parti molli su addome, fianchi o schiena. Tali lesioni possono includere contusioni, abrasioni, ferite da arma bianca o arma da fuoco, evidente sanguinamento e riscontri insoliti come un'eviscerazione, oggetti conficcati o segni di pneumatici. Il "segno della cintura di sicurezza" (ecchimosi o abrasione attraverso l'addome dovuta alla compressione della parete addominale contro la cintura diagonale o quella subaddominale) indica che una forza significativa è stata esercitata sull'addome (Fig.13.8). Sebbene l'incidenza di lesioni intraddominali nei pazienti adulti con segni della cintura di sicurezza sia circa del 20%, tale incidenza può avvicinarsi al 50% nei bambini. Le lesioni associate ai dispositivi di ritenzione interessano tipicamente l'intestino e il suo mesentere di sostegno e spesso si presentano in modo tardivo. Il segno di Grey-Turner (ecchimosi a livello dei fianchi) e segno di Cullen (ecchimosi attorno all'ombelico) indicano sanguinamento retroperitoneale; tuttavia, questi segni possono non essere presenti nelle prime ore dopo il trauma.

Si deve osservare il profilo dell'addome, valutando se è piano o disteso. Una distensione dell'addome può indicare una significativa emorragia interna; tuttavia, la cavità peritoneale dell'adulto può contenere fino a 1,5 L di liquido prima di mostrare segni di distensione. La distensione addominale può anche essere il risultato di uno stomaco pieno di aria, come può avvenire durante una ventilazione artificiale con un dispositivo pallone-maschera. Benché questi segni possano indicare lesione intraddominale, alcuni pazienti con lesione interna rilevante possono non presentare tali reperti.

Palpazione

La palpazione dell'addome è intrapresa per identificare le aree di dolorabilità. Idealmente, la palpazione inizia in un'area dove il paziente non lamenta dolore, quindi viene palpato ciascuno dei quadranti addominali. Mentre palpa un'area dolorante, il soccorritore può notare che il paziente "tende" i muscoli addominali in quell'area. Questa reazione, detta difesa volontaria (contrattura di difesa), serve a proteggere il paziente dal dolore che deriva dalla palpazione. La difesa involontaria consta nella rigidità o nello spasmo dei muscoli della parete addominale in risposta a una peritonite. A differenza della difesa volontaria, la difesa involontaria persiste quando il paziente viene distratto (ad esempio, con una conversazione) o l'addome è palpato di soppiatto (ad esempio, con una pressione sullo stetoscopio auscultando i rumori addominali). Benché la presenza di dolorabilità di rimbalzo (segno di Blumberg) sia stata a lungo considerata un importante reperto indicativo di peritonite, molti chirurghi oggi considerano che questa manovra – comprimere profondamente l'addome e quindi rilasciare rapidamente la pressione – causi dolore eccessivo. Se è presente dolorabilità da rimbalzo, il paziente noterà un dolore più forte quando la pressione addominale viene rimossa.

La palpazione profonda o aggressiva di un addome evidentemente leso deve essere evitata perché la palpazione può spostare coaguli sanguigni e riavviare un'emorragia e può causare la fuoriuscita di contenuto dal tratto gastrointestinale se sono presenti perforazioni. Si deve prestare grande attenzione durante la palpazione anche nel caso in cui vi sia un oggetto conficcato nell'addome.

Benché la dolorabilità sia un importante indicatore di lesione intraddominale, diversi fattori possono confondere la sua determinazione. I pazienti con stato mentale alterato, come quelli con lesione cerebrale traumatica (LCT) o sotto l'influenza di droghe o alcol, possono offrire un esame inaffidabile; ovvero, il paziente può non riferire dolore o rispondere alla palpazione anche quando sono presenti significative lesioni interne. I pazienti pediatrici e geriatrici hanno maggiori probabilità di avere un esame addominale inaffidabile a causa di alterazioni delle risposte al dolore. Viceversa, i pazienti con fratture delle coste inferiori o fratture del bacino possono avere un esame equivoco, in cui la dolorabilità può derivare dalle fratture associate o dalle lesioni interne. Se il paziente ha un dolore distraente proveniente da altre lesioni, come fratture degli arti o vertebrali, il dolore addominale può non venir sollecitato dalla palpazione.

Il bacino deve essere delicatamente palpato alla ricerca di instabilità e dolorabilità. La valutazione avviene in tre fasi, esercitando

1. pressione verso l'interno sulle creste iliache,
2. trazione verso l'esterno sulle creste iliache,
3. pressione posteriore sulla sinfisi pubica.

Se si nota instabilità, non si deve eseguire alcuna ulteriore palpazione del bacino poiché essa può aggravare notevolmente l'emorragia interna.

Auscultazione

L'emorragia e la fuoriuscita di contenuto intestinale nella cavità peritoneale possono causare un ileo, una condizione patologica in cui la peristalsi intestinale si arresta. Il risultato è un addome "silente", in quanto i suoni intestinali sono ridotti o assenti. L'auscultazione dei suoni intestinali generalmente non è uno strumento di valutazione preospedaliera utile. Non si deve perdere tempo cercando di determinare la loro presenza o assenza, poiché questo segno diagnostico non modificherà il trattamento preospedaliero del paziente. Se si auscultano suoni intestinali sul torace durante l'auscultazione dei suoni respiratori, tuttavia, si deve prendere in considerazione la presenza di una rottura del diaframma.

Percussione

Benché la percussione dell'addome possa rivelare suoni timpanici od ottusi, questa informazione non modifica il trattamento preospedaliero del paziente traumatizzato. Una notevole dolorabilità alla percussione o dolore quando al paziente viene chiesto di tossire rappresenta un reperto chiave di peritonite. I segni peritoneali sono riassunti nella Figura 13.9.

FIGURA 13.9

Reperti dell'esame obiettivo che depongono a favore di una diagnosi di peritonite:

- Significativa dolorabilità addominale alla palpazione o con i colpi di tosse (localizzata o generalizzata).
- Difesa involontaria.
- Dolorabilità alla percussione.
- Suoni intestinali ridotti o assenti

Esami speciali e indicatori chiave

La valutazione chirurgica e, in molti casi, l'intervento chirurgico restano una necessità essenziale per la maggior parte delle lesioni addominali; non si deve perdere tempo tentando di determinare i dettagli esatti della lesione. In molti pazienti, l'identificazione di lesioni di organi specifici non sarà chiarita fino a quando l'addome non verrà ulteriormente valutato con una tomografia computerizzata (TC) o con esplorazione chirurgica.

In pronto soccorso, l'ecografia è divenuta il principale strumento diagnostico per la ricerca di emorragia intraddominale al letto del paziente. La valutazione ecografica mirata nel trauma (Focus Assessment with Sonography for Trauma, FAST) esamina tre proiezioni della cavità peritoneale e una quarta proiezione del pericardio per valutare la presenza di liquido, presumibilmente sangue (Fig.13.10). Poiché il liquido non riflette le onde a ultrasuoni, esso appare anecogeno (ecograficamente nero). La presenza di liquido in una o più aree è preoccupante, tuttavia l'ecografia non può distinguere il sangue dagli altri liquidi (ascite, urina, ecc.). Rispetto alle altre tecniche utilizzate per valutare la cavità peritoneale, la FAST può essere eseguita rapidamente al letto del paziente, non interferisce con la rianimazione, non è invasiva ed è molto meno costosa della TC. Lo svantaggio principale della FAST è che essa non fornisce una diagnosi definitiva di lesione, ma indica soltanto la presenza di liquido che potrebbe essere sangue. Altri svantaggi sono che la qualità dell'immagine dipende dall'abilità e dall'esperienza dell'esecutore e la sua utilità è compromessa in pazienti obesi, con enfisema sottocutaneo e che sono stati sottoposti in precedenza a interventi chirurgici. Un esame FAST considerato negativo non esclude la presenza di una lesione ancora subdola, ma che potrebbe necessitare un intervento chirurgico. Una FAST negativa indica solamente che, al momento dell'esecuzione, non si visualizzava liquido libero in addome. Ciò non esclude che il liquido non abbia ancor avuto il tempo di raccogliersi al momento dell'esame (molto probabile al momento della valutazione sulla scena dell'incidente).

Grazie alla facilità d'uso e agli sviluppi della tecnologia ecografica, alcuni servizi di emergenza medica aerei e terrestri ed équipe militari hanno esplorato l'uso della FAST nell'ambiente preospedaliero. L'esame FAST si è dimostrato realizzabile sul campo ma nessun dato pubblicato ha dimostrato che l'uso di questa tecnologia porti a esiti migliori per i pazienti con trauma addominale. Pertanto, l'uso della FAST non è raccomandato per l'assistenza preospedaliera di routine, specialmente perché può ritardare il trasporto alla struttura ricevente.

FIGURA 13.10

Valutazione ecografica mirata nel trauma (FAST)*:

L'esame FAST ha valore nel paziente traumatizzato in quanto le più significative lesioni intraddominali sono associate a emorragia nella cavità peritoneale. Benché l'ecografia non possa distinguere il tipo di liquido presente, si presume che qualsiasi liquido riscontrato in un paziente traumatizzato sia sangue.

TECNICA

- Sono visualizzate quattro finestre acustiche, tre delle quali valutano la cavità peritoneale:
  1. Pericardica;
  2. periepatica (tasca di Morrison);
  3. perisplenica;
  4. pelvica.
- Il liquido accumulato appare anecogeno (ecograficamente nero).
- La presenza di liquido in una o più delle aree caratterizza un esame positivo.

VANTAGGI

- Può essere eseguita rapidamente.
- Può essere eseguita al letto del paziente.
- Non interferisce con la rianimazione.
- Non è invasiva.
- È meno costosa della TC.

SVANTAGGI

- I risultati sono alterati in pazienti obesi, con aria sottocutanea, o che sono stati sottoposti in precedenza a interventi chirurgici addominali.
- La sensibilità dell'indagine è 'operatore-dipendente.

*La FAST è stata studiata in diversi sistemi preospedalieri.

Nonostante tutte queste differenti componenti, la valutazione di una lesione addominale può essere difficile. Quelli che seguono sono indicatori chiave per stabilire l'indice di sospetto di lesione addominale.

- Evidenti segni di trauma (ad esempio, lesioni dei tessuti molli, lesione da arma da fuoco).
- Presenza di shock ipovolemico senza un'evidente causa.

- Grado di shock superiore a quello che potrebbe essere spiegato dalle altre lesioni (ad esempio, fratture, emorragia esterna).
- Presenza di segni peritoneali.

Trattamento

Gli aspetti fondamentali del trattamento preospedaliero del trauma addominale consistono nel riconoscere la presenza di una lesione potenziale e iniziare un rapido trasporto alla struttura adeguata più vicina che sia in grado di trattare il paziente.

Le alterazioni nelle funzioni vitali identificate in sede di valutazione primaria sono trattate durante il trasporto. Viene somministrato ossigeno supplementare per mantenere la saturazione al 95% o superiore e le ventilazioni sono assistite secondo necessità. L'emorragia esterna è controllata tramite pressione diretta o una medicazione compressiva. Se il paziente ha subito un trauma chiuso, si esegue l'immobilizzazione su un asse spinale lungo. Le vittime di un trauma penetrante al tronco non necessitano di immobilizzazione spinale.

Il paziente è preparato rapidamente e è iniziato il trasporto. Poiché i pazienti con trauma addominale spesso richiedono un intervento chirurgico per controllare l'emorragia interna e riparare le lesioni, i pazienti devono essere trasportati a strutture che abbiano disponibilità chirurgica immediata, come un centro traumatologico, se disponibile, quando si notano i seguenti reperti: segni di trauma addominale associati a ipotensione o segni di peritonismo, oppure la presenza di un'eviscerazione o di un oggetto conficcato. Portare un paziente con lesioni addominali a una struttura che non ha una sala operatoria (SO) disponibile e un'équipe chirurgica, non soddisfa lo scopo di un trasporto rapido. In un ambiente rurale in cui non c'è un ospedale in cui sia presente un chirurgo generale, si deve prendere in considerazione il trasferimento diretto a un centro traumatologico, via terra o aerea. Un intervento chirurgico precoce è la chiave per la sopravvivenza di un paziente instabile con trauma addominale.

Durante il trasporto si reperisce un accesso EV. La decisione di somministrare cristalloidi durante il trasporto dipende dalla presentazione clinica del paziente. Il trauma addominale rappresenta una delle situazioni chiave in cui è indicata la rianimazione bilanciata. Come discusso nel Capitolo sullo Shock, la somministrazione aggressiva di liquidi EV può causare la ripresa del sanguinamento che era cessato grazie alla coagulazione del sangue e all'ipotensione. Pertanto, i soccorritori preospedalieri devono raggiungere un delicato equilibrio: il mantenimento di una pressione sanguigna che permetta la perfusione agli organi vitali senza riportare tale pressione alla norma (perché può riattivare dei siti emorragici nell'addome). In assenza di trauma cranico, la pressione sistolica ideale è tra 80 e 90 mmHg (pressione arteriosa media [PAM] di 60-65 mmHg). Nei pazienti con sospetto sanguinamento intraddominale e lesione cerebrale associata, la pressione sistolica deve essere mantenuta almeno a 90 mmHg.

Considerazioni particolari

Oggetti conficcati

Poiché la rimozione di un oggetto conficcato può causare un ulteriore trauma e poiché l'estremo distale dell'oggetto può stare attivamente controllando (tamponando) il sanguinamento, la rimozione di un oggetto conficcato in ambito preospedaliero è controindicata (Fig.13.11). Il soccorritore preospedaliero non deve spostare né rimuovere un oggetto conficcato dall'addome di un paziente. In ospedale, questi oggetti non sono rimossi finché forma e dimensioni non sono identificate con esame radiografico e finché non sono presenti e disponibili unità di sangue e un'équipe chirurgica. Spesso questi oggetti sono rimossi in SO. Un soccorritore preospedaliero può stabilizzare l'oggetto conficcato sia manualmente sia meccanicamente, per impedire ulteriori movimenti sul campo e durante il trasporto. In alcune circostanze può essere necessario tagliare l'oggetto conficcato allo scopo di liberare il paziente e consentirne il trasporto al centro traumatologico. Se si verifica un sanguinamento attorno a esso, si deve applicare una pressione diretta attorno all'oggetto sulla ferita con il palmo della mano. Il sostegno psicologico del paziente è importante, soprattutto se egli è in grado di vedere l'oggetto conficcato.

L'addome non deve essere palpato o percosso in questi pazienti perché tali azioni possono produrre ulteriori lesioni agli organi da parte dell'estremità distale dell'oggetto. Un ulteriore esame non è necessario perché la presenza di oggetti conficcati indica la necessità di trattamento da parte di un chirurgo.

Eviscerazione

In un'eviscerazione addominale, un tratto di intestino o di un altro organo addominale protrude attraverso una ferita aperta al di fuori della cavità addominale (Fig.13.12). Il tessuto più spesso visualizzato è l'omento che ricopre l'intestino. Non si deve tentare di riposizionare il tessuto che fuoriesce nella cavità addominale. I visceri devono essere lasciati sulla superficie dell'addome o protrudenti come trovati.

Gli sforzi si devono focalizzare nel proteggere il segmento eviscerato di intestino o di un altro organo da ulteriori danni. La maggior parte dei visceri addominali richiede un ambiente umido. Se l'intestino o alcuni degli altri organi addominali si asciugano, si verifica morte cellulare. Perciò il contenuto addominale eviscerato deve essere coperto con medicazioni pulite o sterili imbevute di soluzione fisiologica (si può usare soluzione fisiologica normale da EV). Tali medicazioni devono essere periodicamente inumidite con fisiologica per impedire che si asciughino. Le medicazioni umide devono essere coperte con un'ampia medicazione asciutta per mantenere caldo il paziente.

Il sostegno psicologico è estremamente importante per i pazienti con eviscerazione addominale e si deve tentare ogni sforzo per mantenere calmo il paziente. Qualsiasi azione che aumenti la pressione all'interno dell'addome, come piangere, gridare o tossire, può fare fuoriuscire una porzione maggiore degli organi. Questi pazienti devono essere rapidamente trasportati a una struttura dotata di disponibilità chirurgica.

Trauma nella paziente ostetrica

Anatomia e modificazioni fisiologiche

La gravidanza causa alterazioni sia anatomiche sia fisiologiche ai sistemi dell'organismo. Queste alterazioni possono influenzare i quadri lesivi riscontrati e rendere particolarmente impegnativa la valutazione di una paziente gravida traumatizzata. Il soccorritore preospedaliero sta trattando due o più pazienti e deve essere consapevole delle variazioni che si sono verificate nell'anatomia e nella fisiologia della madre nel corso della gravidanza.

Una gravidanza dura circa 40 settimane, dal concepimento alla nascita, e questo periodo è diviso in tre sezioni, o trimestri. Il primo trimestre termina all'incirca alla 12a settimana di gestazione; il secondo trimestre è leggermente più lungo degli altri due, terminando attorno alla 28a settimana.

Dopo il concepimento e l'impianto del feto, l'utero continua a ingrandirsi fino alla 38a settimana di gravidanza. Fino alla 12a settimana circa, l'utero in crescita resta protetto dalle strutture ossee del bacino. Dalla 20a settimana di gestazione, la parte superiore dell'utero (fondo) arriva all'ombelico e si avvicina al processo xifoideo (38a settimana). Queste modificazioni anatomiche rendono l'utero e il suo contenuto più suscettibili ai traumi chiusi e penetranti (Fig.13.13). Una lesione all'utero può comprendere rottura, penetrazione, distacco della placenta (quando una porzione della placenta si distacca dalla parete uterina) e rottura prematura delle membrane (Fig.13.14). La placenta e l'utero gravido sono molto vascolarizzati; danni a queste strutture possono portare a grave emorragia. Poiché l'emorragia può anche essere nascosta all'interno dell'utero o della cavità peritoneale, può non essere visibile esternamente.

Benché una protuberanza marcata dell'addome sia evidente nelle fasi tardive della gravidanza, gli organi addominali rimangono sostanzialmente immodificati, a eccezione dell'utero. L'intestino, che è spostato verso l'alto, è protetto dell'utero negli ultimi due trimestri della gravidanza. L'aumento di dimensioni e peso dell'utero modifica il baricentro della paziente e aumenta il rischio di cadute. A causa della sua prominenza, l'addome gravido spesso viene leso in una caduta.

Oltre a queste modificazioni anatomiche, durante la gravidanza si verificano anche alterazioni fisiologiche. La frequenza cardiaca della madre normalmente aumenta per tutta la gravidanza fino a raggiungere i 15-20 battiti/minuto oltre la frequenza cardiaca normale nel terzo trimestre. Questo rende più difficile l'interpretazione di una tachicardia. Le pressioni sistolica e diastolica normalmente scendono di 5-15 mmHg durante il secondo trimestre ma spesso tornano alla norma al termine della gravidanza. Alla 10a settimana di gravidanza la gittata cardiaca della madre aumenta di 1-1,5 L/minuto. Al termine, il volume sanguigno della madre è aumentato del 50% circa. A causa di questi aumenti della gittata cardiaca e del volume ematico, la paziente gravida può perdere fino al 30-35% del suo volume sanguigno prima che divengano evidenti segni e sintomi di ipovolemia. Uno shock ipovolemico può indurre prematuramente il travaglio nelle pazienti al terzo trimestre. L'ossitocina, che viene secreta insieme all'ormone antidiuretico (ADH) in risposta alla perdita di volume di sangue circolante, stimola le contrazioni uterine.

Alcune donne possono avere una significativa ipotensione in posizione supina, che di solito compare nel terzo trimestre ed è causata dalla compressione della vena cava inferiore da parte dell'utero. Questo riduce drasticamente il ritorno venoso al cuore e poiché vi è un minore riempimento, la gittata cardiaca e la pressione sanguigna scendono (Fig.13.15).

Per alleviare l'ipotensione in posizione supina si possono utilizzare le seguenti manovre:

1. La donna può essere posta sul lato sinistro (decubito laterale sinistro) o, se è indicata l'immobilizzazione spinale, si devono porre 10-15 cm di imbottitura sotto il lato destro dell'asse spinale lungo (Fig.13.16).
2. Se la paziente non può essere ruotata, la sua gamba destra deve essere sollevata per spostare l'utero sulla sinistra.
3. L'utero può essere dislocato manualmente verso il lato sinistro della paziente.

Queste tre manovre riducono la compressione sulla vena cava inferiore, aumentando il ritorno venoso al cuore e migliorando la gittata cardiaca.

Durante il terzo trimestre, il diaframma è sollevato e può essere associato a lieve dispnea, soprattutto quando la paziente è supina. La peristalsi (,movimenti muscolari propulsivi dell'intestino) è rallentata durante la gravidanza, così il cibo può rimanere nello stomaco molte ore dopo un pasto. Pertanto, la paziente gravida presenta un rischio più elevato di vomito e conseguente aspirazione.

La tossiemia gravidica (anche nota come eclampsia) è una complicanza tardiva della gravidanza. Mentre la preeclampsia è caratterizzata da edema e ipertensione, l'eclampsia è caratterizzata da modificazione dello stato mentale e crisi comiziali, simulando pertanto una LCT. È importante eseguire un'accurata valutazione neurologica e porre domande circa eventuali complicanze della gravidanza e altre condizioni mediche.

Valutazione

La gravidanza tipicamente non altera le vie aeree della madre, ma può comparire un significativo distress respiratorio quando una paziente nel terzo trimestre viene posta supina su un asse spinale lungo. La riduzione della peristalsi del tratto gastrointestinale rende più probabili vomito e aspirazione. Vengono valutate la pervietà delle vie aeree e la funzione polmonare, compresa l'auscultazione dei suoni respiratori e il monitoraggio della pulsossimetria.

Come per l'emoperitoneo da altre cause, il sanguinamento intraddominale associato a lesione uterina può non produrre peritonite per ore. Molto probabilmente, le perdite ematiche da una qualsiasi lesione possono essere mascherate dall'aumento della gittata cardiaca e del volume sanguigno della donna gravida. Pertanto, un elevato indice di sospetto e l'osservazione di modificazioni anche leggere (ad esempio, colore cutaneo) possono fornire importanti indizi. In linea generale, le condizioni del feto spesso dipendono da quelle della madre; tuttavia, il feto può essere a rischio mentre le condizioni e i segni vitali della madre appaiono emodinamicamente normali. Questo avviene perché il corpo dirotta il sangue lontano dall'utero (e dal feto) verso gli organi vitali. Le alterazioni neurologiche devono essere osservate e documentate, benché la loro esatta eziologia possa non essere identificabile in ambito preospedaliero.

Come per la paziente non gravida, l'auscultazione di rumori intestinali generalmente non è utile nel contesto preospedaliero. Analogamente, perdere preziosi minuti ricercando i toni cardiaci fetali sulla scena è inutile; la loro presenza o assenza non modificherà il trattamento preospedaliero. I genitali esterni devono essere controllati alla ricerca di segni di sanguinamento vaginale e si deve chiedere alla paziente se avverte contrazioni e movimenti fetali. Le contrazioni possono indicare che il travaglio è iniziato prematuramente, mentre la diminuzione dei movimenti fetali può essere un segno infausto.

La palpazione dell'addome potrebbe rilevare dolorabilità. Un utero contratto, rigido e dolente può essere suggestivo per distacco di placenta, che è associata a sanguinamento dai genitali nel 70% dei casi.

Trattamento

Con una paziente gravida ferita, la sopravvivenza del feto è assicurata nel modo migliore focalizzandosi sulle condizioni della madre. In pratica, perché il bambino sopravviva, in genere è necessario che sopravviva la madre. È prudente prevedere il vomito e avere a disposizione l'attrezzatura per l'aspirazione. È prioritario assicurare una via aerea pervia adeguata e sostenere la funzione ventilatoria. Si deve somministrare ossigeno in quantità sufficiente a mantenere una rilevazione pulsossimetrica del 95% o superiore. Può essere necessario assistere le ventilazioni, soprattutto negli stadi più avanzati della gravidanza.

Gli obiettivi del trattamento dello shock sono essenzialmente gli stessi di qualsiasi paziente e comprendono la somministrazione di liquidi EV, soprattutto se è presente evidenza di shock scompensato. Qualsiasi segno di sanguinamento vaginale o un addome teso, a tavola, con sanguinamento esterno nel terzo trimestre di gravidanza possono indicare distacco di placenta o rottura dell'utero. Queste condizioni minacciano non solo la vita del feto, ma anche quella della madre perché può verificarsi rapidamente dissanguamento. Non esistono dati validi per definire la migliore pressione sanguigna in una paziente gravida traumatizzata. Tuttavia, il ripristino di una pressione sistolica e di una pressione media normale darà maggiori probabilità di portare a una migliore perfusione fetale, nonostante il rischio di favorire un'ulteriore emorragia interna nella madre.

Il trasporto della paziente traumatizzata gravida non deve essere ritardato. Tutte le pazienti traumatizzate incinte devono essere trasportate rapidamente – anche quelle che sembrano avere solo lesioni minori – alla più vicina struttura appropriata. Una struttura ideale è quella che ha immediatamente disponibili sia assistenza chirurgica sia assistenza ostetrica. Un'adeguata rianimazione della madre è la chiave per la sopravvivenza della madre e del feto.

Lesioni genitourinarie

Danni a reni, uretere e vescica si manifestano il più delle volte con ematuria. Questo segno può non essere notato a meno che il paziente non abbia un catetere vescicale posizionato. Poiché i reni ricevono una significativa porzione della gittata cardiaca, lesioni chiuse o penetranti a questi organi possono portare a emorragia retroperitoneale potenzialmente letale. Le fratture del bacino possono essere associate a lacerazione della vescica urinaria e della parete vaginale o di quella rettale. Le fratture esposte del bacino, come quelle con lacerazioni inguinali o perineali profonde, possono provocare una grave emorragia esterna.

I traumi ai genitali esterni possono derivare da meccanismi multipli, benché tipicamente predominino le lesioni derivanti da eiezione da una motocicletta o da un veicolo a motore, da incidenti industriali, da ferite da arma da fuoco o da aggressione sessuale. A causa delle numerose terminazioni nervose in questi organi, tali lesioni sono associate a significativo dolore e impatto psicologico. Questi organi contengono anche numerosi vasi sanguigni e si possono osservare rilevanti perdite ematiche. In linea generale, tale sanguinamento può essere controllato con una pressione diretta o con una medicazione compressiva. Non si devono inserire medicazioni nella vagina o nell'uretra per controllare il sanguinamento, particolarmente nelle donne gravide. Se non è necessaria una pressione diretta per controllare l'emorragia, queste lesioni devono essere coperte con garza inumidita, pulita e imbevuta di fisiologica. Eventuali parti amputate devono essere trattate come descritto nel capitolo sul Trauma Muscoloscheletrico. L'ulteriore valutazione di tutte le lesioni genitali deve avere luogo in ospedale.

CAPITOLO 14
TRAUMA MUSCOLOSCHELETRICO

INTRODUZIONE

Il coinvolgimento dell'apparato muscolo-scheletrico, sebbene comune nei traumatizzati, è di rado immediatamente pericoloso per la vita. Può esserlo se produce una significativa perdita di sangue (emorragia) esterna o interna a carico degli arti o in sede retro-peritoneale in caso di trauma del bacino. Chi fornisce il soccorso in ambito preospedaliero ha tre principali obiettivi da considerare nei traumi degli arti:

1. mantenere l'ordine delle priorità: non deve farsi distrarre da ferite per quanto evidenti ma non letali (Figura 14-1)
2. riconoscere i traumi muscoloscheletrici potenzialmente letali
3. riconoscere la dinamica che ha creato i traumi muscoloscheletrici e le potenziali altre ferite letali causate dall'impatto.

Se si scopre una lesione letale o potenzialmente letale durante la valutazione primaria non si dovrebbe procedere alla valutazione secondaria. Qualsiasi problema riscontrato durante la valutazione primaria dovrebbe essere trattato e risolto prima di procedere alla valutazione secondaria. (vedi discussione nel paragrafo dedicato). Questo può significare ritardare la valutazione secondaria fino al momento del trasporto in ospedale o persino, in alcuni casi, fino al suo arrivo in pronto soccorso.

I pazienti con trauma grave possono essere assicurati e trasportati sulla tavola spinale lunga per facilitare le manovre rianimatorie e permettere il trattamento dei traumi. L'uso di una tavola rigida consente l'immobilizzazione dell'intero paziente quando appropriato. In alternativa dovrà essere considerato un qualsiasi piano rigido che renda possibile gli spostamenti senza alterare l'immobilizzazione. Sebbene alcuni traumi siano di più facile identificazione di altri, il soccorritore preospedaliero dovrebbe trattare tutti i traumi muscoloscheletrici dolorosi come potenziali fratture o lussazioni ed immobilizzare la sede interessata, così da limitare l'instaurarsi di ulteriori potenziali danni e fornire sollievo e controllo del dolore.

Anatomia e fisiologia

Comprendere l'anatomia e la fisiologia del corpo umano adulto è una parte importante del bagaglio culturale del soccorritore preospedaliero. Anatomia e fisiologia sono di fondamenti su cui si basano stabilizzazione e gestione. Senza una buona conoscenza delle strutture ossee e muscolari il soccorritore non potrà distinguere traumi superficiali da traumi interni. In questa sede non verrà discussa tutta l'anatomia e la fisiologia del sistema muscoloscheletrico ma si rivedranno alcuni aspetti basilari.

Il corpo umano adulto ha circa 206 ossa distinte in categorie in base alla morfologia: ossa lunghe, ossa corte, ossa piatte, suturali, irregolari e sesamoidi. Le ossa lunghe comprendono: femore, omero, ulna, radio, tibia, fibula (perone). Le ossa corte comprendono: metacarpo, metatarso, falangi. Le ossa piatte sono in genere sottili e compatte, tra queste si ricordano: sterno, coste, scapole. Le ossa suturali fanno parte del cranio e sono collocate tra le articolazioni delle ossa craniche. Le ossa irregolari comprendono: vertebre, mandibola, ossa del bacino. Le ossa sesamoidi sono quelle contenute all'interno di tendini: la rotula è il più grande osso sesamoide.

Lo scheletro si divide principalmente in due parti: assile ed appendicolare. Lo scheletro assile include le regioni centrali del corpo, compresi cranio, colonna, sterno, coste. Lo scheletro appendicolare è costituito dalle ossa degli arti superiori ed inferiori, l'articolazione della spalla, e le ossa del bacino (escluso l'osso sacro).

Il corpo umano ha quasi 650 muscoli singoli che sono classificati in base alla funzione. I muscoli trattati in questo capitolo sono i muscoli volontari o scheletrici. Questi muscoli sono classificati come scheletrici perché deputati al movimento volontario di porzioni di scheletro. (Figura 14-3)

Altre importanti strutture discusse in questo capitolo sono i tendini e legamenti. Un tendine è una fascia di tessuto fibroso spesso ed anelastico che connette il muscolo ad una porzione scheletrica. È la regione di colore bianco all'estremità del muscolo che permette l'ancoraggio dello stesso all'osso al cui movimento è deputato. Un legamento è invece una fascia di tessuto fibroso spesso che collega due ossa tra loro; la sua funzione è di mantenere unite le articolazioni.

Valutazione

Il trauma muscoloscheletrico può essere classificato secondo tre categorie:

1. Lesioni potenzialmente letali secondarie a trauma muscoloscheletrico con emorragia esterna o emorragia interna associata a fratture di bacino o femore con perdita ematica massiva.
2. Trauma muscoloscheletrico non pericoloso per la sopravvivenza ma associato a trauma multisistemico letale (fratture degli arti associate a lesioni potenzialmente letali)
3. Trauma limitato all'apparato muscoloscheletrico senza potenziale rischio di vita (fratture isolate degli arti)

Lo scopo della valutazione primaria è identificare e trattare le condizioni potenzialmente letali, la presenza di una lesione muscoloscheletrica non letale può essere un indicatore di un possibile trauma multisistemico e non dovrebbe distrarre il soccorritore preospedaliero dall'effettuare una completa valutazione primaria.

Sebbene la presenza di traumi muscoloscheletrici non dovrebbe distogliere l'attenzione del soccorritore preospedaliero da condizioni più pericolose, le ferite dovrebbero essere identificate ed interpretate come possibili spie di condizioni potenzialmente letali. La valutazione della cinematica delle ferite più evidenti può suggerire lesioni severe occulte.

Cinematica

La comprensione della cinematica del trauma responsabile di una lesione è una delle più importanti componenti della stabilizzazione e gestione del paziente traumatizzato. Determinare rapidamente la cinematica e se vi sia stato il trasferimento di bassa energia o di alta energia meccanica (es: cadere dalla bicicletta o essere eiettato da una moto) porterà il soccorritore preospedaliero ad identificare meglio le condizioni potenzialmente più a rischio. La fonte più attendibile di determinazione della cinematica è il colloquio diretto con il paziente. Se il paziente non è responsivo i dettagli dell'evento traumatico possono essere ottenuti dai testimoni. Raramente si può dedurre la cinematica dell'evento basandosi solo sull'osservazione della scena del trauma ed il pattern lesionale riscontrato all'esame fisico del paziente in assenza di testimoni dell'incidente. Queste informazioni dovrebbero essere riferita alla struttura accettante e documentate sulla scheda clinica di intervento.

Basandosi sulla cinematica il soccorritore preospedaliero può sviluppare un elevato indice di sospetto relativo alle lesioni potenzialmente subite dal paziente. Le considerazioni sulla dinamica possono portare a supporre lesioni ulteriori da trattare grazie alla conoscenza dei vari modelli tipici di lesioni.

Per esempio:

- Se un paziente si lancia da una finestra atterrando sui piedi, il primo sospetto di lesione dovrà comprendere fratture di: calcagno, tibia, perone, rotula, femore, bacino, colonna e dissecazione aortica. Comunque lesioni secondarie possono includere lesioni intraddominali o craniche provocate dalla successiva proiezione in avanti del corpo conseguente all'impatto con il suolo.
- Se un paziente è coinvolto in un incidente motociclistico urtando un palo telefonico con la testa, le sedi di lesione principali includeranno, cranio, rachide cervicale e torace. Una lesione secondaria potrebbe includere la frattura di femore da urto contro il manubrio del motoveicolo.

Un altro esempio: il passeggero di un auto subisce un trauma in seguito ad un impatto laterale sul suo lato. Come discusso nel capitolo sulla cinematica, la prima legge di moto di Newton stabilisce che un corpo in movimento rimarrà in movimento finché non sarà sottoposto ad una forza uguale ma opposta. Il veicolo è l'oggetto in movimento e rimarrà in moto fino all'impatto con un altro veicolo. La portiera del veicolo colpito è spinta contro l'arto superiore che può essere compresso contro la gabbia toracica producendo fratture costali, contusioni polmonare e potenzialmente frattura dell'omero. Vista la cinematica di questo incidente, il sospetto di lesione muscoloscheletrica includerà fratture dell'omero, bacino e femore. Un ulteriore sospetto orienterà la ricerca verso fratture costali e alla gabbia toracica e lesioni al fegato, polmone e cuore. Un'altra lesione secondaria da considerare è l'abrasione da esplosione dell'airbag.

Ancora, una possibile lesione da collisione ad impatto laterale risulta da un passeggero non trattenuto da cintura di sicurezza che diventa un "proiettile" dentro l'autoveicolo, che può urtare e ferire un altro occupante. Comunque le lesioni nel lato vicino al corpo impattante sono più severe di quelle dal lato opposto. In questo caso la cinematica da considerare per il guidatore è l'energia rilasciata dal corpo del passeggero non trattenuto. Una comprensione basilare della cinematica guida il soccorritore preospedaliero nella ricerca delle lesioni meno ovvie.

Valutazione Primaria e Secondaria

Valutazione primaria.

I primi passi in tutti i casi di valutazione di un paziente sono quelli di assicurarsi della sicurezza della scena e di valutare la situazione. Una volta che la scena è più sicura possibile il paziente può essere stabilizzato. La valutazione primaria identifica ed indirizza alle condizioni immediatamente pericolose per la vita. Sebbene le fratture angolate o le parziali amputazioni possono distogliere l'attenzione del soccorritore a causa dell'impatto visivo, le condizioni di pericolo per la vita devono avere la priorità. La gestione della via aerea, respirazione, circolazione, disabilità ed esposizione (ABCDE) rimangono le parti più importanti della valutazione primaria. Per un paziente in condizioni di pericolo di vita identificate durante la valutazione primaria, la gestione del trauma muscoloscheletrico è rinviata finché questi problemi non siano risolti. Comunque l'emorragia esterna è compresa nella valutazione primaria e deve essere controllata quando tende a diventare pericolosa per la sopravvivenza. Se il paziente non ha lesioni letali il soccorritore può procedere alla valutazione secondaria.

Valutazione secondaria

La valutazione degli arti avviene durante la valutazione secondaria. Per facilitare l'esame fisico, il soccorritore deve rimuovere tutti gli indumenti che non sono stati rimossi durante la valutazione primaria, per quanto possibile in base alla scena. Se il meccanismo della lesione non è evidente, il paziente o i testimoni possono essere interrogati su come è avvenuta la lesione. Il paziente dovrebbe anche essere interrogato circa la presenza di dolore agli arti. La maggior parte dei pazienti con lesioni muscoloscheletriche significative provano dolore, a meno che non concomiti una lesione a carico del midollo o di un nervo periferico.

La valutazione delle estremità comprende anche la valutazione di ogni dolore, deficit di forza o sensazione anomala agli arti. Si deve prestare un'attenzione specifica ai seguenti aspetti :

- *Ossa ed articolazioni*. Questa valutazione si compie ispezionando le deformità che possono rappresentare fratture o lussazioni (Figura 14-4) e palpando gli arti alla ricerca di motilità preternaturale e crepitii. Il crepitio è la sensazione tattile di attrito tra le rime di frattura ossea; può essere evocato palpando la sede di lesione o con il movimento delle estremità. Il crepitio ha un suono schioccante, simile allo scoppiettio evocato dall'esplosione della plastica da imballaggio in bolle. Questa percezione di frizione tra i monconi ossei durante la stabilizzazione di un paziente può indicare il rischio di nuove lesioni, pertanto una volta notato il crepitio non si dovrebbero ripetere manovre di valutazione. Il crepitio è una sensazione precisa che non si dimentica facilmente.
- *Lesioni dei tessuti molli*. Il soccorritore dovrà ispezionare l'arto alla ricerca di tumefazioni, lacerazioni, abrasioni, ematomi, colore della cute e ferite. Ogni ferita adiacente ad una frattura suggerisce la presenza di una frattura esposta. L'aumento di consistenza, la tensione dei tessuti molli insieme al dolore che appare sproporzionato rispetto alle lesioni evidenti può indicare la presenza di sindrome compartimentale.
- *Perfusione*. La perfusione si valuta palpando i polsi periferici (radiali o ulnari nell'arto superiore e pedidio o tibiale posteriore a livello degli arti inferiori) e rilevando il tempo di riempimento capillare nelle dite delle mani e dei piedi. L'assenza di polsi periferici può indicare una lesione a carico di un'arteria, compressione del vaso da ematoma o frammento osseo o una sindrome compartimentale. Ematomi di grandi dimensioni o in espansione possono indicare la presenza di lesioni di grossi vasi.
- *Funzione neurologica*. Il soccorritore valuta sia le funzioni motorie che quelle sensitive agli arti. Se si sospetta la frattura di un osso lungo non si dovrebbe chiedere al paziente di muovere l'arto perché tale movimento può indurre significativo dolore e potenzialmente trasformare una frattura chiusa in esposta. Nella maggior parte dei casi nel contesto preospedaliero è sufficiente valutare grossolanamente la funzione neurologica.
- *Funzione motoria*. La funzione motoria si può valutare prima di tutto chiedendo al paziente se avverte una certa debolezza. A livello dell'arto superiore la funzione motoria può essere valutata facendo aprire e chiudere la mano a pugno e testando la forza facendosi stringere la mano, mentre la funzione motoria dell'arto inferiore è testata facendo muovere le dita dei piedi e con movimenti di flesso-estensione del piede contro la resistenza opposta dalla mano del soccorritore.
- *Funzione sensitiva*. La funzione sensitiva si valuta cercando la presenza di sensazioni anomale o ipo-anestesia, saggiando la sensibilità al tatto in vari distretti degli arti incluse dita delle mani e dei piedi Le figure 14-5 e 14-6 forniscono informazioni su come valutare più dettagliatamente la funzione motoria e sensitiva degli arti.

E' necessario ripetere la valutazione della perfusione dell'arto e della funzione neurologica dopo ogni procedura di immobilizzazione.

Lesioni associate

Durante la valutazione secondaria si possono scoprire ulteriori indizi riguardanti la cinematica che possono far sospettare altre lesioni occulte. Un esempio potrebbe essere quello di una lesione toracica associata ad una lesione della spalla. Tuttavia solamente l'esame di tutto il corpo assicurerà che non venga omessa nessuna lesione. La figura 14-7 fornisce alcuni esempi di lesioni associate.

Lesioni muscoloscheletriche specifiche

Le lesioni a carico degli arti possono comportare la presenza di due problemi primari che richiedono di essere gestiti già in fase preospedaliera: le emorragie e le instabilità secondarie a fratture o lussazioni.

Emorragia

Il sanguinamento può essere evidente o occulto. Indipendentemente dall'apparenza della ferita - l'essudato capillare di una grande abrasione, il sangue rosso scuro che fluisce da una lacerazione superficiale o il sangue rosso vivo che esce da un'arteria aperta - è la quantità di sangue perso e la rapidità di questa perdita che determineranno se il paziente sarà in grado di compensare o se svilupperà uno shock. Una buona regola da ricordare è "*nessun sanguinamento è trascurabile, ogni globulo rosso conta*". Perfino una piccola quantità di sangue può trasformarsi in una perdita ingente se ignorata per lungo tempo.

Emorragia esterna

Il sanguinamento arterioso esterno dovrebbe essere identificato durante la valutazione primaria. Generalmente si riconosce facilmente, ma la sua identificazione può essere difficile quando il sangue si raccoglie nelle regioni declivi al di sotto del corpo del paziente oppure sotto abiti pesanti o di colore scuro. Idealmente una emorragia evidente deve essere controllata già durante la fase di gestione delle vie aeree e della respirazione, se è disponibile un numero sufficiente di soccorritori; altrimenti deve essere trattata non appena viene rilevata durante la valutazione del circolo o quando vengono rimossi gli abiti del paziente.

La stima della perdita esterna di sangue è estremamente difficile. Nonostante gli operatori meno esperti tendano a sovrastimare la quantità di emorragia esterna è anche possibile una sottostima poiché i segni evidenti di perdita esterna possono essere assenti. Uno studio ha suggerito che le stime preospedaliere relative all'entità dell'emorragia sono non accurate e clinicamente non utili. Le ragioni di questa inaccuratezza di stima sono molte e comprendono lo spostamento del paziente dalla scena originaria o l'assorbimento del sangue da parte dagli abiti o del terreno oppure dal dilavaggio da parte di acqua o pioggia.

Emorragia Interna

L'emorragia interna è comune nel trauma muscoloscheletrico, può risultare da danno a carico dei grossi vasi (molti dei quali sono collocati in stretta vicinanza delle ossa lunghe), da lacerazioni muscolari e dalla midollare delle ossa fratturate. L'accrescersi di una tumefazione a carico di un arto o un arto freddo, pallido e senza polso possono indicare emorragia interna da arterie o vene maggiori. Una significativa emorragia interna può essere associata a fratture (Figura 14-8).

Tutte le fonti di perdita di sangue potenziali interne e esterne associate a trauma agli arti devono essere prese in considerazione quando si valuta il paziente, questo aiuterà il soccorritore extraospedaliero ad anticipare il potenziale sviluppo di shock, a prepararsi per la possibilità di deterioramento del quadro clinico ed ad intervenire appropriatamente per minimizzare il rischio di evoluzione negativa.

Trattamento

La gestione iniziale dell'emorragia esterna comprende l'applicazione di una compressione diretta sulla ferita. Come discusso nel capitolo sullo shock, l'elevazione di un arto non si è dimostrata efficace nel rallentare l'emorragia e, in caso di un trauma muscoloscheletrico, può anche aggravare le lesioni presenti. Se l'emorragia non viene controllata con pressione diretta o bendaggi compressivi, si dovrebbe applicare un tourniquet seguendo i principi descrittoli nel capitolo sullo shock. Un secondo tourniquet può essere applicato accanto al primo se il primo non basta ad arrestare l'emorragia. In caso di emorragie non arrestabili col posizionamento di un tourniquet può essere indicato l'uso di agente emostatico topico (emorragie in sede inguinale, ascellare o cervicale). Tali agenti possono anche essere presi in considerazione in caso di trasporto prolungato.

L'uso del tourniquet, una volta considerato un tabù, è ora lo standard di cura nella gestione preospedaliera delle lesioni sanguinanti degli arti. Questo cambiamento è dovuto principalmente all'esperienza dell'esercito USA nei conflitti in Iraq ed Afghanistan. I dati militari documentano che una causa principale di morte prevenibile sul campo di battaglia è stata l'emorragia incontrollata da trauma agli arti. Da quando l'uso del tourniquet è stato implementato ed esteso, il tasso di mortalità prevenibile da traumi isolati agli arti è diminuito significativamente. Risultati simili sono emersi da uno studio su civili negli Stati Uniti che riscontrò che l'86% dei pazienti che morivano per emorragia conseguente una lesione penetrante agli arti, avevano ancora segni di vita sulla scena, ma giungevano in ospedale senza polso e pressione. Nessun paziente di questo gruppo aveva ricevuto il posizionamento di un tourniquet.

Alcuni vecchi lavori evidenziavano potenziali complicanze per l'uso del tourniquet come danni nervosi periferici (paralisi), occlusioni vascolari, ischemie, avevano portato ad una infondata paura del suo uso. I tourniquet sono utilizzati routinariamente dai chirurghi traumatologi, vascolari ed ortopedici nelle sale operatorie per periodi prolungati (molte ore) senza sequele a lungo termine. I militari americani rivedendo i propri dati clinici non hanno evidenziato complicanze maggiori associate all'uso del tourniquet e complicanze minori si sono verificate in meno dell'1% dei casi e si sono risolte successivamente.

Un chiaro vantaggio in termini di sopravvivenza è stato notato con il posizionamento precoce del tourniquet. Il paziente deve avere un tourniquet posizionato prima dell'instaurarsi dello shock. I pazienti con tourniquet in assenza di shock hanno un tasso di sopravvivenza più alto del 90% contro un tasso di sopravvivenza <10% in quelli in cui il tourniquet viene posizionato dopo lo sviluppo dello shock. Anche il ritardare l'applicazione del dispositivo fino all'arrivo in ospedale aumenta la mortalità. Il tourniquet dovrebbe essere posizionato prima di estricare (se richiesto) e prima dell'abbandono della scena. L'ora del posizionamento deve essere annotata e riferita al team traumatologico dell'ospedale accettante. Se possibile il paziente dovrebbe essere trasportato presso un ospedale con immediata disponibilità chirurgica.

Dopo aver ottenuto il controllo del sanguinamento nei pazienti con emorragia a rischio di sopravvivenza da un arto, i soccorritori possono ripetere la valutazione primaria e focalizzarsi sulla rianimazione e trasporto rapido alla struttura che può meglio trattare le lesioni riscontrate. Durante il trasporto può iniziare la somministrazione di ossigeno e di liquidi nei pazienti in shock, ricordando i target pressori di 80-90 mmHg sistolica (con una PAM tra 60-65 mmHg) e di 90-100 mmHg sistolica nei pazienti con sospetta lesione traumatica cerebrale. Per i pazienti con sanguinamento minore ed assenza di segni di shock o altri problemi potenzialmente letali, l'emorragia può essere controllata con pressione diretta e può essere iniziata la stabilizzazione secondaria.

Instabilità (fratture e lussazioni)

La lacerazione delle strutture di sostegno di un'articolazione, la frattura di un osso o un'importante lesione muscolare o tendinea, riducono la capacità di sostegno autonomo di un arto. Le due lesioni che causano instabilità di ossa ed articolazioni sono le fratture e le lussazioni.

Fratture

Se un osso è fratturato, con l'immobilizzazione si ridurrà il potenziale verificarsi di ulteriori lesioni e si otterrà un miglior controllo del dolore. I movimenti dei monconi ossei possono danneggiare i vasi sanguigni con conseguente emorragia interna e/o esterna. Inoltre i monconi di frattura possono danneggiare i tessuti molli e i nervi. In generale le fratture sono classificate come chiuse o aperte (esposte). In una frattura chiusa la cute non è lesionata dal moncone dell'osso mentre invece in una frattura esposta l'integrità della cute è stata interrotta (Fig. 14-9A). I chirurghi ortopedici classificano le fratture in base alla morfologia (ad es: a legno verde, comminute, etc) ma queste tipologie non possono essere differenziati senza l'ausilio di una radiografia ne' il loro riconoscimento ne modifica la gestione in ambito extraospedaliero.

Fratture chiuse

Le fratture chiuse sono fratture in cui l'osso è stato lesionato ma non si è verificata la soluzione di continuo della cute (Fig. 14-9B). I segni di una frattura chiusa comprendono dolore spontaneo e alla palpazione, deformità, ematomi, gonfiore e crepitio, sebbene in alcuni pazienti dolore e dolenzia possano essere gli unici reperti. I polsi, il colore della cute e le funzioni motoria e sensitiva dovrebbero essere valutate distalmente alla sede di sospetta frattura. Chiedere ad un paziente di muovere l'arto fratturato potrebbe convertire una frattura chiusa in esposta. Non è sempre vero che un arto non è fratturato perché il paziente può muoverlo volontariamente o in caso di arto inferiore perfino camminarci; l'adrenalina di un evento traumatico piò motivare i pazienti a sopportare un dolore che normalmente non tollererebbero. Inoltre, alcuni pazienti hanno un'alta soglia di tolleranza al dolore.

Fratture aperte o esposte

Le fratture sono esposte quando l'estremità di un moncone osseo attraversa i tessuti fino a lesionare la cute oppure una ferita profonda si trova in corrispondenza di un focolaio di frattura (Fig. 14-9C). Quando una frattura è esposta all'ambiente esterno i monconi dell'osso possono essere contaminati con batteri dalla cute o dall'ambiente. Questo può provocare infezioni gravi ad esempio a carico dell'osso (osteomielite) che possono interferire con la guarigione della frattura. Sebbene la soluzione di continuo della cute associata ad una frattura esposta non si associ frequentemente ad emorragia massiva, possiamo trovare un sanguinamento persistente proveniente dal midollo osseo o dalla decompressione di un ematoma formatosi in profondità nel tessuto.

Ogni ferita vicino ad una possibile frattura deve essere considerata una frattura aperta e trattata come tale. Un osso protrudente o un moncone non dovrebbe generalmente essere ridotto intenzionalmente; comunque le ossa talvolta ritornano in una posizione quasi fisiologica quando riallineate o a causa degli spasmi muscolari. Una immobilizzazione inadeguata o una maldestra manipolazione di un arto fratturato possono convertire una frattura chiusa in una esposta.

Le fratture aperte non sempre sono facilmente identificabili in un paziente traumatizzato. Sebbene la protrusione di un osso da una ferita possa essere evidente, lesioni dei tessuti molli in prossimità di una frattura/deformità possono essere il risultato di un moncone osseo che ha lacerato la cute per poi retrarsi all'interno dei tessuti superficiali.

Emorragia interna

Come citato in precedenza, le fratture possono provocare emorragie interne significative che si raccolgono tra i piani tissutali adiacenti la rima di frattura. Le due fratture più comunemente associate a grosse perdite ematiche sono quelle di femore e di bacino. Un adulto può perdere da 1000 a 2000 mL di sangue in ciascuno dei due casi, pertanto un'emorragia interna associata a frattura bilaterale di femore può essere sufficiente a provocare shock ipovolemico.

Le fratture di bacino sono causa frequente di sanguinamento massivo (Fig. 14-10). Esistono molteplici vasi adiacenti al bacino che possono essere lacerati dai monconi di frattura oppure quando le articolazioni sacroiliache si separano o fratturano. La palpazione o manipolazione del bacino può aumentare notevolmente la perdita ematica quando è presente una frattura instabile. Nella maggior parte dei casi l'esame obiettivo del bacino non modifica la gestione clinica del paziente. Per valutare un bacino una palpazione cauta è accettabile, ma dovrebbe essere effettuata solo una volta. Una delicata pressione manuale in senso anteroposteriore sulle creste iliache e sulla sinfisi pubica può identificare crepitii o instabilità.

Le fratture aperte del bacino, peraltro particolarmente letali, si verificano spesso quando un pedone viene investito da un autoveicolo o quando un passeggero è eiettato da una macchina. Anche una caduta dall'alto può spesso provocare una frattura del bacino, perciò è importante ricercarne la presenza valutando la cinematica dell'evento traumatico. Spesso l'emorragia massiva è esterna anziché interna ed il moncone osseo può lacerare retto o vagina con il rischio di infezione pelvica severa.

Fratture pelviche

Le fratture della pelvi possono andare da fratture relativamente insignificanti fino a lesioni complesse associate ad emorragia massiva interna o esterna. Le fratture dell'anello pelvico sono associate ad una mortalità complessiva del 6% mentre quelle aperte possono superare il 50%. Le perdite ematiche sono la causa primaria di morte in pazienti con frattura del bacino; la restante mortalità si deve a lesioni traumatiche cerebrali e disfunzione multiorgano. Poiché il bacino è una struttura resistente e difficile da fratturare, i pazienti con la frattura di bacino di frequente presentano lesioni concomitanti tra cui: lesioni traumatiche cerebrali (51%), fratture di ossa lunghe (48%), lesioni a carico del torace (20%), rottura uretrale negli uomini (15%), trauma splenico (10%) e renale ed epatico (7% ciascuno). Esempi di fratture di bacino comprendono:

- *Fratture delle branche*. Fratture isolate delle branche inferiore o superiore sono di solito di secondaria importanza e non richiedono stabilizzazione chirurgica. Una persona che cade atterrando forzatamente sul perineo può presentare la frattura di tutte e quattro le branche (lesioni da cavalcata). Queste fratture non sono tipicamente associate a significativa emorragia interna.
- *Fratture acetabolari*. Queste fratture si verificano quando la testa del femore viene spinta nell'acetabolo. E' necessario l'intervento chirurgico per ottimizzare la normale funzione dell'anca. Queste lesioni possono essere associate a significativa perdita ematica interna.
- *Fratture del cingolo pelvico*. Queste fratture sono classificate in tre categorie. L'emorragia letale è più comune nelle fratture con scivolamento verticale, ma può essere associata con ogni altro tipo di frattura.

Il soccorritore preospedaliero può percepire il crepitio durante la palpazione e riscontrare l'instabilità ossea in ognuna di queste fratture.

1. <u>Fratture da compressione laterale</u>: costituiscono la maggioranza delle fratture del cingolo pelvico (Fig.14-11 A). Queste lesioni possono verificarsi quando vengono applicate delle forze ai lati del bacino (es. pedone investito da auto); in questo tipo di fratture il volume del bacino è diminuito.
2. <u>Fratture da compressione antero-posteriore</u>: rispecchiano il 15 % delle fratture del cingolo pelvico. (Fig. 14-11 B). Queste lesioni avvengono quando le forze sono applicate in direzione anteroposteriore (persona schiacciata tra veicolo e

muro) sono anche conosciute come "*a libro aperto*" perché la sinfisi pubica si separa ed il volume del bacino aumenta notevolmente.

3. Fratture con scivolamento verticale: costituiscono la minor quota tra le fratture del cingolo pelvico ma sono associate a maggiore mortalità (Fig. 14-11 C). Avvengono quando una forza verticale viene applicata ad un emibacino (es. caduta dall'alto con atterraggio su una gamba). Poiché una metà del bacino è traslata verticalmente rispetto all'altra si verifica una lacerazione dei vasi sanguigni e ne risultano emorragie interne severe.

Trattamento

Fratture aperte e chiuse

Il primo passo nel trattamento delle fratture è monitorare l'emorragia e trattare lo shock. Una pressione diretta e una medicazione compressiva possono controllare praticamente tutte le emorragie esterne. È opportuno ricoprire le ferite aperte o i monconi ossei esposti con una medicazione sterile imbevuta di soluzione fisiologica. L'emorragia interna viene controllata principalmente con l'immobilizzazione che ha il vantaggio ulteriore di alleviare il dolore. Se i monconi ossei di una frattura esposta si ritraggono nella ferita durante l'immobilizzazione, questa informazione deve essere riportata sulla scheda del paziente e riferita al personale del DEA. La somministrazione di antibiotici EV nei pazienti con fratture esposte sulla scena non sembra comportare grossi vantaggi, soprattutto nel contesto urbano o suburbano, ma può rivelarsi importante in caso di tempi di trasporto prolungati.

Un arto lesionato dovrebbe essere mosso quanto meno possibile sia durante la valutazione secondaria sia nella fase di immobilizzazione. Prima dell'immobilizzazione, un arto lesionato dovrebbe di solito essere ricollocato nella sua normale posizione anatomica ed essere sottoposto a una leggera trazione per ripristinare la sua lunghezza normale. Le due controindicazioni principali a questa manovra sono un dolore molto intenso o una resistenza al movimento di riallineamento. L'insegnamento tradizionale indicava di immobilizzare una frattura sospetta nella "posizione in cui veniva trovata"; tuttavia, vi è una logica ben precisa che spinge a ricollocare l'arto in posizione anatomica normale. In primo luogo, una "frattura ridotta", una volta riportata nella posizione anatomica normale, risulta più facile da immobilizzare. In secondo luogo, ridurre una frattura può alleviare la compressione sulle arterie o i nervi e comportare una perfusione e un funzionamento neurologico migliori. Inoltre, la riduzione della frattura ha l'effetto di ridurre l'emorragia.

Figura 14.12 **Tipi di stecche**

A. Stecca sagomabile. B. Presidio di trazione (Traction Splint). C. Stecche a depressione. D. Stecche rigide.

Sono disponibili varie stecche e materiali per immobilizzazione, tra cui i seguenti:

Stecche rigide: la forma dei dispositivi rigidi non può essere modificata. Tali dispositivi implicano che la parte del corpo da immobilizzare si adatti alla forma della stecca. Esempi di dispositivi rigidi comprendono stecche a tavola (di legno, di plastica o di metallo), stecche conformabili e stecche "pneumatiche". Questo gruppo di dispositivi comprende la tavola spinale lunga. I dispositivi rigidi sono più indicati per le lesioni delle ossa lunghe.

Dispositivi sagomabili: possono essere modellati in diverse forme e combinazioni per adattarsi all'arto leso. Esempi di dispositivi sagomabili comprendono stecche a depressione, cuscini, coperte, stecche in cartone, telai metallici e stecche metalliche ricoperte di schiuma modellabile. I dispositivi sagomabili sono indicati per lesioni di caviglie, polsi e ossa lunghe.

Presidi di trazione: sono progettati per mantenere una trazione meccanica in asse al fine di aiutare a riallineare le fratture. Tali presidi sono frequentemente utilizzati per stabilizzare fratture femorali.

Se la frattura è esposta e l'osso è sporgente, quest'ultimo deve essere deterso delicatamente con acqua o soluzione fisiologica sterili per rimuovere la naturale contaminazione, prima di tentare di ripristinare la posizione anatomica normale. Non deve destare molta preoccupazione se nel corso di questa manipolazione il moncone osseo si ritrae nella cute, in quanto le fratture esposte implicano comunque un trattamento di *debridement* e opportune irrigazioni in sala operatoria. Tuttavia, il fatto che l'osso fosse esposto prima della riduzione rappresenta un dato molto importante da segnalare. Non è opportuno compiere più di due tentativi per riportare un arto in posizione anatomica normale e, in caso di insuccesso, l'arto deve essere immobilizzato nella posizione in cui si trova.

Per immobilizzare in modo efficace qualsiasi osso lungo in un arto, si deve immobilizzare l'intero arto. Per fare questo, la sede della lesione deve essere sostenuta manualmente mentre vengono immobilizzate l'articolazione e l'osso al di sopra (prossimale) e l'articolazione e l'osso al di sotto (distale) rispetto alla frattura. Sono disponibili numerosi tipi di stecche e la maggior parte può essere utilizzata sia con fratture esposte sia con fratture chiuse (Fig. 14.12). Praticamente, con tutte le tecniche di immobilizzazione, è difficile continuare ad ispezionare l'arto, quindi è importante eseguire una valutazione approfondita prima di immobilizzare.

I quattro ulteriori punti che vanno considerati quando si applica un qualsiasi tipo di stecca sono:

1. Imbottire le stecche rigide per impedire movimenti dell'arto, per aiutare a migliorare il comfort del paziente e per prevenire piaghe da decubito.
2. Rimuovere gioielli e orologi in modo che questi oggetti non ostacolino la circolazione in caso di gonfiore. La lubrificazione con gel idrosolubile può facilitare la rimozione di anelli stretti.
3. Valutare la funzione neurovascolare distale alla sede della lesione prima e dopo l'applicazione di una qualsiasi stecca e periodicamente in seguito. Un arto senza polso indica una lesione vascolare o una sindrome compartimentale e il trasporto presso una struttura appropriata diviene ancora più urgente.
4. Dopo l'immobilizzazione, considerare l'elevazione dell'arto, se possibile, per ridurre l'edema e la sensazione di pulsazione. Si possono anche utilizzare ghiaccio o impacchi freddi per ridurre il dolore, posizionandoli sull'arto steccato vicino alla sospetta sede di frattura.

Fratture di femore

Le fratture del femore rappresentano una situazione peculiare per l'immobilizzazione a causa della muscolatura della coscia. Oltre a fornire un sostegno strutturale essenziale per l'arto inferiore, il femore offre anche resistenza ai potenti muscoli della coscia, mantenendoli allungati. Quando il femore si frattura a livello della porzione media della diafisi, questa resistenza alla contrazione viene meno. Quindi i muscoli si retraggono e i monconi ossei taglienti possono lacerare il tessuto muscolare, aggravando l'emorragia interna, acuendo il dolore e predisponendo il paziente a una frattura esposta.

In assenza di condizioni a rischio per la vita, si deve applicare un presidio di trazione per stabilizzare sospette fratture della diafisi femorale media. L'applicazione della trazione, sia manualmente sia mediante l'uso di un dispositivo meccanico, aiuterà a ridurre il sanguinamento interno come pure il dolore del paziente.

Uno studio relativo all'impiego dei presidi di trazione nel preospedaliero ha riportato che il 40% dei pazienti presentava un tipo di lesione che complicava o controindicava l'uso dei presidi di trazione. Le controindicazioni all'uso di un presidio di trazione sono le seguenti:

- sospetta frattura del bacino;
- sospetta frattura del collo femorale (anca);
- avulsione o amputazione di caviglia e piede;
- sospetta frattura nella regione del ginocchio (in questo caso un presidio per trazione può essere utilizzato come sostegno, ma la trazione non deve essere applicata).

Quando si incontrano fratture della diafisi femorale in pazienti con lesioni aggiuntive pericolose per la vita, non si deve perdere tempo ad applicare una trazione. Piuttosto, si deve focalizzare l'attenzione sui problemi critici: le sospette fratture degli arti inferiori saranno stabilizzate a sufficienza quando il paziente sarà immobilizzato su un asse spinale lungo.

Fratture di bacino

Le gravi fratture del bacino possono essere una vera sfida per il soccorritore preospedaliero. Intanto bisogna riconoscerle, e nella maggior parte dei casi questo avviene solo dopo una radiografia. Poi c'è il problema della abbondante emorragia che provocano, che è decisamente difficile da controllare. Il trattamento di alcune di queste fratture prevede il bendaggio stretto con un lenzuolo annodato, avendo cura di legare e intraruotare anche le gambe.

Esistono molti tipi di fascia pelvica in commercio, progettate per stabilizzare certi tipi di fratture del bacino. Quando vengono usate per determinati tipi di fratture in ospedale, questi dispositivi possono chiudere un anello pelvico fratturato e ridurre il volume del bacino. Il tipo specifico di frattura che trae beneficio dal bendaggio pelvico non può però essere riconosciuta solo clinicamente. Per molteplici ragioni, si sconsiglia l'uso delle fasce pelviche quando le fratture del bacino non sono state confermate da un esame radiografico, come durante il trasporto dal luogo di un incidente automobilistico al centro traumatologico. Tuttavia, se una frattura del bacino viene diagnosticata mediante una radiografia e il tipo di frattura rende possibile l'uso di una fascia, si deve prendere in considerazione la sua applicazione prima del trasporto da una struttura all'altra (ossia da un centro non traumatologico a un centro traumatologico), soprattutto se se il paziente è in stato di shock (Fig. 14.13). A tutt'oggi, non sono stati pubblicati studi relativi all'uso preospedaliero di fasce pelviche.

Una seconda preoccupazione è che i pazienti con fratture del bacino instabili possono essere difficili da spostare e, anche adottando una manovra di log-roll modificata, si possono dislocare i frammenti ossei, causando ulteriore emorragia. Il metodo migliore per spostare un paziente con una frattura instabile identificata alla palpazione può essere utilizzando una barella a cucchiaio o con un sollevamento manuale del copro per posizionare una tavola spinale sempre mantenendo in asse la colonna. Tale manovra richiede abilità e rapidità

Lussazioni

Le articolazioni sono tenute insieme dai legamenti. Le ossa sono collegate ai muscoli per mezzo dei tendini. Il movimento di un arto avviene mediante la contrazione (accorciamento) dei muscoli. Questa riduzione di lunghezza del muscolo traziona i tendini che sono collegati alle ossa e sposta l'arto in corrispondenza di un'articolazione. Una lussazione è la separazione di due ossa in una articolazione, derivante da una seria lesione dei legamenti che normalmente forniscono stabilità all'articolazione (Figg. 14.14 e 14.15). Una lussazione, analogamente a una frattura, produce una regione di instabilità che il soccorritore preospedaliero deve immobilizzare. Le lussazioni possono causare intenso dolore. Una lussazione può essere difficile da distinguere da una frattura e può anche essere associata a fratture (frattura-lussazione).

FIGURE 14.13 **Fasce pelviche.**

Esistono in commercio almeno tre modelli di fasce pelviche: Pelvic Binder (Pelvic Binder, Inc); Sam Sling (Sam Products); e Trauma Pelvic Orthotic Device (TPOD - BioCybernetics International).

RAZIONALE

Alcune fratture dell'anello pelvico sono associate a un aumento del volume del bacino (ad esempio, frattura da compressione antero-posteriore [AP]) e provocano emorragie importanti in addome. Poiché il volume è aumentato, vi è una minore quantità di tessuto attorno al bacino per tamponare il sanguinamento. Prima dell'ideazione delle fasce pelviche, i pazienti con queste lesioni e instabilità emodinamica (shock) venivano sottoposti a fissazione esterna del bacino per ridurre il volume di quest'ultimo e aumentare la probabilità di tamponare l'emorragia. Benché il fissaggio esterno sembri ridurre le necessità di sangue, esistono pochissimi dati pubblicati che suggeriscono che la fissazione esterna abbia ridotto la mortalità dovuta a queste fratture.

PROBLEMI

Esistono vari problemi potenziali in merito all'uso di fasce pelviche nel contesto preospedaliero:

1. Le fratture del bacino sono difficili da diagnosticare in mancanza di un reperto radiografico. Non esistono dati attestanti che il personale di soccorso preospedaliero possa diagnosticare in maniera affidabile una frattura del bacino sulla base dell'esame clinico. Inoltre, non tutte le fratture del bacino traggono vantaggio dalla compressione. Benché tale vantaggio possa essere presente per fratture da compressione antero-posteriore, le fratture da compressione laterale presentano già di per se una riduzione del volume del bacino.
2. Esistono dati limitati sull'efficacia. Sono state pubblicate solo poche casistiche retrospettive sui pazienti che hanno ricevuto una immobilizzazione mediante fasce pelviche in ambiente intraospedaliero. Benché alcuni lavori abbiano dimostrato che il volume del bacino si è significativamente ridotto, pochi hanno valutato la necessità di trasfusioni, e nessuno ha dimostrato una riduzione della mortalità nei soggetti trattati con una fascia pelvica.
3. Non esiste alcuna ricerca pubblicata sull'uso delle fasce pelviche nel contesto preospedaliero, e pertanto nessun dato dimostra un miglioramento della prognosi.
4. Questi dispositivi monouso sono piuttosto costosi.

USO POTENZIALE

Un uso plausibile della fascia pelvica in ambiente extraospedaliero potrebbe avvenire durante il trasferimento tra due strutture ospedaliere di un paziente con una frattura da compressione antero-posteriore, confermata da una radiografia, e uno shock associato di Classe II, III o IV. In questi pazienti il dispositivo può essere applicato prima del trasferimento, soprattutto in quelli con shock scompensato.

I soggetti con precedenti lussazioni hanno legamenti più lassi e possono essere predisposti a lussazioni più frequenti a meno che il problema non venga corretto chirurgicamente. A differenza di quelli che subiscono una lussazione per la prima volta, questi pazienti spesso hanno familiarità con la loro lesione e possono contribuire alla valutazione e alla stabilizzazione. La deformità di un'articolazione fornisce una traccia in merito al tipo di lussazione.

Trattamento

Come regola generale, le lussazioni sospette devono essere immobilizzate nella posizione in cui sono trovate. È possibile eseguire una delicata manipolazione dell'articolazione per cercare di ripristinare il flusso sanguigno se il polso è assente o debole. Tuttavia, quando i tempi di trasporto presso l'ospedale sono molto brevi, è preferibile procedere con il trasporto piuttosto che tentare la manipolazione. Questa manipolazione causerà grande dolore al paziente, pertanto questi deve essere preparato prima di muovere l'arto. Per immobilizzare la lesione si deve usare una steccatura. La documentazione in merito alle condizioni in cui è stata trovata la lesione e alla presenza di polso, movimento, sensibilità e colore prima e dopo l'immobilizzazione è di notevole importanza. Durante il trasporto si possono usare ghiaccio o compresse fredde per ridurre il dolore e la tumefazione. Per ridurre il dolore si devono somministrare degli analgesici.

Il tentativo di riduzione di una lussazione potrà essere effettuato solo quando consentito dal un protocollo scritto o da una supervisione medica e quando il soccorritore è stato adeguatamente formato in merito all'uso delle tecniche specifiche. Tutti i tentativi di riduzione della lussazione devono essere adeguatamente documentati.

Considerazioni particolari

Paziente politraumatizzato critico

L'aderenza alle priorità della valutazione primaria nei pazienti con traumi multisistemici che comprendono lesioni agli arti non implica che le lesioni degli arti debbano essere ignorate o che le estremità non debbano essere protette da ulteriori danni. Piuttosto, significa che *la vita ha la precedenza sull'arto* quando ci si trova di fronte a un paziente traumatizzato critico che presenta lesioni non sanguinanti dell'arto. È necessario concentrare l'attenzione sul mantenimento delle funzioni vitali attraverso la rianimazione e si devono intraprendere solo misure limitate per affrontare le lesioni agli arti, indipendentemente da quanto drammatiche possano sembrare. Immobilizzando correttamente un paziente su un asse spinale lungo, tutti gli arti sono essenzialmente bloccati in una posizione anatomica. Non è necessario completare una valutazione secondaria se i problemi a rischio per la vita identificati nella valutazione primaria richiedono interventi continuativi e se il tempo di trasporto è breve. Se la valutazione secondaria è differita per questi motivi, il soccorritore preospedaliero può semplicemente documentare i motivi che hanno impedito la sua realizzazione.

Trattamento del dolore

Pensare sempre all'analgesia in caso di pazienti con trauma isolato dell'arto o con frattura dell'anca. In primo luogo, è opportuno procedere con gli interventi di base, che comportano la riduzione del dolore (vale a dire immobilizzazione delle fratture sospette e borsa del ghiaccio), unitamente a una buona comunicazione con il paziente per ridurre lo stato ansioso. Devono essere messi in atto protocolli per l'impiego di analgesici, con chiare indicazioni e controindicazioni. Gli esempi di intervento farmacologico accettabile comprendono il solfato di morfina, il fentanyl, l'ossido nitrico e farmaci antinfiammatori non steroidei (FANS).

Il paziente dovrà essere monitorato prima e dopo la somministrazione dell'analgesico, provvedendo a un'adeguata documentazione; qualsiasi protocollo di gestione del dolore dovrebbe prevedere la pronta disponibilità del naloxone, in caso sia necessario contrastare gli effetti collaterali del trattamento analgesico. La capnografia in continuo può fornire precoci segnali d'allarme quando al paziente vengono somministrate dosi eccessive di farmaci ("narcosi"). Un adeguato monitoraggio comprende la pulsiossimetria con ripetuti controlli dei segni vitali, tra cui il polso, la frequenza respiratoria e la pressione sanguigna.

Gli analgesici sono raccomandati per le lesioni isolate di articolazioni e arti, ma in genere sono sconsigliati nei pazienti politraumatizzati. Una volta stabilizzata e immobilizzata la frattura o la lussazione, il paziente dovrebbe riscontrare una notevole riduzione del dolore. Stabilizzare l'arto interessato riduce la quantità di movimento dell'area, riducendo pertanto l'entità del disagio. Il paziente deve essere osservato al fine di riscontrare i segni che indicano l'assunzione di alcol o droghe se questi non sembra avvertire dolore intenso pur in presenza di lesioni significative.

Gli analgesici devono essere utilizzati con cautela e adattati alle esigenze del paziente. Non devono essere somministrati quando:

(1) il paziente presenta o sviluppa segni e sintomi di shock,
(2) il dolore si è notevolmente ridotto grazie alla stabilizzazione e all'immobilizzazione,
(3) il paziente sembra sotto l'effetto di droghe o alcool.

Non si dovrebbe somministrare un farmaco senza comprenderne le complicanze potenziali.

Un dolore di intensità lieve o media può essere trattato mediante somministrazione EV di un FANS, come il ketorolac, mentre il dolore intenso viene di solito trattato con i narcotici (oppiacei). I narcotici più frequentemente usati sono la morfina e il fentanyl. La depressione respiratoria, fino all'apnea, rappresenta la preoccupazione principale legata all'uso di queste sostanze. Un altro preoccupante effetto avverso consiste nella vasodilatazione. Questo è motivo di particolari preoccupazioni nei pazienti traumatizzati, in stato di shock compensato (Classe II) nei quali l'ipovolemia può essere "smascherata" dal narcotico che può causare una profonda ipotensione. Nei pazienti con potenziale shock compensato si deve somministrare EV la dose più bassa possibile che sarà poi aumentata lentamente fino al raggiungimento dell'analgesia voluta. Nei pazienti traumatizzati è preferibile la somministrazione EV dei narcotici poiché le dosi intramuscolari (IM) possono essere assorbite in maniera imprevedibile in caso di ipoperfusione. Altri possibili effetti avversi che possono riguardare tutti i narcotici comprendono nausea e vomito, vertigini, sedazione ed euforia. Per questo motivo, questi farmaci devono essere usati con cautela nei pazienti con traumi cranici, poiché l'ipertensione intracranica può essere accentuata. I dati disponibili suggeriscono che gli effetti analgesici e avversi della morfina e del fentanyl sono paragonabili.

Morfina

La morfina si deve usare nei pazienti con dolore da moderato a intenso. Il dosaggio dovrebbe essere regolato in base alla risposta del paziente nei confronti del dolore e allo stato fisiologico. Può essere somministrata EV, IM, o per via sottocutanea (SC). Il dosaggio EV nell'adulto è di solito compreso tra 2,5 e 15 mg, somministrati lentamente in diversi minuti mentre si monitora il grado di sollievo del paziente e le complicanze. Per la somministrazione IM o SC la dose nell'adulto è di 10 mg per 70 kg di peso corporeo.

Fentanyl

Il fentanyl ha proprietà che lo rendono interessante per i pazienti traumatizzati in ambiente preospedaliero. Il fentanyl ha un rapido effetto e non causa un aumento nella liberazione di istamina (come avviene invece con la morfina), che può esacerbare l'ipotensione nei pazienti ipovolemici. Come con ogni narcotico, la dose deve essere regolata in base al sollievo del paziente e allo stato fisiologico complessivo. La dose per adulto è di solito di 50-100 mcg; la dose per il bambino in genere equivale a 1-2 mcg/kg. Gli effetti avversi sono simili a quelli della morfina, ma vi sono controindicazioni specifiche tra le quali l'allergia al fentanyl, il danno cerebrale traumatico (DCT) con possibile aumento della pressione intracranica (PIC), la depressione respiratoria, e la perdita di controllo delle vie aeree.

Ketamina

La Ketamina ha un effetto dissociativo ad alte doti ed analgesico a basse dosi, ha un minimo effetto sulla respirazione e non causa ipotensione. Viene comunemente utilizzata in Europa ma è in fase di accettazione in USA, per quanto il suo uso come analgesico venga considerato *off-label*. Il Committee on Tactical Combat Casualty Care ha recentemente raccomandato l'uso della ketamine quale opzione per il controllo del dolore sul campo di battaglia, ed è stata incorporata nel corso Tactical Combat Casualty Care (TCCC). Può essere somministrata in molti modi oltre che endovena, tra cui intramuscolo, intraosseo, endonasale, orale o tracheale. La dose iniziale standard è di 15 to 30 mg IV, 50 mg endonasale (attraverso apposito nebulizzatore), oppure dai 50 ai 75 mg intramuscolo, per il controllo del dolore, sebbene servano dosaggi più alti per garantire una buona sedazione procedurale quale l'intubazione. Siccome non provoca ipotensione e, in effetti, aumenta la FC e e la PA, è ideale per garantire analgesia nei pazienti ipotesi in cui l'uso di narcotici è inappropriato. Esistono limitate evidenze che la ketamina possa incrementare la pressione endocranica o endoculare. Pertanto viene relativamente sconsigliata nei traumatizzati cranici o in caso di ferita penetrante oculare; comunque queste controindicazioni sono appena state oggetto di revisione. L'uso della ketamina nel preospedaliero per analgesia e sedazioni procedurali si è dimostrato sicuro ed efficace

Ansiolisi

Quando si parla di dolore nei pazienti traumatizzati si intende sia il dolore fisico sia l'ansia per il dolore e la situazione in cui i pazienti si trovano. Gli analgesici gestiscono il dolore, mentre i sedativi controllano l'ansia. Le benzodiazepine come il diazepam (Valium®), il midazolam (Ipnovel®), il lorazepam (Tavor®) e l'alprazolam (Xanax®) sono i più conosciuti e hanno il vantaggio aggiuntivo di indurre un'amnesia anterograda. I pazienti spesso non ricorderanno i dettagli dell'incidente dopo la somministrazione del farmaco. L'uso combinato di narcotici e di benzodiazepine può avere un effetto sinergico e comportare una maggiore capacità di riduzione del dolore e dell'ansia; tuttavia, è necessaria la massima cautela quando le benzodiazepine vengono somministrate in combinazione con i narcotici per il loro effetto ipotensivo e di depressione respiratoria.

Amputazioni

Quando il tessuto è stato completamente distaccato da un arto risulta completamente privo di nutrimento e ossigenazione. Questo tipo di lesione viene denominata amputazione o avulsione. Un'amputazione è la perdita di tutto un arto o parte di esso mentre un'avulsione comporta l'asportazione della cute e dei tessuti molli sottostanti. Inizialmente, il sanguinamento può essere importante con queste lesioni; tuttavia, i vasi nella sede di lesione possono contrarsi e a questo si può innescare la coagulazione per ridurre la perdita ematica. Ma il movimento può dislocare il coagulo sanguigno e il sanguinamento può ricomparire. Tutte le amputazioni possono essere accompagnate da un sanguinamento importante e questo si verifica in maniera accentuata nelle amputazioni parziali. Quando i vasi sezionati completamente tendono a retrarsi, riducendo il flusso e agevolando la formazione di coaguli. D'altra parte, quando un vaso viene lesionato solo parzialmente, questo meccanismo di retrazione è meno efficace e il sangue continua a fuoriuscire.

Le amputazioni sono spesso evidenti sulla scena (Fig. 14.16). Tale lesione suscita una notevole attenzione da parte degli astanti e il paziente può rendersi conto o meno che l'arto è mancante. Psicologicamente, il soccorritore preospedaliero deve affrontare questa lesione con cautela (Fig. 14.17), poiché il paziente può non essere pronto ad affrontare la perdita di un arto e quindi deve essere informato magari dopo essere stato valutato e trattato.

L'arto mancante deve essere individuato per un eventuale reimpianto. Anche se non è possibile riacquistare una completa funzione dell'arto, il paziente può riacquistare una funzione parziale. La valutazione primaria deve essere eseguita prima di ricercare un arto mancante. L'aspetto di un'amputazione può essere orribile, ma se il paziente non respira, la perdita dell'arto assume un'importanza secondaria.

Le amputazioni sono spesso molto dolorose. Il trattamento del dolore deve essere attuato una volta che siano stati esclusi i problemi potenzialmente letali durante la valutazione primaria (Fig. 14.18).

Figura 14.17 **Dolore fantasma**

In alcune circostanze, il paziente può lamentare dolore distalmente al punto dell'amputazione. Questo dolore fantasma è la sensazione di avvertire dolore in un arto mancante. La ragione del dolore fantasma non è compresa completamente, ma il cervello può non riuscire a realizzare che manca l'arto. Questa situazione in genere non si verifica al momento della lesione iniziale.

Trattamento

I principi di gestione di una parte amputata comprendono le seguenti manovre:

1. pulire la parte amputata lavandola delicatamente con soluzione di Ringer lattato;
2. avvolgere la parte in garza sterile inumidita con soluzione di Ringer lattato e riporla in un sacchetto di plastica o un contenitore;
3. dopo avere posto un'indicazione sul sacchetto o sul contenitore, porlo in un altro contenitore pieno di ghiaccio tritato;
4. non congelare la parte ponendola direttamente sul ghiaccio o aggiungendo un altro refrigerante come ghiaccio secco;
5. trasportare la parte insieme al paziente fino alla struttura appropriata più vicina.

Quanto più a lungo la parte amputata rimane priva di ossigeno, tanto meno probabile sarà il successo del reimpianto. Raffreddare la parte amputata, senza congelarla, ridurrà il metabolismo basale e prolungherà questo tempo critico. Tuttavia, il reimpianto non garantisce che l'arto venga riattaccato con successo o che raggiunga una piena ripresa funzionale. Poiché le protesi di arto inferiore in genere consentono al paziente di riprendere una vita quasi normale, raramente si prendono in considerazione gli arti inferiori per un reimpianto. Inoltre, soltanto le amputazioni nette nei soggetti sani e più giovani, sono in genere prese in considerazione per un reimpianto. I tabagisti hanno minori probabilità che un reimpianto abbia successo in quanto la nicotina presente nel tabacco è un potente vasocostrittore e può compromettere il flusso sanguigno nel segmento reimpiantato. I pazienti che sono candidati per il reimpianto delle dita o di una mano/avambraccio devono essere trasportati presso un centro traumatologico in grado di eseguire gli interventi di reimpianto.

Il trasporto di un paziente non deve subire dei ritardi a causa della ricerca di una parte amputata mancante. Se la parte amputata non viene trovata rapidamente, il personale di pubblica sicurezza o altri soccorritori devono rimanere sulla scena per cercarla. Quando la parte amputata viene trasportata in un veicolo separato dal paziente, il soccorritore preospedaliero si assicura che le persone che effettueranno il trasporto comprendano chiaramente dove sarà trasportato il paziente e le modalità di gestione della parte una volta trovata. La struttura ricevente deve essere avvisata non appena la parte viene trovata e il trasporto della stessa deve avere inizio non appena possibile.

Amputazioni sulla scena

In genere, molti arti che sembrano incarcerati senza speranza possono essere liberati grazie a un ulteriore intervento di estricazione. Se l'arto del paziente è intrappolato in un macchinario, la persona esperta, che spesso non viene considerata, è l'addetto alla manutenzione. Questa persona spesso ha la conoscenza tecnica per rimuovere rapidamente delle parti dal macchinario, facilitando in questo modo l'estricazione.

Tuttavia, in rare occasioni, un paziente può avere un arto intrappolato in maniera tale che l'amputazione sul campo sembra rappresentare l'unica opzione ragionevole. Il sistema di soccorso preospedaliero dovrebbe sviluppare un apposito team di pronto intervento per amputazioni sulla scena. Tale team, sebbene usato raramente, potrebbe realmente salvare delle vite. Negli Stati Uniti l'amputazione sul campo non rientra formalmente nell'ambito della pratica preospedaliera, ma alcuni arti intrappolati possono rimanere attaccati solamente da un piccolo lembo di tessuto. La decisione di tagliare questo tessuto o di attendere l'arrivo di un medico sulla scena deve essere comunque presa dopo avere consultato il parere medico. Se si rende necessaria un'amputazione maggiore, sarebbe opportuno che fosse un medico addestrato a tale manovra ad eseguirla poiché sono richieste conoscenze anatomiche e competenze tecniche (Fig. 14.19). Può essere inoltre necessario somministrare una sedazione importante per eseguire tale procedura, compresa l'intubazione.

Sindrome compartimentale

L'espressione sindrome compartimentale si riferisce a una condizione che pone a rischio l'arto, a causa dell'apporto sanguigno compromesso dall'aumento della pressione all'interno dello stesso. I muscoli degli arti sono avvolti da tessuto connettivo denso denominato fascia. Questo tessuto forma negli arti numerosi compartimenti nei quali sono contenuti i muscoli. L'avambraccio presenta tre compartimenti e la gamba (polpaccio) quattro. La fascia muscolare presenta un'estensibilità minima e qualsiasi causa che comporta l'aumento della pressione all'interno dei compartimenti può portare a una sindrome compartimentale. Le due cause più comuni di sindrome compartimentale sono l'emorragia da frattura o da lesione vascolare e un edema nel terzo spazio che si forma quando il tessuto muscolare ischemico viene perfuso dopo un periodo di flusso ematico ridotto o assente. Tuttavia anche una stecca o un gesso troppo stretti possono produrre una sindrome compartimentale. Quando la pressione nel compartimento supera la pressione capillare (circa 30 mmHg), il flusso verso i capillari ne viene compromesso. Il tessuto irrorato da tali vasi diviene quindi ischemico. La pressione può continuare ad accumularsi fino al punto che anche il flusso arterioso è compromesso per compressione sulle arterie.

I due segni più precoci dello sviluppo di una sindrome compartimentale sono il dolore e le parestesie. Il dolore viene spesso descritto come sproporzionato rispetto alla lesione. Questo dolore può essere aumentato drammaticamente dal movimento passivo di un dito dell'arto. I nervi sono estremamente sensibili all'apporto ematico e qualsiasi compromissione del flusso sanguigno si manifesta rapidamente come parestesia. Poiché questi sintomi possono di solito essere associati a una frattura, si impone la necessità di un esame della circolazione, del movimento e della sensibilità nonché della ripetizione periodica di tale esame in modo che il soccorritore preospedaliero possa identificare prontamente dei cambiamenti.

Gli altri tre segni "classici" della sindrome compartimentale – assenza di polso, pallore e paralisi – sono segni tardivi e indicano una palese sindrome compartimentale di un arto a rischio di morte muscolare (necrosi). L'assenza di polso è un reperto importante in quanto può indicare la presenza di una lesione vascolare oppure che la pressione nei vasi di quel compartimento è più elevata rispetto alla pressione sistolica. I compartimenti possono anche essere estremamente tesi e solidi alla palpazione, benché sia difficile valutare le pressioni compartimentali con il solo esame obiettivo.

Trattamento

In ospedale, le pressioni compartimentali vengono misurate direttamente negli arti in cui si sospetta una sindrome compartimentale. La sindrome compartimentale può essere gestita in modo definitivo solo in ospedale. Sul campo si possono tentare solo manovre semplici. Qualsiasi stecca o medicazione che risulta troppo stretta deve essere rimossa, rivalutando la perfusione distale. Poiché una sindrome compartimentale può svilupparsi durante un trasferimento a lunga distanza, la ripetizione dell'esame clinico è essenziale per individuare precocemente questo problema. In ospedale, la sindrome compartimentale viene trattata mediante un intervento chirurgico (fasciotomia) che prevede un'incisione attraverso la cute fino ai compartimenti coinvolti per ottenere una decompressione degli stessi.

Sindrome da schiacciamento

La sindrome da schiacciamento, nota anche come rabdomiolisi traumatica, è una condizione clinica caratterizzata da insufficienza renale e morte in seguito a un grave trauma muscolare. La sindrome da schiacciamento è stata descritta per la prima volta durante la Prima Guerra Mondiale nei soldati tedeschi che sono stati tratti in salvo dalle trincee crollate, e di nuovo nei pazienti reduci dal bombardamenti su Londra durante la Seconda Guerra Mondiale. Nella Seconda Guerra Mondiale, la sindrome da schiacciamento registrava un tasso di mortalità superiore al 90%. Durante la guerra di Corea, la mortalità era pari all'84%, ma dopo l'avvento dell'emodialisi, la mortalità si è ridotta al 53%. Nella guerra del Vietnam il tasso di mortalità era pressoché la stessa e pari al 50%.

Tuttavia, l'importanza della sindrome da schiacciamento non deve essere limitata all'interesse storico o militare. La percentuale dei sopravvissuti ai terremoti colpita dalla sindrome da schiacciamento va dal 3 al 20% circa, e si prevede che pressoché il 40% dei sopravvissuti dopo un crollo di un edificio ne sarà colpita. Il terremoto del 1978 nei pressi di Beijing in Cina, ha colpito più di 350.000 persone, provocando 242.769 decessi. Più di 48.000 tra queste persone sono morte a causa della sindrome da schiacciamento. Le cause più frequenti sono una condizione di intrappolamento prolungato in seguito a un crollo, un cedimento di un edificio o una collisione di un veicolo a motore.

Questa sindrome si manifesta in seguito a una lesione da schiacciamento che coinvolge i grandi gruppi muscolari, più frequentemente la coscia e il polpaccio. Quando il muscolo viene danneggiato, si libera una molecola chiamata mioglobina, proteina responsabile del caratteristico colore rosso dei muscoli. La funzione della mioglobina nel tessuto muscolare è quella di fungere da sito di accumulo intracellulare di ossigeno. Tuttavia, quando la mioglobina viene liberata dal muscolo lesionato è in grado di danneggiare i reni e portare a insufficienza renale acuta (IRA).

I pazienti con sindrome da schiacciamento sono identificati in base a:

- Intrappolamento prolungato;
- Lesione traumatica a masse muscolari
- Compromissione della circolazione nell'area lesa

Una lesione traumatica ai muscoli non causa solo la liberazione di mioglobina ma anche di potassio. Una volta estricato il paziente, l'arto interessato viene riperfuso da nuovo sangue, ma il vecchio sangue con livelli elevati di mioglobina e potassio viene lavato via dall'area lesa e portato in circolo nel resto del corpo. Un livello elevato di potassio può causare aritmie cardiache potenzialmente letali e la mioglobina libera produrrà un'urina dal colore del tè o della coca-cola e alla fine porterà a insufficienza renale.

Tra l'altro, una rabdomiolisi traumatica si può riscontrare anche in quei pazienti, generalmente anziani, che si fratturano l'anca e non riescono a risollevarsi da terra, venendo soccorsi molte ore dopo. Rimanendo in terra nella stesa posizione, il peso del corpo sui muscoli causa un danneggiamento dei muscoli e l'insorgenza della rabdomiolisi traumatica.

Trattamento

La chiave per migliorare gli esiti nella sindrome da schiacciamento è una precoce e aggressiva reintegrazione dei liquidi. È importante che il soccorritore preospedaliero rammenti che durante l'estricazione si verifica un accumulo progressivo di tossine nell'arto intrappolato. Una volta liberato l'arto, le tossine accumulate vengono sospinte nel grande circolo, come un bolo di veleno. Pertanto, il successo dipenderà dal ridurre al minimo l'effetto tossico della mioglobina e del potassio accumulati prima di liberare l'arto. La rianimazione con fluidi deve essere eseguita prima della procedura di estricazione. Alcuni autori sostengono che l'estricazione finale debba essere ritardata fino a che il paziente non sia stato adeguatamente rianimato. Un eventuale ritardo nella reintegrazione dei liquidi darà luogo a un'insufficienza renale nel 50% dei pazienti e un ritardo pari o superiore alle 12 ore produrrà un'insufficienza renale nel 100% circa dei pazienti. Una rianimazione inadeguata può provocare un arresto cardiaco nella fase di estricazione, a causa dell'improvvisa liberazione di metaboliti acidi e di potassio nel flusso ematico.

La reintegrazione dei liquidi deve procedere somministrando soluzione fisiologica (SF) con un flusso di 1.500 mL/h per assicurare una diuresi di almeno 150-200 mL/h. La soluzione di Ringer lattato deve essere evitata a causa della presenza di potassio. L'aggiunta di una fiala (50 mEq) di bicarbonato di sodio e 10 g di mannitolo per ogni litro di liquido usato durante il periodo di estricazione può aiutare a ridurre l'incidenza di insufficienza renale. Una volta estricato il paziente, il flusso di fisiologica può essere rallentato a 500 mL/ora, alternandolo con glucosio al 5%, con una fiala di bicarbonato di sodio per litro.

Una volta che la pressione sanguigna è stabilizzata e lo stato di volume viene ripristinato, si volge l'attenzione sulla profilassi contro l'iperkaliemia e gli effetti tossici della mioglobina sierica. L'iperkaliemia può essere riconosciuta dalla comparsa di onde T a punta al tracciato ECG o al monitor. Il trattamento dell'iperpotassiemia seguirà i protocolli standard, che prevedono la somministrazione di bicarbonato di sodio, l'inalazione di beta-agonisti (albuterolo), l'infusione di glucosata con insulina (se disponibile) e, in caso di comparsa di aritmia potenzialmente mortale, con la somministrazione di calcio cloruro. L'alcalinizzazione delle urine fornirà un certo grado di protezione ai reni; tuttavia, sarà determinante riuscire a mantenere una diuresi elevata (di norma tra 50 e 100 mL/ora).

Estremità maciullate

L'espressione "arto maciullato" si riferisce a una lesione complessa derivante da un elevato trasferimento di energia, in cui si verificano lesioni importanti a due o più delle componenti seguenti: (1) cute e muscolo, (2) tendini, (3) ossa, (4) vasi sanguigni e (5) nervi (Fig. 14.20). I meccanismi più frequenti che provocano questo tipo di lesione comprendono incidenti motociclistici, eiezione da un veicolo durante un incidente automobilistico e investimento di un pedone da parte di un'automobile. Quando vengono rinvenuti, i pazienti possono essere in stato di shock per le perdite ematiche esterne o per emorragie dovute a lesioni associate, che risultano frequenti a causa del meccanismo ad alta energia. La maggior parte degli arti maciullati comporta gravi fratture esposte e può essere necessaria un'amputazione nel 50-75% dei pazienti. In alcuni pazienti è possibile ottenere il salvataggio dell'arto. Di solito tale intervento si articola in 6-8 procedure e spesso il successo dipende dall'esperienza dei chirurghi traumatologi e ortopedici.

Trattamento

Anche con un arto maciullato, l'attenzione è ancora focalizzata sulla valutazione primaria per escludere o trattare condizioni a rischio per la vita. Può essere necessario il controllo dell'emorragia, compreso l'uso di un tourniquet. L'arto maciullato deve essere immobilizzato, se le condizioni del paziente lo consentono. Questi pazienti sono probabilmente assistiti in maniera più adeguata presso centri traumatologici.

Distorsioni

Una distorsione è una lesione in cui i legamenti sono stirati o lacerati. Le distorsioni sono causate da un'improvvisa torsione dell'articolazione oltre il suo normale arco di movimento. Esse sono caratterizzate da dolore intenso, tumefazione e possibile ematoma. Esternamente, le distorsioni possono essere confuse con una frattura o una lussazione. La differenziazione effettiva tra una distorsione e una frattura avviene solo attraverso l'indagine radiologica. Nel contesto preospedaliero, è ragionevole immobilizzare una distorsione sospetta, in caso dovesse in seguito rivelarsi una frattura o una lussazione. L'applicazione di ghiaccio può aiutare ad alleviare il dolore, come pure l'uso di narcotici.

Trattamento

La gestione generale di una sospetta lesione degli arti comprende le fasi seguenti:

1. completare la valutazione primaria e trattare ogni lesione a rischio per la vita;
2. arrestare eventuali sanguinamenti e trattare il paziente in shock;
3. valutare la funzione neurovascolare distale;
4. supportare l'area della lesione;
5. immobilizzare l'arto leso, comprendendo l'articolazione al di sopra (prossimale) e l'articolazione situata sotto (distale) la sede della lesione;
6. rivalutare l'arto leso dopo l'immobilizzazione ricercando eventuali cambiamenti nella funzione neurovascolare periferica;
7. provvedere a una gestione del dolore secondo le indicazioni.

Trasporti prolungati

I pazienti con trauma dell'arto spesso presentano lesioni concomitanti. Una perdita ematica interna continua può derivare da lesioni addominali o toraciche e durante un trasporto prolungato sarà necessario ripetere frequentemente la valutazione primaria per assicurarsi che tutte le condizioni potenzialmente letali siano state identificate e non ne sia emersa alcuna nuova. I segni vitali devono essere rilevati a intervalli regolari. Si devono somministrare soluzioni cristalloidi EV con un flusso tale da mantenere normali i segni vitali, a meno che non si sospetti una significativa emorragia interna dal bacino o in addome o torace.

Durante i trasporti prolungati, il soccorritore preospedaliero deve prestare estrema attenzione alla perfusione degli arti. Negli arti con compromissione dell'apporto vascolare, il soccorritore può tentare di ripristinare la posizione, anatomica per ottimizzare le possibilità di migliorare il flusso sanguigno ematico. Analogamente, in una lussazione con compromissione della circolazione distale si deve prendere in considerazione la riduzione sul campo. La perfusione distale, compresi polsi, colore e temperatura, nonché le funzioni motoria e sensitiva, devono essere valutate a intervalli regolari. Si devono palpare i compartimenti alla ricerca dello sviluppo di potenziali sindromi compartimentali.

Si devono intraprendere misure per assicurare il comfort del paziente. I dispositivi di immobilizzazione devono essere comodi e bene imbottiti. Gli arti devono essere valutati alla ricerca di possibili punti all'interno della stecca dove la pressione possa contribuire allo sviluppo di un'ulcera, soprattutto in un arto con perfusione compromessa. L'analgesia parenterale con narcotici deve essere somministrata a intervalli regolari, monitorando frequenza respiratoria, pressione sanguigna, pulsiossimetria e se disponibile capnografia. Se è presente personale adeguatamente addestrato, si possono praticare blocchi anestetici nervosi che sono molto efficaci nell'assicurare il comfort del paziente, ad esempio un blocco del nervo femorale per una frattura della diafisi femorale media.

Le ferite contaminate devono essere lavate con soluzione fisiologica in modo da rimuovere il materiale particolato macroscopico (ad esempio terriccio, erba). È possibile somministrare antibiotici in pazienti con fratture esposte nei casi in cui il trasporto avrà una durata superiore a 120 minuti, se i protocolli lo permettono e in presenza di personale adeguato. Una cefalosporina di prima generazione, la cefazolina, è sufficiente per le fratture esposte minori, mentre per una frattura esposta più grave si può somministrare un agente a più ampio spettro, come la cefoxitina. Se una parte del corpo è stata amputata, deve essere periodicamente rivalutata controllando che rimanga fredda e che non congeli o si maceri per l'immersione in acqua.

CAPITOLO 15
USTIONI

INTRODUZIONE

Molte persone ritengono le ustioni le più spaventose e temibili fra tutte le lesioni. Nella vita quotidiana, tutti hanno sperimentato un'ustione di diverso grado e provato il dolore intenso e lo stato d'ansia associato anche alla minima bruciatura. Le ustioni sono comuni nelle società industrializzate e agricole, nonché in contesti civili e militari. Esse possono andare da piccole a gravi lesioni che coprono vaste regioni del corpo. Tutte le ustioni sono gravi, indipendentemente dalle loro dimensioni. Anche le ustioni minori possono esitare in gravi disabilità.

Le cause di ustione possono essere molteplici. Sebbene la maggior parte delle ustioni sia di natura termica, da fiamma o scottatura, altre cause includono agenti chimici, elettrici o esposizione a radiazioni. Conoscere la natura dell'ustione ne previene l'esposizione da parte del soccorritore, così come permette una gestione ottimale della vittima.

Un comune concetto errato è che le lesioni da ustione siano limitate alla cute. Al contrario, grandi ustioni possono essere lesioni estese, multisistemiche, in grado di esercitare effetti potenzialmente letali su cuore, polmoni, reni, tratto gastrointestinale (GI) e sistema immunitario. La causa più comune di morte in una vittima di incendio non sono le complicanze dirette delle lesioni da ustione, ma le complicanze dell'insufficienza respiratoria.

Sebbene siano considerate una forma di trauma, le ustioni presentano alcune differenze significative rispetto ad altri tipi di traumi che meritano di essere sottolineate. Dopo un trauma, come un incidente stradale o una caduta, la risposta fisiologica della vittima è quella di mettere in atto diversi meccanismi di adattamento per conservare la vita. Queste risposte possono includere deviazione del flusso sanguigno agli organi vitali, aumento della gittata cardiaca e aumento nella produzione di varie proteine sieriche con funzione protettiva. Al contrario, dopo un'ustione il corpo del paziente tenta essenzialmente di bloccarsi, entrare in shock e morire. Una porzione rilevante dell'assistenza iniziale all'ustionato è diretta a invertire questo shock iniziale. In pazienti con lesioni traumatiche e ustioni, il tasso di mortalità reale di queste lesioni combinate è molto più alto della mortalità prevista per ciascuna lesione che si verifichi singolarmente.

L'inalazione di fumo è una lesione potenzialmente letale che spesso è più pericolosa di un'ustione. L'inalazione di fumi tossici è predittiva di mortalità per ustioni maggiore rispetto all'età del paziente o alle dimensioni dell'ustione. Una vittima non deve inalare una grande quantità di fumo per essere predisposta a una lesione grave e spesso le complicanze potenzialmente mortali non si manifestano per diversi giorni.

Dovrebbero anche essere considerate le circostanze in cui l'ustione si è verificata, in quanto una grande percentuale di ustioni in bambini e adulti deriva da una lesione intenzionale. Circa il 20% di tutte le vittime di ustioni è costituito da bambini e il 20% di questi bambini è vittima di lesioni intenzionali o abusi. La maggior parte dei soccorritori rimane sorpresa nell'apprendere che le ustioni intenzionali sono seconde solo alle percosse quali forme di violenza fisica inflitta ai bambini. Le ustioni come forma di abuso non sono limitate ai bambini. È frequente vedere donne ustionate in casi di violenza domestica, nonché persone anziane in casi di abuso sugli anziani.

Anatomia della cute

La cute svolge diverse funzioni complesse: protezione dall'ambiente esterno, regolazione dei fluidi, termoregolazione, sensibilità e adattamento metabolico (Fig. 15.1). La cute misura una superficie di circa 1,5-2,0 metri quadri nell'adulto medio. Si divide in tre strati – l'epidermide, il derma e lo strato sottocutaneo (o ipoderma). *L'epidermide*, lo strato più superficiale, è spessa circa 0,05 mm in aree come le palpebre e può arrivare fino a 1 mm di spessore sulla pianta del piede. Il *derma*, più profondo, è in media 10 volte più spesso dell'epidermide. Lo strato sottocutaneo, o *ipoderma*, è composto principalmente da tessuto adiposo e connettivo e permette l'adesione degli strati più esterni con le strutture sottostanti. Lo strato sottocutaneo ospita inoltre alcuni dei vasi e dei nervi cutanei più grandi.

La cute dei maschi è più spessa di quella delle femmine; la cute dei bambini e delle persone anziane è più sottile di quella dell'adulto medio. Questi fatti spiegano come un individuo possa subire ustioni di profondità variabile quando esposto a un singolo agente ustionante e come un bambino possa subire un'ustione profonda mentre un adulto con la stessa esposizione ha solo una lesione superficiale.

Caratteristiche delle ustioni

Generare un'ustione è come friggere un uovo. Quando si rompe un uovo in un tegame caldo, l'uovo è inizialmente liquido e trasparente. Quando l'uovo è esposto a temperature elevate, diviene rapidamente opaco e si solidifica. Un processo quasi identico avviene quando un paziente viene ustionato. Nel caso dell'uovo, le sue proteine cambiano forma e sono distrutte in un processo noto come denaturazione. Quando si verifica un'ustione nei pazienti, la temperatura elevata, ma anche il congelamento o l'esposizione a radiazioni o ad agenti chimici, causano un grave danno alle proteine cutanee, portando alla loro denaturazione.

La lesione cutanea si svolge in due fasi: immediata e ritardata.

Il danno che si verifica nel momento dell'esposizione diretta è quello immediato, mentre la lesione ritardata è dovuta ad una gestione o trattamenti inadeguati come applicazione di ghiaccio e al lasciar progredire l'ustione. La cute è in grado di tollerare temperature fino a 40°C per brevi periodi di tempo. Tuttavia, una volta che le temperature superano questo punto, si verifica un aumento logaritmico nella portata del danno tissutale.

Un'ustione a tutto spessore (detta anche di III grado) presenta tre zone di lesione tissutale (Fig. 15.2) con distribuzione a cerchi concentrici. La zona centrale è detta zona di coagulazione ed è la regione che presenta maggiore distruzione tissutale. Questa zona è necrotica (morta) e non è in grado di ripararsi.

Adiacente alla zona di necrosi c'è una regione con danno minore: la zona di ristagno, chiamata in questo modo perché immediatamente dopo la lesione il flusso sanguigno in questa regione è stagnante. Le cellule in questa zona sono danneggiate, ma non irreversibilmente. Se vengono successivamente private del loro apporto di ossigeno, o del flusso ematico, queste cellule moriranno diventando necrotiche. Un tempestivo e appropriato trattamento dell'ustione conserverà il flusso sanguigno e l'apporto di ossigeno a queste cellule lese. La rianimazione adeguata del paziente eliminerà questo ristagno e ripristinerà l'apporto di ossigeno alle cellule lese e suscettibili. La mancanza di un'adeguata rianimazione del paziente porta alla morte delle cellule del tessuto leso e un'ustione a medio spessore si trasforma dunque in un'ustione a tutto spessore.

Prendiamo in considerazione come esempio un paziente con ischemia miocardia o con danno cerebrovascolare. La riduzione del flusso sanguigno priva i tessuti del cuore o del cervello dell'ossigeno necessario per la sopravvivenza cellulare. Nel modello di un danno da ustione la zona di ristagno risulta anch'essa privata di ossigeno. Se l'assenza di flusso sanguigno e trasporto di ossigeno persiste a lungo, il tessuto muore; se il flusso si mantiene o viene ripristinato, i tessuti della zona di ristagno resteranno vitali.

Un errore comune che porta a danni in quest'area è l'applicazione di ghiaccio da parte di astanti o soccorritori benintenzionati. Quando si utilizza del ghiaccio per arrestare il processo dell'ustione, si produce una vasocostrizione che impedisce il ripristino del flusso ematico. Con l'applicazione di ghiaccio, il paziente proverà una certa riduzione del dolore; tuttavia, questa analgesia sarà ottenuta al prezzo di una distruzione ulteriore di tessuto. Per questi motivi, l'ustione in atto deve essere arrestata con l'uso di acqua a temperatura ambiente e si deve garantire l'analgesia con farmaci orali o parenterali (cioè attraverso tutte le altre vie).

La zona più esterna è detta zona di iperemia. Questa zona presenta un danno cellulare minimo ed è caratterizzata da un aumento del flusso ematico conseguente a una reazione infiammatoria scatenata dall'ustione.

Profondità dell'ustione

La stima della profondità di un'ustione può essere difficile, anche per il sanitario più esperto. Spesso, una lesione che appare di medio spessore (II grado) si rivelerà a tutto spessore (III grado) entro 24-48 ore. Superficialmente, una lesione può apparire, a prima vista, di spessore parziale, ma dopo la rimozione dei tessuti necrotici (*debridement*) l'epidermide superficiale si distacca rivelando un'escara bianca da ustione a tutto spessore. Poiché l'ustione può evolvere nel tempo, è saggio differire il giudizio finale sulla profondità di un'ustione almeno dopo 48 ore dal trauma. Spesso, è meglio dire semplicemente ai pazienti che la lesione è superficiale o profonda e che è necessario del tempo per determinare con esattezza la profondità dell'ustione. Infatti l'operatore sanitario preospedaliero non dovrebbe dare una stima della profondità dell'ustione prima sia avvenuto un *debridement* in ospedale.

Ustioni superficiali

Le ustioni superficiali, storicamente definite di I grado, coinvolgono solo l'epidermide e sono caratterizzate da arrossamento e dolore (Fig. 15.3). Di rado si tratta di ustioni significative dal punto di vista clinico, a eccezione di importanti ustioni solari, dove il paziente sperimenterà un dolore significativo e sarà a rischio di disidratazione se non si procede a un'adeguata reidratazione per via orale, soprattutto nei bambini e negli anziani. Queste lesioni generalmente guariscono in una settimana e il paziente non presenterà cicatrici. Le ustioni di questa profondità non sono incluse nel calcolo della superficie corporea ustionata o nel calcolo del fabbisogno infusionale.

Ustioni a medio spessore

Le ustioni a medio spessore, una volta descritte come ustioni di II grado, sono quelle che coinvolgono l'epidermide e porzioni variabili del derma sottostante (Fig. 15.4). Le ustioni a medio spessore possono essere ulteriormente classificate come superficiali o profonde. Possono avere l'aspetto di flittene (Fig. 15.5) o di aree ustionate denudate, con una base lucida o di aspetto umido. Queste ferite sono dolorose. Poiché residui di derma sopravvivono, queste ustioni sono spesso in grado di guarire in 2-3 settimane. Nelle ustioni a medio spessore la zona di necrosi coinvolge l'intera epidermide e una profondità variabile del derma superficiale. Se non adeguatamente trattata, la zona di ristagno in queste lesioni può progredire fino alla necrosi, rendendo queste ustioni più ampie e convertendole in lesioni a tutto spessore. Un'ustione a medio spessore superficiale guarirà con un'attenta cura della ferita. Le ustioni a medio spessore profonde possono richiedere un intervento chirurgico per ridurre le cicatrici e prevenire deformità di aree altamente funzionali come le mani.

Figura 15.5 **Flittene**

Si è discusso molto sulle flittene, compreso se si debba o meno svuotarle e come affrontare quelle associate a ustione a medio spessore. Una flittena compare quando l'epidermide si distacca dal derma sottostante e il liquido che fuoriesce dai capillari riempie lo spazio formando una bolla o flittena. La presenza di proteine osmoticamente attive nel liquido della flittena attrae ulteriore liquido nello spazio di questa, causando la sua continua espansione. Quando la flittena si ingrandisce, crea pressione sul tessuto leso del letto della ferita, il che aumenta il dolore del paziente. Molti ritengono che la cute della flittena agisca come medicazione e impedisca la contaminazione della ferita. Tuttavia, la cute della flittena non è normale e pertanto non può fungere da barriera protettiva. Inoltre, mantenere la flittena intatta impedisce di applicare antibiotici topici direttamente sulla lesione. Per queste ragioni, la maggior parte degli specialisti delle ustioni apre e svuota le flittene dopo l'arrivo del paziente in ospedale.

Nella fase preospedaliera le bolle possono essere lasciate intatte, dato il breve tempo di percorrenza e l'ambiente potenzialmente più contaminato. Se invece la flittena si è già rotta, deve essere ricoperta con una medicazione sterile e asciutta

Ustioni a tutto spessore.

Le ustioni a tutto spessore possono avere diversi aspetti (Fig. 15.6). Il più delle volte queste lesioni appariranno come ustioni spesse, secche, bianche, pergamenacee, indipendentemente da razza o colorito cutaneo (Fig. 15.7). L'aspetto di questa lesione cutanea viene descritta come escara. Nei casi gravi, la cute ha un aspetto carbonizzato con visibile trombosi dei vasi sanguigni (Fig. 15.8). Questo tipo di ustione in passato è stata chiamata di III grado.

Esiste la convinzione errata che le ustioni a tutto spessore non siano dolorose poiché distruggono le terminazioni nervose del tessuto ustionato. In realtà i pazienti con ustioni a tutto spessore provano diversi gradi di dolore: sono tipicamente circondate da zone di ustioni di medio spessore e superficiale. I nervi in queste zone sono intatti e continuano a trasmettere la sensazione del dolore dovuta al danneggiamento dei tessuti. Ustioni di tale profondità possono essere invalidanti e potenzialmente letali. Saranno necessarie una pronta escissione chirurgica e un'intensiva riabilitazione in un centro specializzato.

Ustioni di quarto grado

Le ustioni di quarto grado non soltanto bruciano tutti gli strati della cute, ma ustionano anche lo strato adiposo, muscolare, le ossa o gli organi interni sottostanti (Figg. 14.9 e 14.10). Ad oggi non esiste una terminologia adeguata per definire questo tipo di ustione e quindi è rimasta la nomenclatura "IV grado", infatti queste ustioni sono a tutto spessore con interessamento dei tessuti profondi. Questo tipo di ustioni sono estremamente debilitanti e deturpanti, come risultato del danno fatto alla cute e alle strutture sottostanti. Una attenta recentazione del tessuto può risultare in una estesa perdita di tessuto.

Valutazione dell'ustione

Valutazione primaria e rianimazione

L'obiettivo della valutazione primaria è quello di valutare sistematicamente e trattare patologie a rischio per la vita seguendo un ordine di priorità che si basa sulle loro gravità. Il metodo ABCDE dell'assistenza ai traumi si applica anche al paziente ustionato, benché questi presentino sfide peculiari in ogni passo della rianimazione.

Le ustioni maggiori sono spesso lesioni che mettono a rischio la vita. Tuttavia, a parte in caso di compromissione delle vie aeree e della respirazione, le ustioni in sé generalmente non rappresentano lesioni immediatamente letali. L'aspetto complessivo di un ustionato può apparire drammatico, ma il soccorritore esperto sa che il paziente può anche aver subito un trauma meccanico e quindi avere lesioni interne meno visibili ma che possono rappresentare una minaccia letale a breve termine.

Vie aeree

La conservazione della pervietà delle vie aeree ha la priorità più elevata nell'assistenza a una vittima di ustioni. Il calore dell'incendio può causare edema delle vie aeree al di sopra del livello delle corde vocali, che può occludere le vie aeree. È un errore credere che una volta terminata la valutazione ABC tutto sia stato controllato e che quindi anche le vie aeree siano da considerarsi definitivamente sicure. I soccorritori che devono affrontare tempi di trasporto lunghi, devono essere particolarmente attenti alla valutazione delle vie aeree. Ad esempio, un paziente ustionato può presentare una via aerea pervia a una prima valutazione, ma in breve tempo la faccia e le vie aeree possono andare incontro a tumefazione. Di conseguenza, una via aerea che inizialmente poteva valutarsi soddisfacente, nell'arco di 30-60 minuti può restringersi pericolosamente. Se il grado del restringimento diventa importante, si va incontro a un'ostruzione della via aerea, con l'aria che non può scendere attraverso la trachea.

Lo scenario più comune tuttavia è associato agli effetti fisiologici di una via aerea ristretta, ma non ostruita. Il restringimento della trachea dovuto a tumefazione della mucosa diminuisce il flusso fisiologico di gas inalati, aumentando al contempo la resistenza al passaggio di questo flusso. L'aumento della resistenza nelle vie aeree porta a un aumentato lavoro di respirazione da parte del paziente. L'aumento del lavoro di respirazione attraverso una via aerea tumefatta può condurre a un arresto respiratorio, anche quando il paziente presenta una via aerea pervia.

Per evitare una grave occlusione o restringimento delle vie aeree, è prudente un loro controllo precoce. L'intubazione di questi pazienti è spesso difficile e pericolosa a causa dell'anatomia distorta. Ripetuti e infruttuosi tentativi di intubare il paziente porteranno ad un'ulteriore alterazione dell'anatomia.

Un altro metodo di intubazione spesso preso in considerazione in questi casi è l'intubazione in sequenza rapida (RSI), che utilizza farmaci in grado di sedare e paralizzare velocemente il paziente. Se l'operatore sanitario preospedaliero ritiene che il danno sia abbastanza significativo, può utilizzare questa procedura per mettere in sicurezza le vie aeree o può affidarsi a un team capace di effettuare tale procedura. Tuttavia l'intervento farmacologico impedisce totalmente al paziente di proteggere le vie aeree e se l'intubazione fallisce bisognerà prendere in considerazione metodi alternativi per gestire le vie aeree.

Spesso è il paziente ustionato stesso che svolge il miglior intervento nella gestione delle proprie vie aeree, assumendo la posizione che mantiene aperta una via aerea e permette la respirazione più agevole. Quando è richiesto un intervento, le vie aeree devono essere gestite dal personale più esperto disponibile.

Se il paziente è intubato si devono prendere precauzioni particolari nell'assicurare il tubo endotracheale (ET) e impedire una sua involontaria dislocazione o estubazione. In seguito a un'ustione, la cute del viso si staccherà o essuderà liquido. Con ustioni al volto, i cerotti non sono adatti a fissare il tubo ET: in questo caso il tubo può essere fissato usando due nastri ombelicali, una striscia di garza o un tratto di deflussore per flebo avvolti attorno alla testa. Un capo nel nastro o deflussore deve essere passato sopra un orecchio e l'altro capo sotto l'altro orecchio. Esistono naturalmente anche dispositivi appositi per ancorare il tubo saldamente, generalmente in Velcro®.

Ventilazione

Come per qualsiasi paziente traumatizzato, la ventilazione può essere influenzata negativamente da problemi come fratture costali, pneumotorace e ferite toraciche aperte. In caso di ustioni circonferenziali della parete toracica, la *compliance* della parete toracica si riduce progressivamente a un punto tale da impedire al paziente di inspirare. Dopo un'ustione, la cute ustionata incomincerà a indurirsi e retrarsi, mentre i tessuti molli più profondi andranno incontro a tumefazione. Il risultato è che le ustioni costringono la parete toracica, come se delle cinture in pelle fossero legate attorno al torace del paziente. A poco a poco il paziente si troverà impedito a muovere la parete toracica per respirare.

Nel tentativo di ventilare pazienti con ustioni toraciche circonferenziali, il dispositivo pallone-maschera può rivelarsi difficile o impossibile da comprimere. In questi casi, l'esecuzione rapida di escarotomie della parete toracica consentiranno il ripristino della ventilazione. Le escarotomie sono incisioni chirurgiche applicate attraverso l'escara indurita delle ustioni per consentire al torace ustionato di espandersi e seguire i movimenti respiratori del paziente.

Circolazione

La valutazione e gestione della circolazione comportano la misurazione della pressione sanguigna, la valutazione delle ustioni circonferenziali e il posizionamento di cannule EV. Una misurazione accurata della pressione sanguigna diviene difficile o impossibile con ustioni agli arti. Se la pressione sanguigna può essere rilevata, essa può non riflettere correttamente la pressione arteriosa sistemica a causa di ustioni a tutto spessore ed edema degli arti. Perfino se il paziente ha una pressione arteriosa adeguata, la perfusione distale degli arti può essere criticamente ridotta a causa di lesioni circonferenziali. Gli arti ustionati devono essere sollevati durante il trasporto per ridurre il grado di tumefazione nell'arto.

Posizionare due cannule EV di grosso calibro, in grado di consentire l'elevato flusso necessario per il ripristino di volumi elevati, è una necessità per le ustioni che coprono più del 20% della superficie corporea totale. Idealmente, la cannula EV non dovrebbe essere posizionata attraverso il tessuto ustionato o in sua prossimità; tuttavia, il posizionamento attraverso l'ustione è appropriato se non sono disponibili sedi alternative. Quando la cannula è posta su una zona ustionata o in sua prossimità, si devono prendere misure speciali per assicurarsi che non fuoriesca inavvertitamente. I cerotti e le medicazioni tipicamente usati per fissare le cannule EV possono non essere efficaci se applicati su un tessuto ustionato o in sua prossimità. Un metodo alternativo per fissare le cannule consiste nell'avvolgere la sede usando rotoli di benda autoaderente (PehaHaft® e simili). In alcuni pazienti, il soccorritore può non riuscire a ottenere un accesso venoso. Un'alternativa valida per somministrare liquidi e farmaci è l'accesso intraosseo (IO).

I pazienti ustionati sono pazienti traumatizzati e possono avere subito altre lesioni oltre a quelle termiche. Le ustioni sono lesioni evidenti e talora impressionanti, ma è vitale valutare altre lesioni interne, meno evidenti, che possono rappresentare un rischio più immediato per la vita rispetto alle ustioni. Nel tentativo di sfuggire alle ustioni, le vittime a volte saltano dalle finestre degli edifici; elementi della struttura incendiata possono collassare e cadere sui pazienti; la vittima può essere intrappolata nella carcassa di un'auto in fiamme in un incidente stradale. Pertanto in questi casi i pazienti avranno subito traumi tali per cui si deve considerare la possibile emorragia conseguente al trauma, e non l'ustione, la vera condizione potenzialmente mortale.

Stato neurologico

Una fonte di disabilità neurologica, esclusiva delle vittime di ustione, è l'effetto dell'inalazione di tossine come il monossido di carbonio e del cianuro di idrogeno.

Queste tossine possono produrre asfissia (vedi sezione sui danni da inalazione).

Bisogna valutare il paziente alla ricerca di deficit neurologici e motori. Identificare e immobilizzare le fratture delle ossa lunghe dopo aver coperto on garze pulite le zone ustionate. Eseguire un'immobilizzazione spinale se si sospetta una potenziale lesione spinale.

Esposizione/protezione dall'ambiente

La successiva priorità è esporre completamente il paziente. Ogni centimetro quadrato del paziente deve essere esposto e ispezionato. I gioielli devono essere prontamente rimossi per il rischio di graduale tumefazione delle aree ustionate, poiché possono compromettere la circolazione distale. Nella vittima di trauma meccanico, tutti gli indumenti del paziente vengono rimossi per identificare lesioni che possono essere nascoste dagli abiti. In una vittima di ustione, la rimozione degli indumenti può avere un potenziale effetto terapeutico benefico. Come già osservato, gli indumenti e i gioielli possono trattenere calore residuo che può continuare a ledere il paziente. In seguito a ustioni chimiche, gli indumenti possono essere impregnati dell'agente che ha ustionato il paziente. Ciò significa che una manipolazione impropria degli indumenti della vittima, ancora impregnati di materiale pericoloso, può comportare pericolo di lesione ulteriore per il paziente e per i soccorritori.

Anche il controllo della temperatura dell'ambiente ha un'importanza cruciale quando si soccorre un paziente con ustioni importanti. I pazienti ustionati non sono in grado di conservare il calore corporeo e sono estremamente suscettibili all'ipotermia. Le ustioni portano a vasodilatazione della cute che a sua volte aumenta la dispersione di calore. Inoltre le ustioni aperte possono provocare perdita di siero e liquidi che, evaporando, aumentano ulteriormente la perdita di calore. Bisogna quindi attuare ogni sforzo per conservare la temperatura corporea. Applicare diversi strati di coperte. Mantenere caldo il compartimento dell'ambulanza o dell'aereomobile, indipendentemente dalla stagione dell'anno. Come regola generale, se il soccorritore è a proprio agio con la temperatura, probabilmente l'ambiente non è abbastanza caldo e confortevole per il paziente.

Valutazione secondaria

Dopo avere completato la valutazione primaria, l'obiettivo successivo è il completamento della valutazione secondaria. La valutazione secondaria di un paziente ustionato non differisce da quella di ogni altro paziente traumatizzato. Il soccorritore deve eseguire una valutazione testa-piedi, tentando di identificare ulteriori lesioni o condizioni mediche. L'aspetto delle ustioni può essere terribile; tuttavia, questo genere di ferite in genere non sono letali. Occorre svolgere una valutazione completa e sistematica come per qualsiasi altro paziente vittima di trauma.

Stima dell'estensione dell'ustione (valutazione)

Una stima delle dimensioni dell'ustione è necessaria per rianimare adeguatamente il paziente e prevenire le complicanze associate allo shock ipovolemico da ustione. La stima delle dimensioni dell'ustione è anche uno strumento per stratificare la gravità della lesione e per il triage. Il metodo più diffusamente impiegato è la "regola del nove". Questo metodo applica il concetto secondo cui le principali regioni del corpo negli adulti rappresentano il 9% della superficie corporea totale (Fig. 15.11). Il perineo, o area genitale, rappresenta l'1%.

I bambini hanno proporzioni differenti dagli adulti. La testa dei bambini è proporzionalmente più grande che negli adulti e gli arti inferiori sono più corti. Poiché queste proporzioni variano a seconda dei diversi gruppi di età, non è corretto applicare la regola del nove a pazienti pediatrici.

La *tabella di Lund-Browder* è un diagramma che tiene conto delle modificazioni correlate all'età nei bambini. Usando queste tabelle, un soccorritore rileva le ustioni e determina le loro dimensioni basandosi sulla tavola di riferimento allegata (Fig. 15.12). Questo metodo richiede il disegno di una mappa delle ustioni e la conversione della mappa in un'area di superficie ustionata frutto di un calcolo. La complessità di questo metodo lo rende difficilmente applicabile in contesti preospedalieri.

Le ustioni più piccole possono essere valutate utilizzando la *regola del palmo*. L'uso del palmo del paziente è una pratica in uso da tempo e ampiamente accettata per il calcolo della dimensione di ustioni minori. Non esiste una concezione uniforme sulla definizione di palmo e sulle sue dimensioni. La superficie media del palmo da solo (senza considerare le dita in estensione) corrisponde allo 0,5% della superficie corporea totale nell'uomo e allo 0,4% nella donna. Se si considera tutta la mano, dita comprese, allora la superficie aumenta a 0,8% della BSA totale negli uomini e 0,7% nelle donne. A parte le differenze di genere, la dimensione del palmo varia anche a seconda del peso del paziente. All'aumentare dell'indice di massa corporea (BMI), aumenta la superficie cutanea totale e la percentuale di superficie rappresentata del palmo diminuisce. Di conseguenza, in molti casi, il palmo assieme alle dita del paziente possono essere considerati l'1% circa della superficie corporea totale.

Medicazioni

Prima del trasporto, le ferite devono essere medicate. L'obiettivo delle medicazioni è quello di prevenire la contaminazione continua e impedire il flusso d'aria sulle ferite, contribuendo così al controllo del dolore.

La medicazione sotto forma di un telo sterile è sufficiente prima di trasportare il paziente. Si posizionano quindi diversi strati di coperte sopra i telini sterili sulle ustioni per contribuire a mantenere il calore corporeo. Non si devono applicare antibiotici topici fino a che il paziente non sia stato valutato dal centro per ustionati.

Trasporto

I pazienti che hanno lesioni multiple oltre alle ustioni, devono essere dapprima trasportati a un centro traumatologico, dove le lesioni a rischio immediato per la vita possono essere identificate e trattate chirurgicamente, se necessario. Una volta

Figura 15.15 - **Lesioni che richiedono trasferimento in un centro per ustionati**

I pazienti con gravi ustioni devono essere assistiti in centri che abbiano esperienza e risorse speciali. Il trasporto iniziale o un trasferimento precoce a un'unità per ustionati deve portare a un minore tasso di mortalità e a meno complicanze. Un'unità per ustionati può trattare adulti, bambini, o entrambi.

Il Commette on Trauma dell'American College of Surgeons prescrive il trasferimento a un'unità per ustionati per i pazienti con ustioni che soddisfano i criteri seguenti.

1. Lesione da inalazione.
2. Ustioni a medio spessore su oltre il 10% della superficie corporea totale (Body Surface Area, BSA).
3. Ustioni a tutto spessore (terzo grado) in qualsiasi gruppo d'età.
4. Ustioni che coinvolgono volto, mani, piedi, genitali, perineo o articolazioni maggiori.
5. Ustioni elettriche, comprese lesioni da fulmini.
6. Ustioni chimiche.
7. Ustioni in pazienti con preesistenti patologie mediche che potrebbero complicare la gestione, prolungare il recupero, o influire sulla mortalità.
8. Tutti i pazienti con ustioni e trauma concomitante (ad es. fratture) in cui l'ustione pone il maggiore rischio di morbilità o mortalità; se il maggiore rischio immediato è costituito dal trauma, il paziente può inizialmente essere stabilizzato in un centro traumatologico prima del trasferimento a un'unità per ustionati.
9. Bambini ustionati in ospedali senza personale qualificato o attrezzatura per l'assistenza ai bambini.
10. Ustioni in pazienti che richiederanno uno speciale intervento socioassistenziale, emotivo, o rieducativo a lungo termine.

Dal Commette on Trauma dell'American College of Surgeons: *Resources for optimal care of the injured patient*: 2006, Chicago, ACS.

stabilizzato presso il centro traumatologico, il paziente con ustioni può essere trasportato a un centro per ustionati, per il trattamento definitivo delle ustioni e la riabilitazione. L'American Burn Association e l'American College of Surgeons hanno identificato i criteri per il trasferimento del paziente ustionato a un centro per ustionati, come delineato nella Figura 15.15. In queste zone lontane da centri per ustionati, la direzione medica locale (Centrale Operative) determinerà la scelta della destinazione di questi casi.

Trattamento

Trattamento iniziale dell'ustione

Il primo passo nell'assistenza di un paziente traumatizzato è arrestare il processo dell'ustione. Il metodo più efficace e appropriato per arrestare l'ustione è l'irrigazione con abbondanti volumi di acqua a temperatura ambiente. È controindicato l'uso di acqua fredda o ghiaccio. Come già ricordato, l'applicazione di ghiaccio arresterà l'ustione e fornirà analgesia, ma aumenterà anche l'entità del danno tessutale nella zona di ristagno. (Fig. 15.16). Rimuovere tutti gli indumenti e i gioielli; questi oggetti mantengono calore residuo e continueranno a ustionare il paziente. Inoltre, quando i tessuti si gonfiano, i gioielli possono costringere le dita o altre estremità.

Una questione controversa è la pratica del raffreddamento dell'ustione. Alcuni studiosi hanno valutato l'effetto di vari metodi di raffreddamento sull'aspetto al microscopio dei tessuti ustionati, nonché l'impatto sulla guarigione della ferita.

In uno studio, i ricercatori hanno concluso che il raffreddamento delle ustioni ha un effetto benefico sulla ferita ustionata. Le ustioni sottoposte a raffreddamento sviluppano minori danni rispetto a quelle non raffreddate

Un'efficace medicazione di un'ustione recente consiste nell'applicazione di una medicazione sterile, non adesiva a sua volta ricoperta con un telino pulito e asciutto. Se non è prontamente disponibile un telino, sostituirlo con un camice chirurgico sterile, teli o asciugamani. La medicazione impedirà la contaminazione ambientale e al tempo stesso eviterà al paziente il dolore per il flusso d'aria sulle terminazioni nervose esposte (Fig. 15.17).

I soccorritori preospedalieri, spesso, si sono sentiti insoddisfatti e frustrati dalla semplice applicazione di un telo sterile su un'ustione. Tuttavia non devono essere applicate pomate e antibiotici topici perché impediscono un'ispezione diretta dell'ustione. Questi unguenti devono essere rimossi all'arrivo al centro per ustionati per permettere la visualizzazione diretta dell'ustione e la determinazione della sua gravità. Inoltre, alcune medicazioni topiche possono complicare l'applicazione di prodotti artificiali utilizzati per aiutare la guarigione della ferita.

Le medicazioni con sostanze a effetto antimicrobico sono divenute il caposaldo del trattamento delle ustioni nei centri per ustionati (Fig. 15.18). Queste medicazioni sono ricoperte con argento, che permette un rilascio graduale per diversi giorni quando applicato su ustioni aperte. L'argento liberato fornisce una rapida copertura antimicrobica contro i comuni microrganismi contaminanti una ferita infetta. Recentemente, queste medicazioni sono state adottate anche in

Fig. 15.17 **Prevenire il flusso di aria sulle ustioni**
Molti adulti hanno provato il dolore dovuto all'esposizione di una cavità dentaria. Tale dolore è intensificato dal passaggio dell'aria, quando si inspira attraverso la bocca. Basti immaginare che il dolore di una ustione a medio spessore è dovuta all'esposizione contemporanea di migliaia di terminazioni nervose analoghe a quelle delle cavità dei denti per comprendere l'importanza di limitare anche il flusso di aria sulla superficie ustionata.

ambito preospedaliero. Questi grandi fogli antimicrobici possono essere rapidamente applicati all'ustione e possono eradicare qualsiasi microrganismo contaminante. Questo metodo di trattamento delle ferite consente ai soccorritori preospedalieri l'applicazione di un dispositivo non farmaceutico che riduce notevolmente la contaminazione dell'ustione entro 30 minuti dall'applicazione. Un vantaggio di queste medicazioni in ambiente disagiato o in ambito militare consiste nelle loro dimensioni compatte e nel peso ridotto. Un intero adulto può essere ricoperto con una medicazione antibiotica che può essere contenuta nel volume di una busta, con un peso minimo.

Ripristino di liquidi

Nelle prime 24 ore dopo l'ustione è necessaria la somministrazione di grandi quantità di liquidi endovena (EV), per impedire che un paziente ustionato vada in shock ipovolemico. Dopo un'ustione, la vittima perde una quantità rilevante di liquido intravascolare sotto forma di un edema generalizzato in tutto il corpo, nonché di perdite legate all'evaporazione nella sede dell'ustione. Si verificheranno massivi spostamenti di liquidi, anche se l'acqua totale dell'organismo rimane invariata. Le perdite da evaporazione possono essere enormi. Tuttavia, l'eccessiva somministrazione di liquidi è dannosa. Infatti, sebbene sono necessarie grandi quantità di liquidi per trattare uno shock da ustione, troppo liquido complicherà la gestione del paziente e peggiorerà la condizione delle ferite.

La rianimazione dello shock da ustione è volta non solo al ripristino della perdita di volume intravascolare, ma anche al ripristino delle perdite intravascolari previste, con una velocità di infusione in grado di anticipare quelle perdite. (Fig. 15.19).

L'accesso endovenoso deve essere considerato in quelle situazioni che comportano lunghi tempi di

Fig. 15.16 **Raffreddamento delle ustioni**

Diversi studiosi sono stati in grado di misurare direttamente l'impatto del raffreddamento sulla temperatura del derma ustionato, sulla struttura microscopica del tessuto e sulla guarigione della ferita. Un altro studio ha valutato i risultati di vari metodi di raffreddamento. Questi studiosi hanno paragonato le ustioni raffreddate con acqua del rubinetto (15°C) all'applicazione di medicazioni a base di gel in commercio, sia applicando il raffreddamento immediatamente dopo le ustioni e poi con una trentina di minuti di ritardo. L'applicazione di acqua del rubinetto si è rivelata quasi due volte più efficace nella riduzione della temperatura nel tessuto ustionato. In questo studio clinico, le ferite raffreddate avevano un aspetto migliore al microscopio e sono guarite nell'arco di tre settimane dopo la lesione.

Il raffreddamento aggressivo con ghiaccio è invece dannoso e aumenta la lesione ai tessuti già danneggiati dall'ustione. Questo è stato dimostrato su un modello animale: raffreddare immediatamente la ferita applicando ghiaccio è più dannoso che applicare acqua del rubinetto o non applicare alcun tipo di trattamento. L'applicazione di acqua ghiacciata a 1-8°C è associata a un maggiore danno tissutale rispetto alle ustioni che non hanno ricevuto alcun tipo di raffreddamento. Al contrario, il raffreddamento con acqua del rubinetto alla temperatura di 12-18°C comporta una minore necrosi tissutale e un tasso di guarigione più rapido rispetto alle ferite non raffreddate.

Bisogna notare però che tali studi sono stati eseguiti su modelli animali con ustioni di estensione molto limitata (non superiore al 10%).

In conclusione non tutti i metodi di raffreddamento dell'ustione sono equivalenti. Il raffreddamento troppo aggressivo può portare danno tissutale. Se l'intervento di raffreddamento è ritardato, non porta benefici. In pazienti con ampie ustioni, il raffreddamento della ferita porterà con tutta probabilità a ipotermia. Un altro rischio potenziale del raffreddamento di un'ustione è che, nel paziente con ustioni e traumi meccanici, l'ipotermia sistemica ha effetti negativi prevedibili sulla capacità di coagulazione del sangue.

trasporto per raggiungere l'ospedale. In contesti urbani, con tempi di trasporto brevi, la necessità dell'accesso EV si basa non tanto sull'ustione, ma su altre condizioni, quali ad esempio un trauma associato.

Paziente adulto

L'uso di liquidi EV, in particolare soluzione di ringer lattato (RL), è il metodo migliore per il trattamento iniziale di un paziente ustionato. La quantità di liquidi somministrata nelle prime 24 ore dopo la lesione è generalmente di 2-4 ml per kg di peso corporeo per percentuale di superficie ustionata (utilizzando solo le ustioni di secondo e terzo grado). Esistono diverse formule che guidano il ripristino dei liquidi nel paziente ustionato. La più importante è la *formula di Parkland* che somministra 4 ml x peso in kg x percentuale di area ustionata. Metà di questo liquido deve essere somministrata nelle prime 8 ore dall'ustione (non dal momento in cui il soccorritore ha avviato la rianimazione) e la rimanente metà del volume dall'8a alla 24a ora. Questo è particolarmente importante in contesti disagiati o in ambito militare, in cui vi può essere un iniziale ritardo nel trattamento. Ad esempio, se il paziente viene soccorso dopo 3 ore dalla lesione, avendo ricevuto un quantitativo minimo di liquidi, la prima metà della dose calcolata deve essere somministrata nell'arco di 5 ore. In questo modo, il paziente si troverà al volume stabilito all'8a ora dal trauma.

Fig. 15.19 **Fluidoterapia del paziente ustionato**
Rianimare con fluidi un paziente ustionato è paragonabile al cercare di riempire di acqua uno scolapasta. Lo scolapasta ha un flusso di perdita costante. Lo scopo della rianimazione è quello di mantenere un livello di liquidi tale che compensi la costante perdita dal contenitore forato. Quanto più a lungo i liquidi sono usciti dallo scolapasta senza essere rimpiazzati, tanto maggiore sarà il quantitativo di liquidi necessari per riportare il livello alla misura iniziale, dopodiché il quantitativo di liquidi necessario sarà quello minimo necessario a compensare la perdita continua.

Per la rianimazione dalle ustioni, il ringer lattato è preferibile alla soluzione fisiologica 0,9%. I pazienti ustionati richiedono tipicamente grandi volume di liquido EV. I pazienti che ricevono grandi quantità di soluzione fisiologica nel corso della rianimazione dall'ustione sviluppano spesso una condizione conosciuta come acidosi ipercloremica, a causa della grande quantità di cloruro presente nella soluzione fisiologica.

Calcolo delle quantità di liquidi da ripristinare

Si consideri ad esempio che un uomo di 80 kg abbia subito ustioni di terzo grado sul 30% della superficie corporea e si giunga sulla scena poco dopo la lesione. Il volume del ripristino dei liquidi sarà calcolato come segue:

liquidi totali nelle 24 ore = *4 mL/kg/% di superficie ustionata*
= *4 ml/kg x 80 kg x 30 % di superficie ustionata*
= *9600 mL*

Si noti che in questa formula, le unità di kilogrammi e la percentuale si annullano, così che rimangono nel calcolo solo i mL, quindi rimane 4 mL x 80 x 30 = 9600 mL.

Una volta ottenuto il totale per le 24 ore, dividere tale numero per 2:

Quantità di liquidi da somministrare a partire dal momento della lesione per 8 ore = 9600 mL/2 = 4800 mL

Per determinare la velocità oraria per le prime 8 ore, dividere questo totale per 8:

Velocità dei liquidi per le prime 8 ore = 4800/8 ore = 600 mL/ora

La richiesta di liquidi nel periodo successivo (8–24 ore) viene calcolata come segue:

Quantità di liquidi da somministrare nel periodo di 8-24 ore dalla lesione = 9600 mL/2 = 4800 mL

Per determinare la velocità oraria per le ultime 16 ore, dividere questo totale per 16:

Velocità dei liquidi per le prime 16 ore = 4800 mL/16 ore = 300 mL/ora

La "Regola del 10" per la rianimazione dall'ustione

Nello sforzo di semplificare il processo per calcolare il ripristino dei liquidi nei pazienti ustionati in fase preospedaliera, i ricercatori dello U.S. Army Institute of Surgical Research hanno sviluppato la "Regola del 10" per rendere più agevole il ripristino iniziale dei liquidi. Si calcola la percentuale di superficie corporea ustionata e si arrotondaa l più vicino multiplo di 10. Per esempio, un paziente ustionato al 37% sarà arrotondato al 40%. La percentuale ustionata è poi moltiplicata per 10, così da ottenere i mL/ora di soluzioni cristalloidi da somministrare. Quindi, nell'esempio precedente, il calcolo sarà 40 x 10 = 400 mL/ora. Questa formula è usata negli adulti con un peso compreso tra i 40 e i 70 kg. Per ogni 10 kg di peso corporeo sopra i 70 kg, vengono somministrati 100 mL/ora in più.

Confrontando la regola del dieci con la formula di Parkland emerge immediatamente come la quantità di fluidi somministrati sia minima. Tuttavia, quale che sia il metodo utilizzato, il calcolo è una stima delle necessità di liquidi del paziente e il volume realmente somministrato deve essere corretto in base alla risposta clinica.

Paziente pediatrico

I bambini richiedono volumi relativamente maggiori di liquidi EV rispetto agli adulti con ustioni di dimensioni analoghe. Inoltre, i bambini hanno nel fegato riserve metaboliche di molecole di glicogeno inferiori per mantenere livelli di glicemia adeguati durante i periodi di rianimazione delle ustioni. Per questi motivi, i bambini devono ricevere liquidi EV contenenti glucosio al 5% a una velocità di mantenimento standard oltre ai liquidi per il ripristino normale in base alle ustioni.

Inalazione di fumo: considerazioni sulla gestione dei liquidi

Il paziente con ustioni termiche e inalazione di fumo richiederà una quantità di liquidi significativamente maggiore del paziente senza inalazione di fumo. Spesso si somministra meno liquido di quanto calcolato, nel tentativo di "proteggere i polmoni". Ridurre i liquidi in realtà aumenta la gravità della lesione polmonare.

Analgesia

Le ustioni sono lesioni estremamente dolorose che neccessitano di una appropriata copertura analgesica, anche negli scenari preospedalieri. Analgesici come Fentanyl (1mcg/kg di peso corporeo) o Morfina (0,1mg/kg di peso corporeo) possono essere in grado di controllare il dolore.

Considerazioni speciali

Ustioni elettriche

Le ustioni elettriche sono lesioni molto gravi che vengono facilmente sottovalutate. In molti casi, l'estensione del danno tissutale apparente non riflette accuratamente l'entità della lesione, perché la maggior parte della distruzione avviene internamente, quando l'elettricità è condotta attraverso il paziente. Il paziente avrà ustioni esterne nei punti di contatto con la sorgente elettrica nonché nei punti di contatto a terra (Fig. 15.20). Quando l'elettricità decorre attraverso il corpo del paziente, gli strati profondi di tessuto sono distrutti malgrado lesioni apparentemente minori sulla superficie.

Le lesioni elettriche e da schiacciamento presentano molte similitudini. In entrambe vi è una massiva distruzione di grandi gruppi muscolari con conseguente liberazione di potassio e mioglobina (si veda Cap. Traumi muscolo-scheletrici). La liberazione di potassio muscolare ne causa un aumento significativo nel siero, il che può portare ad aritmie cardiache. Livelli elevati di potassio possono rendere proibitivamente pericoloso l'uso della succinilcolina (curaro depolarizzante). Se è necessaria la paralisi farmacologica del paziente, come nell'RSI dovrebbero essere somministrati curari non depolarizzanti come Vecuronio o Rocuronio. La mioglobina è una molecola che si trova nel muscolo, che aiuta il tessuto muscolare nel trasporto dell'ossigeno. Quando liberata nel torrente sanguigno in quantità considerevoli, la mioglobina è tossica per i reni e può causare insufficienza renale. Questa condizione, mioglobinuria, è evidenziata dalla presenza di urine del colore del tè o della coca cola (Fig. 15.21).

I soccorritori preospedalieri sono spessp chiamati per trasferire pazienti con lesioni elettriche da un ospedale all'altro. I pazienti con ustioni elettriche devono essere trasportati con un catetere vescicale applicato. Questi pazienti richiedono il mantenimento di una diuresi forzata, superiore a 100 mL/ora negli adulti o 1 mL/kg nei bambini, per evitare un'insufficienza renale. In alcuni casi si somministra bicarbonato di sodio, per rendere la mioglobina più solubile nell'urina e ridurre la probabilità di danno renale; tuttavia il potenziale beneficio nel prevenire questo danno rimane un punto aperto.

Il paziente con ustioni elettriche può anche presentare lesioni associate. Circa il 15% dei pazienti con lesioni elettriche presenterà anche lesioni traumatiche. Questo tasso è due volte superiore rispetto ai pazienti ustionati per altre cause. Le membrane timpaniche possono essere rotte, portando a difficoltà di udito. Una contrazione muscolare intensa e sostenuta (tetania) può portare a lussazione della spalla e fratture da compressione di più livelli della colonna nonché delle ossa lunghe. I pazienti con lesioni elettriche dovrebbero ricevere l'immobilizzazione della colonna vertebrale. Le fratture delle ossa lunghe devono essere immobilizzate con una stecca se individuate o sospettate. Possono anche verificarsi sanguinamenti intracranici e aritmie cardiache.

Le ustioni da arco voltaico sono prodotte dall'aria surriscaldata. Ciononostante, a causa della natura catastrofica e occulta delle lesioni da conduzione di elettricità, è imperativo che i soccorritori mantengano un elevato indice di sospetto per la presenza di lesioni associate.

Ustioni circonferenziali

Le ustioni circonferenziali del tronco o degli arti sono in grado di produrre una condizione a rischio per la vita o per l'arto. Le ustioni circonferenziali del torace possono costringere la parete toracica a tal punto da soffocare il paziente per l'impossibilità di respirare. Le ustioni circonferenziali degli arti creano un effetto tipo laccio emostatico che può rendere privi di polso un braccio o una gamba. Pertanto, tutte le ustioni circonferenziali devono essere trattate come un'emergenza e i pazienti trasportati al centro per traumi più vicino, se non è disponibile un centro per ustionati. Le escarotomie sono incisioni chirurgiche realizzate attraverso l'escara dell'ustione per consentire l'espansione dei tessuti profondi e la decompressione di strutture vascolari compresse e spesso occluse (Fig. 15.22).

Danni da inalazione di fumo

La causa principale di morte negli incendi non è costituita dalle lesioni termiche ma dall'inalazione di fumo tossico. Ogni paziente con un'anamnesi di esposizione al fumo in uno spazio chiuso deve essere considerato a rischio di presentare una lesione da inalazione. Qualsiasi paziente con ustioni al volto o fuliggine nell'escreato è a rischio di lesione da inalazione di fumo; tuttavia, l'assenza di questi segni non esclude la diagnosi di inalazione tossica (Fig. 15.23). Mantenere un elevato indice di sospetto è assolutamente importante in quanto i segni e i sintomi possono non manifestarsi per giorni dopo l'esposizione.

Esistono tre modalità di danno conseguente all'inalazione di fumo: lesioni termiche, asfissia e danno polmonare secondario indotto da tossine. L'aria asciutta è un cattivo conduttore di calore; l'inalazione di aria riscaldata associata a un incendio raramente induce lesioni termiche alle vie aeree al di sotto del livello delle corde vocali. La grande superficie del rinofaringe agisce efficacemente come scambiatore di calore e raffredda l'aria calda inalata portandola all'incirca alla temperatura corporea al momento in cui raggiunge il livello delle corde vocali. Quando viene inalata aria asciutta a 300°C, viene raffreddata a 50°C già al momento in cui raggiunge il livello della trachea. Le corde vocali forniscono ulteriore protezione, muovendosi per riflesso in una posizione addotta. L'eccezione è costituita dall'inalazione di vapore. Il vapore ha una capacità di conduzione del calore 4000 volte superiore a quella dell'aria asciutta ed è quindi in grado di ustionare anche le vie aeree distali e i bronchioli.

Asfissianti

Due prodotti gassosi che sono clinicamente importanti quali asfissianti sono il monossido di carbonio (CO) e il gas cianuro (CN). Entrambe le molecole sono classificate come asfissianti e pertanto causano morte cellulare per ipossia o asfissia cellulare. I pazienti con asfissia da fumo contenente uno o entrambi questi composti presenteranno un apporto di ossigeno inadeguato ai tessuti, nonostante una pressione sanguigna o una lettura del pulsiossimetro sufficienti.

Il monossido di carbonio si lega all'emoglobina con affinità maggiore dell'ossigeno. I sintomi dell'inalazione di CO dipendono dalla durata e dalla gravità dell'esposizione e dai conseguenti livelli sierici di tali sostanze. I sintomi possono variare da una lieve cefalea a coma e morte. La scuola tradizionale insegna che i pazienti intossicati da CO sviluppano il "classico" arrossamento cutaneo. Purtroppo, questo è spesso un sintomo tardivo e non dovrebbe essere preso in considerazione per la diagnosi.

Il pulsiossimetro per Monossido portatile™ (Fig. 15.25) misura in modo non invasivo la quantità di monossido di carbonio presente nel circolo ematico ed è pratico per l'utilizzo in contesti preospedalieri. I pazienti in genere hanno sintomi lievi con livelli di carbossiemoglobina (COHb) del 10-20%. Quando il livello sale i sintomi peggiorano. con il superamento del 50% possono comparire convulsioni, coma e morte.

Il trattamento dell'intossicazione da CO consiste nell'allontanamento dalla fonte e nella somministrazione di ossigeno. Quando respira aria ambiente (ossigeno al 21%), l'organismo eliminerà metà del CO in 250 minuti. Quando al paziente viene somministrato ossigeno al 100%, l'emivita del complesso CO-emoglobina è ridotta a 40-60 minuti. L'uso della camera iperbarica riduce l'emivita del monossido di carbonio a 20-30 minuti e riduce l'incidenza a lungo termine dei danni da esposizione a monossido. Recentemente sono stati messi in discussione i benefici della camera iperbarica rispetto all'ossigenoterapia al 100%. Inoltre assistere all'interno della camera iperbarica pazienti con lesioni traumatiche o gravemente ustionate può risultare difficoltoso. Pertanto nella maggior parte dei casi non è consigliabile prediligere una struttura dotata di camere iperbariche rispetto ad un trauma center.

Il gas cianuro è prodotto dalla combustione di plastiche o poliuretano. Il cianuro avvelena i meccanismi cellulari, impedendo alle cellule del corpo di utilizzare l'ossigeno. Il paziente può morire per asfissia malgrado presenti una quantità di ossigeno adeguata nel sangue. I sintomi di intossicazione da cianuro comprendono alterato livello di coscienza, vertigini, cefalea e tachicardia o tachipnea. I pazienti intossicati da monossido di carbonio provenienti da una struttura in fiamme devono essere considerati anche a rischio di avvelenamento da cianuro. Il trattamento dell'avvelenamento da cianuro consiste nel fornire al paziente la terapia con antidoto. L'antidoto preferibile per l'avvelenamento da cianuro consiste in farmaci che si legano direttamente alla molecola di cianuro, rendendola innocua. L'idrossicobalamina (Cyanokit) detossifica il cianuro legandosi direttamente a esso e formano la cianocobalamina (vitamina B12), che non è tossica. L'idrossicobalamina è disponibile per uso preospedaliero in Europa e negli Stati Uniti. Un secondo agente chelante che è stato utilizzato in Europa per l'avvelenamento da cianuro è il dicobalto edetato. Se questo farmaco viene somministrato in assenza di avvelenamento da cianuro, tuttavia, la tossicità del cobalto rappresenta un rischio.

Il "kit Lilly" o "kit Pasadena" è l'antidoto tradizionale utilizzato negli Stati Uniti per l'intossicazione da cianuro e può ancora essere utilizzato in alcuni contesti. Questo metodo per trattare l'avvelenamento da cianuro è stato sviluppato negli anni Trenta ed è stato riscontrato efficace nel disintossicare animali avvelenati con 21 volte la dose letale di cianuro. L'obiettivo della terapia con antidoto è indurre la formazione di un secondo veleno nel sangue del paziente. Questo secondo veleno, indotto terapeuticamente, si lega al cianuro e consente al corpo di detossificare ed espellere lentamente il cianuro. Il "kit Lilly" contiene tre farmaci. I primi farmaci somministrati sono nitrato di amile o nitrato di sodio. Il nitrato di amile si presenta in una fiala che deve essere aperta e i suoi fumi inalati, il nitrato di sodio somministrato per EV è la modalità di somministrazione preferita, poichè più efficiente e non sottopone gli operatori sanitari all'esposizione dei fumi del nitrato di amile. I farmaci a base di nitrato trasformano l'emoglobina del paziente in una forma chiamata metaemoglobina, che attrae CN lontano dal sito di azione tossica nei mitocondri della cellula. Una volta che CN si è legato alla metaemoglobina, i mitocondri possono di nuovo riprendere a produrre energia per la cellula. Purtroppo la metaemoglobina è tossica poiché non porta ossigeno alle cellule come l'emoglobina. Questa diminuzione nell'apporto di ossigeno può esitare in ipossia tissutale associata all'aumento dei livelli di CO, dovuto all'inalazione dei fumi. Il terzo farmaco del kit è l'iposolfito di sodio da somministrare per via EV. L'iposolfito e il CN della metaemoglobina vengono metabolizzati in tiocianato che viene eliminato nell'urina.

A causa della tossicità della metaemoglobina e del tempo necessario per somministrare il kit "Lilly", l'idrossicobalamina è diventata l'antidoto elettivo per l'avvelenamento da cianuro.

Danno polmonare indotta da tossine

Le componenti termica e asfissiante di una lesione da inalazione sono abitualmente evidenti al momento del soccorso. Al contrario, i segni e i sintomi di un danno polmonare indotta da tossine generalmente non si manifestano per diversi giorni. I primi giorni dopo una lesione da inalazione di fumo sono spesso descritti come "luna di miele". Durante questo periodo il paziente può apparire ingannevolmente stabile con disfunzione polmonare minima o assente. La gravità di questo danno polmonare dipende in larga misura da due fattori: la composizione del fumo e la durata dell'esposizione.

In termini semplificati, il fumo è il prodotto di una combustione incompleta, ovvero polvere chimica. Le sostanze chimiche nel fumo reagiscono con il rivestimento della trachea e dei polmoni e danneggiano il rivestimento cellulare delle vie aeree e dei polmoni. Sostanze come ammoniaca, cloruro di idrogeno e diossido di zolfo formano acidi e alcali corrosivi quando inalati. Queste sostanze tossiche causano necrosi delle cellule che rivestono la trachea e i bronchioli. Normalmente, queste cellule presentano minuscole strutture simili a capelli chiamate ciglia. Su queste ciglia è presente uno strato di mucosa che normalmente cattura e trasporta i detriti inalati verso l'orofaringe, dove vengono ingeriti nel tratto gastrointestinale. Alcuni giorni dopo una lesione da inalazione, queste cellule muoiono. I detriti di queste cellule necrotiche e quelli che normalmente vengono catturati da queste cellule si accumulano anziché venire rimosse. Questo comporta un aumento delle secrezioni, che ostruiscono le vie aeree con muco e detriti cellulari, nonché un tasso aumentato di polmonite potenzialmente letale.

Trattamento preospedaliero

L'elemento iniziale e più importante dell'assistenza a un paziente con esposizione al fumo consiste nel determinare la necessità di intubazione orotracheale. È necessaria una continua valutazione della pervietà delle vie aeree. Cambiamenti nel timbro della voce, difficoltà a gestire le secrezioni o perdita di saliva sono segni di imminente occlusione delle vie aeree. Se la pervietà delle vie aeree del paziente è in dubbio, il soccorritore preospedaliero dovrebbe procedere a un'intubazione orotracheale per assicurare le vie aeree. In alcuni casi la intubazione in rapida sequenza (RSI) può essere necessaria per gestire le vie aeree. In caso di lunghi tempi di trasporto può essere utile un rendez vous con un team capace di assicurare le vie aeree.

I pazienti che hanno inalato fumo devono essere trasportati a centri per ustionati anche in assenza di ustioni superficiali. I centri per ustionati trattano un maggior numero di pazienti con inalazione di fumo e hanno a disposizione modalità peculiari di ventilazione meccanica.

Abuso sui bambini

Circa il 20% di tutti gli abusi sui bambini è dovuto a ustioni intenzionali. L'età della maggioranza dei bambini intenzionalmente ustionati è compresa tra 1 e 2 anni. In caso di sospetto di abuso su minore deve essere fatta segnalazione all'autorità competente.

La forma più comune di abuso del bambino mediante ustione è l'immersione forzata. Queste lesioni tipicamente si verificano quando un adulto pone un bambino nell'acqua calda, spesso come punizione durante l'apprendimento dell'uso del gabinetto. I fattori che determinano la gravità della lesione comprendono l'età del paziente, la temperatura dell'acqua e la durata del contatto. Il bambino può subire ustioni di secondo grado profondo o terzo grado delle mani o dei piedi con un aspetto a guanto o a calza. Questo è particolarmente sospetto quando le lesioni sono simmetriche e mancano segni di schizzi (Figg. 15.26 e 15.27). Nei casi di immersione intenzionale in liquido caldo, il bambino fletterà fortemente le braccia e le gambe in una postura difensiva a causa di paura o dolore. Il quadro di ustioni che ne consegue risparmierà le pliche flessorie della fossa poplitea, la fossa antecubitale e l'inguine. Linee nette di demarcazione saranno visibili fra tessuto ustionato e non ustionato, indicando essenzialmente una immersione (Fig. 15.28).

Nelle lesioni da immersione accidentali, le ustioni presenteranno una profondità variabile, margini irregolari e ustioni più piccole lontane da quelle più grandi, causate dagli schizzi.

Ustioni da contatto

Le ustioni da contatto rappresentano il secondo meccanismo di ustione in ordine di frequenza nei bambini, sia accidentali sia intenzionali. Tutte le superfici corporee presentano un certo grado di curvatura. Quando si verifica un'ustione da contatto accidentale, un agente ustionante prende contatto con la superficie corporea curva. Lo strumento ustionante viene deviato dalla superficie curva, oppure è la vittima dell'ustione a retrarsi bruscamente dall'oggetto che scotta. La lesione che ne consegue presenterà margini e profondità dell'ustione irregolari. Quando un bambino subisce una lesione da contatto intenzionale, lo strumento viene premuto sulla cute del bambino. La conseguente lesione presenta linee nette di demarcazione fra tessuto ustionato e non ustionato e una profondità uniforme. Oggetti comuni responsabili di ustioni da contatto sono: arricciacapelli, ferri da stiro, termosifoni, pentole e padelle.

Ustioni da radiazione

La gravità delle ustioni generate da varie forme di radiazione è un prodotto della quantità di energia assorbita dal tessuto bersaglio. Le varie forme di radiazioni comprendono radiazioni elettromagnetiche, raggi X, raggi gamma e radiazione particolata. Le diverse forme di radiazione sono in grado di trasferire entità variabili di energia al tessuto. Inoltre, alcune forme di radiazione (per es., elettromagnetica) possono attraversare i tessuti o un individuo senza produrre danno. Al contrario, altre forme di radiazione (ad es. esposizione ai neutroni) sono assorbite dal tessuto bersaglio e producono un danno significativo. È l'assorbimento della radiazione che causa il danno al tessuto assorbente. La capacità di assorbimento della radiazione è più dannosa della dose reale di radiazione. Dosi equivalenti di diverse forme di radiazione avranno effetti drammaticamente diversi su un individuo.

La tipica esposizione a radiazioni si verifica in ambiente industriale o lavorativo. Tuttavia, con la crescente minaccia del terrorismo globale, la detonazione di un piccolo ordigno nucleare ibrido (cioè bombe "sporche") rappresenta una possibilità concreta.

La detonazione di una bomba "sporca" ha l'obiettivo di spargere materiale radioattivo su una grossa area. Mentre l'esplosione di per se può produrre lesioni o morti in prossimità della detonazione, il rischio dovuto al materiale radioattivo in realtà è molto piccolo. C'è poca probabilità di assorbire dosi significative di radiazioni, tali da produrre effetti clinicamente evidenti.

La detonazione di un'arma nucleare in un'area metropolitana produrrebbe lesioni e morte con tre meccanismi: ustioni termiche per l'iniziale tempesta di fuoco, onda d'urto supersonica con traumi chiusi o penetranti ed emissione di radiazioni. La mortalità per un'associazione di ustioni termiche e da radiazioni è superiore a quella per singole ustioni termiche o da radiazioni di uguale entità. La combinazione di ustioni termiche e da radiazioni presenta un effetto sinergico sulla mortalità.

La radiazione corrisponde a un materiale pericoloso e molte delle priorità iniziali sono le stesse dell'assistenza a un paziente che è stato esposto a materiale pericoloso. Le priorità iniziali consistono nell'allontanare il paziente dalla fonte di contaminazione, rimuovere gli indumenti contaminati e irrigare il paziente con acqua. Si ricordi che tutti gli indumenti rimossi devono essere considerati contaminati e devono essere maneggiati con cautela. L'irrigazione è realizzata cautamente per rimuovere eventuali detriti o particelle radioattive dalle aree contaminate senza diffondere la lesione a superfici non contaminate del corpo. L'irrigazione deve essere continuata fino a quando il livello di contaminazione si riduce al minimo, a un livello stabile determinato con un contatore Geiger.

L'eccezione a questo approccio è il paziente che ha sostenuto un trauma grave, oltre al danno da radiazioni. In questi casi, gli indumenti devono essere rimossi immediatamente, quindi viene gestito il danno traumatico e stabilizzato il paziente. I pazienti con ustioni devono essere sottoposti a ripristino di liquidi in modo analogo a qualsiasi paziente ustionato. I pazienti irradiati possono presentare vomito e diarrea, che richiederanno un aumento nei liquidi infusi.

Le conseguenze fisiologiche dell'esposizione a radiazioni in tutto il corpo viene definita sindrome acuta da radiazioni (SAR). I sintomi iniziali della SAR tipicamente compaiono entro poche ore dall'esposizione. Le cellule del corpo più sensibili agli effetti della radiazione sono quelle che caratteristicamente vanno incontro a divisione rapida. Queste cellule a divisione rapida sono presenti nella cute, nel tratto GI e nel midollo osseo; perciò tali tessuti manifestano i primi segni della SAR. Entro poche ore dopo l'esposizione alla radiazione, il paziente presenterà nausea, vomito e dolore addominale crampiforme. È necessaria una gestione aggressiva dei liquidi per prevenire lo sviluppo di insufficienza renale. Nei giorni seguenti, il paziente può sviluppare diarrea ematica, ischemia intestinale e infezioni massive e può morire. Il midollo osseo è estremamente sensibile agli effetti dell'irradiazione. Il midollo osseo smetterà di produrre i globuli bianchi necessari per combattere le infezioni e le piastrine necessarie per la coagulazione del sangue. Le conseguenti infezioni e complicanze emorragiche sono spesso fatali.

Dopo un evento nucleare, i rifornimenti di fluidi EV, di pompe infusionali e le stesse strutture sanitarie di ricovero possono essere carenti. Se non è in grado di fornire al paziente un ripristino di liquidi EV, il soccorritore preospedaliero può far assumere al paziente dei liquidi per via orale. Un paziente collaborante deve essere incoraggiato a bere una soluzione salina bilanciata per mantenere una diuresi elevata; in alternativa, i liquidi possono essere somministrati con sonde nasogastriche o nasoenteriche. Le soluzioni saline bilanciate per uso orale comprendono la soluzione di Moyer (4 g di cloruro di sodio e 1,5 g di bicarbonato di sodio in 1 L d'acqua) e la soluzione per la reidratazione orale dell'Organizzazione Mondiale della Sanità (OMS). La ricerca sugli animali ha mostrato risultati incoraggianti con tali strategie di rianimazione in pazienti con ustioni anche del 40% della superficie corporea totale. La somministrazione di soluzione salina bilanciata nel tratto GI a una velocità di 20 mL/kg ha fornito una rianimazione equivalente alla reinfusione standard con liquidi EV.

Ustioni chimiche

Indipendentemente dalla sede o dal tipo della loro attività, tutti i soccorritori preospedalieri devono avere familiarità con le basi del trattamento delle lesioni chimiche. I soccorritori nei contesti urbani potranno essere chiamati presso un incidente chimico in una sede industriale, mentre un soccorritore rurale potrà essere chiamato per un evento legato ad agenti utilizzati in agricoltura. Tonnellate di materiali pericolosi sono trasportate attraverso le aree urbane e rurali ogni giorno, sia su strada sia su ferrovia. I soccorritori militari possono dover trattare vittime di ustioni chimiche causate da armi, dispositivi incendiari, agenti chimici usati per la manutenzione di macchinari o fuoriuscita di prodotti chimici dopo danni da installazioni civili.

Le lesioni provocate da agenti chimici sono spesso il risultato di esposizione prolungata all'agente lesivo. Questo contrasta con le lesioni termiche, in cui la durata di esposizione è in genere molto breve. La gravità della lesione chimica è determinata da quattro fattori: la natura della sostanza chimica, la sua concentrazione, la durata del contatto e il meccanismo di azione della sostanza chimica.

Gli agenti chimici sono classificati come acidi, basici, organici o inorganici. Gli acidi sono sostanze chimiche con un pH tra 7 (neutro) e 0 (molto acido). Le basi sono agenti con un pH tra 7 e 14. Gli acidi danneggiano i tessuti attraverso un processo detto necrosi coagulativa; questo tessuto si trasforma in una barriera che impedisce una penetrazione in profondità dell'acido. Al contrario, gli alcali (o basi) distruggono il tessuto attraverso una necrosi colliquativa, il che consente all'agente chimico di penetrare più profondamente e causare un danno di profondità crescente.

Trattamento preospedaliero

La maggiore priorità nell'assistenza a un paziente esposto a sostanze chimiche, come in ogni emergenza, è la sicurezza del personale e della scena. Proteggete sempre voi stessi per primi. Se vi è qualsiasi dubbio di pericolo chimico, accertarsi della sicurezza della scena e determinare se sia necessario qualche speciale indumento o apparato respiratorio. Evitare la contaminazione dell'attrezzatura e del veicolo di soccorso; un veicolo contaminato crea un rischio di esposizione ad altri individui ignari dovunque esso si rechi. Tentare sempre di ottenere l'identificazione dell'agente tossico non appena possibile.

Rimuovere tutti gli indumenti dal paziente. Gli indumenti potranno essere contaminati da agenti chimici liquidi o in polvere. Gli indumenti contaminati devono essere eliminati con cura. Se sulla cute si trova qualsiasi sostanza particolata, questa deve essere spazzolata via. Quindi, lavare il paziente con abbondanti quantità di acqua (lavaggio). Il lavaggio diluirà la concentrazione dell'agente lesivo ed eliminerà il reagente rimasto. La chiave per il lavaggio è l'uso di abbondanti quantità di acqua. Un errore comune consiste nell'irrigare con 1 o 2 L di acqua il paziente, quindi arrestare il processo di lavaggio una volta che l'acqua inizia a creare una pozza e ad accumularsi sul pavimento. Se irrigato solamente con una piccola quantità di liquido, l'agente lesivo viene solo diffuso su tutta la superficie del paziente e non viene lavato via.

Non fornire un adeguato deflusso e drenaggio del liquido di lavaggio può causare lesioni a zone precedentemente non esposte e non lese del corpo, quando il liquido di lavaggio contaminato si accumula. Un semplice modo per promuovere il deflusso del lavaggio in un contesto preospedaliero è porre il paziente su un asse spinale e quindi inclinarlo ponendo sotto a una sua estremità delle coperte o altri oggetti per sollevarla. All'altra estremità dell'asse, porre un grande sacco di plastica per rifiuti per raccogliere il liquido di drenaggio contaminato.

Gli agenti neutralizzanti per le ustioni chimiche non sono in genere consigliati. Spesso nel processo di neutralizzazione questi agenti emettono calore in una reazione esotermica. Pertanto, inconsapevolmente un soccorritore può creare un'ustione termica in aggiunta all'ustione chimica. La maggior parte delle soluzioni per decontaminazione disponibile in commercio è prodotta con lo scopo di decontaminare le attrezzature, non le persone.

Ustioni chimiche oculari

È possibile incontrare lesioni oculari causate dall'esposizione ad alcali. Una piccola esposizione dell'occhio può provocare una lesione che pone a rischio la vista. Gli occhi devono essere irrigati con grandi quantità di liquido per irrigazione. Se possibile, si esegue una decontaminazione oculare con irrigazione continua utilizzando una lente di Morgan (Fig. 15.30). Qualora la lente di Morgan non sia disponibile si può eseguire una irrigazione manuale con la cannula del deflussore o se sono coinvolti entrambi gli occhi, con una cannula nasale posta a cavallo del naso e collegata a una fonte di liquidi. L'applicazione di un anestetico locale oftalmico, come proparacaina, semplificherà l'assistenza al paziente da parte del soccorritore.

Esposizioni a sostanze chimiche particolari

Il cemento è una sostanza alcalina (base) che può essere trattenuta sugli indumenti o le scarpe delle persone. Il cemento in polvere reagirà con il sudore della vittima in una reazione che produce calore e asciuga eccessivamente, o essicca, la cute. Queste lesioni tipicamente si manifestano con un'ustione entro ore o il giorno successivo al contatto. Il trattamento iniziale consiste nella rimozione della polvere di cemento, seguita da copiosa irrigazione.

I carburanti come benzina e cherosene possono causare ustioni da contatto dopo esposizione prolungata. Questi idrocarburi organici possono dissolvere le membrane cellulari, portando a necrosi cutanea. La decontaminazione del paziente coperto di carburante viene realizzata attraverso l'irrigazione con grandi volumi di acqua. Il contatto prolungato con benzine può portare ad una lesione a tutto spessore. Un'esposizione di durata o gravità sufficiente può anche portare a tossicità sistemica. Possono verificarsi severe complicanze cardiovascolari, renali, polmonari, neurologiche ed epatiche dovute all'assorbimento per via topica. In caso di sospetta tossicità sistemica la recentazione chirurgica della ferita è consigliata per evitare ulteriore assorbimento delle tossine attraverso la ferita.

L'acido fluoridrico è una sostanza pericolosa ampiamente usata in ambito domestico, industriale e militare. Si trova principalmente in industrie che producono refrigeranti, ma anche quelle che producono pesticidi, farmaci, benzine ad alto contenuto di ottani, alluminio, plastica, componenti elettrici e luci fluorescenti. Inoltre viene utilizzato per incidere vetro o metalli e si può trovare nei prodotti anti ruggine e nei lavacerchi delle automobili. Il reale pericolo di questo agente chimico è lo ione fluoruro, che produce profonde alterazioni negli elettroliti, particolarmente calcio e magnesio. Anche piccole quantità di acido fluoridrico possono portare a severa e potenzialmente letale ipocalcemia. Non trattato, l'acido fluoridrico liquefà i tessuti e distacca il calcio dalle ossa. Il trattamento iniziale per l'esposizione all'acido fluoridrico consiste nell'irrigazione con acqua, seguita dall'applicazione di un gel di calcio gluconato presso il pronto soccorso. I pazienti con ustioni da acido fluoridrico devono essere prontamente trasferiti a un centro per ustionati per l'ulteriore trattamento.

Le lesioni da fosforo si osservano spesso in contesti militari. Il fosforo bianco (FB) è un potente agente incendiario usato nella produzione di munizioni. Il FB brucia violentemente quando esposto all'aria, producendo fiamme brillanti e fumo denso. Esso continua a bruciare fino a quando tutto l'agente è stato consumato o viene privato di ossigeno. Quando in contatto con la cute, il FB provoca profonde ustioni chimiche e termiche. Il trattamento iniziale consiste nell'impedire al FB l'accesso all'ossigeno. Si devono rimuovere rapidamente tutti i vestiti, poiché possono contenere alcune particelle di fosforo trattenute e possono fare prendere fuoco agli indumenti. Occorre immergere le aree colpite in acqua o trattarle con medicazioni imbevute di fisiologica che vengono periodicamente umidificate durante il trasporto. Se le medicazioni si asciugano, l'eventuale FB residuo si riaccenderà e potrà fare prendere fuoco ai vestiti e continuare a ustionare il paziente.

Le soluzioni di ipoclorito sono spesso usate per produrre candeggine domestiche e detergenti industriali. Queste soluzioni sono forti alcali. Le soluzioni abitualmente disponibili sono al 4-6% e di solito non sono letali, a meno che non siano coinvolte ampie regioni del corpo. In concentrazioni più elevate, tuttavia, piccoli volumi sono potenzialmente letali. L'esposizione a circa 30 mL di una soluzione al 15% è considerata a rischio per la vita.

Zolfo e mostarde azotate sono composti classificati come vescicanti o agenti vescicanti. Questi agenti sono stati utilizzati come armi chimiche e sono riconosciuti come una minaccia nel terrorismo chimico. Questi agenti chimici ustioneranno e produrranno bolle sulla cute esposta. Essi non sono solo irritanti per la cute, ma causano anche irritazione ai polmoni e agli occhi. Dopo l'esposizione, i pazienti lamenteranno una sensazione urente a gola e occhi. Il coinvolgimento cutaneo si sviluppa diverse ore dopo sotto forma di arrossamento seguito dalla formazione di vesciche sulle superfici esposte o contaminate. Dopo esposizione intensa, le vittime svilupperanno necrosi a tutto spessore e insufficienza respiratoria. Il principale trattamento richiesto al soccorritore preospedaliero è la decontaminazione.

Nell'assistere le vittime di esposizione a vescicanti, i soccorritori devono indossare guanti, indumenti e respiratori adeguati (Fig. 15.31). I pazienti devono essere decontaminati e irrigati con acqua o soluzione fisiologica. Altri agenti per decontaminare le vittime, utilizzati da personale addestrato, comprendono soluzione di ipoclorito diluita e polvere di terra di Fuller. È necessario un ulteriore trattamento specializzato quando il paziente arriva a un centro specialistico.

Gas lacrimogeno e agenti chimici simili sono noti come “agenti antisommossa”. Questi agenti debilitano rapidamente e in breve tempo i soggetti esposti causando irritazione a cute, mucose, polmoni e occhi. L'entità della lesione è determinata dal tempo di esposizione all'agente. La durata dell'irritazione è tipicamente di 30-60 minuti. Il trattamento consiste nel rimuovere i soggetti dalla fonte di esposizione, togliere i vestiti contaminati e irrigare la cute e gli occhi.

Fig. 15-31 **Zone di controllo della scena con materiali pericolosi (hazmat)**

Per limitare la diffusione di materiali pericolosi (hazardous material, hazmat), il National Institute of Occupational Safety and Health (NIOSH) e la Environmental Protection Agency (EPA) hanno sviluppato e raccomandato l'uso delle zone di controllo. L'obiettivo di questa idea è realizzare attività specifiche in zone specifiche. In coerenza con questi principi, è ridotta la probabilità di diffusione della contaminazione e delle lesioni per salvare il personale e gli astanti.

Le zone sono tre cerchi concentrici. La zona più interna è detta **Zona Calda** (hot zone). Si tratta dell'area immediatamente coinvolta e adiacente all'incidente con materiali pericolosi. Il personale che accede a quest'area deve essere completamente protetto, utilizzando nella maggior parte dei casi dei DPI (Dispositivi di Protezione Individuale) di livello A contro il potenziale pericolo. Il compito dei soccorritori nella hot zone consiste nell'evacuazione dei pazienti feriti, senza preoccuparsi della decontaminazione e dell'assistenza al paziente. La zona successiva è la **Zona Tiepida** (warm zone), dove si svolge la decontaminazione dei pazienti, del personale e dell'equipaggiamento, sempre a opera di personale dotato di protezioni adeguate. In questa zona l'unica assistenza al paziente è la valutazione primaria e l'immobilizzazione della colonna vertebrale. La zona più esterna è la **Zona Fredda** (cold zone), dove vengono collocati il personale e l'equipaggiamento. Una volta che il paziente ha raggiunto la cold zone, i soccorritori devono fornire un'assistenza completa, senza più bisogno dei DPI chimici.

Se il paziente si presenta in ospedale o in pronto soccorso dopo un indicente con materiali pericolosi e non è ancora stato decontaminato, occorre seguire la procedura definita dalle zone hazmat.

CAPITOLO 16
TRAUMA PEDIATRICO

INTRODUZIONE

I dati dal Center for Disease Control and Prevention (CDC) di Atlanta, riportano stabilmente di anno in anno il trauma al vertice delle cause di morte nell'età pediatrica. Negli Stati Uniti, ogni anno più di 8,5 milioni di bambini subiscono una lesione traumatica. Il trauma causa il decesso di un bambino ogni 30 minuti. Tragicamente, più dell'80% di questi decessi risulta evitabile attuando strategie di prevenzione e minimizzando il danno secondario mediante un appropriato trattamento in fase acuta.

Come in ogni aspetto riguardante il trattamento del paziente pediatrico, un'adeguata valutazione e gestione di un bambino traumatizzato richiede una approfondita conoscenza sia delle caratteristiche uniche della fisiologia e anatomia del paziente in fase di sviluppo e crescita, sia delle peculiarità della meccanica del danno traumatico.

Il motto "i bambini non sono piccoli adulti" rimane anche in questo contesto valido. I bambini hanno caratteristici patterns di lesione, differenti risposte fisiologiche e specifiche necessità delle quali bisogna tenere conto nel trattamento.

Sebbene i bambini differiscano dagli adulti, l'approccio al trattamento mediante l'uso della valutazione primaria e secondaria rimane lo stesso, senza riguardo per l' età o le dimensioni.

Il bambino vittima di trauma

Impatto del trauma sulla popolazione pediatrica.

Le caratteristiche e le necessità del bambino traumatizzato , richiedono una speciale attenzione durante la fase di valutazione. L'incidenza del trauma non penetrante (rispetto al penetrante) è maggiore nella popolazione pediatrica. Il National Pediatric Trauma Registry, il National Trauma Data Bank dell'American College of Surgeons, continua a descrivere il trauma non penetrante come il principale meccanismo di danno, con un limitato 10 % di trauma penetrante sul totale di traumi nella popolazione pediatrica. Dove il trauma penetrante determina più facilmente danni focali a carico di singoli organi, il trauma non penetrante è più facilmente responsabile di un danno a carico di un maggior numero di sistemi-organi.

Negli Stati Uniti, il trauma pediatrico riconosce cause riferibile a cadute, investimenti di pedoni da parte di automobili, incidenti automobilistici, con un numero maggiore di 2,5 milioni di vittime per anno (2). Globalmente la World Health Organisation ha stimato in circa 950000 i decessi a seguito di trauma di pazienti pediatrici e in decine di milioni i traumi non mortali che necessitano di ospedalizzazione (4) Come negli Stati Uniti, anche a livello globale il trauma della strada è la causa preponderante di morte-ospedalizzazione, seguito da ustioni e violenza.

Per una serie di motivi che verranno discussi in seguito, il coinvolgimento multiorgano rappresenta la norma nel trauma pediatrico. Benché il danno esternamente appaia limitato, il soccorritore deve sapere che il trauma può avere causato internamente lesioni potenzialmente mortali, che necessitano 'di una valutazione in un contesto appropriato.

Cinematica del trauma pediatrico

Il corpo di un bambino rappresenta il bersaglio al quale vengono trasferite le forze meccaniche esercitate da paraurti, corpi contundenti o derivanti da cadute. A limitare la sua capacità di attutire le forze del trauma, contribuisce la ridotta quantità di adipe disponibile ad attutire i colpi, un'aumentata elasticità del tessuto connettivo e una relativa vicinanza dei visceri alla superficie corporea. Ne consegue la trasmissione diretta della forza agli organi interni. Inoltre lo scheletro dei bambini, non essendo completamente calcificato, e contenendo numerosi nuclei di accrescimento attivo, risulta più resistente di quello degli adulti. Da tutte queste caratteristiche risulta evidente come internamente possano essere presenti danni significativi senza che esternamente compaiano i segni di una lesione grave

Quadri lesivi comuni

Le caratteristiche età specifiche del in età evolutiva, sia anatomiche che fisiologiche, combinate con i meccanismi di danno età specifici, riproducono caratteristici schemi di lesione (Fig. 16-1) L'uso improprio delle cinture di sicurezza, oppure il posizionamento del seggiolino a determinare l'impatto frontale del bambino con l'airbag, possono condurre a traumi significativi a carico dell'individuo. (Fig. 16-2). Il tempo di reazione dei soccorritori di fronte ad un evento traumatico influenza la prognosi. Conoscere questi schemi facilita e migliora l'efficacia dei soccorsi. Ad esempio, il trauma pediatrico chiuso con trauma cranico chiuso provoca apnea, ipoventilazione e ipossia molto più frequentemente che ipovolemia e ipotensione. Pertanto, i protocolli di gestione del trauma pediatrico dovrebbero comprendere una maggiore enfasi nel trattamento aggressivo delle vie aeree e della respirazione.

Omeostasi termica

Il rapporto tra superficie e massa corporea (body surface area-BSA) è massimo alla nascita, per poi ridursi con le successive fasi dello sviluppo. La dispersione di calore è quindi aumentata e l'ipotermia incorre in un tempo inferiore rispetto all'adulto. Quest'ultima determina non solo uno stress ulteriore per il bambino, ma altera profondamente le risposte fisiologiche alle concomitanti alterazioni metaboliche e allo shock. Una profonda ipotermia può portare a grave coagulopatia e collasso cardiovascolare potenzialmente irreversibile. Inoltre, molti dei segni clinici di ipotermia sono gli stessi dello shock incipiente: ciò rappresenta una potenziale complicanza nella valutazione clinica.

Aspetti psicosociali

Anche le implicazioni psicosociali dell'assistenza a un bambino infortunato rappresentano una sfida importante. Specialmente con un bambino molto piccolo, può comparire un comportamento psicologico regressivo quando intervengono stress, dolore o altre minacce percepite che limitano la sua capacità di compensare gli eventi che lo circondano. La capacità di un bambino di interagire con individui estranei in ambienti insoliti è in genere limitata e rende estremamente difficili la raccolta dell'anamnesi, l'esame obiettivo e il trattamento. Una comprensione di tali caratteristiche e la volontà di consolare e calmare un bambino infortunato sono spesso i mezzi più efficaci per raggiungere un buon rapporto e ottenere una valutazione più completa dello stato fisiologico del bambino.

I genitori del bambino o chi lo assiste hanno spesso bisogni unici e problemi che, se soddisfatti, possono essere d'aiuto al soccorritore per assistere con successo il bambino; tuttavia, se ignorati, questi bisogni e problemi possono rappresentare ostacoli significativi a un'assistenza efficace. Ogniqualvolta un bambino è malato o infortunato, anche coloro che lo assistono diventano vittime e devono essere considerati anch'essi vostri pazienti. Il trattamento di ogni paziente incomincia con una comunicazione efficace e questo è ancora più importante quando si ha a che fare con "pazienti-genitori". Possono bastare semplici parole di compassione oppure una grande pazienza, ma non si può essere un valido soccorritore per il paziente pediatrico ignorando i bisogni dei genitori o di chi assiste il bambino. Se coinvolte nel processo di assistenza, queste persone vicine al bambino possono diventare membri funzionali della squadra di soccorso. Il coinvolgimento nel soccorso di un individuo familiare può essere il segnale giusto per un bambino spaventato, e rendere l'intero processo molto meno stressante per il paziente.

Guarigione e Riabilitazione

Un altro problema peculiare del paziente pediatrico traumatizzato è l'effetto che anche le lesioni minori possono avere su crescita e sviluppo. A differenza di un adulto anatomicamente maturo, un bambino non solo deve riprendersi dalla lesione, ma anche continuare il normale processo di crescita. L'effetto della lesione su questo processo – in particolare in termini di disabilità permanente, deformità di crescita o successive anomalie di sviluppo – non può essere sottostimato. I bambini che subiscono lesioni, anche minori, al cervello possono presentare una disabilità prolungata relativamente a funzione cerebrale, adattamento psicologico o altri sistemi d'organo regolati. Tra i bambini che hanno sostenuto un grave politrauma, fino al 60% presenta alterazioni della personalità e nel 50% dei casi residuano sottili handicap cognitivi o fisici. La portata di queste lesioni non si ferma qui poiché queste disabilità possono influire in modo significativo su fratelli e genitori, portando a un'elevata incidenza di crisi familiari, compreso il divorzio.

Gli effetti di cure inadeguate o non ottimali nella fase acuta della lesione possono avere gravi conseguenze non solo sulla sopravvivenza immediata del bambino, che probabilmente è la cosa più importante, ma anche sulla sua qualità della vita a lungo termine. Di conseguenza, è estremamente importante mantenere un alto indice di sospetto per lesioni e usare il "buon senso" clinico quando si prendono decisioni di assistenza e trasporto per il paziente pediatrico con lesione acuta.

Fisiopatologia

Il risultato ultimo dell'assistenza al bambino ferito può essere determinato dalla qualità dell'assistenza prestata nei primi momenti dopo la lesione. Durante questi momenti critici, una valutazione primaria sistematica e coordinata è la migliore strategia contro la possibilità di trascurare una lesione che può essere fatale o che può causare una morbilità evitabile. Come nel paziente adulto, le tre cause più comuni di morte immediata nel bambino sono ipossia, emorragia massiva e trauma imponente al sistema nervoso centrale (SNC). La mancanza di un rapido triage e trasporto al centro più appropriato per il trattamento può accentuare questi problemi o anche togliere la possibilità di un recupero significativo.

Ipossia

La prima priorità nell'assistenza preospedaliera è sempre il mantenimento delle vie aeree, sia mediante misure di supporto basilari sia attraverso tecniche più avanzate. La conferma che un bambino presenta vie aeree pervie e funzionanti non esclude la necessità di ossigeno supplementare e di ventilazione assistita, soprattutto quando sono presenti lesioni del SNC, ipoventilazione o ipoperfusione. I bambini feriti che hanno all'aspetto condizioni buone possono rapidamente peggiorare da una lieve tachipnea fino a uno stato di esaurimento totale e apnea. Una volta stabilita una via aerea, la frequenza e la profondità della ventilazione devono essere valutate con attenzione per confermare l'adeguatezza della ventilazione. Se la ventilazione non è adeguata, fornire semplicemente una concentrazione superiore di ossigeno non impedirà l'instaurazione o il peggioramento di un'ipossia.

Gli effetti di un'ipossia cerebrale anche transitoria con lesione traumatica possono essere particolarmente gravi e quindi richiedono particolare attenzione. Un bambino può avere una significativa alterazione del livello di coscienza (LdC) ma un eccellente potenziale di completo recupero funzionale se viene evitata l'ipossia cerebrale.

I pazienti che richiedono un trattamento aggressivo delle vie aeree dovrebbero essere preossigenati prima di tentare il collocamento di un dispositivo respiratorio avanzato. Questa semplice manovra può essere sufficiente a limitare l'ipossia e invertirne il trend a fornendo così le riserve sufficienti a garantire un sicuro posizionamento di una via aerea avanzata. Un periodo di ipossia durante tentativi multipli o prolungati di posizionare un dispositivo respiratorio avanzato può essere più dannoso per il bambino che la semplice ventilazione con un dispositivo pallone-maschera accompagnata da un trasporto il più rapido possibile. Alla luce dei dati recenti, i rischi di tentare un trattamento avanzato delle vie aeree devono essere considerati con attenzione se il bambino è ventilato adeguatamente e ossigenato utilizzando le procedure standard del supporto vitale, come la ventilazione pallone-maschera.

Emorragia

La maggior parte delle lesioni pediatriche non causa un dissanguamento immediato. Tuttavia i bambini che subiscono lesioni con rilevanti perdite ematiche purtroppo muoiono spesso in pochi minuti o poco dopo l'arrivo alla struttura ricevente. Questo genere di situazioni presenta, in genere, lesioni multiple agli organi interni e almeno una lesione significativa associata a sanguinamento acuto. Questo sanguinamento può essere minore, come una semplice lacerazione o contusione oppure può essere un'emorragia potenzialmente letale, come una rottura splenica, una lacerazione epatica o un'avulsione del rene.

Come gli adulti, i bambini feriti compensano l'emorragia aumentando le resistenze vascolari sistemiche (RVS), anche se a spese della perfusione periferica. In effetti, i bambini sono fisiologicamente più portati a questa risposta poiché la loro abilità di vasocostrizione non è limitata da una preesistente patologia periferica vascolare. Le sole misurazioni della pressione sanguigna sono una strategia inadeguata per identificare i primi segni di shock. Fino a prova contraria, la tachicardia, benché possa essere causata da paura o dolore, deve essere considerata secondaria a emorragia o ipovolemia. Una diminuzione della pressione differenziale e un aumento della tachicardia possono essere i primi segni impercettibili di shock imminente.

Inoltre, il soccorritore preospedaliero deve prestare molta attenzione ai segni di una perfusione degli organi inefficace che viene segnalata da un diminuito livello di coscienza e una ridotta perfusione cutanea (temperatura più bassa, pallore, riempimento capillare ritardato). A differenza di quanto avviene nell'adulto, i segni precoci di emorragia nel bambino possono essere subdoli e difficili da identificare, portando ritardi nella diagnosi di shock. Se il soccorritore preospedaliero non rileva questi segni iniziali, un bambino può perdere abbastanza volume di sangue circolante da far sì che i meccanismi di compenso si esauriscano. Quando questo accade, la gittata cardiaca crolla, la perfusione degli organi si reduce e il bambino può rapidamente scompensarsi spesso fino a ipotensione fatale irreversibile e shock. Pertanto, ogni bambino che subisce un trauma chiuso deve essere monitorato cautamente per rilevare i sottili segni che potrebbero indicare un'emorragia in corso, molto prima dei cambiamenti nei segni vitali.

Una causa importante della rapida transizione allo shock scompensato è la perdita della massa di globuli rossi (GR) circolante e quindi della capacità di trasporto dell'ossigeno. La sostituzione del volume intravascolare perso con cristalloidi fornirà un aumento transitorio della pressione sanguigna, ma il volume circolatorio si dissipa rapidamente quando il liquido fuoriesce attraverso le membrane capillari. Si ritiene generalmente che, quando si reintegra il volume circolante con cristalloidi isotonici, sia necessaria un volume di cristalloidi pari a 3:1 volte il volume ematico di cui si sospetta la perdita. Quando vi è perdita ematica e il volume intravascolare viene ripristinato con cristalloidi, i restanti GR sono diluiti nel circolo ematico, riducendo la capacità del sangue di trasportare ossigeno ai tessuti. Pertanto si deve presumere che ogni bambino che richiede un bolo superiore a 20 mL/kg di cristalloidi può peggiorare rapidamente e necessita non soltanto del ripristino del volume intravascolare con la soluzione di cristalloidi, ma probabilmente anche di una trasfusione di GR, in modo da recuperare la capacità di trasporto dell'ossigeno parallelamente al volume intravascolare.

Tuttavia, una volta che l'accesso vascolare è stato assicurato, c'è una tendenza involontaria al ripristino eccessivo in un bambino ferito che non è in stato di shock evidente. Nel bambino con sanguinamento moderato, nessuna evidenza di ipoperfusione d'organo e segni vitali normali, il ripristino di liquidi deve essere limitato a non più di uno o due boli da 20 mL/kg. La componente intravascolare di un bolo rappresenta all'incirca il 25% del volume di sangue di un bambino. Pertanto, se sono necessari più di due boli, il soccorritore preospedaliero deve preoccuparsi di rivalutare il bambino per controllare se ci sono fonti di sanguinamento in corso precedentemente non rilevate.

Nel paziente pediatrico con trauma del SNC, la rianimazione volemica può essere adoperata allo scopo di prevenire l'ipotensione che notoriamente vi si accompagna. La pressione di perfusione cerebrale PPC è la differenza tra la pressione intracranica PIC (all'interno della scatola cranica) e la pressione arteriosa media PAM (la pressione che spinge il sangue nella scatola cranica). Una lesione cerebrale traumatica può causare incrementi nelle pressioni intra-craniche e così, anche se il sangue è ossigenato adeguatamente, all'encefalo, per una inadeguata pressione di perfusione, incorrere una lesione cerebrale ipossica. Esistono anche delle ricerche che mostrano che un singolo episodio di ipotensione può aumentare la mortalità fino al 150%. Inoltre, un attento controllo dei segni vitali del paziente e una frequente rivalutazione della strategia terapeutica rappresentano le considerazioni primarie dopo l'identificazione della lesione.

Per la rianimazione nella lesione cerebrale, le soluzioni cristalloidi isotoniche sono il liquido elettivo poiché è noto che le soluzioni cristalloidi ipotoniche (ad es., destrosio in acqua) aumentano l'edema cerebrale. Inoltre, benché le soluzioni colloidi ipertoniche (ad es., salina ipertonica) possano essere utili per il trattamento dell'edema cerebrale nell'unità di terapia intensiva pediatrica, non esistono ancora prove che dimostrino che esse migliorano la sopravvivenza dei pazienti pediatrici traumatizzati quando somministrate sul campo.

Trauma del sistema nervoso centrale

Le modificazioni fisiopatologiche dopo trauma al SNC iniziano nell'arco di minuti. Una rianimazione precoce e adeguata è la chiave per aumentare la sopravvivenza dei bambini con trauma del SNC. Benché un gruppo di lesioni del sistema nervoso centrale sia istantaneo e in gran parte fatale, molti bambini gravati da lesioni neurologiche devastanti possono poi riportare una completa guarigione funzionale, ma soltanto nel caso in cui vi sia uno sforzo coordinato e deliberato per prevenire lesioni secondarie. Questo è ottenibile mediante la prevenzione di successivi episodi di ipotensione, ipoventilazione, iperventilazione e ischemia. Una ventilazione e ossigenazione adeguate (ma evitando un'eccessiva iperventilazione) sono altrettanto critiche nel trattamento delle LCT quanto evitare l'ipotensione.

Per un dato danno del SNC, i bambini hanno una minore mortalità e un maggiore potenziale di sopravvivenza rispetto agli adulti. Tuttavia, la presenza di un politrauma riduce le possibilità di sopravvivenza del bambino. Questo illustra l'effetto potenzialmente negativo delle lesioni associate e dello shock sulla sopravvivenza dai traumi del SNC.

I bambini con LCT spesso si presentano con un'alterazione dello stato di coscienza e possono incorrere in un periodo di incoscienza misconosciuto alla valutazione iniziale. Un'anamnesi di perdita di coscienza rappresenta uno dei più importanti indicatori prognostici di potenziale lesione del SNC e questa deve essere indagata e registrata per ogni eventualità. Nel caso in cui la lesione non sia rilevata, l'amnesia dell'evento è comunemente usata come surrogato per la perdita di coscienza. Analogamente, è importante la completa documentazione dello stato neurologico di base, tra cui:

1. punteggio Glasgow Coma Scale (modificato per pazienti pediatrici);
2. reattività pupillare;
3. risposta allo stimolo sensoriale;
4. funzione motoria.

Questi sono passi essenziali nella valutazione iniziale della lesione neurologica nel trauma pediatrico. L'assenza di una valutazione di base adeguata rende il successivo follow-up e la valutazione dell'efficacia degli interventi estremamente imprecisi e difficili.

Una dettagliata ricostruzione delle circostanze del trauma è fondamentale in pazienti con possibile lesione della colonna cervicale. Lo scheletro di un bambino non è completamente calcificato e ha molteplici nuclei di accrescimento attivi, così l'evidenza radiografica di un meccanismo che abbia causato uno stiramento, una contusione o una lesione chiusa del midollo spinale può essere minima o del tutto assente (traumi del midollo spinale senza anomalie radiografiche). Questa condizione ricade nel contesto del cosiddetto danno midollare senza anomalie radiografiche, (DMSAR o SCIWORA in inglese). Un deficit transitorio che si risolva prima dell'arrivo dei soccorsi spesso rappresenta l'unico indicatore di un danno midollare. Nonostante la fugacità dei sintomi iniziali, i bimbi colpiti da DMSAR possono incorrere in un edema midollare anche nella 4^ giornata del periodo post trauma, condizione che comporta deficit neurologici che, se non prontamente trattati, si dipanano in reliquati neurologici disastrosi.

Valutazione

Valutazione primaria

Le dimensioni modeste e variabili del paziente pediatrico (Fig. 16.3), il piccolo calibro e le dimensioni ridotte dei vasi sanguigni e del volume circolante e le caratteristiche anatomiche peculiari delle vie aeree spesso rendono le procedure standard utilizzate nel supporto vitale di base estremamente impegnative e tecnicamente difficili. Una rianimazione efficace del trauma pediatrico impone la disponibilità di adeguata attrezzatura: lame di laringoscopio, tubi ET, sondini nasogastrici, manicotti di sfigmomanometro, maschere per ossigeno, dispositivi pallone-maschera e attrezzature associate. Tentare di posizionare una cannula endovenosa esageratamente grande o un tubo endotracheale (ET) di dimensioni non adeguate può produrre più danni che benefici, a causa non soltanto del possibile danno fisico al paziente, ma anche per il ritardo nel trasporto alla struttura adeguata. Pertanto è stato ideato un nastro per la rianimazione con codice colore che verrà illustrato in seguito.

Vie aeree

Come nel trauma dell'adulto, la priorità immediata e il punto centrale nel bambino con lesione acuta sono il trattamento delle vie aeree. Tuttavia, vi sono alcune differenze anatomiche che complicano l'assistenza al bambino leso. I bambini presentano un occipite e una lingua relativamente grandi; le vie aeree appaiono posizionate più anteriormente. Inoltre, tanto più piccolo è il bambino, tanto maggiore è la discrepanza di dimensioni tra il cranio e il massiccio facciale. Pertanto, l'occipite relativamente grande provoca una flessione passiva del rachide cervicale (Fig. 16-4). Tutti questi fattori espongono il bambino a un maggiore rischio di ostruzione anatomica delle vie aeree rispetto agli adulti. In assenza di traumi, le vie aeree del paziente pediatrico vengono protette nel modo migliore con una posizione leggermente supero-anteriore del massiccio facciale, nota come posizione di annusamento (Fig. 16.5). In presenza di traumi, tuttavia, la posizione neutra protegge meglio la colonna cervicale assicurando al tempo stesso un'adeguata apertura delle vie aeree. Pertanto, nel paziente pediatrico traumatizzato, il collo deve essere immobilizzato per impedire la flessione fra la quinta e la sesta vertebra cervicale (C5-C6) e l'estensione a livello di C1-C2 che si verifica con la posizione di annusamento. In questa posizione, la subslussazione della mandibola può essere necessaria per facilitare la pervietà delle vie aeree.

La stabilizzazione manuale della colonna cervicale viene realizzata durante la gestione delle vie aeree e mantenuta fino a quando il bambino non è immobilizzato su un asse spinale lungo con un dispositivo appropriato di immobilizzazione cervicale, se disponibile in commercio o, in alternativa ricorrendo a una soluzione semplice come asciugamani arrotolati.

La ventilazione con pallone-maschera ad alto flusso (almeno 15 L/min) di ossigeno al 100% rappresenta probabilmente la scelta migliore quando il bambino traumatizzato richiede una ventilazione assistita11. Se il bambino è incosciente, è possibile posizionare in sicurezza una cannula orofaringea (COF), ma è probabile che questa causi vomito nel bambino che ha un riflesso del vomito intatto. Questo vale anche per la maschera laringea (ML) e il tubo laringeo King, entrambe vie aeree sovraglottiche; se delle dimensioni appropriate, queste rappresentano alternative accettabili per l'impiego nei pazienti pediatrici traumatizzati, e possono essere considerate nella gestione delle vie aeree dei bambini in cui la ventilazione con pallone-maschera risulti inadeguata. Nei bambini molto piccoli, specialmente in quelli in cui il peso non supera i 20 kg, questi presidi possono causare ostruzione delle vie aeree superiori da parte dell'epiglottide che in questa fase dello sviluppo è più larga e spinta dal presidio tende a ripiegarsi sulle vie aeree.

Rispetto a quella dell'adulto, la laringe del bambino è più piccola nelle dimensioni e leggermente in posizione più anteriore e cefalica (in avanti e rivolta verso il cranio): questo rende più difficoltosa la visualizzazione delle corde vocali durante i tentativi di intubazione (Fig. 16.6). L'intubazione tracheale, nonostante sia il mezzo di ventilazione più affidabile nel bambino con le vie aeree compromesse, è riservata a quelle situazioni in cui la ventilazione pallone-maschera non è efficace o comporta un'insufflazione gastrica eccessiva oppure quando dispositivi di gestione delle vie aeree che non necessitano di laringoscopia si sono rivelati inefficaci. L'intubazione nasotracheale non è raccomandato nei bambini piccoli. Questo perché richiede un paziente che respira spontaneamente e il passaggio attorno all'angolo rinofaringeo posteriore relativamente acuto può causare grave sanguinamento. Inoltre, nel paziente con una frattura cranica basilare, la protesi può inavvertitamente penetrare la cavità cranica.

Se risulta impossibile ventilare il paziente con pallone maschera in modo efficace, il bambino con lesioni cranio-facciali che causano ostruzione delle vie aeree superiori si deve prendere in considerazione la ventilazione percutanea transtracheale con un grande catetere venoso. Questa misura va eseguita da personale esperto, in quanto la trachea in fase di sviluppo, sottile e malleabile, è facilmente lesionabile, con danni che possono comportare la perdita permanente delle vie aeree da cause iatrogene. Questa è inoltre solo una misura temporanea per migliorare l'ossigenazione ma non la ventilazione e quindi l'aumentata ipercapnia impone che venga stabilita una via aerea più definitiva non appena sia possibile farlo in sicurezza. La cricotiroidotomia chirurgica non è in genere indicata nell'assistenza del paziente pediatrico con trauma, anche se può essere presa in considerazione nel bambino più grande (in genere intorno ai 12 anni).18

Ventilazione

Come tutti i pazienti traumatizzati, un bambino con trauma significativo tipicamente richiede una concentrazione di ossigeno dell'85-100% (FiO2 di 0,85-1,0). Questa è ottenuta con l'uso di ossigeno supplementare e una maschera pediatrica di dimensioni adeguate, in plastica chiara. Quando nel bambino piccolo compare ipossia, l'organismo compensa aumentando la frequenza ventilatoria (tachipnea) e con un notevole aumento dello sforzo ventilatorio, compreso l'aumento dell'escursione toracica e l'uso dei muscoli accessori di collo e addome. Questo aumento della richiesta metabolica può produrre grave affaticamento e comportare uno scompenso ventilatorio, aumentando la percentuale della gittata cardiaca del paziente impiegata per mantenere lo sforzo respiratorio. Il distress ventilatorio può rapidamente progredire da uno sforzo ventilatorio compensato a insufficienza ventilatoria, quindi ad arresto respiratorio e da ultimo ad arresto cardiaco ipossico. La cianosi centrale (piuttosto che periferica) è un segno spesso tardivo e incostante di insufficienza respiratoria. La diagnosi di insufficienza respiratoria non deve essere posta solo in relazione con questo sintomo.

La valutazione dello status ventilatorio del bambino con la precoce individuazione dei segni di distress e l'erogazione di assistenza ventilatoria sono elementi chiave nel trattamento del paziente pediatrico traumatizzato. La normale frequenza ventilatoria di lattanti e bambini al di sotto dei 4 anni è tipicamente due o tre volte superiore a quella degli adulti (Fig. 16-7).

Una tachipnea con segni di aumento dello sforzo o difficoltà può essere la prima manifestazione di distress respiratorio e shock. Con l'aumentare del distress, ulteriori segni e sintomi comprendono respirazione superficiale o minimi movimenti del torace. I rumori respiratori possono essere deboli o sporadici e gli scambi aerei a livello di naso o bocca possono essere ridotti o minimi. Lo sforzo ventilatorio diviene più laborioso e può comprendere:

- sobbalzo della testa a ogni respiro;
- gasping o grugniti;
- pinneggiamento delle narici;
- stridore o respirazione con russamento;
- retrazione soprasternale, sopraclavicolare, sottocostale e intercostale;
- uso di muscoli accessori del collo e dei muscoli della parete addominale;
- distensione dell'addome quando il torace ricade (movimenti alternati tra il torace e l'addome).

L'efficacia della ventilazione di un bambino deve essere valutata usando i seguenti indicatori:

- frequenza e profondità (volume minuto) e sforzo indicano l'adeguatezza della ventilazione;
- una cute rosea può indicare una ventilazione adeguata;
- una cute scura, grigia, cianotica o marezzata indica ossigenazione e perfusione insufficienti;
- ansia, irrequietezza e combattività sono possibili segni precoci di ipossia;
- letargia, riduzione del livello di coscienza e stato di incoscienza sono probabilmente segni avanzati di ipossia;

- i suoni polmonari confermano la profondità degli scambi;sibili, rantoli o ronchi indicano ossigenazione alveolare inefficiente;
- il calo della pulsossimetria e/o della capnografia indicano insufficienza respiratoria.

Una rapida valutazione della ventilazione comprende la determinazione della frequenza ventilatoria (soprattutto tachipnea), dello sforzo ventilatorio (grado di lavoro, narici dilatate, uso di muscoli accessori, retrazioni, movimenti fluttuanti), l'auscultazione (scambio aereo, simmetria bilaterale, rumori patologici), il rilevamento del colore cutaneo e dello stato mentale.

Nel bambino che inizialmente si presenta con tachipnea e aumento dello sforzo ventilatorio, una normalizzazione della frequenza ventilatoria e un'apparente riduzione dello sforzo respiratorio non devono essere immediatamente interpretati come segni di miglioramento poiché possono indicare esaurimento o imminente insufficienza. Come per ogni cambiamento nello stato clinico del paziente, sono necessarie frequenti rivalutazioni per determinare se c'è un miglioramento o un peggioramento nello stato fisiologico.

L'assistenza ventilatoria deve essere erogata ai bambini con distress ventilatorio acuto. Poiché il problema principale è il volume inspirato piuttosto che la concentrazione di ossigeno, la ventilazione assistita è erogata nel modo migliore con l'uso di un dispositivo pallone-maschera, con aggiunta di un reservoir di ossigeno collegato a una fonte di ossigeno ad alta concentrazione (FiO2 di 0,85-1,0). Poiché la via aerea nei bambini è di dimensioni ridotte, è comune l'ostruzione dovuta a un aumento delle secrezioni, ai liquidi corporei/ematici e a materiali estranei; di conseguenza, può essere necessaria un'aspirazione precoce e periodica. Nei lattanti, che hanno un respiro nasale obbligato, anche le narici devono essere sottoposte ad aspirazione.

Nel posizionare in modo aderente la maschera sui lattanti, si deve prestare attenzione a evitare la compressione delle parti molli al di sotto del mento, poiché questo spinge la lingua contro il palato molle e aumenta il rischio di occlusione delle vie aeree. Si deve anche evitare la pressione sulla trachea morbida, non calcificata. Si possono utilizzare una o due mani per far aderire strettamente la maschera, a seconda delle dimensioni e dell'età del bambino.

L'uso di una maschera di dimensioni corrette è essenziale per ottenere un'aderenza corretta, fornire il volume corrente adatto e assicurarsi che i rischi di iperinsufflazione e barotrauma siano ridotti al minimo. Ventilare un bambino con una forza eccessiva o con un volume corrente troppo grande può portare a una distensione gastrica. A sua volta, la distensione gastrica può portare a rigurgito e aspirazione e può impedire una ventilazione adeguata, limitando l'escursione diaframmatica. L'iperinflazione può causare pneumotorace ipertensivo che può portare sia a grave distress respiratorio sia a un improvviso collasso cardiovascolare poiché il mediastino è più mobile nel bambino. Questo protegge il bambino da lesioni aortiche, ma aumenta la suscettibilità allo pneumotorace iperteso. Il mediastino più mobile si sposta più facilmente, consentendo una compromissione respiratoria e un collasso cardiovascolare più precoci rispetto a un adulto.

I cambiamenti nello stato ventilatorio di un bambino possono essere subdoli e lo sforzo ventilatorio può peggiorare rapidamente fino a quando la ventilazione è inadeguata e compare ipossia. Il respiro del paziente deve essere valutato come parte della valutazione primaria e periodicamente ricontrollato attentamente per assicurarsi che continui a essere adeguato. La pulsossimetria deve essere monitorata e si deve tentare di mantenere la saturazione di ossigeno (SpO2) oltre il 95% (a livello del mare).

Se un bambino viene ventilato manualmente, è importante controllare con attenzione la frequenza respiratoria cui le ventilazioni vengono somministrate. È relativamente facile iperventilare inavvertitamente il paziente, in cui i tassi di CO2 nel sangue diminuiranno e si verificherà una vasocostrizione cerebrale. Questo può portare a esiti peggiori nei pazienti con lesione cerebrale traumatica. Inoltre, un eccessivo volume corrente può causare una distensione gastrica, che comporta talvolta una spinta in alto del diaframma che limita l'espansione polmonare.

Circolazione

Il tasso di sopravvivenza per una grave lesione emorragica è basso nella popolazione pediatrica. Fortunatamente, anche l'incidenza di questo tipo di trauma è bassa. Un'emorragia esterna deve essere rapidamente individuata e controllata con pressione manuale diretta durante la valutazione primaria. I bambini feriti in genere si presentano con un certo volume di sangue circolante e dovrebbero rispondere adeguatamente al ripristino di volume.

Come nella valutazione delle vie aeree, una singola misurazione di frequenza cardiaca (FC) o pressione arteriosa (PA) non corrisponde a una stabilità fisiologica. Le misurazioni seriate e la tendenza delle variazioni dei segni vitali sono essenziali nel tenere sotto controllo l'evoluzione dello stato emodinamico di un bambino. Un monitoraggio attento dei segni vitali è assolutamente essenziale per riconoscere i segni di shock imminente, così che gli interventi appropriati possono essere realizzati per prevenire deterioramento clinico. Le Figure 16-8 e 16-9 forniscono i valori normali per frequenza del polso e pressione arteriosa, rispettivamente, per diversi gruppi di età pediatrica.

Se la valutazione primaria suggerisce ipotensione, la causa più probabile è una perdita ematica attraverso un'importante ferita esterna che è prontamente osservabile (ampia lacerazione del cuoio capelluto, frattura esposta del femore), una lesione intratoracica (identificabile attraverso la compromissione della ventilazione ed i reperti auscultatori), o una lesione addominale maggiore. Poiché il sangue non è un mezzo compressibile, la perdita di sangue da un'importante fonte intraddominale può produrre distensione addominale e aumento della circonferenza addominale. Tuttavia, l'aumento della circonferenza addominale nel paziente pediatrico traumatizzato può essere comunemente causato da distensione gastrica da pianto e deglutizione di aria. La decompressione gastrica attraverso un sondino orogastrico o nasogastrico può aiutare a distinguere tra queste cause di distensione, benché sia meglio presumere che un addome disteso sia un segno di lesione addominale potenzialmente significativa.

Nella valutazione di un paziente pediatrico è importante considerare la possibilità di trovarsi innanzi a uno shock compensato. A causa della loro aumentata riserva fisiologica, i bambini con lesione emorragica spesso si presentano con segni vitali solo leggermente anormali. La tachicardia iniziale può non solo essere il risultato di ipovolemia, ma anche effetto di stress psicologico, dolore e paura. In tutti i bambini infortunati si devono monitorizzare strettamente frequenza ventilatoria e stato complessivo del SNC. Una rilevazione accurata della pressione arteriosa può essere difficile nel contesto preospedaliero e l'attenzione deve essere concentrata su altri segni di perfusione. Se si misura la pressione sistolica di un piccolo paziente ci si potrebbe allarmare se la si considerasse paragonandola a quella dell'adulto. Certi valori bassi possono essere del tutto normali nei bambini.

Un bambino con lesione emorragica può mantenere un volume circolante adeguato aumentando le resistenze vascolari periferiche (RVP) per mantenere la pressione arteriosa media (PAM). I segni clinici di questo meccanismo di compenso comprendono prolungamento del tempo di riempimento capillare, pallore o marezzatura, temperatura della cute periferica e intensità ridotta dei polsi periferici. Nel bambino i segni di significativa ipotensione si sviluppano con la perdita del 30% circa del volume circolante. Se il ripristino di liquidi iniziale è inadeguato, il volume circolante da ultimo si ridurrà a un punto sotto il quale l'aumento delle RVP non può mantenere la pressione arteriosa. Il concetto di uno shock in evoluzione può costituire la preoccupazione predominante nel trattamento iniziale di un bambino ferito ed è un'indicazione principale al trasporto a una struttura appropriata per una valutazione e un trattamento rapidi.

Stato neurologico

Dopo avere affrontato le vie aeree, la ventilazione e la circolazione, la valutazione primaria deve includere una rilevazione dello stato neurologico. Benché la scala AVPU (A sta per vigile [alert], V per "risponde a stimolo verbale" [verbal stimulus], P per "risponde a stimolo doloroso" [painful stimulus] e U per "non reattivo" [unresponsive]) resti uno strumento di screening facile e veloce per la valutazione dello stato neurologico del bambino, rimane meno informativo della Glasgow Coma Scale (GCS). Questa valutazione deve essere associata a un accurato esame delle pupille per determinare se sono simmetriche, rotonde e reattive alla luce. Come negli adulti, il punteggio GCS fornisce una valutazione più approfondita dello stato neurologico e deve essere calcolato per ogni paziente pediatrico. Il punteggio per la sezione verbale nei bambini sotto i 4 anni deve essere modificato a causa del fatto che le abilità di comunicazione sono ancora in fase di sviluppo in questo gruppo di età e il comportamento del bambino deve essere osservato attentamente (Fig. 16-10).

La GCS deve essere ripetuta frequentemente e usata per documentare la progressione o il miglioramento dello stato neurologico durante il periodo postlesionale (si vedano i Cap. 6 e 9 per una rassegna sulla GCS). Una valutazione più accurata delle funzioni motoria e sensitiva deve essere eseguita nella valutazione secondaria.

Esposizione/protezione dall'ambiente

I bambini devono essere esaminati alla ricerca di altre lesioni potenzialmente a rischio per la vita; tuttavia, possono essere spaventati dai tentativi di rimuovere i loro vestiti. Inoltre, a causa dell'alta superficie corporea, i bambini sono più inclini allo sviluppo di ipotermia. Di conseguenza, una volta che l'esame per identificare altre lesioni è completo, il paziente dovrebbe essere coperto per preservare il calore corporeo e prevenire ulteriori perdite di calore.

Pediatric Trauma Score

La decisione su quale sia il corretto livello di assistenza e per quale bambino si debba applicare, deve derivare da un'accurata e rapida valutazione dell'intero bambino. Due problemi comuni alla gestione intraospedaliera e preospedaliera sono costituiti dal trascurare potenziali lesioni d'organo e gestire inadeguatamente il paziente. Per questa ragione è stato sviluppato un punteggio per il trauma pediatrico, il Pediatric Trauma Score (PTS). Il suo scopo è fornire un protocollo affidabile e semplice per la valutazione, e che sia predittivo degli esiti; tuttavia, il Pediatric Trauma Score non viene usato nel triage sul campo poiché le valutazioni fisiologiche, anatomiche e sulla dinamica sono ritenute più idonee nella prima valutazione sul campo (Fig. 16-11).

Per calcolare il PTS, vengono considerati e graduati sei componenti delle lesioni pediatriche, che vengono sommati per produrre un punteggio predittivo della gravità della lesione e della mortalità. Il sistema si basa sull'analisi dei quadri lesivi pediatrici ed è progettato per fornire una checklist per assicurarsi che tutti i principali fattori lesivi correlati alla prognosi del trauma siano stati considerati nella valutazione iniziale del bambino. Il PTS risulta diverso dal Revised Trauma Score, che considera esclusivamente la pressione sanguigna, la frequenza respiratoria e lo score GCS.

Le dimensioni sono la prima componente, poiché possono essere valutate rapidamente e rappresentano un dato importante nel gruppo di età da 0 a 3 anni. Successivamente sono valutate le vie aeree, poiché devono essere considerati lo stato funzionale e il livello di assistenza necessaria per fornire una ventilazione e un'ossigenazione adeguate.

Il fattore anamnestico preponderante nella valutazione iniziale del SNC la positività per perdita di coscienza (PDC) secondaria al trauma . Evenienza frequente durante una lesione traumatica, al suo verificarsi si applica al PTS il grado (+1), indipendentemente dalla fugacità dell'episodio. Questo grado identifica i bambini a più alto rischio di sviluppare lesioni intracraniche potenzialmente fatali eppure spesso trattabili, che possono portare a lesione cerebrale secondaria.

La pressione arteriosa sistolica (PAS) identifica in classi i bambini, cosa particolarmente utile a identificare quelli nei quali può svilupparsi uno shock prevenibile (PAS 51-90 mmHg; +1). Indipendentemente dalle dimensioni, un bambino la cui pressione sistolica è inferiore a 50 mmHg (-1) è in evidente pericolo (Fig. 16.12). Un bambino la cui pressione sistolica eccede i 90 mmHg (+2) ricade in una categoria di esito migliore. Se non è disponibile un manicotto di sfigmomanometro di dimensioni adatte, la pressione sistolica è valutata +2 se è palpabile il polso radiale o pedidio, +1 se è palpabile soltanto il polso carotideo o quello femorale e -1 se non è palpabile alcun polso.

Data l'elevata incidenza di lesioni scheletriche nella popolazione pediatrica e il loro potenziale contributo a mortalità e disabilità, la presenza di una frattura di un osso lungo è inclusa nel PTS come componente. Infine, la cute è valutata alla ricerca di ferite aperte e lesioni penetranti.

Per come è stato progettato, il PTS funge da semplice checklist che assicura che siano state prese in considerazione tutte le componenti necessarie per identificare un bambino con lesioni critiche. Come predittore di lesione, il PTS ha un rapporto direttamente proporzionale, statisticamente significativo, con l'Injury Severity Score (ISS) e un rapporto inversamente proporzionale con la mortalità del paziente. Esiste un punteggio soglia di 8, al di sotto del quale i bambini infortunati devono essere portati a un appropriato centro traumatologico pediatrico, in quanto hanno il massimo potenziale di mortalità e morbilità prevenibili. Benché la ricerca abbia dimostrato che altri punteggi, come il Revised Trauma Score (RTS), l'elemento di non risposta (U) del punteggio AVPU e una migliore risposta motoria di "1" alla GCS, predìcano la mortalità almeno altrettanto bene del PTS, il PTS resta il solo punteggio che comprende dimensioni, lesioni scheletriche e ferite aperte. Benché il PTS sia uno strumento di valutazione e triage prontamente disponibile, non è stato universalmente accettato. In molte aree possono essere usati altri metodi di triage ed è responsabilità del singolo provider conoscere i protocolli e le procedure locali.

Valutazione secondaria (esame obiettivo approfondito)

La valutazione secondaria del bambino deve seguire la valutazione primaria soltanto dopo che le condizioni a rischio per la vita siano state identificate e gestite. Testa e collo devono essere esaminati alla ricerca di evidenti deformità, contusioni, abrasioni, punture, ustioni, dolorabilità, lacerazioni o tumefazioni. Il torace deve essere riesaminato. Potenziali contusioni polmonari possono divenire evidenti dopo la rianimazione volemica, manifestate da distress respiratorio o suoni polmonari anomali. I pazienti traumatizzati raramente sono NPO (nihil per os, a digiuno) al momento delle lesioni, quindi l'inserimento del tubo nasogastrico od orogastrico può essere indicato, se i protocolli locali lo permettono. Questo vale particolarmente per bambini che sono obnubilati o presentano attività comiziale post-traumatica.

L'esame obiettivo dell'addome deve focalizzarsi su distensione, dolorabilità, alterazioni del colore, ecchimosi e presenza di una massa. Una cauta palpazione delle creste iliache può suggerire una frattura instabile del bacino e aumentare il sospetto di possibile lesione retroperitoneale o urogenitale nonché di un aumento del rischio di perdite ematiche occulte. Dovrebbe essere notata una pelvi instabile, ma senza realizzare ripetuti esami pelvici che possono portare a un'ulteriore lesione e aumento di sanguinamento. Il paziente dovrebbe essere immobilizzato in modo appropriato su un asse spinale lungo e preparato per il trasferimento in una struttura pediatrica per pazienti traumatizzati.

Ogni arto deve essere ispezionato e palpato per escludere dolorabilità, deformità, ridotto apporto vascolare e deficit neurologico. Lo scheletro non completamente calcificato di un bambino, con i suoi numerosi nuclei di accrescimento, aumenta la possibilità di distacco epifisario (placca di accrescimento). Pertanto qualsiasi zona di edema, dolore, dolorabilità o riduzione dell'arco di movimento deve essere trattata come se fosse fratturata fino a quando non viene realizzato l'esame radiografico. Nei bambini come negli adulti, una lesione ortopedica non individuata in un arto può avere scarso effetto sulla mortalità, ma può portare a deformità e disabilità a lungo termine.

Trattamento

Gli elementi chiave per la sopravvivenza nel trauma pediatrico sono una rapida valutazione cardiopolmonare, un trattamento aggressivo adeguato all'età del paziente e il trasporto a una struttura in grado di gestire un trauma pediatrico. È stato ideato un nastro per la rianimazione con codice colore basato sulla lunghezza che permette la rapida identificazione dell'altezza del paziente, con una stima correlata del peso, misure dei presidi da utilizzare e dosaggi adeguati dei possibili farmaci da rianimazione. Inoltre, la maggior parte dei sistemi preospedalieri ha una linea guida per selezionare le strutture di destinazione più appropriate ad accogliere pazienti pediatrici con trauma.

Vie aeree

Ventilazione, ossigenazione e perfusione sono tanto essenziali per un bambino infortunato quanto lo sono per un adulto. Pertanto l'obiettivo primario della rianimazione iniziale di un bambino ferito è ripristinare un'adeguata ossigenazione tessutale il più rapidamente possibile. La prima priorità della valutazione e della rianimazione è stabilire una via aerea pervia.

Una via aerea pervia deve essere assicurata e mantenuta con aspirazione, manovre manuali e dispositivi accessori. Come nell'adulto, il trattamento iniziale comprende la stabilizzazione della colonna cervicale. A meno che non venga usata una tavola specifica per la colonna vertebrale pediatrica con una depressione in corrispondenza del capo, si deve posizionare un'imbottitura adeguata (2-3 cm) sotto il tronco dei bambini piccoli, in modo che la colonna cervicale sia mantenuta in linea retta piuttosto che forzata in lieve flessione a causa della nuca sproporzionatamente grande (Fig. 16-13). Nell'assicurare e mantenere il posizionamento di una via aerea, si deve evitare di comprimere i tessuti molli del collo e della trachea. Una volta ottenuto il controllo manuale delle vie aeree, si può posizionare una cannula orofaringea se non è presente il riflesso di vomito. Il dispositivo deve essere inserito cautamente e delicatamente, parallelo al decorso della lingua piuttosto che ruotato di 90 o 180 gradi nell'orofaringe posteriore come negli adulti. È utile l'uso di un abbassalingua.

L'intubazione orotracheale sotto visione diretta della trachea è il metodo elettivo per il controllo definitivo delle vie aeree durante trasporti prolungati (Fig. 16.14). Ad essa deve attendere solo personale esperto, e solo se la ventilazione in pallone maschera risulta insufficiente. Inoltre, uno studio suggerisce che non vi sono miglioramenti della sopravvivenza o degli esiti neurologici nei pazienti pediatrici traumatizzati intubati precocemente sul campo rispetto a quelli che sono stati sottoposti a ventilazione con pallone-maschera. In realtà l'intubazione è gravata da un outcome peggiore. Uno studio più recente in un contesto rurale ha riscontrato che tentativi multipli di intubazione preospedaliera erano associati a complicanze significative (Fig. 16.15).

Benché il Combitube™ si sia dimostrato una valida via aerea di salvataggio per le vittime traumatologiche adulte, le sue grandi dimensioni e la mancanza di dimensioni più piccole lo rendono inadeguato come dispositivo di salvataggio per i bambini piccoli (sotto i 120 cm di altezza). È stato provato che la maschera laringea e adesso anche il tubo laringeo King in dimensioni più piccole forniscono una sicura via aerea di emergenza nei bambini e, in alcune situazioni, sono alternative ragionevoli all'intubazione endotracheale.

Così, per i pazienti pediatrici, i rischi e i benefici di un'intubazione orotracheale devono essere soppesati con attenzione prima di tentare la procedura, soprattutto nel paziente pediatrico in cui la ventilazione pallone-maschera fornisce una ventilazione e ossigenazione adeguate. Questo diventa sempre più importante con la diffusione di dispositivi sovraglottici di ventilazione.

Ventilazione

Si devono valutare attentamente il volume minuto e lo sforzo ventilatorio del paziente. A causa della potenziale rapida evoluzione da lieve ipossia ad arresto ventilatorio, la ventilazione deve essere assistita se si osservano dispnea e aumento dello sforzo ventilatorio. Si deve utilizzare un dispositivo pallone-maschera di dimensioni appropriate con un reservoir e ossigeno ad alto flusso per fornire una concentrazione di ossigeno compresa tra l'85 e il 100% (FiO_2 di 0,85-1,0). La pulsossimetria continua funge da ausilio per il monitoraggio continuo delle vie aeree e del respiro. La SpO_2 deve essere mantenuta a valori superiori al 95% (a livello del mare).

Nel bambino intubato con trauma cranico chiuso, il posizionamento del tubo endotracheale deve essere confermato in diversi modi, compresa la visualizzazione del tubo che passa attraverso le pieghe delle corde vocali, la presenza di suoni polmonari uguali e bilaterali, nonché l'assenza di rumori sopra l'epigastrio quando il bambino viene ventilato. Quando disponibile, il monitoraggio continuo dell'anidride carbonica di fine espirazione ($ETCO_2$) dovrebbe essere usato per documentare che il tubo endotracheale continui a essere in posizione corretta ed evitare gli estremi di ipercapnia e ipocapnia, che possono essere entrambi nocivi quanto l'ipossia per il recupero da trauma cranico chiuso. La $ETCO_2$ deve essere mirata a 30-40 mmHg.

Pneumotorace iperteso

I bambini sono più suscettibili degli adulti al collasso cardiovascolare acuto per pneumotorace iperteso. La maggior parte dei bambini con pneumotorace iperteso si presenterà con scompenso cardiaco acuto conseguente alla riduzione del ritorno venoso prima che si sia verificata alcuna variazione rilevabile in ossigenazione e ventilazione. Ogni bambino con scompenso acuto, soprattutto dopo l'inizio di una ventilazione a pressione positiva con pallone-maschera o dopo intubazione deve essere urgentemente trattato per pneumotorace iperteso. La distensione delle vene giugulari può essere difficile da rilevare a causa del posizionamento di un collare per estricazione sul collo corto del bambino o per la presenza di ipovolemia dovuta a emorragia. Lo spostamento della trachea è un segno tardivo e può essere determinato solo attraverso la palpazione della trachea nell'incavo del giugulo. In questi bambini, l'assenza di rumori polmonari unilaterali associata a compromissione cardiovascolare rappresenta un'indicazione per la decompressione con ago di emergenza. Nel paziente intubato, la riduzione dei suoni sulla sinistra può indicare l'errata intubazione del bronco principale destro, ma quando associata a scompenso cardiaco acuto rappresenta probabilmente uno pneumotorace iperteso. Un'attenta rivalutazione delle vie aeree del paziente e dello stato respiratorio è necessaria a distinguere queste sottili differenze nella presentazione. La decompressione con ago viene eseguita usando gli stessi punti di repere dell'adulto, ma spesso ha un'efficacia più immediata nel bambino, poiché il mediastino ritorna rapidamente alla sua posizione normale e il ritorno venoso viene rapidamente ripristinato.

Circolazione

Una volta controllata l'emorragia esterna del paziente, si deve valutare la perfusione. Controllare l'emorragia esterna implica l'applicazione di pressione manuale diretta sul punto di sanguinamento, l'uso di medicazioni emostatiche avanzate e l'uso selettivo di tourniquet in casi estremi in cui altre misure hanno fallito; non si tratta solo di coprire il sito del sanguinamento con strati di medicazioni assorbenti. Se la medicazione iniziale è satura di sangue, è meglio aggiungere una medicazione addizionale piuttosto che sostituirla, poiché la rimozione può spostare i coaguli che hanno cominciato a formarsi: nel frattempo occorre realizzare misure addizionali di intervento per fermare l'emorragia in atto. Il sistema vascolare pediatrico è in genere in grado di mantenere una pressione sanguigna normale fino a quando si verifica un grave collasso e a questo punto spesso non risponde al ripristino di liquidi. Pertanto, il ripristino di liquidi deve essere iniziato ogni qualvolta siano presenti segni di shock ipovolemico compensato e deve essere iniziato immediatamente nei pazienti che si presentano con shock scompensato. Si devono utilizzare soluzione di Ringer lattato (RL) o soluzione fisiologica (SF) in boli di 20 mL/kg. Per pazienti pediatrici traumatizzati che dimostrano un qualsiasi segno di shock emorragico o ipovolemia, i fattori chiave per la sopravvivenza sono il ripristino di volume appropriato e il rapido avvio del trasporto a una struttura adeguata. Non si deve ritardare il trasporto per realizzare un accesso vascolare o somministrare liquidi endovena (EV).

Accessi venosi

Il ripristino di liquidi in un bambino con un grave ipotensione o segni di shock deve prevedere un volume di liquido adeguato all'atrio destro per evitare ulteriore riduzione nel precarico cardiaco. Le sedi iniziali più adatte per l'accesso EV sono la fossa antecubitale e la vena safena alla caviglia. È anche possibile l'accesso attraverso la vena giugulare esterna, ma il trattamento delle vie aeree e l'immobilizzazione spinale in uno spazio così ridotto rendono il collo scarsamente accessibile.

Nel paziente instabile, o potenzialmente instabile, i tentativi di accesso periferico devono essere limitati a due in 90 secondi. Se non si riesce a ottenere un accesso periferico, si deve prendere in considerazione un accesso intraosseo (Fig. 16.16).

Il posizionamento di una cannula in succlavia o giugulare interna in un bambino ferito deve essere realizzato solamente in un ambiente controllato quindi all'interno dell'ospedale; non va tentato in ambiente preospedaliero.

Determinare quali pazienti pediatrici devono avere un accesso venoso dipende, tra l'altro, dalla gravità della lesione, dall'esperienza del personale coinvolto e dai tempi di trasporto oltre che da altri fattori. Se esiste incertezza su quali pazienti necessitino un accesso venoso, o se durante il trasporto è necessario il ripristino di liquidi, è opportuno farlo dietro consulenza medica.

Terapia con liquidi

La soluzione di Ringer lattato o, se questa non è disponibile, la soluzione fisiologica sono i liquidi preferibili per il ripristino iniziale in un bambino ipovolemico. Come discusso nel capitolo sullo shock, il tempo in cui un liquido cristalloide rimane nello spazio intravascolare è relativamente breve, ecco perché si utilizza un rapporto 3:1 tra liquidi cristalloidi e sangue perso. Un bolo iniziale di liquido per un bambino leso è di 20 mL/kg, che corrispondere circa al 25% della normale massa circolante del bambino.

Un bolo iniziale di 20 ml/kg rappresenta ricostituisce all'incirca il 25% del volume circolante del bambino. Possono essere necessari fino a 40-60 mL/kg per ottenere un ripristino iniziale adeguato e rapido in risposta a una significativa perdita di volume. Ogni bambino che non mostra almeno un piccolo miglioramento dello stato emodinamico con il primo bolo liquido di 20 mL/kg e una stabilizzazione dopo il secondo bolo di 20 mL/kg deve ricevere una trasfusione di sangue. Il bolo di cristalloidi può temporaneamente ripristinare la stabilità cardiovascolare in quanto ottiene un temporaneo recupero del volume ma poi fuoriesce dal sistema circolatorio. Tuttavia, fino a quando i GR non sono stati rimpiazzati e il trasporto di ossigeno non è stato ripristinato, il danno dovuto all'ipossia continuerà.

Trattamento del dolore

Come per gli adulti, anche per i bambini si deve prendere in considerazione il trattamento del dolore nel contesto preospedaliero. Le indicazioni all'analgesia comprendono lesione isolata di un arto e sospetta frattura vertebrale. Piccole dosi di un narcotico appropriatamente regolate non dovrebbero compromettere l'esame neurologico o addominale. Sia la morfina sia il fentanyl sono scelte accettabili, ma devono essere somministrati solo in base a protocolli scritti sull'assistenza preospedaliera o sotto indicazioni online del controllo medico. A causa degli effetti collaterali di ipotensione e ipoventilazione, tutti i pazienti che ricevono narcotici EV devono essere monitorati con pulsossimetria e rilevazione seriale dei segni vitali. In generale, le benzodiazepine non dovrebbero essere somministrate in associazione a narcotici a causa della possibilità di depressione respiratoria o persino arresto respiratorio.

Sfortunatamente in ambito pre-ospedaliero spesso il dolore è trattato inadeguatamente. Uno studio dimostra che in una popolazione di pazienti pediatrici affetti da frattura di un osso lungo solo il 10% riceveva un trattamento analgesico durante il trasporto in ospedale.30

Trasporto

Poiché l'arrivo tempestivo alla struttura più appropriata può essere l'elemento chiave per la sopravvivenza del paziente, il triage rappresenta un aspetto importante del trattamento.

La tragedia delle morti traumatiche pediatriche prevenibili è stata documentata in molti studi pubblicati negli ultimi tre decenni. Si è calcolato che una percentuale, che arriva fino all'80%, delle morti traumatiche pediatriche può essere classificata come prevenibile o potenzialmente prevenibile. Queste statistiche sono state uno dei principali motivi per lo sviluppo dei centri traumatologici pediatrici regionali, dove può essere fornita un'assistenza coordinata, sofisticata e continua di alta qualità.

Molte aree urbane presentano centri traumatologici sia per adulti sia pediatrici. Idealmente, il paziente traumatizzato multisistemico può trarre vantaggio dalla possibilità di rianimazione iniziale e di trattamento definitivo disponibili presso un centro per trauma pediatrico, grazie alla sua specializzazione nel trattamento di bambini traumatizzati. Così, è giustificabile la scelta di non considerare un centro per adulti in favore in un trasporto a un centro specializzato per bambini. In molte comunità, tuttavia, il più vicino centro traumatologico pediatrico specialistico può distare diverse ore. In questi casi, il bambino con grave trauma dovrebbe essere trasportato al più vicino centro traumatologico per adulti, poiché un'iniziale rianimazione e valutazione prima del trasporto a una struttura pediatrica possono aumentare le probabilità di sopravvivenza.

Nelle zone in cui non vi è alcun centro traumatologico specialistico pediatrico nelle vicinanze, il personale che lavora nei centri traumatologici per adulti deve avere esperienza nella rianimazione e nel trattamento dei pazienti traumatologici sia adulti sia pediatrici. Nelle zone in cui non vi è nessuno dei due tipi di struttura nelle vicinanze, il bambino con lesioni gravi deve essere trasportato al più vicino ospedale attrezzato per l'assistenza alle vittime di trauma secondo i protocolli di triage preospedaliero locali.

Può essere preso in considerazione il trasporto aeromedico nelle zone rurali, per accelerare i tempi. Vi sono scarse evidenze che il trasporto aeromedico fornisca alcun vantaggio nelle aree urbane, dove il trasporto via terra a un centro traumatologico pediatrico è quasi altrettanto veloce.32 Sta diventando sempre più evidente che il trasporto aeromedico espone il paziente e l'equipaggio a un rischio piuttosto elevato. Occorre soppesare con attenzione questi aspetti quando si decide di ricorrere a questa risorsa.

La revisione di oltre 15.000 cartelle nel NPTR indica che il 25% dei bambini presenta lesioni abbastanza gravi da richiedere il triage a un centro traumatologico pediatrico indicato. L'uso del PTS può essere d'aiuto a realizzare un triage appropriato. Molti servizi medici di emergenza (EMS) e sistemi di assistenza traumatologica utilizzano altri criteri per il triage pediatrico, che possono essere definiti da protocolli statali, regionali o locali. Tutti i soccorritori preospedalieri devono avere familiarità con i protocolli di triage in atto all'interno del loro sistema.

Lesioni specifiche

Lesione cerebrale traumatica

La lesione cerebrale traumatica (LCT) è la più comune causa di morte nella popolazione pediatrica. Tra i decessi registrati tra i primi 40.000 pazienti del National Pediatric Trauma Registry (NPTR), l'89% presentava una lesione del SNC come causa primaria o secondaria di mortalità. Benché molte delle lesioni più gravi siano trattabili solamente con la prevenzione, le misure rianimatorie iniziali possono minimizzare le lesioni cerebrali e, di conseguenza, la gravità della lesione nel bambino.

Ventilazione, ossigenazione e perfusione adeguate sono necessarie per prevenire la morbilità secondaria. L'esito nei bambini con LCT grave è in genere migliore che negli adulti, a eccezione del gruppo con meno di 3 anni, in cui l'esito è peggiore che nei bambini più grandi.

I risultati della valutazione neurologica iniziale sono utili per la prognosi. Perfino con una valutazione neurologica iniziale normale, tuttavia, ogni bambino che subisce un trauma cranico può essere suscettibile di edema e ipoperfusione cerebrale, nonché di insulti secondari (Figura 16-17). Per di più le vittime di un trauma non accidentale possono mostrare solo piccoli segni del trauma, anche se sono stati vittime di traumi di grande entità. E' raccomandabile attuare una valutazione del GCS iniziale seguito da ripetute misurazioni, durante il trasporto. Dovrebbe inoltre essere somministrato ossigeno ad alte concentrazioni, e se possibile, si dovrebbe attuare un monitoraggio della pulsossimetria. Nonostante il vomito sia un fenomeno frequentemente associato al trauma, alcune modalità di presentazione quali il vomito ripetuto o il vomito "a getto", sono rilievi che necessitano di una più approfondita valutazione.

Come l'ipossia, anche l'ipovolemia può peggiorare drammaticamente la LCT originale. L'emorragia esterna deve essere controllata e gli arti fratturati del paziente immobilizzati per limitare le perdite ematiche interne associate a queste lesioni. Si deve tentare di mantenere questi bambini in uno stato euvolemico con ripristino di volume EV. In rare occasioni, lattanti al disotto dei 6 mesi circa possono divenire ipovolemici in conseguenza di sanguinamento intracranico, perché presentano suture craniche e fontanelle aperte. Il lattante con una fontanella aperta può tollerare meglio un ematoma intracranico in espansione, ma può non divenire sintomatico fino a quando non si sviluppa un rapido scompenso. In un lattante con una fontanella protrudente si deve ritenere presente una LCT più grave.

I bambini con un punteggio GCS di 8 o minore, l'obiettivo deve essere un'adeguata ossigenazione e ventilazione, non il posizionamento di un tubo ET. Tentativi prolungati di assicurare una via aerea endotracheale possono aumentare i periodi di ipossia e ritardare anche il trasporto a una struttura appropriata. La migliore via aerea per un bambino è quella che è al tempo stesso più sicura e più efficace. Essere pronti e veloci ad aspirare il vomito, se si dovesse verificare, può rendere la ventilazione con un dispositivo pallone-maschera più sicura dell'intubazione ed è spesso la migliore via aerea per il bambino con LCT.

Un bambino con segni e sintomi di ipertensione endocranica o aumentata pressione intracranica (PIC), come una pupilla iporeagente o non reattiva, ipertensione sistemica, bradicardia e quadri di respiro anomali, può, per ridurre la PIC, trarre vantaggio da una lieve iperventilazione transitoria. Tuttavia, questo effetto dell'iperventilazione è fugace e diminuisce anche l'ossigenazione generale al SNC portando a una reale ulteriore lesione cerebrale secondaria.34 Si raccomanda fortemente di evitare questa strategia a meno che il bambino non stia presentando segni di erniazione attiva o segni di lato (anomalie neurologiche distali, come debolezza riferita ad un emisoma causata da una lesione di un area del cervello). Il monitoraggio dell'ETCO2 deve guidare il trattamento nel bambino intubato, mantenendo i valori attorno a 35 mmHg. L'iperventilazione con un'ETCO2 inferiore a 25 mmHg è stata associata a esiti neurologici peggiori. Se la capnografia non è disponibile, si deve utilizzare una frequenza ventilatoria di 25 atti respiratori/min per i bambini e 30 atti respiratori/min per i lattanti.

Durante i trasporti prolungati, piccole dosi di mannitolo (0,5-1 g/kg di peso corporeo) possono giovare ai bambini con segni di ipertensione intracranica, se i protocolli locali lo permettono. Tuttavia, l'uso del mannitolo nei casi di insufficiente ripristino di volume può portare a ipovolemia e peggioramento dello shock. Il mannitolo non deve essere somministrato sul campo senza avere discusso tale opzione online sotto controllo medico, a meno che non sia consentito da ordini o protocolli in uso. Brevi crisi comiziali possono verificarsi subito dopo una LCT e, a parte assicurarsi la sicurezza, ventilazione e ossigenazione del paziente, spesso non richiedono trattamento da parte del personale preospedaliero. Tuttavia, un'attività convulsiva ricorrente è preoccupante e può richiedere boli EV di una benzodiazepina, come il diazepam (0,1-0,2 mg/kg/dose). A seconda del protocollo, si possono anche utilizzare lorazepam o midazolam, ma tutte le benzodiazepine devono essere usate con estrema cautela a causa dei potenziali effetti collaterali di depressione ventilatoria e ipotensione, nonché della loro capacità di oscurare l'esame neurologico.

Trauma spinale

L'indicazione all'immobilizzazione spinale in un paziente pediatrico si basa sul meccanismo lesivo e sui riscontri obiettivi; la presenza di altre lesioni che suggeriscono un movimento violento o improvviso di testa, collo o tronco; o la presenza di segni specifici di lesione spinale, come deformità, dolore o deficit neurologici. Come nei pazienti adulti, il trattamento preospedaliero corretto di una colonna vertebrale che si sospetta lesionata è la stabilizzazione manuale in asse del rachide seguita dall'uso di un collare cervicale di dimensioni adatte e di immobilizzazione del paziente su un asse spinale lungo, in modo che testa, collo, tronco, bacino e arti inferiori siano mantenuti in una posizione neutra in asse. Questo deve essere realizzato senza ostacolare la ventilazione del paziente, la possibilità di aprire la bocca e qualsiasi altro sforzo rianimatorio.

La soglia decisionale per realizzare un'immobilizzazione spinale è più bassa nei bambini piccoli a causa della loro incapacità di comunicare o partecipare in altro modo alla propria valutazione. Non esistono studi che abbiano convalidato la sicurezza di dichiarare clinicamente indenne la colonna del bambino sul campo. La stessa immaturità precedentemente discussa contribuisce anche alla paura e alla mancanza di collaborazione del bambino riguardo all'immobilizzazione. Un bambino che contrasta con forza i tentativi di immobilizzazione può in realtà aumentare il rischio di peggiorare una qualsiasi lesione spinale esistente. Può essere valido decidere di non contenere un tale paziente, se il bambino può essere persuaso a stare coricato tranquillamente, senza vincoli. Tuttavia, qualunque decisione di arrestare i tentativi di immobilizzazione nell'interesse della sicurezza del paziente deve essere sostenuta da una documentazione completa e attenta dei motivi, nonché da valutazioni seriali dello stato neurologico durante e immediatamente dopo il trasporto. Idealmente, questa decisione dovrebbe essere presa in accordo con il controllo medico o la Centrale Operativa.

Quando la maggior parte dei bambini piccoli viene posta su una superficie rigida, le dimensioni relativamente maggiori della nuca del bambino possono determinare una flessione passiva del collo. A meno che non venga usata una tavola specifica per la colonna vertebrale pediatrica con una depressione in corrispondenza del capo per alloggiare l'occipite, è opportuno posizionare un'imbottitura adeguata (2-3 cm) sotto il tronco del paziente per sollevarlo e consentire alla testa di rimanere in posizione neutra. L'imbottitura deve essere continua e piatta, dalle spalle al bacino, ed estendersi fino ai margini laterali del tronco per assicurare che la colonna toracica, lombare e sacrale si trovino su di una piattaforma piana, continua, stabile e senza la possibilità di movimento antero-posteriore. Si deve anche porre dell'imbottitura tra i fianchi del bambino e i margini dell'asse, per assicurarsi che non avvengano movimenti laterali quando l'asse è spostato o se paziente e asse devono essere ruotati sul fianco per evitare aspirazione durante gli episodi di vomito.

Sono disponibili vari nuovi dispositivi per immobilizzazione pediatrica. Il soccorritore preospedaliero deve esercitarsi regolarmente e avere familiarità con ogni dispositivo particolare usato nel suo sistema, nonché con i necessari adattamenti da attuare quando immobilizza un bambino con un dispositivo per adulti. Se si usa un dispositivo a corsetto con un bambino, oltre ad essere assicurata un'adeguata immobilizzazione, è importante evitare un impatto negativo sulla respirazione. In passato si raccomandava che il soccorritore avesse familiarità con le tecniche di immobilizzazione del piccolo sul seggiolino dove è rinvenuto. Le raccomandazioni della National Highway Traffic Safety Administration, sostengono sia meglio trasportare il paziente pediatrico immobilizzato su di un presidio appropriato per dimensioni, piuttosto che sul suo seggiolino.

In una posizione seduta il peso del capo, grava maggiormente sul rachide, quindi le tecniche di immobilizzazione standard sono preferite all'immobilizzazione su seggiolino.

Lesioni toraciche

La gabbia toracica estremamente elastica di un bambino spesso porta a lesioni minori alle strutture ossee del torace, ma a un rischio maggiore di lesione ai polmoni, come contusione polmonare, pneumotorace o emotorace. Benché le fratture costali siano rare nell'infanzia, quando si presentano sono associate a un elevato rischio di lesione intratoracica. All'esame obiettivo si può apprezzare un crepitio, che può essere un segno di pneumotorace. Il rischio di mortalità aumenta con il numero di coste fratturate. Un elevato indice di sospetto è la chiave per identificare tali lesioni. Ogni bambino che subisce un trauma a torace e tronco deve essere attentamente monitorato alla ricerca di segni di distress respiratorio e shock. Le abrasioni o contusioni sul tronco del bambino dopo un trauma chiuso possono essere, per il soccorritore, gli unici indizi del fatto che il bambino ha accusato un trauma toracico.

Inoltre, quando si trasporta un bambino che ha subito un trauma toracico chiuso con forte impatto, è imperativo monitorarne il ritmo cardiaco durante viaggio verso una struttura sanitaria. In tutti i casi, gli elementi chiave nella gestione del trauma toracico comprendono una particolare attenzione a ventilazione, ossigenazione e a un tempestivo trasporto a una struttura appropriata.

Lesioni addominali

La presenza di trauma chiuso all'addome, bacino instabile, distensione, rigidità o dolorabilità addominale post-traumatica o shock altrimenti inspiegabili possono essere associati a emorragia intraddominale. Un segno della cintura di sicurezza sull'addome di un bambino è spesso indicatore di gravi lesioni interne (Fig. 16.18). Gli elementi chiave nel trattamento preospedaliero di lesioni addominali comprendono ripristino di liquidi, ossigeno supplementare a elevata concentrazione e rapido trasporto a una struttura appropriata con attento monitoraggio continuo durante il viaggio. Non esistono interventi sicuri che il soccorritore preospedaliero possa offrire ai pazienti con lesioni intraddominali, ecco perché occorre realizzare il prima possibile il trasporto di questi pazienti alla struttura più appropriata e più vicina.

Traumi agli arti

Rispetto allo scheletro dell'adulto, lo scheletro del bambino è in crescita attiva e consiste in larga misura in tessuto cartilagineo e nuclei di accrescimento metabolicamente attivi. Le strutture legamentose che mantengono insieme lo scheletro sono spesso più robuste e maggiormente in grado di opporsi a un'alterazione meccanica delle ossa a cui si legano. Di conseguenza, i bambini con trauma scheletrico spesso subiscono forze traumatiche importanti prima di sviluppare fratture delle ossa lunghe, lussazioni o deformità. Le fratture incomplete ("a legno verde") sono comuni e possono essere indicate solo dalla comprimibilità ossea o dal dolore nell'uso dell'arto interessato.

Un'interruzione primitiva delle strutture articolari, con esclusione delle lesioni penetranti, è infrequente rispetto all'interruzione dei segmenti diafisari o epifisari dell'osso. Le fratture che coinvolgono le cartilagini di accrescimento sono uniche poiché devono essere accuratamente identificate e trattate in modo da assicurare non solo una consolidazione adeguata, ma anche di impedire successive scomposizioni o deformità durante lo sviluppo del bambino. L'associazione di lesioni neurovascolari con lesioni ortopediche nei bambini deve essere sempre presa in considerazione, inoltre i polsi distali e l'esame neurologico vanno valutati attentamente. Spesso la presenza di una lesione potenzialmente invalidante può essere determinata solamente con uno studio radiologico o, quando esiste il minimo dubbio di riduzione della perfusione distale, con arteriografia.

L'evidente deformità macroscopica talora associata a lesioni degli arti non deve distrarre l'attenzione da lesioni potenzialmente pericolose per la vita. Un'emorragia incontrollata rappresenta la sola condizione a rischio per la vita associata a un trauma a un arto. Nei pazienti sia adulti sia pediatrici con trauma multisistemico, l'inizio del trasporto a una struttura appropriata senza ritardo dopo il completamento della valutazione primaria, della rianimazione e di una rapida preparazione rimane fondamentale per ridurre la mortalità. La realizzazione di una semplice immobilizzazione durante il trasporto, che non vada a scapito della rianimazione del bambino, aiuterà a ridurre al minimo il sanguinamento e il dolore per fratture delle ossa lunghe, anche se l'attenzione primaria deve concentrarsi sulle lesioni potenzialmente letali.

Lesioni termiche

Dopo incidenti stradali e annegamenti, le ustioni occupano il terzo posto tra le cause di morte per trauma nella popolazione pediatrica. L'assistenza a un bambino ferito pone sempre significative sfide fisiche ed emotive al soccorritore preospedaliero e tali difficoltà sono ulteriormente amplificate quando si assiste un bambino ustionato. Il bambino ustionato può avere edema delle vie aeree, l'accesso EV può essere complicato da ustioni alle estremità e il bambino può essere agitato per il dolore.

La valutazione primaria deve essere eseguita come negli altri casi di trauma pediatrico, ma ogni passo della valutazione primaria può essere più complicato che in un bambino che non presenti una lesione termica. La maggior parte dei decessi correlati a incendi di edifici non è direttamente legata a ustioni delle parti molli, ma è secondaria a inalazione di fumo. Quando i bambini sono intrappolati nell'incendio di un edificio spesso si nascondono dal fuoco sotto i letti o in ripostigli. Questi bambini spesso muoiono e i corpi recuperati sovente non presentano ustioni; essi muoiono per intossicazione da monossido di carbonio o da cianuro di idrogeno e ipossia. Più del 50% dei bambini al di sotto dei 9 anni negli incendi di edifici presenta un qualche grado di inalazione di fumo.

L'edema termicamente indotto delle vie aeree rappresenta sempre un timore nei pazienti ustionati, ma in modo particolare nei bambini. Il minore diametro della trachea di un bambino significa che 1 mm di edema produrrà una maggiore ostruzione delle vie aeree che in un adulto con vie aeree di diametro maggiore. Questi sintomi devono indurre il soccorritore ad attuare il più rapidamente possibile il trasporto verso l'ospedale, Una volta in cammino, deve essere somministrato ossigeno e ci si deve preparare ad interventi ulteriori sulle vie aeree nel caso in cui la situazione precipitasse in un arresto respiratorio o cardiaco.

Il tubo ET, una volta posizionato, deve essere protetto contro spostamento o rimozione involontari. Se il paziente dovesse accidentalmente estubarsi, il soccorritore potrebbe non essere in grado di intubare il bambino una seconda volta a causa della progressione dell'edema; i risultati potrebbero essere disastrosi. Assicurare un tubo ET in un bambino che ha la cute del viso che si desquama e ferite umide è difficile. Non si dovrebbe tentare di fissare il tubo ET al volto con nastro adesivo nei bambini con ustioni al volto. Il tubo ET deve essere fissato con due pezzi di nastro ombelicale, di cui uno posto al di sopra dell'orecchio e il secondo al di sotto dell'orecchio. Un'efficace alternativa al nastro ombelicale è un deflussore EV. Se nessuna di queste alternative è disponibile, ma lo sono le mani di un soccorritore, incaricatelo di mantenere in posizione le vie aeree.

Rianimazione con fluidi

Ottenere rapidamente un accesso venoso è vitale per prevenire lo sviluppo di shock. Nei bambini ritardare il ripristino di liquidi è stato associato a esiti clinici significativamente peggiori e ad aumento della mortalità, soprattutto nei lattanti ustionati.

Dopo avere assicurato una via aerea e fornito una ventilazione e ossigenazione adeguate, è essenziale ottenere rapidamente un accesso venoso. I bambini hanno un volume intravascolare minore e un ritardo nel ripristino di liquidi può portare allo sviluppo rapido di shock ipovolemico. Per fornire i grandi volumi di liquidi necessari per ustioni critiche, tali pazienti richiedono in genere due cannule periferiche per ottenere le velocità di flusso richieste. Il posizionamento di una singola cannula EV di grosso calibro spesso è impegnativo, per non parlare di due cannule EV. Ustioni degli arti possono rendere difficile o impossibile realizzare accessi sufficienti per un adeguato ripristino di liquidi. Nei pazienti pediatrici con ustioni, come negli adulti ustionati, i liquidi necessari vengono calcolati a partire dal momento della lesione, quindi anche un ritardo di soli 30 minuti nell'inizio delle infusioni può portare a shock ipovolemico.La somministrazione eccessiva di liquidi può portare a complicanze respiratorie oltre che a edema eccessivo, che può complicare il trattamento delle ustioni.

La quantità di liquido tipicamente somministrata a un paziente ustionato è calcolata sulla stima della percentuale di superficie corporea utilizzando la "regola del nove", un metodo rapido e impreciso per stimare le necessità di ripristino di liquidi nelle vittime adulte sui campi di battaglia. La premessa di questo metodo di stima delle dimensioni dell'ustione è che le principali regioni del corpo dell'adulto (ad es., testa, braccio, tronco anteriore) costituiscono ciascuna il 9% della superficie corporea totale (BSA). Le regioni anatomiche dei bambini hanno proporzioni diverse rispetto agli adulti; i bambini hanno testa più grande e arti più piccoli. Pertanto, la stima delle dimensioni dell'ustione nel paziente pediatrico deve utilizzare diagrammi specifici per l'età, come la tabella di Lund Browder e non la regola del nove. Se non sono disponibili tabelle e diagrammi, può essere utilizzata la "regola del palmo", in cui la dimensione del palmo di un bambino rappresenta circa l'1% della superficie corporea (vedere il capitolo Ustioni per un ulteriore approfondimento di questo metodo di valutazione della superificie dell'ustione)

Sulla base della percentuale di superficie corporea ustionata, viene determinato il volume di fluidi EV necessario per il ripristino (si veda il capitolo Ustioni). Due importanti specificità pediatriche meritano di essere ricordate. Innanzitutto, i bambini piccoli hanno una riserva limitata di glicogeno. Essenzialmente, il glicogeno è costituito da molecole di glucosio legate insieme ed è usato per immagazzinare i carboidrati. Queste molecole di glicogeno possono essere utilizzate in momenti di stress. Se le riserve limitate di glicogeno sono deplete il bambino può rapidamente sviluppare ipoglicemia. In secondo luogo i bambini hanno un elevato rapporto volume/superficie; la forma generale di un adulto è cilindrica, mentre un bambino ricorda una sfera. Le implicazioni cliniche consistono nel fatto che un bambino richiederà più liquidi EV. Per affrontare entrambi questi problemi, oltre ai liquidi di ripristino calcolati, si somministrano anche liquidi di mantenimento, contenenti glucosio al 5%. Nei trasporti prolungati di un bambino con un catetere di Foley, i liquidi devono essere regolati in modo da avere una diuresi di 1 mL/kg/ora. Se la diuresi non è adeguata, si somministra un bolo di liquidi di 20 mL/kg e si aumenta la velocità di infusione dei liquidi per ottenere la diuresi desiderata.

Una volta ottenuto un accesso EV periferico, è necessario assicurarsi che la cannula EV non venga inavvertitamente rimossa o spostata. Le tecniche abituali utilizzate per fissare delle cannule EV sono spesso inefficaci quando la cannula è posta entro o in prossimità di un'ustione, poiché nastro adesivo e medicazione possono non aderire al tessuto ustionato. Se possibile, l'accesso EV deve essere assicurato con una medicazione Kerlix™ e le medicazioni circonferenziali devono essere frequentemente monitorate a mano a mano che si sviluppa l'edema, così da prevenire il danno tessutale che si può creare se le medicazioni diventano una benda costringente.

Quando non è possibile ottenere un accesso EV devono essere usate cannule intraossee. Benché in precedenza raccomandate solo per bambini di età inferiore a 3 anni, le infusioni intraossee sono ora usate anche in bambini più grandi e negli adulti.

Abusi

Ogni anno circa 1,5 milioni di bambini subiscono abusi per mezzo di ustioni, che rappresentano il 20% di tutti gli abusi sui bambini. Circa il 20-25% dei bambini ricoverati in un centro per ustioni pediatrico è vittima di abuso infantile. Un'accresciuta consapevolezza di questo problema tra i soccorritori preospedalieri può aiutare a rivelarne la presenza. Un'attenta descrizione dello scenario in cui si è verificata la lesione può aiutare le forze dell'ordine nel procedimento giudiziario contro i colpevoli.

I due meccanismi più comuni attraverso cui i bambini subiscono ustioni sono immersioni e ustioni da contatto. Le immersioni sono la forma più comune di ustioni non accidentali. Le lesioni da immersione sono tipicamente inflitte a bambini nell'età in cui imparano l'uso del gabinetto. Lo scenario abituale consiste nel fatto che i bambini si sporcano e poi vengono immersi in una vasca di acqua bollente. Queste ustioni da immersione sono caratterizzate dalla presenza di uno schema di netta demarcazione fra il tessuto ustionato e non ustionato e dal risparmio delle pliche di flessione, poiché il bambino spesso solleverà le gambe per evitare l'acqua bollente. Queste lesioni sono caratterizzate da una demarcazione lineare dell'area ustionata da quella sana, e da lesione moderate delle pieghe cutanee delle superfici flessorie, dovute al fatto che il bambino retrae le gambe nel tentativo di evitare il contatto con l'acqua bollente (si veda Capitolo Ustioni).

Le ustioni da contatto sono il secondo meccanismo in ordine di frequenza di ustioni da abuso. Oggetti comuni usati per infliggere ustioni da contatto sono arricciacapelli, ferri da stiro e sigarette. Le ustioni da sigaretta appaiono come ferite rotonde di diametro leggermente superiore a 1 cm (di solito 1,3 cm). Per nascondere queste lesioni, la persona che commette l'abuso può infliggerle in regioni abitualmente coperte dai vestiti, al di sopra dell'attaccatura dei capelli, o addirittura sulle ascelle.

Tutte le superfici del corpo umano presentano un certo grado di curvatura; un oggetto caldo che cade su una qualsiasi superficie corporea presenterà un iniziale punto di contatto e quindi l'oggetto caldo si allontanerà dal punto di contatto. Pertanto, le ustioni risultanti da contatto accidentale presenteranno margini irregolari e una profondità eterogenea. Al contrario, quando un oggetto caldo viene usato deliberatamente per ustionare qualcuno, esso viene premuto sulla regione del corpo. L'ustione presenterà quindi una morfologia con margini netti e regolari, e profondità uniforme (si veda Cap. 15).

È importante mantenere un elevato indice di sospetto per gli abusi e tutti i casi di sospetto abuso devono essere segnalati. Osservare meticolosamente l'ambiente circostante, come la posizione dei vari elementi del mobilio, di arricciacapelli e la profondità dell'acqua del bagno. Registrare i nomi delle persone presenti sulla scena. Ogni bambino con sospetto di ustioni da abuso, indipendentemente dalle dimensioni delle ustioni, deve essere assistito presso un centro con esperienza nel trattamento delle ustioni pediatriche. L'abuso e l'incuria dei bambini verranno discussi più avanti in questo capitolo.

Prevenzione degli incidenti stradali

L'American Academy of Pediatrics ha definito i dispositivi di contenzione ottimali per i bambini trasportati su veicoli a motore. I bambini devono sempre viaggiare sul sedile posteriore. Devono inoltre stare nel sedile di sicurezza fino all'età di 4 anni (seggiolino posteriore girato in senso contrario a quella di marcia fino a 1 anno), quindi passare a un rialzo per posizionare correttamente le cinture di sicurezza fino all'età di 8-10 anni. A questo punto si possono utilizzare le normali cinture a tre punti (combinazione cintura addominale/spalle, mai allacciare la sola cintura addominale) per adulti.

Un contenimento subottimale viene definito come la mancanza d'uso del seggiolino di sicurezza o del rialzo nei bambini al di sotto degli 8 anni e della mancanza delle cinture a tre punti nei bambini con più di 8 anni (si veda Fig. 16-2). In un recente articolo si dimostra che, quando erano rispettate queste linee guida, il rischio di lesioni addominali era 3,5 volte minore rispetto alla popolazione pediatrica con dispositivi di contenzione subottimali. I benefici protettivi di una posizione nel sedile posteriore sono tali che il rischio di morte diminuisce almeno del 30%, persino con l'uso di una semplice cintura addominale, rispetto alla posizione sul sedile anteriore con una cintura a tre punti.45

Il bambino maltrattato e trascurato

L'abuso su bambini (maltrattamento o trauma non accidentale) è una causa importante di lesioni nell'infanzia. Quasi il 20% di tutte le ustioni pediatriche è un segno di maltrattamento o incuria nei confronti dei bambini. I soccorritori preospedalieri devono sempre prendere in considerazione la possibilità di maltrattamento quando le circostanze lo giustificano.

I soccorritori preospedalieri devono sospettare maltrattamenti o incuria se notano uno degli scenari seguenti:

- discrepanza tra la storia e grado di lesione fisica, o se la storia cambia frequentemente
- risposta inappropriata della famiglia;
- lungo intervallo tra il momento del trauma e la richiesta di assistenza sanitaria;
- storia della lesione incompatibile con il livello di sviluppo del bambino. Ad esempio, una storia in cui si riferisce che un neonato è rotolato giù dal letto risulterebbe sospetta, poiché i neonati sono incapaci, dal punto di vista dello sviluppo, di rotolare.

Anche certi tipi di lesione suggeriscono maltrattamenti, come (Fig. 16-19):

- ecchimosi multiple in vari stadi di risoluzione (esclusi palmi, avambracci, tibie e fronte nei bambini deambulanti che sono spesso oggetto di ferite nelle normali cadute). Le ecchimosi accidentali in genere compaiono solo su prominenze ossee;
- lesioni strane come morsi, ustioni di sigarette, segni di corde o qualsiasi lesione con una particolare trama;
- ustioni nettamente demarcate o scottature in zone insolite (si veda Cap. sulle ustioni).

In molte giurisdizioni viene legalmente imposto ai soccorritori preospedalieri di segnalare se identificano un potenziale abuso sui bambini. In genere, i soccorritori preospedalieri che agiscono in buona fede e nel migliore interesse del bambino sono protetti da azioni legali. Le procedure di segnalazione variano, così i soccorritori preospedalieri devono avere familiarità con i servizi appropriati che gestiscono i casi di abuso sui bambini nella loro sede. La necessità di segnalare i maltrattamenti è sottolineata dai dati che suggeriscono che fino al 50% dei bambini maltrattati viene restituito ai maltrattatori poiché l'abuso non era stato sospettato o segnalato (Fig. 16-20).

Trasporto prolungato

Occasionalmente si presenta una situazione come risultato dell'ubicazione del paziente, del triage o di considerazioni ambientali, in cui il trasporto viene prolungato o ritardato e il personale preospedaliero deve gestire la rianimazione di un bambino infortunato. Benché questo possa rappresentare una situazione non ottimale a causa della carenza di risorse sul campo (ad esempio, sangue) e dell'impossibilità di eseguire interventi diagnostici e terapeutici, applicando in modo organizzato i principi trattati in questo capitolo il bambino può essere gestito in sicurezza fino all'arrivo a un centro traumatologico. Se è possibile un contatto radio o attraverso cellulare con la struttura ricevente, comunicazione e feedback costanti sono essenziali sia per i membri dell'équipe traumatologica preospedaliera sia per quelli che si trovano in ospedale.

Il trattamento consiste in una valutazione seriata continua delle componenti dell'indagine primaria. Il bambino deve essere stabilizzato saldamente su un asse spinale rispettando i criteri prima enunciati. L'asse deve essere imbottito quanto meglio possibile per prevenire piaghe da decubito. Se la via aerea è debole e l'equipaggio è ben addestrato nel trattamento delle vie aeree pediatriche, compresa l'intubazione endotracheale, bisogna procedere al trattamento delle vie aeree. Altrimenti, una scrupolosa ventilazione pallone-maschera è ancora una strategia di trattamento accettabile, partendo dal presupposto che fornisce un'ossigenazione e ventilazione adeguate.

Si deve monitorizzare la pulsossimetria e preferibilmente anche la ETCO2, soprattutto nel bambino con trauma cranico. Se sono presenti segni di shock, boli di 20 mL/kg di Ringer lattato o soluzione fisiologica sono somministrati fino a quando il bambino non migliora o viene trasferito a una struttura d'assistenza.

Il punteggio GCS è calcolato e ripetuto regolarmente. La valutazione di altre lesioni deve continuare e porre in atto tutti gli sforzi per mantenere il bambino normotermico dovrebbe essere la pratica standard. Le fratture devono essere steccate e stabilizzate, con valutazioni neurovascolari seriate. Questa sequenza di ripetizione continua della valutazione primaria deve continuare fino a quando il bambino può essere trasportato in sicurezza o trasferito a una struttura d'assistenza.

Qualsiasi cambiamento o scompenso nell'esame clinico del bambino richiede l'immediata rivalutazione dell'indagine primaria. Ad esempio, se la saturazione di ossigeno incomincia a diminuire, il tubo tracheale è ancora sicuro e nella via aerea? Se sì, il bambino ha sviluppato uno pneumotorace iperteso? Il tubo ora si trova nel bronco principale destro? Se il bambino ha ricevuto una quantità di liquido che si riteneva sufficiente ed è ancora in shock, è presente un tamponamento cardiaco, una grave contusione cardiaca o forse una fonte occulta di sanguinamento, come una lesione intraddominale o una lacerazione del cuoio capelluto non individuata? Il GCS è cambiato? Vi sono ora segni di lato che suggeriscono la progressione del trauma cranico e richiedono trattamenti più aggressivi? La circolazione e lo stato neurologico delle estremità è ancora intatto? Il bambino è normotermico? Se è disponibile un contatto radio, si devono ricercare consigli e indicazioni continui durante tutta la rianimazione e il trasporto.

Prestando attenzione agli elementi base e rivalutando continuamente il paziente, si può realizzare un'adeguata rianimazione fino a quando il bambino può essere trasferito a un centro di trattamento definitivo.

CAPITOLO 17
TRAUMA GERIATRICO

INTRODUZIONE

La popolazione anziana rappresenta il gruppo di età che cresce di più negli Stati Uniti. I geriatri (specialisti che studiano e curano i pazienti anziani) dividono il termine anziani in tre specifiche categorie, come segue:

- mezza età: da 50 a 64 anni;
- età avanzata: da 65 a 79 anni;
- anziano: 80 anni e oltre.

Sebbene tali definizioni siano importanti per i dati epidemiologici, è anche importante riconoscere come le modificazioni fisiologiche dell'invecchiamento si verifichino lungo l'intero spettro d'età e varino anche tra individui. La capacità di guarire in seguito a un trauma cranico chiuso incomincia a ridursi dopo la seconda decade e la sopravvivenza globale per traumi incomincia a ridursi verso la fine dei 30 anni. In più, l'invecchiamento è spesso associato a molteplici condizioni cliniche preesistenti, che possono ulteriormente complicare le conseguenze di un trauma.

Quasi 41 milioni di americani (il 13,3% della popolazione americana) hanno più di 65 anni e la dimensione di questo gruppo è cresciuta enormemente durante gli ultimi 100 anni. Allo stesso tempo, il tasso di natalità è calato, il che significa che ci saranno meno persone sotto i 65 anni di età a sostenere i costi della sanità e di assistenza di coloro che hanno più di 65 anni. Entro l'anno 2050, quasi il 25% degli americani avrà bisogno di assistenza medica e la popolazione sopra gli 85 anni di età sarà cresciuta da 5,5 a 19 milioni di individui. La United Nations Populations Division stima che a livello mondiale il numero degli ultra 60enni sia ad oggi appena sotto gli 800 milioni (rappresentando l'11% della popolazione mondiale) e prevede che questi aumenteranno fino a 2 miliardi nel 2050 (rappresentando il 22% della popolazione mondiale).

L'anziano traumatizzato presenta difficoltà peculiari nel trattamento preospedaliero, secondo soltanto a quelle riscontrate con i bambini. L'improvvisa malattia e il trauma in pazienti anziani presentano un livello diverso di trattamento preospedaliero rispetto ai pazienti giovani. Alcuni dei primissimi dati che considerano gli effetti dell'età sulla prognosi derivano dal principale Trauma Outcome Study dell'American College of Surgeons - Committee on Trauma. Dati di più di 3.800 malati di 65 anni e oltre sono stati confrontati con quasi 43.000 pazienti di età inferiore ai 65 anni. La mortalità è risultata aumentata nella fascia da 45 anni a 55 e raddoppia a 75 anni. Se si correla il rischio derivante dall'età con quello dei vari traumatismi si può osservare che lesioni che possono essere facilmente tollerate da pazienti più giovani possono risultare mortali in quelli di età avanzata.

Siccome le persone più anziane sono più suscettibili a condizioni critiche e traumi del resto della popolazione, nella valutazione e nel trattamento del paziente si deve considerare un ambito più ampio di complicazioni. Poiché i pazienti anziani spesso accedono all'assistenza medica tramite urgenza (ad esempio 118), il loro soccorso è differente rispetto alla popolazione più giovane. L'entità delle lesioni lamentate dai pazienti anziani è enorme e l'accertamento sul campo può richiedere molto più tempo che con i pazienti più giovani. Ci si possono attendere difficoltà nella valutazione come risultato di deficit sensoriali, uditivi e visivi, della senilità e delle alterazioni fisiologiche.

I progressi nella medicina e una maggiore consapevolezza di stili di vita più sani negli ultimi decenni hanno comportato un significativo incremento della percentuale di popolazione al di sopra dei 65 anni di età. Nonostante il trauma si verifichi soprattutto nei giovani e le urgenze geriatriche siano molto spesso problemi medici, un crescente numero di interventi per trauma riguarda la popolazione di anziani. I traumi sono la 4a principale causa di morte nei soggetti tra 55 e 64 anni di età e la 9a causa di morte in quelli di 65 anni e oltre. Approssimativamente, il 15% delle morti di pazienti anziani correlate a traumi è classificato come omicidio. Le morti traumatiche in questo gruppo di età sono il 25% di tutti i decessi per trauma della nazione.

Esistono anche quadri lesivi caratteristici nella popolazione geriatrica. Sebbene gli incidenti automobilistici (Motor Vehicle Crashes, MVC) siano la causa principale di morte per trauma in toto, le cadute sono la causa predominante di morti per trauma nei pazienti d'età superiore ai 75 anni. Come con i pazienti piccoli (età <5 anni), le ustioni incidono per una percentuale maggiore nei pazienti sopra i 65 anni.

Il progresso negli ultimi anni non ha solo aumentato l'aspettativa di vita dell'adulto ma ha anche modificato la qualità di vita e perciò il range di attività fisiche eseguite in età più avanzate. Poiché le persone vivono più a lungo e godono di salute anche in età piuttosto avanzata, molte viaggiano, guidano e praticano attività fisiche che possono causare un aumento concomitante di traumi. Molti che potrebbero andare in pensione oggigiorno continuano a lavorare nonostante un problema di salute o l'avanzare dell'età.

Novità sociali recenti hanno aumentato il numero di persone anziane che vivono in case indipendenti, o in case di riposo e altre dimore assistite rispetto a quelle in istituti con assistenza infermieristica o in altre aree più riservate e circoscritte. Ciò suggerisce un probabile aumento nell'incidenza di semplici traumi domestici, come le cadute, in persone anziane. Negli ultimi anni si è inoltre osservato un incremento di anziani vittime di criminalità in casa e per strada. Fuori casa le persone anziane sono spesso da sole quindi "facili bersagli" e possono essere sensibilmente danneggiate da crimini di apparentemente limitata violenza, come gli scippi, quando sono strattonati, buttati a terra, o le cadute.

Con l'accresciuta consapevolezza che questa popolazione a rischio è in espansione, il soccorritore preospedaliero deve comprendere i bisogni peculiari di un anziano traumatizzato. Nello specifico, si devono comprendere il processo di invecchiamento e gli effetti dei problemi medici coesistenti in un paziente anziano in risposta al trauma e al suo trattamento. Le considerazioni particolari delineate in questo capitolo si devono includere nella valutazione e nel trattamento di ogni paziente traumatizzato di 65 anni di età o più, che appare fisicamente vecchio oppure che è un adulto di mezza età con tutti i gravi problemi medici tipicamente associati a una popolazione anziana.

Anatomia e fisiologia dell'invecchiamento

Il processo di invecchiamento provoca cambiamenti nella struttura fisica, nella composizione corporea e nella funzionalità d'organo e può creare problemi particolari durante il trattamento preospedaliero. Il processo di invecchiamento influenza mortalità e morbilità.

L'invecchiamento, o *senescenza*, è un naturale processo biologico e talvolta è definito come un processo di "capovolgimento biologico" che inizia durante i primi anni da adulto. A quel punto, i sistemi hanno raggiunto la maturazione e si raggiunge un punto di svolta nella crescita fisiologica. Il corpo gradualmente perde la sua abilità a mantenere l'omeostasi (lo stato di relativa costanza dell'ambiente interno del corpo) e decresce la vitalità in un periodo di anni finché non interviene la morte.

Il processo patologico fondamentale dell'invecchiamento si verifica a livello cellulare e si riflette sia nella struttura anatomica sia nella funzionalità d'organo. Il periodo della "vecchiaia" è generalmente caratterizzato da fragilità, rallentamento cognitivo, compromissione delle funzioni psichiche, diminuita energia, comparsa di malattie croniche e degenerative e un declino nell'acuità sensoriale. Le funzioni cognitive sono ridotte e i ben noti segni esterni e i sintomi della vecchiaia compaiono, come le rughe cutanee, le modificazioni nel colore e nella quantità dei capelli, osteoartrite e lentezza nei tempi di reazione e nei riflessi (Fig. 17.1).

Influenza dei problemi medici cronici

Quando le persone iniziano a invecchiare, sperimentano le normali modificazioni fisiologiche dell'invecchiamento e possibilmente anche i problemi medici. Sebbene alcuni individui possano raggiungere l'età avanzata senza alcun serio problema medico, statisticamente un soggetto anziano è più esposto ad avere una o più condizioni cliniche serie (Fig. 17.2). Attualmente, gli anziani consumano più di un terzo delle risorse sanitarie negli Stati Uniti. Di solito, un'appropriata assistenza medica può controllare tali condizioni, contribuendo a evitare o minimizzare il rischio che le riacutizzazioni diventino episodi acuti ripetuti e spesso potenzialmente letali.

Alcuni soggetti più vecchi raggiungono l'età avanzata con problemi medici minimi, mentre altri vivono con malattie croniche e dipendono costantemente da terapie mediche per sopravvivere. Gli appartenenti a quest'ultimo gruppo possono rapidamente trasformarsi in casi di emergenza.

Ripetuti episodi acuti di un problema medico, o persino il verificarsi di un singolo significativo attacco possono portare a esiti permanenti nell'organismo. Un paziente che ha precedentemente avuto un infarto miocardico subisce un danno cardiaco permanente. La ridotta capacità cardiaca risultante continua per il resto della sua vita, influenzando il cuore e, a causa della conseguente compromissione cronica della circolazione, anche altri organi.

Con l'avanzare dell'età possono verificarsi ulteriori problemi medici. Nessun problema è veramente isolato poiché l'effetto sul corpo è cumulativo. L'influenza globale sul corpo è di solito più elevata rispetto alla somma di ciascun effetto individuale. A mano a mano che questa condizione progredisce e riduce la qualità delle funzioni corporee vitali, l'abilità dell'individuo di opporsi a insulti anatomici o fisiologici anche modesti diminuisce decisamente.

Indipendentemente dal fatto che il paziente sia pediatrico, di mezza età o anziano, le priorità, le necessità di intervento e le condizioni pericolose per la vita che di solito derivano da gravi traumi sono le stesse. Però, a causa di queste preesistenti condizioni fisiche, i pazienti anziani spesso muoiono per lesioni meno gravi e muoiono prima di pazienti più giovani. I dati sostengono che le malattie preesistenti abbiano un ruolo nella sopravvivenza di un anziano traumatizzato e che più condizioni un paziente traumatizzato ha, più aumenta la sua mortalità (Fig. 17.3). Alcune condizioni sono associate a una maggiore mortalità a causa del modo attraverso cui esse interferiscono con la capacità di un paziente anziano di reagire al trauma (Fig. 17.4).

Orecchie, naso e gola

Carie dentarie, malattie gengivali e lesioni dei denti necessitano di differenti protesi dentarie. La natura fragile dei denti rivestiti, ponti fissi o rimovibili e dentiere pongono il problema particolare di corpi estranei che possono rompersi facilmente, essere aspirati e ostruire le vie aeree.

Le modificazioni nei contorni del viso derivano dal riassorbimento della mandibola, in parte per l'assenza dei denti (edentulia). Il tipico aspetto è caratterizzato da intrusione e retrazione della bocca. Queste variazioni possono compromettere la buona tenuta di un dispositivo pallone-maschera e portare a una visualizzazione insufficiente della via aerea durante l'intubazione endotracheale. I tessuti nasofaringei diventano sempre più fragili; in aggiunta quindi al rischio che questa alterazione pone durante il trauma iniziale, interventi come l'applicazione di una cannula nasofaringea possono, se non effettuati con cura, indurre una profusa emorragia.

Apparato respiratorio

La funzionalità respiratoria diminuisce nella persona anziana in parte come risultato dell'incapacità della gabbia toracica di espandersi e contrarsi e in parte per l'irrigidimento delle vie aeree. L'aumentata rigidità della parete toracica è associata a una riduzione della capacità di espandersi e a un irrigidimento delle articolazioni cartilaginee delle coste. Come risultato di questi cambiamenti, la cassa toracica è meno elastica. Con il declino dell'efficienza del sistema respiratorio, gli anziani richiedono uno sforzo maggiore per eseguire le attività quotidiane.

Con l'età decresce la superficie alveolare; è stato stimato che si riduca del 4% per ogni decennio dopo i 30 anni di età. Una persona di 70 anni, ad esempio, avrebbe il 16% di riduzione di superficie alveolare. Ogni alterazione della già ridotta superficie alveolare diminuisce la captazione di ossigeno. In più a mano a mano che l'organismo invecchia, la sua capacità di saturare l'emoglobina con l'ossigeno si riduce, portando la saturazione di ossigeno a valori basali più bassi e a minore riserva disponibile. A causa dell'alterata meccanica ventilatoria e della diminuita superficie per gli scambi gassosi, gli anziani traumatizzati sono meno capaci di compensare perdite fisiologiche associate al trauma.

Cambiamenti nelle vie aeree e nei polmoni degli anziani possono non essere sempre correlati alla senescenza da sola. L'esposizione cronica cumulativa alle tossine ambientali nel corso della vita può essere causata da rischi professionali o fumo di sigaretta. La compromissione dei riflessi di tosse e vomito, insieme con la scarsa forza della tosse e il ridotto tono dello sfintere esofageo, risultano in un aumentato rischio di polmonite *ab ingestis* (da inalazione). Una diminuzione del numero delle ciglia (processi capelliformi che trasportano le particelle estranee e il muco fuori dai bronchi) predispone la persona anziana a problemi causati dal materiale particolato inalato.

Un altro fattore che compromette l'apparato respiratorio è l'alterazione della curvatura del rachide. Cambiamenti di curvatura accompagnati da un gibbo antero-posteriore (come nei pazienti osteoporotici) spesso portano a un'ulteriore difficoltà respiratoria (Fig. 17.5). Cambiamenti che alterano il diaframma possono contribuire a problemi ventilatori. L'irrigidimento della gabbia toracica può causare maggiore dipendenza dall'attività diaframmatica per respirare. Questa aumentata dipendenza dal diaframma rende un soggetto anziano particolarmente sensibile ai cambiamenti nella pressione intraddominale. Pertanto, posizione supina o uno stomaco pieno dopo un pasto abbondante possono causare insufficienza ventilatoria. Anche l'obesità può giocare un ruolo nella costrizione del diaframma, in particolare quando la distribuzione dell'adipe tende a essere centrale.

Sistema cardiovascolare

Le affezioni del sistema cardiovascolare sono la causa primaria di morte nella popolazione anziana. Le malattie cardiovascolari sono responsabili di più di 3.000 morti per 100.000 soggetti sopra i 65 anni di età. Nel 2010, l'infarto miocardico era responsabile del 27% delle morti negli Stati Uniti, con un ulteriore 6% causato da ictus.[9]

La diminuzione correlata all'età dell'elasticità arteriosa porta ad aumentare le resistenze vascolari periferiche. Il miocardio e i vasi sanguigni si basano sulle loro proprietà elastica, contrattile e distensibile per funzionare adeguatamente. Con l'invecchiamento, queste proprietà declinano e il sistema cardiovascolare diviene meno efficiente nel fare circolare i fluidi nel corpo. La gittata cardiaca diminuisce approssimativamente del 50% dai 20 agli 80 anni di età. Tra i pazienti con più di 75 anni, non meno del 10% presenta un certo grado (asintomatico) di insufficienza cardiaca congestizia.

L'aterosclerosi è un restringimento dei vasi sanguigni, condizione nella quale lo strato interno della parete arteriosa si ispessisce per i depositi di grasso che si ammassano. Questi depositi, detti placca, protrudono dalla superficie dello strato interno del vaso e ne diminuiscono il diametro interno. La stessa stenosi del lume si verifica nei vasi coronarici. Quasi il 50% della popolazione americana ha stenosi coronarica all'età di 65 anni.

Un risultato di questo restringimento è l'ipertensione, condizione che colpisce 1 su 6 adulti negli Stati Uniti. La calcificazione della parete arteriosa riduce la possibilità per il vaso di cambiare misura in risposta a stimoli endocrini e del sistema nervoso centrale. La riduzione di circolazione può indurre effetti negativi su ogni organo vitale ed è frequente causa di patologia cardiaca. Di particolare importanza è che di base la pressione arteriosa normale degli anziani traumatizzati può essere maggiore che nei pazienti più giovani. Quella che sarebbe altrimenti accettata come normopressione può indicare grave shock ipovolemico nei pazienti con ipertensione preesistente.

Con l'età, il cuore stesso evidenzia un aumento del tessuto fibroso e delle sue dimensioni (ipertrofia miocardica). L'atrofia delle cellule del sistema di conduzione causa l'aumentata incidenza di aritmie cardiache. In particolare, i normali riflessi del cuore che rispondono all'ipotensione diminuiscono con l'età, risultando nell'impossibilità dei pazienti anziani di aumentare adeguatamente la frequenza cardiaca. Anche la frequenza cardiaca massimale comincia a diminuire dall'età di 40 anni, calcolata con la formula di 220 meno l'età. Pazienti con un pacemaker permanente hanno frequenza e gittata cardiache che non possono soddisfare le richieste del maggiore consumo miocardico di ossigeno che accompagnano lo stress del trauma. Pazienti con ipertensione che assumono farmaci betabloccanti potrebbero anche non avere un aumento della frequenza cardiaca che compensi l'ipovolemia.

Negli anziani traumatizzati tale ridotta circolazione contribuisce all'ipossia cellulare. Il risultato sono aritmie cardiache, scompenso cardiaco acuto e persino morte improvvisa. L'abilità dell'organismo di compensare perdite ematiche o altre cause di shock è significativamente diminuita nella persona anziana a causa di una diminuita risposta inotropa (contrazione cardiaca) alle catecolamine. In aggiunta, il volume ematico totale circolante diminuisce, con minore riserva fisiologica verso la perdita ematica causata dal trauma. La disfunzione diastolica rende il paziente più dipendente dal riempimento atriale per aumentare la gittata cardiaca, che è ridotta negli stati ipovolemici.

La riduzione della circolazione e della capacità di risposta circolatoria di compenso, associata con lo scompenso cardiaco crescente, causa un problema significativo nel trattamento dell'anziano traumatizzato. La fase di riempimento deve essere attentamente monitorata a causa della ridotta distensibilità del sistema cardiovascolare e spesso "di un ventricolo destro rigido". Così come invecchia il paziente, anche il muscolo cardiaco perde le sue proprietà elastiche e diventa più rigido. Ne risulta una riduzione della sua capacità di compensare un improvviso aumento del volume circolante. Bisogna fare attenzione nel trattare l'ipotensione e lo shock in modo da non causare sovraccarico di volume con una rianimazione volemica aggressiva.

Sistema nervoso

A mano a mano che l'età dell'individuo cresce, il peso del cervello e il numero di neuroni cerebrali (cellule nervose) decresce. Il peso del cervello raggiunge il suo picco (1,4 kg) intorno ai 20 anni di età. A 80 anni di età, il cervello perde circa il 10% del proprio peso, con progressiva atrofia cerebrale. L'organismo compensa la perdita di volume con un aumento di liquido cefalorachidiano. Malgrado questo spazio aggiuntivo attorno al cervello possa proteggerlo dalla contusione, esso permette pure maggiori spostamenti del cervello in risposta a traumi da accelerazione e decelerazione. L'aumentato spazio della volta cranica spiega inoltre perché nel paziente anziano significative quantità di sangue si accumulano in tutto il cervello con minima sintomatologia.

Si riduce anche la velocità con cui sono condotti gli impulsi lungo alcuni nervi. Ciò si traduce in effetti solo trascurabili su comportamento e pensieri. I riflessi sono più lenti, ma non in modo significativo. Possono essere compromesse le funzioni compensatorie, in particolare nei pazienti con malattie come morbo di Parkinson, con il risultato di un aumento nell'incidenza di cadute. Anche il sistema nervoso periferico è interessato dal rallentamento degli impulsi nervosi, con conseguenti tremori e andatura incerta.

Nozioni generali e vocabolario si incrementano o sono mantenuti, mentre abilità che richiedono attività mentale e muscolare (capacità psicomotorie) possono ridursi. Funzioni intellettuali che riguardano comprensione verbale, abilità aritmetica, ideazione, valutazioni delle esperienze e cultura generale tendono ad aumentare dopo i 60 anni di età in coloro che continuano in attività di apprendimento. Fanno eccezione coloro che sviluppano demenza senile e altri disturbi come il morbo di Alzheimer.

Il normale invecchiamento biologico del cervello non è un fattore predittivo per le malattie del cervello. Tuttavia, riduzioni nella struttura corticale del cervello possono essere coinvolte in alterazioni mentali. Non appena si verificano alterazioni del sistema nervoso centrale (SNC), la memoria può essere alterata e possono verificarsi cambiamento della personalità e altre riduzioni della funzione cerebrale. Queste modificazioni possono necessitare di alcune forme di servizi di salute mentale. Dal 10 al 15% circa di persone anziane richiede un professionista dei servizi di salute mentale. Ciononostante, nel valutare un anziano traumatizzato, qualunque alterazione del genere deve essere considerata prima di tutto come il risultato di un insulto traumatico acuto, come shock, ipossiemia o danno cerebrale.

Alterazioni dei sensi

Visione e udito

Complessivamente, circa il 28% delle persone anziane ha l'udito compromesso e approssimativamente un 13% ha un'alterazione visiva. I maschi tendono di più ad avere difficoltà acustiche, mentre entrambi i sessi hanno incidenza simile di compromissione visiva.

Una perdita della vista è impegnativa a qualsiasi età, ma può essere ancora più problematica per la persona anziana. L'incapacità di leggere le indicazioni (ad esempio su una prescrizione medica) può condurre a effetti disastrosi. In aggiunta, nelle persone anziane si riducono l'acuità visiva, la capacità di differenziare i colori e la visione notturna.

Le cellule del cristallino non sono in grado di ripristinare la loro originale struttura molecolare. Uno degli agenti che lo distruggono dopo anni di esposizione è la radiazione ultravioletta. Alla fine, il cristallino perde la sua capacità di aumentare di spessore e curvatura. Il risultato è la pressoché universale presbiopia nei soggetti sopra i 40 anni di età, che richiede occhiali per la lettura.

Come risultato delle alterazioni delle varie strutture dell'occhio, le persone anziane hanno più difficoltà a vedere negli ambienti non ben illuminati. La ridotta produzione di lacrime porta a un occhio secco che prude, brucia e all'impossibilità di mantenere gli occhi aperti per lunghi periodi.

Con l'età, il cristallino diviene offuscato e impenetrabile alla luce. Questo graduale processo sfocia nella cataratta, o un cristallino lattescente che blocca e distorce la luce che entra nell'occhio e rende la visione incerta. Alcuni gradi di formazione della cataratta sono presenti nel 95% delle persone anziane. Questo deterioramento della visione aumenta il rischio di un incidente automobilistico, specie durante la guida di notte.

Anche la graduale diminuzione dell'udito (presbiacusia) è caratteristica dell'invecchiamento. La presbiacusia è generalmente causata dalla perdita di trasmissione del suono nell'orecchio interno; l'uso di apparecchi acustici può per certi versi compensare questa perdita. La perdita dell'udito è più evidente quando il soggetto tenta di discriminare suoni complessi, come quando molte persone parlano insieme o in presenza di rumori ambientali forti, come il suono delle sirene.

Percezione del dolore

A causa del processo di invecchiamento e della presenza di malattie come il diabete, le persone anziane non percepiscono il dolore normalmente, il che li pone a rischio aumentato di traumi da esposizione eccessiva al calore e al freddo. Molte persone anziane hanno condizioni come l'artrite che causano dolore cronico. Vivere giornalmente con il dolore può causare un'aumentata tolleranza al dolore, che può risultare in un'incapacità del paziente di identificare aree di danno. Nella valutazione dei pazienti, in particolare quelli che generalmente "hanno dolore dappertutto" o che sembrano avere un'alta tolleranza al dolore, si devono localizzare le aree in cui il dolore è aumentato o in cui l'area del dolore si è allargata. Inoltre, è importante notare anche se le caratteristiche del dolore o i fattori esacerbanti sono cambiati dal momento del trauma.

Apparato renale

Tra i cambiamenti frequenti indotti dell'invecchiamento troviamo la diminuzione della filtrazione renale e ridotte capacità escretorie. Questi cambiamenti dovrebbero essere considerati quando si somministrano farmaci normalmente eliminati per via renale. Un'insufficienza renale cronica interessa tipicamente le persone anziane e contribuisce alla riduzione della condizione di benessere totale e dell'abilità di affrontare il trauma. Ad esempio, la disfunzione renale può essere causa di anemia cronica, che ridurrebbe le riserve fisiologiche del paziente.

Sistema muscoloscheletrico

L'osso, invecchiando, perde minerali. La perdita dell'osso (osteoporosi) è diversa nei due sessi. Durante la prima giovinezza, la massa ossea è maggiore nelle donne che negli uomini. Però, la perdita di tessuto osseo è più rapida nelle donne e aumenta dopo la menopausa. Con questa più alta incidenza di osteoporosi, le donne più anziane hanno una maggiore probabilità di fratture, specie del collo del femore (anca). Cause di osteoporosi includono il calo dei livelli di estrogeni, gli aumentati periodi di inattività e l'inadeguata assunzione e l'inefficace uso di calcio.

L'osteoporosi contribuisce significativamente alle fratture dell'anca e alle fratture spontanee da compressione dei corpi vertebrali. L'incidenza si avvicina all'1% per anno per gli uomini e al 2% per le donne sopra gli 85 anni d'età.

Gli anziani sono talvolta più bassi di quando erano giovani adulti a causa della disidratazione dei dischi vertebrali. L'appiattimento dei dischi porta alla perdita di 5 cm di altezza tra i 20 e i 70 anni di età. Anche la cifosi (curvatura del rachide) della regione toracica può contribuire alla perdita di altezza ed è spesso causata da osteoporosi (Fig. 17.6). A mano a mano che le ossa diventano più porose e fragili, l'erosione si sviluppa anteriormente e possono svilupparsi fratture da compressione delle vertebre. Quando la colonna dorsale tende a curvarsi, il capo e le spalle sembrano essere spinti in avanti. In presenza di una broncopneumopatia cronica ostruttiva (BPCO), in particolare di enfisema, la cifosi può essere più pronunciata a causa dell'ipertrofia dei muscoli respiratori accessori.

I livelli assoluti di ormoni della crescita diminuiscono con l'invecchiamento, insieme alla risposta agli ormoni anabolizzanti. L'effetto combinato è una riduzione della massa muscolare di circa il 4% per decennio dopo i 25 anni sino all'età di 50 anni, quando il processo aumenta a livelli tra il 10 e il 35% per decennio. La perdita muscolare al microscopio si misura sia attraverso il numero assoluto di cellule muscolari sia dalla riduzione delle dimensioni cellulari.

Deficit correlati al sistema muscoloscheletrico (ad esempio incapacità a flettere adeguatamente l'anca o il ginocchio con i cambiamenti di terreno) così come la fatica muscolare, predispongono l'anziano alle cadute. Alterazioni nella normale postura corporea sono comuni e le modificazioni della colonna rendono la curvatura sempre più acuta con l'invecchiamento. Anche un certo grado di osteoporosi è comune con l'invecchiamento e le ossa diventano meno elastiche, più fragili e si rompono più facilmente. La diminuzione di forza dell'osso, associata con una minore forza muscolare legata a un minore esercizio, possono esitare in fratture multiple per effetto di forze solo lievi o moderate. Le sedi più frequenti di frattura delle ossa lunghe negli anziani comprendono il femore prossimale, l'anca, l'omero e il polso. L'incidenza maggiore di cadute come causa di trauma rende frequenti le fratture di Colles del radio distale, quando la mano viene estremamente dorsiflessa nel tentativo di arrestare la caduta.

L'intera colonna vertebrale subisce variazioni con l'età, fondamentalmente a causa dell'osteoporosi, dell'osteofitosi e della calcificazione dei legamenti di sostegno. Queste calcificazioni determinano un ridotto range di movimento e il restringimento del canale spinale. Il canale ristretto e la progressiva osteofitosi espone questi pazienti a un alto rischio di lesioni del midollo spinale per traumi anche piccoli. Il restringersi del canale spinale è detto stenosi spinale e aumenta la probabilità di compressione midollare senza alcuna vera frattura della colonna cervicale. Anche le colonne toracica e lombare degenerano progressivamente e gli effetti combinati di osteoporosi e postura portano a un aumento delle cadute. Un elevato livello di sospetto per lesione spinale è necessario durante la valutazione poiché più del 50% delle fratture da compressione vertebrale sono asintomatiche.

Cute

Spiccate modificazioni della cute e del tessuto connettivo si associano all'invecchiamento e pongono problemi in risposta al trauma così come nella guarigione della ferita. Decresce il numero di cellule, la resistenza del tessuto è diminuita e la cute si altera funzionalmente. A mano a mano che la cute invecchia si perdono ghiandole sudoripare e sebacee. La perdita di quelle sudoripare riduce la capacità termoregolatoria del corpo. La perdita di quelle sebacee, che producono sostanze lubrificanti, rende la cute secca e grinzosa. La produzione di melanina, il pigmento che dà colore a cute e capelli, diminuisce, il che provoca un pallore da invecchiamento. La cute si assottiglia e appare traslucida, fondamentalmente a causa dei cambiamenti nel tessuto connettivo. L'ispessimento e l'essiccamento della cute riducono inoltre la sua resistenza alle lesioni minime e ai microrganismi, con il risultato di un alto tasso di infezione da ferite esposte. Con la perdita di elasticità, la cute si stira e ricade in rughe e pliche, soprattutto nelle aree di forte utilizzo, come quelle che sovrastano i muscoli di espressione facciale. L'assottigliamento della cute determina un più alto rischio di andare incontro a lesioni tissutali in risposta a traumi a bassa energia.

La perdita di tessuto adiposo predispone l'anziano all'ipotermia. Anche la perdita fino al 20% dello spessore del derma con l'avanzare dell'età e una concomitante perdita nella vascolarizzazione sono responsabili della disfunzione termoregolatoria. Tuttavia, l'ipotermia deve anche suggerire la possibilità di sepsi occulte, ipotiroidismo od overdose fenotiazinica nella popolazione anziana. La perdita del grasso tessutale, inoltre, conduce a minore protezione sulle prominenze ossee, come testa, spalle, rachide, glutei, anca e calcagno. La prolungata immobilizzazione senza adeguata imbottitura può esitare in necrosi tessutale e ulcere, così come in aumentato dolore e disagio durante le terapie e il trasporto

Nutrizione e sistema immunitario

Con l'invecchiamento, la riduzione della massa magra corporea e del metabolismo causano una riduzione dei bisogni calorici. Però, a causa di un inefficiente meccanismo di utilizzazione, il bisogno di proteine può effettivamente aumentare. Questi cambiamenti spesso risultano in una malnutrizione preesistente nell'anziano traumatizzato. Le condizioni economiche dei pensionati possono anche influenzare le loro scelte e l'accesso a una nutrizione di qualità.

La capacità di funzionamento del sistema immunitario diminuisce con l'invecchiamento. In generale, gli organi associati con la risposta immunitaria (timo, fegato e milza) diminuiscono tutti di dimensioni. Vi è anche un decremento nelle risposte umorali e cellulo-mediate. Associata a un preesistente problema nutrizionale comune nella popolazione anziana, vi è un'aumentata suscettibilità alle infezioni. La sepsi è una causa comune di morte tardiva dopo un trauma severo o anche insignificante nel paziente anziano.

Valutazione

La valutazione preospedaliera di un paziente anziano è basata sullo stesso metodo usato per tutti i pazienti traumatizzati. Sebbene la metodologia sia la stessa, il processo può essere alterato in pazienti anziani. Come con tutti i pazienti traumatizzati, però, come prima cosa bisogna considerare il meccanismo della lesione. Questa sezione discute alcuni problemi particolari nel valutare un anziano traumatizzato.

Cinematica

Cadute

Le cadute sono la prima causa di morte traumatica e disabilità in persone sopra i 75 anni di età. Circa un terzo delle persone sopra i 65 anni di età che vivono in case di riposo è vittima di cadute ogni anno, aumentando sino al 50% a 80 anni di età. Uomini e donne cadono con uguale frequenza, ma le donne hanno una probabilità più che doppia di riportare una grave lesione a causa dell'osteoporosi più marcata. Le cadute nei pazienti anziani, comprese quelle che si verificano da posizione seduta, possono provocare traumi gravi e a rischio di vita.

La maggior parte delle cadute deriva dall'intrinseca natura dell'invecchiamento, con le variazioni della postura e dell'andatura. Il calo di acuità visiva da cataratta, glaucoma e perdita di visione notturna contribuiscono alla perdita di quei riferimenti visivi usati dagli anziani per spostarsi in sicurezza. Le malattie del sistema nervoso centrale e di quello periferico e l'instabilità vascolare della malattia cardiovascolare facilitano le cadute. Non solo condizioni preesistenti predispongono il paziente geriatrico a sviluppare complicanze severe ma anche l'uso di farmaci come anticoagulanti e β-bloccanti può interferire con la normale funzione fisiologica e compensatoria al trauma. Comunque, le più importanti variabili che contribuiscono a fare cadere gli anziani sono le barriere fisiche dei loro ambienti, come pavimenti scivolosi, scale, calzature scomode e scarsa illuminazione.

Le fratture delle ossa lunghe sono responsabili della maggioranza dei traumi, con le fratture dell'anca che hanno la maggiore mortalità e morbilità. La mortalità delle fratture d'anca è del 20% a 1 anno dopo la lesione e aumenta al 33% dopo 2 anni. La mortalità è molto spesso secondaria a embolia polmonare e agli effetti dell'immobilizzazione.

Incidenti stradali

Gli incidenti stradali sono la prima causa di morte nella popolazione geriatrica tra i 65 e i 74 anni di età. È cinque volte più probabile che un paziente anziano si ferisca fatalmente in un incidente stradale rispetto a un giovane guidatore, sebbene un'eccessiva velocità raramente è un fattore causale nel gruppo di età avanzata. Per diverse ragioni, le persone anziane sono spesso coinvolte in incidenti nel corso del giorno, nella buona stagione e vicino al proprio domicilio. (Fig. 17.7)

Questi alti tassi di mortalità sono stati attribuiti ad alcune modificazioni fisiologiche. In particolare, lievi variazioni nella memoria e nel giudizio assieme ad alterazioni dell'acuità visiva e uditiva possono portare a tempi di reazione prolungati. Viene infatti spesso riferito che il guidatore anziano non era riuscito ad affrontare il traffico.

Diversamente dagli incidenti stradali dei soggetti più giovani, raramente sono coinvolti gli alcolici. Soltanto il 5% degli anziani vittime di incidenti mortali era ubriaco, in confronto al 23% di tutti gli altri gruppi di età.

I pedoni anziani rappresentano più del 20% di tutti i decessi di pedoni. A causa del camminare lento, il tempo concesso dai semafori può essere troppo breve perché una persona anziana attraversi un passaggio pedonale in sicurezza. Ciò potrebbe spiegare l'osservazione che più del 45% degli investimenti mortali di pedoni anziani si verifica presso un passaggio pedonale.

Violenza e abusi domestici

L'abuso consiste nel provocare volontariamente una lesione, una reclusione immotivata, l'intimidazione, oppure in una punizione crudele risultante in danno o dolore fisico o psicologico, o nel sottrarre dei servizi che permetterebbero di prevenirli. Gli anziani sono molto esposti alla criminalità. Si ritiene che aggressioni violente rendano conto di più del 10% dei ricoveri di pazienti anziani traumatizzati. Il bisogno di assistenza permanente a causa della debilitazione può predisporre un anziano ad abusi o negligenze da parte del proprio assistente. Si è calcolato che solo il 15% circa dei casi è riportato all'autorità competente (vedi dopo).

Ustioni

I pazienti anziani rappresentano il 20% dei ricoveri nei centri grandi ustionati, con una mortalità per ustione stimata in 1500 casi all'anno. Ustioni fatali nei pazienti anziani derivano da ustioni di dimensioni più piccole e minore gravità in confronto con altri gruppi di età. I tassi di mortalità sono pari a sette volte quelli degli ustionati più giovani.

A causa delle alterazioni dell'acuità visiva e uditiva, gli anziani tardano a riconoscere un incendio domestico. La diminuita percezione dolorosa può portare a ustioni più gravi. L'assottigliamento del derma porta a un approfondimento delle ustioni.

L'esistenza di condizioni mediche preesistenti, come malattie cardiovascolari e diabete, comporta una scarsa tolleranza alle cure rianimatorie delle ustioni. Collasso vascolare e infezioni sono le più comuni cause di morte da ustioni nei pazienti anziani.

Danno cerebrale post-traumatico

A 70 anni di età il cervello ha subito un 10% di riduzione della sua massa. La dura madre aderisce di più al cranio, comportando una certa perdita di volume del cervello. Le vene perforanti durali divengono più stirate e così suscettibili alla lacerazione. Questo porta a una frequenza più bassa di emorragie epidurali e a una più elevata frequenza di emorragie subdurali. A causa dell'atrofia cerebrale, una grande emorragia subdurale può esistere con minimi segni clinici. La combinazione di trauma cranico e shock ipovolemico fornisce un maggiore tasso di mortalità. Una condizione medica preesistente o la sua cura possono essere causa di alterazioni cognitive in pazienti anziani. In caso di dubbio se la confusione rappresenti un fatto acuto o cronico, il paziente quando possibile deve essere preferibilmente trasportato presso un centro traumatologico per completare la valutazione.

Valutazione primaria

Vie aeree

La valutazione del paziente anziano inizia con l'accertamento delle vie aeree. Modificazioni cognitive possono essere associate alla lingua che ostruisce le vie aeree. Bisogna esplorare la cavità orale alla ricerca di corpi estranei, come protesi dentarie dislocate.

Ventilazione

I pazienti anziani che respirano con una frequenza minore di 10 o maggiore di 30 atti respiratori/minuto, come per qualunque altro adulto, non hanno un adeguato volume minuto e richiederanno la ventilazione a pressione positiva. In molti adulti una frequenza ventilatoria tra 12 e 20 atti respiratori/ minuto è normale ed è presente un adeguato volume minuto. Però, in un anziano, volume corrente e funzionalità polmonare ridotta possono esitare in un inadeguato volume minuto persino a velocità da 12 a 20 atti respiratori/minuto. Qualora la frequenza ventilatoria sia anormale bisogna subito valutare i suoni respiratori; tuttavia, potrebbe essere più difficile udire questi suoni a causa dei volumi correnti inferiori.

La capacità vitale di un paziente anziano è diminuita del 50%. I cambiamenti cifotici nella colonna (antero-posteriori) determinano un'alterazione del rapporto ventilazione/perfusione anche a riposo. L'ipossiemia è molto più probabile quale conseguenza dello shock che nei pazienti più giovani. I pazienti anziani hanno anche una ridotta possibilità di escursione toracica con volumi correnti e volumi minuto inferiori. Vi è una riduzione significativa degli scambi capillari di ossigeno e anidride carbonica. L'ipossiemia tende a essere progressiva.

Circolazione

Alcuni segni possono essere interpretati correttamente solo conoscendo i soggetti prima dell'evento, o le sue "condizioni basali". La variabilità dei segni e sintomi di solito accettati come normali possono non essere "normali" per ogni individuo e la deviazione è molto più comune nel paziente anziano.

I farmaci possono contribuire a queste variazioni. Ad esempio nella media degli adulti, una pressione arteriosa sistolica (PAS) di 120 mmHg è considerata normale e generalmente non preoccupa. Però, nel paziente cronico iperteso che normalmente ha una pressione sistolica di 150 mmHg, una pressione di 120 mmHg preoccuperebbe, suggerendo un'emorragia occulta (o qualche altro meccanismo che induce ipotensione) tale da causare uno scompenso. Similmente, la frequenza cardiaca è uno scarso indicatore di traumi in pazienti anziani a causa degli effetti dei farmaci e della scarsa risposta del cuore alle catecolamine circolanti (adrenalina). I dati di tipo quantitativo o i segni non vanno letti avulsi dagli altri reperti. Però, non riconoscere che un cambiamento si stia verificando, o che esso è un grave reperto patologico in un dato paziente, può causare al paziente una prognosi infausta.

Il riempimento capillare ritardato è comune negli anziani a causa della meno efficiente circolazione (arteriopatia periferica); perciò è uno scarso indicatore di modificazioni circolatorie acute in questi pazienti. Alcuni gradi di compromissione delle funzioni motoria, sensitiva e circolatoria alle estremità rappresenta un riscontro normale comune nei pazienti anziani.

Stato neurologico

Tutti i segni devono essere letti insieme per mantenere un aumentato livello di sospetto per una lesione neurologica nel paziente anziano. Ampie differenze di ideazione, memoria e orientamento (nel passato e nel presente) possono esistere in persone anziane. Un grave trauma neurologico deve essere individuato alla luce delle condizioni normali, pre-trauma, dell'individuo. A meno che qualcuno presente sulla scena non possa descrivere le condizioni del paziente prima del trauma, si deve stabilire che il paziente non normale abbia una lesione neurologica, un'ipossia, o entrambe.

L'abilità di distinguere nel paziente tra stato cronico e cambiamenti acuti è un fattore fondamentale per prevenire una sotto- o sovrarisposta. Comunque, la perdita di coscienza rimane un grave segno in tutti i casi.

L'orientamento nel tempo e nello spazio del paziente anziano si deve valutare con domande attente e complete. Anziani che lavorano 5 giorni alla settimana con il week-end libero di solito riconoscono il giorno della settimana. Se non ci riescono, si può presumere che essi abbiano qualche grado di disorientamento. Per coloro che non fanno più un lavoro tradizionale e che sono spesso circondati da altri che non lo fanno, la mancanza di distinzione tra i giorni della settimana o addirittura i mesi dell'anno non indicano il disorientamento ma soltanto la mancanza di "importanza del calendario" nella struttura della loro vita.

Similmente, le persone che non guidano più, fanno meno attenzione alle strade, ai confini cittadini, ai luoghi e alle mappe. Sebbene normalmente orientati, possono non essere capaci di identificare la loro attuale localizzazione. La confusione o l'incapacità di ricordare eventi e dettagli passati possono essere più indicativi di disorientamento di quanto non sia l'incapacità di ricordare eventi accaduti più di recente. Similmente, la reiterata ripetizione di eventi passati e la maggiore attenzione verso il passato lontano piuttosto che il recente spesso rappresentano semplicemente un nostalgico indugiare negli anni e negli eventi. Tali meccanismi sociali e psicologici non dovrebbero essere considerati come segni di senilità o di diminuita capacità intellettiva.

Esposizione/Protezione dall'ambiente

Gli anziani sono maggiormente esposti ai cambiamenti ambientali. Hanno una ridotta capacità di reagire ai cambiamenti di temperatura, una ridotta produzione di calore e una ridotta capacità di disperdere il calore in eccesso. Squilibri elettrolitici si correlano a problemi termoregolatori (ad esempio, deplezione di potassio, ipotiroidismo, diabete mellito). Altri fattori comprendono una riduzione del metabolismo basale, una riduzione del meccanismo del brivido, l'arteriosclerosi e gli effetti di farmaci e alcol. L'ipertermia può derivare da accidenti cerebrovascolari (ictus) e dall'assunzione di diuretici, antistaminici e farmaci antiparkinsoniani. L'ipotermia è spesso associata a ridotto metabolismo, minore pannicolo adiposo, meno efficiente vasocostrizione periferica e scarsa nutrizione.

Valutazione secondaria (anamnesi dettagliata ed esame clinico)

La valutazione secondaria della vittima anziana di un trauma avviene con le stesse modalità di quella dei pazienti più giovani e dopo che le condizioni urgenti potenzialmente letali sono state affrontate. Tuttavia, una serie di fattori può complicare la valutazione del paziente geriatrico. Per questo motivo, il tempo necessario per valutare i pazienti anziani può essere superiore alla media.

Difficoltà di comunicazione

Molti fattori giocano un ruolo nella comunicazione con il paziente geriatrico, dai normali effetti biologici del processo di invecchiamento alle aspettative generazionali del rapporto medico paziente. Capire come meglio comunicare con questa fascia di età potrà aiutare il soccorritore preospedaliero a fornire assistenza pronta ed efficace.

- *Può essere necessaria molta pazienza a causa del deficit uditivo o visivo del paziente anziano.* Sono essenziali empatia e compassione. Non bisogna sottovalutare l'intelligenza di un paziente semplicemente perché la comunicazione può essere difficile o assente. Se il paziente ha vicino amici o parenti, essi possono fornire informazioni o aiutare nel validare le informazioni. Tuttavia, non tutti i pazienti anziani hanno un deficit importante: parlare a voce alta o più lentamente a un paziente anziano può essere superfluo e offensivo.
- *La valutazione del paziente anziano richiede diverse strategie di anamnesi.* Il

paziente deve essere interrogato con richieste specifiche piuttosto che generiche in quanto gli anziani tendono a rispondere "sì" a tutti i quesiti durante la valutazione. Porre domande aperte è uno strumento utile nel valutare la maggior parte dei pazienti. Quando si tratta un problema, però, può essere utile fornire dettagli specifici tra i quali scegliere. Ad esempio, invece di dire "Descriva il suo dolore all'anca", chiedere "Il suo dolore all'anca è acuto, trafittivo o sordo?" o "In una scala da 1 a 10, con 10 che esprime il dolore più intenso, quanto valuterebbe il dolore?".

- *Può essere necessario coinvolgere qualcun altro.* Con l'autorizzazione del paziente, si può coinvolgere l'assistente oppure il *coniuge* per avere notizie valide. È importante, però, non rivolgersi agli anziani come se fossero bambini piccoli. Trattare gli anziani in questo modo è un errore frequente da parte dei sanitari sia in pronto soccorso sia fuori dall'ospedale. Frequentemente, i parenti sono così attivi nel riportare gli eventi al posto del loro caro che rispondono a tutte le domande. In tale situazione, il sanitario può facilmente ritenere che l'impressione clinica e l'anamnesi non derivino dal paziente e possano non essere corrette. Questo non solo aumenta il rischio di ottenere un'informazione incompleta e inaccurata attraverso le impressioni e le traduzioni di terzi, ma svaluta anche il paziente quale adulto maturo. Alcuni pazienti anziani possono essere riluttanti a dare informazioni senza il conforto di una persona di supporto o un parente. In altri casi il paziente anziano può non volere altre persone presenti per molti motivi, compresi gli abusi. L'anziano può temere la punizione per avere detto a qualcuno, in presenza dell'aguzzino, perché ha molteplici segni di contusione. Inoltre, alcuni problemi possono imbarazzare il paziente anziano, il quale magari non vuole che alcun familiare ne venga a conoscenza.
- *Attenzione a problemi di udito, visivi, di comprensione e di capacità motoria.* Si deve realizzare un contatto visivo con il paziente. Il paziente può avere un problema di udito e dipendere dal guardare i movimenti facciali e delle vostre labbra. Si devono evitare rumori, distrazioni e interruzioni. Si devono osservare la scorrevolezza nell'eloquio, i movimenti involontari, la disfunzione dei nervi cranici o la difficoltà respiratoria. Il movimento del paziente è agevole, instabile, o sbilanciato?
- *Siate rispettosi e utilizzate un linguaggio che non rischi di essere condiscendente.* Il paziente deve essere chiamato con il suo cognome, a meno che non vi indichi altrimenti. Frasi come "Non si preoccupi, starà bene" devono essere evitate. Vanno bene le domande aperte, come "Descriva il suo dolore addominale, è ...?", mentre bisogna evitare domande come "Dov'è che le fa male?".

Modificazioni fisiologiche

Il soccorritore preospedaliero deve conoscere i fisiologici cambiamenti che si verificano nel paziente geriatrico.

- *Il corpo può non rispondere come nei pazienti più giovani.* Risultati tipici di gravi malattie, come febbre, dolore, o dolorabilità, possono richiedere più tempo per svilupparsi e rendere così il paziente anziano più difficile da valutare. In aggiunta, molti farmaci influenzeranno la risposta dell'organismo. Spesso un operatore preospedaliero si baserà sulla sola anamnesi.
- *Comprensione alterata o alcune malattie neurologiche rappresentano un problema non indifferente per molti pazienti anziani.* Tali alterazioni possono variare da confusione a demenza senile del tipo associato al morbo di Alzheimer. Non solo questi pazienti possono avere difficoltà nel comunicare, ma possono non essere in grado di comprendere o aiutare nella valutazione. Essi possono essere agitati e

talvolta aggressivi.

- *Il paziente anziano può non essere adeguatamente nutrito o idratato.* Stringere la mano del paziente per apprezzare la presa, il turgore cutaneo e la temperatura corporea. Osservare le condizioni nutrizionali. Il paziente sembra star bene, è magro o emaciato? La sete è ridotta nei pazienti anziani. Essi hanno inoltre una ridotta disponibilità di grasso corporeo (15-30%) e di acqua corporea totale.
- *I pazienti anziani sono soggetti a diminuzione della massa muscolo-scheletrica, ingrossamento e indebolimento delle ossa, degenerazione delle articolazioni e osteoporosi.* Hanno una maggiore probabilità di fratture per lievi incidenti e di fratture di vertebre, anca e coste.
- *I pazienti anziani sono soggetti a degenerazione del miocardio possiedono meno cellule pacemaker.* Sono anche soggetti ad aritmie come risultato della perdita di elasticità del cuore e delle arterie maggiori. L'utilizzo estensivo di betabloccanti, calcio-antagonisti e diuretici complica ulteriormente questo problema. Spesso, dopo traumi, l'anziano si presenta con bassa gittata cardiaca con ipossia e senza danni polmonari. Il volume di eiezione e la frequenza cardiaca diminuiscono, come anche la riserva cardiaca, il tutto causa morbilità e mortalità nell'anziano traumatizzato. Un paziente anziano con pressione sistolica (PAS) di 120 mmHg deve essere considerato in shock ipovolemico fino a prova contraria.

Fattori ambientali

L'ambiente nel quale il paziente è stato trovato può rivelare molto riguardo lo stile e la qualità di vita del malato.

- *Ricercare problemi comportamentali o manifestazioni che non combaciano con il quadro e controllare che il paziente sia in ordine.* La condizione di ordine e abbigliamento è appropriata per dove e come il paziente è stato trovato? Si deve osservare la facilità di alzarsi e sedersi. L'ambiente in cui vive è pulito e ben curato? C'è la possibilità di un abuso o abbandono di anziano?

Anamnesi dettagliata

Farmaci

Conoscere i farmaci del paziente può fornire informazioni chiave per determinare il trattamento preospedaliero. È importante conoscere i disturbi preesistenti in un anziano traumatizzato. Le seguenti classi di farmaci sono di particolare interesse a causa del loro frequente uso nelle persone anziane e della loro potenziale influenza sulla cura del traumatizzato.

- Betabloccanti (ad esempio propranololo, metoprololo) possono spiegare un'assoluta o relativa bradicardia. In questa situazione, una crescente tachicardia come segno di shock in divenire può non verificarsi. L'inibizione da parte del farmaco dei normali meccanismi simpatici di compenso del corpo può mascherare il vero livello di deterioramento circolatorio. Questi pazienti possono scompensarsi rapidamente senza apparente preavviso.
- I calcio-antagonisti (ad esempio, verapamil) possono prevenire la vasocostrizione periferica e accelerare uno shock ipovolemico.
- I farmaci antinfiammatori non steroidei (ad esempio, ibuprofene) possono contribuire alla disfunzione piastrinica e aumentare l'emorragia.
- Gli anticoagulanti (ad esempio, clopidogrel, acido acetilsalicilico, warfarin) possono aumentare la perdita ematica. I dati suggeriscono che l'uso di warfarin aumenta il rischio di lesioni cerebrali isolate e di esito sfavorevole. Tutti i sanguinamenti da trauma saranno più copiosi e difficili da controllare se il paziente assume regolarmente un anticoagulante. Più importante, il sanguinamento interno può progredire rapidamente, portando a shock e morte.

- Gli agenti ipoglicemizzanti (ad esempio, insulina, metformina, rosiglitazone) possono essere causalmente correlati agli eventi che hanno causato una lesione e rendere il trattamento della glicemia difficile se il loro uso è ignorato.
- I farmaci da banco, compresi i preparati erboristici e gli integratori, sono frequentemente adoperati dalle persone anziane. La loro inclusione nella lista dei farmaci è spesso omessa dai pazienti, che dovrebbero essere specificamente interrogati sul loro uso. Questi preparati non sono regolamentati e pertanto hanno un'imprevedibile relazione dose-effetto e possibili interazioni farmacologiche. Complicanze dovute a questi agenti includono emorragia (aglio) e infarto miocardico (efedrina/estratto di ma-huang).

Tra le difficoltà nell'accertare la lista dei farmaci negli anziani traumatizzati può essere compresa la possibile perdita di coscienza e la presenza di molti farmaci con nomi difficili. In alcune comunità, le organizzazioni di servizio medico di emergenza (EMS) hanno promosso programmi come il progetto File of Life (www.folife.org). In questo programma, l'anamnesi clinica dettagliata del paziente è sempre posizionata nello stesso posto di ogni casa: la porta del frigorifero. Il paziente compila un modulo di anamnesi clinica che poi viene inserito in un supporto magnetico che viene applicato alla porta del frigorifero, per informare l'équipe preospedaliera del File of Life (Fig. 17.7).

Poiché il paziente geriatrico assume diversi farmaci. l'interazione con altri medicinali o il sovradosaggio degli stessi deve essere considerato come possibile causa di un trauma, di un alterato stato mentale o variazione nei segni vitali.

Condizioni cliniche

Numerose condizioni cliniche possono predisporre gli individui a eventi traumatici, specialmente quelle che determinano un'alterazione del livello di coscienza o altri deficit neurologici. Esempi comuni sono i disturbi convulsivi, lo shock insulinico da diabete mellito, gli episodi sincopali da farmaci antipertensivi, l'aritmia cardiaca da sindrome coronarica acuta e gli accidenti cerebrovascolari (ACV). Poiché l'incidenza di condizioni cliniche croniche aumenta con l'età, i pazienti geriatrici sono più soggetti a subire traumi come conseguenza di un certo problema medico rispetto alle vittime più giovani. Il soccorritore accorto tiene sempre a mente questo concetto durante la valutazione e ricava indizi dalla valutazione primaria e da quella secondaria che potrebbero indicare un problema clinico che ha facilitato la lesione, ad esempio:

- gli astanti potrebbero avere notato che una vittima appariva incosciente prima di un incidente;
- un braccialetto Medic Alert che indica che il paziente ha il diabete;
- battito cardiaco irregolare o aritmia cardiaca riscontrati durante il monitoraggio ECG.

Queste informazioni chiave sono comunicate alla struttura ricevente.

Trattamento

Vie aeree

La presenza di dentiere, comuni nella popolazione anziana, può compromettere il trattamento delle vie aeree. Di norma, le dentiere devono essere lasciate in situ per mantenere una migliore aderenza della maschera alla bocca. Però le dentiere parziali (protesi mobili) possono dislocarsi nel corso di un'emergenza e bloccare completamente o parzialmente la via aerea; queste dovrebbero essere rimosse.

Il tessuto mucoso nasofaringeo fragile e il possibile uso di anticoagulanti mettono l'anziano traumatizzato a rischio maggiore di sanguinamento per il posizionamento di una cannula nasofaringea. Questa emorragia può compromettere ulteriormente la via aerea e risultare in aspirazione. L'artrite può alterare le articolazioni temporomandibolari e la colonna cervicale. La diminuita flessibilità di queste aree può rendere l'intubazione endotracheale più difficile.

L'obiettivo del trattamento della via aerea è principalmente assicurare la pervietà aerea per erogare un'adeguata ossigenazione tessutale. La precoce ventilazione meccanica attraverso un dispositivo pallone-maschera o interventi avanzati sulle vie aeree, come l'intubazione endotracheale, deve essere considerata negli anziani traumatizzati per via della loro limitata riserva fisiologica.

Ventilazione

In tutti i pazienti traumatizzati un supplemento di ossigeno deve essere somministrato appena possibile. La saturazione di ossigeno (SpO2) deve generalmente essere tenuta maggiore del 95%. La popolazione anziana ha un'alta prevalenza di broncopneumopatia cronica ostruttiva (BPCO). Anche se un paziente è affetto da BPCO grave, è improbabile che la somministrazione di ossigeno ad alto flusso influisca sullo stimolo respiratorio durante i trasporti di routine urbani o suburbani. Tuttavia, se il soccorritore dovesse notare sonnolenza o un rallentamento della frequenza respiratoria, le ventilazioni possono essere assistite tramite un dispositivo pallone-maschera per un trattamento avanzato delle vie aeree.

Gli anziani hanno un'aumentata rigidità della parete toracica. In aggiunta, la ridotta potenza dei muscoli della parete toracica e un irrigidimento della cartilagine rende la gabbia toracica meno flessibile. Questi e altri cambiamenti sono responsabili della riduzione dei volumi polmonari. L'anziano può necessitare di supporto ventilatorio attraverso ventilazione assistita con un dispositivo pallone-maschera più precocemente rispetto a pazienti giovani traumatizzati. La forza meccanica applicata al pallone rianimatorio può essere aumentata per superare la maggiore resistenza della parete toracica.

Circolazione

Gli anziani possono avere scarsa riserva cardiovascolare. I parametri vitali sono uno scarso indicatore di shock nel paziente anziano perché il paziente che è normalmente iperteso può essere in shock con una pressione sanguigna considerata "normale" per un paziente più giovane. Il ridotto volume plasmatico circolante, l'eventuale anemia cronica, preesistenti malattie del miocardio e delle coronarie fanno sì che il paziente sia poco tollerante anche a modeste quantità di perdita ematica.

A causa della lassità della cute o dell'uso di farmaci anticoagulanti, i pazienti geriatrici tendono a sviluppare ematomi più grandi e un'emorragia interna potenzialmente più significativa. Il precoce controllo dell'emorragia attraverso compressione sulla ferita aperta, la stabilizzazione o l'immobilizzazione di fratture e il rapido trasporto a un centro traumatologico sono essenziali. La rianimazione volemica deve essere guidata dall'indice di sospetto di gravi sanguinamenti in base al meccanismo del trauma e al quadro globale di shock. Allo stesso tempo il sovraccarico di liquidi va evitato poiché i pazienti anziani tollerano male un'eccessiva somministrazione di liquidi. La capacità del rene di concentrare le urine è diminuita, portando a disidratazione anche prima che avvenga una lesione. La diuresi è un indicatore di perfusione poco affidabile negli anziani.

Immobilizzazione

La protezione del tratto cervicale della colonna, specie nei pazienti con politrauma, è uno standard di terapia. Nella popolazione anziana, questi standard di assistenza si devono applicare non solo a situazioni di trauma ma anche in fase acuta di problemi medici in cui è prioritario il tentativo di mantenere la pervietà delle vie aeree. L'artrite degenerativa della colonna cervicale può esporre il paziente anziano a traumi spinali da posizionamento e manipolazione del collo, anche se il paziente non ha lesioni alla colonna. Altra considerazione per i movimenti impropri del tratto cervicale della colonna è la possibilità di occlusione delle arterie carotidi, che può esitare in perdita di coscienza e persino ictus.

Un collare cervicale applicato a un paziente anziano con grave cifosi non deve comprimere la via aerea o le arterie carotidi. Se collari standard sono inappropriati si possono considerare mezzi di immobilizzazione meno tradizionali, come porre un asciugamano arrotolato e un fermacapo.

Quando si immobilizza supino un paziente anziano con cifosi può essere necessario porre sotto la sua testa e tra le spalle un cuscinetto (Fig. 17-9). Nei casi in cui siano disponibili materassi a depressione, questi permettono di adattarsi all'anatomia del paziente e garantire un supporto appropriato con un miglior comfort. A causa della cute sottile e dell'assenza di tessuto adiposo nei pazienti anziani fragili, i pazienti geriatrici sono più soggetti alla formazione di ulcere da decubito dovute alla posizione supina; pertanto è necessaria un'ulteriore imbottitura quando il paziente è immobilizzato su una tavola spinale. È sempre una buona idea controllare i punti di contatto del paziente steso con la lettiga e imbottirli adeguatamente. Quando si applicano le cinghie per fissare il malato, il paziente anziano può non riuscire a stendere le gambe completamente a causa della riduzione di mobilità delle anche e delle ginocchia. Questo può richiedere il posizionamento di imbottiture sotto le gambe per comodità e sicurezza del paziente durante il trasporto.

Controllo della temperatura

Il paziente anziano deve essere monitorato attentamente per ipo- e ipertermia durante il trattamento e il trasporto. Benché sia appropriato esporre il paziente per consentire un esame attento, le persone anziane sono particolarmente inclini alla perdita di calore. Una volta che l'esame clinico è terminato il paziente va coperto con coperte o altri dispositivi riscaldamento per preservarne il calore corporeo.

D'altro canto, per effetto di vari farmaci un paziente può essere più incline al surriscaldamento; perciò, si devono considerare alcuni mezzi di raffreddamento se non si può spostare rapidamente il paziente in un ambiente condizionato. (vedi capitolo 21 per dettagliata disamina e gestione ipertermia) Anche manovre di estricazione prolungate in condizioni di caldo o di freddo estremo possono porre il paziente anziano a rischio e dovrebbero essere rapidamente affrontate. Metodi esterni di riscaldamento o raffreddamento dei pazienti anziani traumatizzati devono tenere in considerazione il rischio di lesioni termiche dirette sul sito di applicazione, vista la possibile compromissione della struttura cutanea.

Considerazioni legali

Diverse considerazioni legali possono essere degne di nota nel prestare assistenza agli anziani traumatizzati. Recenti dati mostrano che sebbene la mortalità aumenti con l'età, l'80% dei pazienti geriatrici traumatizzati dimessi recupera un elevato livello funzionale. In alcune circostanze, il paziente o un familiare possono rinunciare a interventi potenzialmente salvavita per avere solo misure palliative (ad esempio, pazienti anziani con ustioni estese). È possibile stabilire il trattamento più appropriato per il paziente mediante l'identificazione di un testamento biologico, dichiarazioni anticipate o altri documenti legali, laddove essi siano messi a disposizione dei soccorritori sulla scena.

Nella maggior parte degli Stati Uniti, coniugi, fratelli, figli, nuore e genitori non hanno alcun diritto legale di prendere decisioni mediche per un adulto. Le persone con poteri di procuratore legale o custodi nominati dal tribunale spesso hanno autorità sugli affari economici di un individuo, ma non hanno necessariamente anche il controllo sulle decisioni mediche personali di un individuo. Custodi nominati dal tribunale o tutori possono o meno avere il potere di prendere decisioni mediche, a seconda delle leggi locali e dello specifico tipo di affidamento. Tali poteri sono considerati esistere solo quando un tutore della persona o il potere di procuratore riguardo questioni di salute siano specificati e una chiara documentazione del potere di tali terze figure sia presente.

Nel mezzo di una scena di trauma, può essere difficile fare una tale fine distinzione legale. Dal momento che è stata chiamata l'ambulanza e una "chiamata di aiuto" è stata fatta, si può considerare che un "consenso implicito" sia stato espresso nei pazienti che sono privi di coscienza o hanno ridotte capacità mentali. Se i parenti ostacolano l'azione dei soccorritori o l'assistenza al paziente, devono essere avvisate le forze dell'ordine affinché gestiscano i rapporti con i parenti. Inoltre gli operatori possono contattare i loro superiori per averne la supervisione.

Denuncia abuso su anziani

In molti Stati gli operatori sanitari, compreso il personale di assistenza preospedaliera, devono segnalare alle autorità i casi di sospetto maltrattamento agli anziani. Se dovesse essere necessaria un'ulteriore chiarificazione o se qualcuno tentasse di interferire nel trattamento preospedaliero, bisogna presentare il problema all'ufficiale di polizia sul posto. La legge generalmente fornisce un protocollo perché un ufficiale prenda una decisione tempestiva sulla scena, con possibile chiarificazione da ottenere più tardi in ospedale se il tempo lo consente. Tali eventi devono essere documentati con attenzione e in modo completo.

Maltrattamento degli anziani

L'abuso di anziano si definisce come qualsiasi azione da parte di un familiare di una persona anziana (qualsiasi parente), di persone che si occupano delle faccende domestiche (governante, compagno di camera), di chiunque di cui la persona anziana si fidi per i bisogni quotidiani di cibo, vestiario e alloggio, oppure di un sanitario professionista rivolta allo sfruttamento di proprietà o condizioni emotive di una persona anziana.

Denunce e lamentele di abusi, abbandoni, molestie sessuali e altri problemi correlati sono in aumento nella popolazione anziana. I motivi per cui l'esatta estensione dei casi di abuso è sconosciuta sono molti.

1. L'abuso di anziano è stato in gran parte nascosto dalla società.
2. Abuso e abbandono degli anziani hanno svariate definizioni.
3. Gli anziani si sentono a disagio e hanno paura a riportare il problema alle autorità o ai servizi sociali. Una tipica vittima anziana di abusi può essere un genitore che si vergogna o si colpevolizza per le azioni dell'abusatore. Le vittime possono anche sentirsi traumatizzate dalla situazione o dalla paura di continue rappresaglie da parte dell'abusatore.
4. Alcune giurisdizioni mancano di strumenti di denuncia formale. Alcune aree non hanno nemmeno una norma legale che preveda la denuncia di abuso su anziano.

Gli effetti fisici ed emotivi del maltrattamento, come rapimento, violenze fisiche o deprivazioni nutrizionali, sono spesso trascurate o forse non sono accuratamente identificate. Le donne anziane in particolare tendono a non riferire episodi di violenza sessuale alle autorità di legge. Deficit sensitivi, senilità e altre forme di stato mentale alterato (ad esempio, depressione indotta da farmaco) possono rendere impossibile o estremamente difficile per il paziente anziano riferire il maltrattamento.

Profilo dei maltrattati

Gli anziani più esposti ad abusi hanno le seguenti caratteristiche:

- hanno più di 65 anni, specialmente donne al di sopra dei 75 anni di età;
- sono deboli;
- hanno molteplici condizioni cliniche croniche;
- sono affetti da demenza;
- possiedono un ritmo sonno-veglia alterato, sono sonnambuli o gridano di notte;
- sono incontinenti a feci, urine o entrambi;
- dipendono da altri per le attività quotidiane o sono incapaci di vita indipendente.

Profilo dell'abusatore

Siccome molti anziani vivono in famiglia e sono tipicamente donne oltre i 75 anni di età, l'ambiente stesso può fornire indizi. L'abusatore è frequentemente il coniuge del paziente o la cognata di mezza età del paziente che si cura dei bambini e dei genitori non autosufficienti, magari con un impiego full-time o part-time. Gran parte di questi abusatori non sono addestrati alle cure particolari richieste dagli anziani e hanno poco tempo data la costante attenzione di cui necessitano i loro familiari.

La violenza non è solo domestica. Altri ambienti, infermieristici, di convalescenza e di continuità assistenziale, sono sedi dove l'anziano può subire danni fisici, chimici oppure farmacologici. Gli operatori sanitari di questi ambienti possono vedere gli anziani come un problema da gestire o etichettarli come pazienti ostinati o indesiderabili. L'abituale profilo dell'abusatore include le seguenti caratteristiche:

- esistenza di conflitti in famiglia;
- marcato affaticamento;
- disoccupazione;
- difficoltà finanziarie;
- abuso di sostanze;
- storia di abusi subiti.

Categorie di maltrattamenti

Gli abusi si possono suddividere nelle seguenti categorie:

1. Il maltrattamento fisico include violenza, abbandono, malnutrizione, scarsa cura dell'ambiente di vita e scarsa assistenza alla persona. I segni di maltrattamento fisico o negligenza possono essere ovvi, come i segni lasciati da un oggetto (ad esempio, attizzatoio), oppure subdoli (ad esempio, malnutrizione). I segni del maltrattamento sugli anziani sono simili a quelli di abuso sul bambino (Fig. 17.10) (si veda Cap. 16).
2. I maltrattamenti psicologici potrebbero esprimersi in forme di negligenza, maltrattamento verbale, trattamento dell'anziano come fosse un bambino oppure privazione di stimolazioni sensoriali.
3. Gli abusi economici possono includere furto di valori oppure appropriazione indebita.
4. Aggressione e/o abuso sessuale.
5. Autolesionismo.

Punti importanti

Molti pazienti vittime di abusi sono tanto terrorizzati da fare false dichiarazioni per timore di un castigo. In caso di abusi su anziano da parte di familiari, la paura dell'allontanamento da casa può portare il paziente anziano a mentire circa l'origine dell'abuso. In altri casi di abuso su anziano, la deprivazione sensoriale o la demenza potrebbero essere un'adeguata spiegazione. Il soccorritore preospedaliero deve identificare l'abuso per scoprire ogni patologia riportata dal paziente. Qualsiasi storia di maltrattamenti o reperti compatibili con essi devono essere documentati sulla scheda del paziente.

Un trauma ulteriore a un paziente può essere evitato identificando una condizione di abuso. Mantenere un alto livello di sospetto di abuso può permettere di avviare e ottenere protezione da parte degli uffici per la sicurezza pubblica e assistenti sociali (Fig. 17.11).

Disposizioni particolari

Una delle maggiori sfide del trattamento preospedaliero del paziente traumatizzato è definire quali pazienti più verosimilmente beneficeranno di chirurgia e cure di elevata specialità disponibili presso un centro traumatologico. Per molte delle ragioni menzionate precedentemente, i criteri di triage possono essere meno affidabili nel paziente anziano a causa di effetti fisiologici o farmacologici. Una raccomandazione principale delle "Linee guida nel trauma geriatrico" dell'Eastern Association for the Surgery of Trauma è che i soccorritori preospedalieri che trattano pazienti in età avanzata devono avere una soglia più bassa per avviare queste vittime direttamente a un centro traumatologico. Le linee guida del CDC per il triage sul campo del traumatizzato suggeriscono che i pazienti con età > 55 anni vadano trasportati a una trauma center. Inoltre, la mortalità potenzialmente prevenibile nella popolazione anziana traumatizzata è inferiore presso i centri traumatologici.

Trasporto prolungato

La maggioranza delle cure degli anziani traumatizzati segue le linee guida per il trattamento preospedaliero del traumatizzato. Però esistono numerose circostanze particolari in condizioni di trasporto prolungato. Queste sono particolarmente importanti quando si decide di avviare i pazienti con lesioni anatomiche meno significative direttamente a un centro traumatologico.

Il trattamento dello shock in ambiente preospedaliero per un lungo periodo richiede un'attenta rivalutazione dei segni vitali durante il trasporto. Dopo il controllo delle emorragie con misure locali, la rianimazione volemica deve essere titolata sulla risposta fisiologica per ottimizzare il ripristino della volemia evitando di sovraccaricare un paziente con funzione cardiaca compromessa.

Immobilizzare su una tavola spinale lunga questi pazienti li pone a maggiore rischio di lesioni da decubito durante lunghi trasporti. La struttura cutanea indebolita e l'alterato apporto vascolare possono portare complicazioni più precocemente del previsto. Prima di un trasporto lungo, si deve prendere in considerazione l'esclusione di lesioni alla colonna vertebrale o il log-roll del paziente su un asse spinale lungo adeguatamente imbottito per proteggere la cute del paziente. Le organizzazioni in aree remote dovrebbero considerare l'acquisto di materassini a depressione che immobilizzano il paziente limitando il rischio di danni cutanei.

Il controllo ambientale è essenziale in pazienti geriatrici durante lunghi tragitti. Limitare l'esposizione del corpo e controllare la temperatura dei veicoli può limitare l'ipotermia. Il paziente ipotermico può sviluppare brividi con conseguente metabolismo anaerobico, che porta ad acidosi lattica e aggrava lo shock.

Infine, il trasporto di pazienti anziani traumatizzati da regioni remote può essere un valido motivo per l'utilizzo del trasporto aereo medicalizzato. Il trasporto con elicottero può limitare la durata dell'esposizione ambientale, ridurre la durata dello shock, assicurare più in fretta l'accesso a un ospedale di primo livello, e di conseguenza un tempestivo intervento chirurgico e trasfusioni di sangue.

Fig. 17.11 **Denunciare maltrattamento e incuria di un anziano**

In molti Stati, i sanitari EMS sono tenuti per legge a riferire casi di sospetto abuso su anziani (o adulti), abbandono e sfruttamento. Un *abuso* è considerata la volontaria inflizione di dolore, ferite, violenza mentale, reclusione ingiustificata o contatto sessuale non consenziente. L'*incuria* implica il vivere in condizioni in cui l'adulto o il badante non fornisce l'assistenza necessaria per mantenere la salute e il benessere psicofisico della persona anziana. Lo *sfruttamento* è l'illegale uso dei mezzi di un adulto per il guadagno e il vantaggio di un altro. Negli ultimi anni il maltrattamento di anziani è sempre più riconosciuto. Tuttavia, anche i giovani adulti che hanno malattie invalidanti come malattie mentali, ritardo mentale e invalidità fisica sono a rischio di abuso e incuria.

Segni di violenza e incuria includono lesioni insolite o inspiegate; resoconti contraddittori di come si sia verificato un danno; un assistente che impedisce all'adulto di parlare con altri; disidratazione o malnutrizione; depressione; mancanza di accesso a farmaci, occhiali, dentiere o altri ausili; mancanza di igiene personale; ambiente trascurato; mancanza di un adeguato riscaldamento e raffreddamento.

I sanitari devono contattare direttamente i servizi sociali o gli uffici responsabili nel valutare gli abusi su adulti, oltre che trasmettere le informazioni al personale ospedaliero. Se l'individuo è in pericolo immediato o è vittima di violenza sessuale, si devono anche informare gli organi di legge.

Nel caso che una morte sembri causata da abuso o negligenza, i sanitari generalmente devono notificarlo all'ufficio del medico esaminatore o al medico forense e agli organi di legge. I sanitari sono perseguibili per non avere notificato sospetta violenza, maltrattamento e sfruttamento. Sono però protetti contro la perseguibilità civile e penale associate alla notifica, possono mantenere la propria identità segreta e possono condividere informazioni mediche correlate al caso, sebbene questo dato potrebbe essere protetto dalla legge in circostanze normali. Le leggi che regolano l'obbligo di denuncia degli abusi su anziani variano da Stato a Stato. Tutti gli operatori EMS devono essere al corrente delle leggi dello Stato in cui lavorano.

CAPITOLO 18

PRINCIPI D'ORO DEL SOCCORSO PRE-OSPEDALIERO DEL TRAUMA

INTRODUZIONE

Alla fine degli anni Sessanta R. Adams Cowley, MD, concepì l'idea di un periodo cruciale durante il quale è importante avviare l'assistenza decisiva ai pazienti con trauma grave. In un'intervista, dichiarò: "*Esiste una Golden Hour (ora d'oro) a cavallo tra la vita e la morte. Se siete gravemente feriti, avete meno di 60 minuti di sopravvivenza. Potreste non morire proprio in quel momento – può accadere 3 giorni o 2 settimane dopo – ma è avvenuto qualcosa di irreparabile all'interno del vostro corpo*".

Esiste un fondamento alla base di questa teoria? La risposta è sicuramente sì. Tuttavia, vi è una consapevolezza importante da tenere presente: non sempre i pazienti hanno il lusso di una Golden Hour. Un paziente con una ferita penetrante al cuore può avere solo pochi minuti per ricevere l'assistenza decisiva prima che lo shock, causato dalla lesione, divenga irreversibile. L'altra faccia della medaglia è un paziente con una lenta emorragia interna dovuta a una frattura femorale isolata. Tale paziente ha a disposizione alcune ore per ricevere un trattamento definitivo.

Infatti la Golden Hour non è realmente un periodo rigido di 60 minuti, ma varia da paziente a paziente in base al tipo di lesione; per questa ragione si parla più correttamente di Golden Period (periodo d'oro). Se un paziente ferito in modo critico riesce a ottenere una terapia decisiva, cioè il controllo di emorragie e rianimazione, e ciò avviene entro il Golden Period, la probabilità di sopravvivenza aumenta notevolmente.

Non esistono chiamate, situazioni o pazienti uguali. Ciascuno richiede flessibilità dei membri del team di assistenza medica per agire e reagire alle situazioni che via via si sviluppano. Il trattamento preospedaliero del trauma deve riflettere queste eventualità. Gli obiettivi, però, non devono cambiare:

1. avere accesso al paziente,
2. identificare e trattare le lesioni che minacciano la sopravvivenza,
3. caricarlo e trasportarlo alla struttura appropriata più vicina nel minor tempo possibile.

La maggior parte delle tecniche e delle teorie discusse non è nuova e la stragrande maggioranza viene insegnata nei programmi formativi di base. Il PHTLS è differente per i seguenti aspetti:

1. fornisce le attuali pratiche basate sull'evidenza nel trattamento del paziente traumatizzato;
2. fornisce un approccio sistematico per stabilire le priorità delle cure al paziente traumatizzato che ha riportato lesioni a molteplici apparati;
3. costituisce uno schema organizzativo per gli interventi.

Il Prehospital Trauma Life Support, (PHTLS) insegna che il trattamento sanitario preospedaliero si può attuare con decisioni corrette, che conducano verso un esito favorevole, solo se questo è supportato da una buona conoscenza di base. Il fondamento del programma PHTLS è che la cura dei pazienti debba essere guidata da decisioni e non da protocolli. Questo capitolo affronta gli aspetti chiave dell'assistenza preospedaliera del paziente con trauma, riunendo tutti i concetti in un'unica visione d'insieme.

Perché il paziente traumatizzato muore

Studi che hanno analizzato le cause di morte dei pazienti con trauma presentano diversi argomenti in comune. Uno studio russo con più di 700 decessi per trauma mostra che la maggior parte dei pazienti morti rapidamente per trauma rientra in una di queste tre categorie: perdita ematica massiva (36%), gravi danni a organi vitali come il cervello (30%) e ostruzione delle vie aeree con insufficienza respiratoria acuta (25%). Uno studio pubblicato nel 2010 documenta che il 76% dei pazienti traumatizzati è deceduto a causa di traumi letali a cervello cuore o aorta. In un'analisi su 753 pazienti traumatizzati deceduti in un centro traumatologico di I livello, Ronald Stewart e alcuni collaboratori hanno osservato che il 51% dei pazienti traumatizzati muore per trauma cranico, il 21% per shock irreversibile, il 25% per grave trauma al SNC associato a shock irreversibile e il 3% per insufficienza multiorgano.

Ma che cosa è successo a questi pazienti a livello cellulare? Come discusso nel Capitolo 4, i processi metabolici del corpo umano sono resi possibili dall'energia come in una macchina e, proprio come nelle macchine, il corpo umano per generare la propria energia deve avere a disposizione del carburante. I carburanti del corpo umano sono l'ossigeno e il glucosio. Il corpo può immagazzinare il glucosio sotto forma di carboidrati complessi (glicogeno) e grassi, da usare in una fase successiva. L'ossigeno invece non può essere conservato, ma deve essere costantemente fornito alle cellule del corpo. L'aria atmosferica, contenente ossigeno, è spinta nei polmoni dall'azione del diaframma e dei muscoli intercostali. L'ossigeno si diffonde quindi attraverso le pareti alveolari e capillari, dove si lega all'emoglobina nei globuli rossi (GR) ed è trasportato ai tessuti corporei dal sistema circolatorio. In presenza di ossigeno, le cellule dei tessuti poi "bruciano" il glucosio attraverso una serie complessa di processi metabolici (glicolisi, ciclo di Krebs e trasporto degli elettroni) per produrre l'energia necessaria alle funzioni corporee. Perciò l'energia è accumulata sotto forma di adenosina trifosfato (ATP). Senza l'energia sufficiente, le attività metaboliche essenziali non possono essere svolte in modo normale e gli organi cominciano a indebolirsi.

Lo shock è visto come una mancanza di produzione di energia nel corpo. La sensibilità delle cellule alla privazione di ossigeno varia da organo a organo (Fig. 18.1). Le cellule in un organo possono essere fatalmente danneggiate, ma possono continuare a funzionare per un lasso di tempo (si veda Cap. 9 per le complicanze di uno shock prolungato). Tale morte cellulare ritardata, che conduce a insufficienza d'organo, è ciò a cui Cowley si riferiva nell'affermazione precedentemente citata. La condizione che descriveva, lo shock, conduce a morte se un paziente non è trattato prontamente. La sua definizione includeva il trasporto del paziente in sala operatoria per il controllo delle emorragie interne. Il Commettee on Trauma dell'American College of Surgeons (ACS) ha utilizzato il concetto di Golden Hour per sottolineare l'importanza di trasportare un paziente in una struttura dove sia immediatamente disponibile un trattamento adeguato nei confronti di pazienti traumatizzati.

Il Golden Period rappresenta un intervallo di tempo durante il quale lo shock si sta aggravando, ma tale condizione è quasi sempre reversibile se si ricevono cure appropriate. L'incapacità a iniziare appropriati interventi atti a migliorare l'ossigenazione e a controllare l'emorragia consente allo shock di progredire, diventando irreversibile. Nei pazienti traumatizzati, per ottenere le migliori probabilità di sopravvivenza gli interventi dovrebbero avere inizio sul campo con il trattamento medico preospedaliero e quindi continuare in pronto soccorso (PS), in sala operatoria (SO) e nell'unità di terapia intensiva (UTI). Il trauma è un "gioco di squadra". Il paziente "vince" quando tutti i membri dell'équipe traumatologica – da quelli sul campo a quelli nel centro traumatologico – collaborano per trattare quel singolo paziente.

I principi d'oro del trattamento preospedaliero del trauma

Nei precedenti capitoli sono state discusse la valutazione e il trattamento dei pazienti che hanno riportato lesioni ad apparati specifici. Malgrado questo testo presenti individualmente i diversi apparati, molti pazienti gravemente compromessi presentano danni a più apparati, da cui il termine di pazienti politraumatizzati (o con politrauma). L'assistenza preospedaliera deve riconoscere e dare priorità al trattamento dei pazienti con lesioni multiple, secondo "i principi d'oro del trattamento preospedaliero del trauma" descritti di seguito.

1. Garantire la sicurezza dei soccorritori preospedalieri e quella del paziente.

Gli operatori di soccorso preospedaliero devono rendere sicuro il luogo dell'incidente: la sicurezza rimane la loro priorità (Fig. 18.2). Questo implica non solo la sicurezza del paziente, ma anche la loro stessa sicurezza. Basandosi sulle informazioni ricevute dalla centrale operativa, potenziali minacce spesso possono essere previste prima di arrivare sul luogo. Nel caso di un incidente automobilistico (Motor Vehicle Crash, MVC), i pericoli possono includere il traffico, la presenza di materiali pericolosi, di incendi e di linee elettriche cadute; per la vittima di una sparatoria, i sanitari devono essere consapevoli che il colpevole può essere ancora in zona.

Quando si tratta di crimini violenti, gli agenti di polizia dovrebbero essere i primi a entrare in scena, rendendo la zona sicura. Un membro del personale che corre rischi inutili potrebbe diventare vittima a sua volta; così facendo, il soccorritore non può più essere di aiuto per la vittima iniziale del trauma. Tranne che in situazioni eccezionali, solamente coloro che hanno una preparazione appropriata dovrebbero occuparsi del soccorso.

Un altro aspetto essenziale della sicurezza è basato sull'uso di precauzioni standard. Il sangue e altri fluidi corporei possono trasmettere infezioni, come il virus dell'immunodeficienza (HIV) e dell'epatite B (HBV). Dovrebbe essere sempre indossato un equipaggiamento protettivo, in particolare quando ci si occupa di pazienti traumatizzati in presenza di sangue.

La sicurezza del paziente e le situazioni potenzialmente pericolose dovrebbero essere identificate. Anche se il paziente coinvolto in un incidente stradale a una prima valutazione non presenta condizioni che ne mettano in pericolo la vita, è corretto trasferirlo rapidamente se vi sono pericoli per la sua sicurezza, come il potenziale pericolo di incendio o una posizione precaria dei veicoli.

2. Valutare la situazione della scena per determinare la necessità di risorse aggiuntive.

Durante la risposta alla chiamata e immediatamente all'arrivo, bisogna effettuare una rapida valutazione per determinare la necessità di altri mezzi o di mezzi specializzati. Tra questi possiamo ricordare: ulteriori mezzi di soccorso avanzato, unità per accogliere un alto numero dei pazienti, equipaggiamenti anti-incendio, particolari squadre di soccorso tecnico, personale della compagnia elettrica, eliambulanze e ulteriori risorse sanitarie per aiutare nel triage di un gran numero di pazienti. La necessità di questi mezzi deve essere anticipata e richiesta appena possibile.

3. Riconoscere la cinematica del trauma.

Il Capitolo sulla Cinematica fornisce al lettore i fondamenti su come l'energia cinetica possa tradursi in danno al paziente traumatizzato. Quando il luogo dell'incidente e il paziente vengono raggiunti deve essere compresa la dinamica della situazione (Fig. 18.3). La conoscenza dei principi della dinamica porta a una migliore valutazione del paziente. La conoscenza di specifici schemi di lesione aiuta a prevedere il tipo di ferite e a sapere dove esaminare. La considerazione della dinamica non deve ritardare l'inizio della valutazione e della cura del paziente, ma può essere inclusa nella valutazione globale della scena e nelle domande dirette al paziente e agli astanti. Anche la cinematica può giocare un ruolo chiave nel determinare la struttura di destinazione per un particolare paziente traumatizzato (parametri dei meccanismi di lesione per il triage ai centri traumatologici). Gli aspetti chiave della dinamica osservati sul luogo dovrebbero anche essere comunicati ai medici della struttura ricevente.

4. Utilizzare la valutazione primaria per identificare le condizioni potenzialmente letali.

Il concetto centrale del programma PHTLS è l'enfasi sulla valutazione primaria adottata dalla Advanced Trauma Life Support Program for Doctors, insegnata dal Commettee on Trauma dell'ACS. Questa breve indagine permette di valutare rapidamente le funzioni vitali e di identificare le condizioni potenzialmente fatali tramite la valutazione sistematica ABCDE: (Airway, Breathing, Circulation, Disability, Expose/Environment) vie aeree, respiro, circolazione, stato neurologico ed esposizione (Fig. 18.5). Con l'approccio iniziale alla scena e quando vengono fornite le cure sul campo, il personale riceve informazioni dai vari sensi (vista, udito, odorato, tatto) che devono essere catalogate, organizzate in uno schema di priorità in base al rischio per la sopravvivenza o della perdita di un arto e utilizzate per sviluppare un piano di trattamento corretta.

La valutazione iniziale comporta una filosofia "tratta quando trovi". Quando i problemi più gravi vengono identificati, l'assistenza deve essere iniziata il prima possibile. Anche se insegnata come un processo graduale, molti aspetti della valutazione primaria possono essere eseguiti contemporaneamente. Durante il trasporto la valutazione primaria deve essere ripetuta a intervalli ragionevoli, in modo da stimare l'efficacia degli interventi e l'insorgenza di nuove problematiche.

In bambini, donne in gravidanza e anziani, le lesioni devono essere considerate

1) più gravi rispetto all'apparenza,
2) con un'influenza più profonda a livello sistemico e
3) dotate di un potenziale maggiore per produrre un rapido scompenso.

Nelle donne incinte, ci sono almeno due pazienti di cui prendersi cura – la madre e il feto – ed entrambi possono presentare ferite importanti. I meccanismi compensatori differiscono da quelli dei giovani adulti e possono non rivelare alterazioni prima che il paziente sia marcatamente compromesso.

La valutazione primaria fornisce anche un quadro per stabilire le priorità di intervento nel caso in cui ci si trovi di fronte a numerosi pazienti. Ad esempio, in un incidente con più feriti, i pazienti che hanno problemi gravi identificati con le vie aeree, la ventilazione o la perfusione vengono gestiti e trasportati prima dei pazienti che presentano soltanto livelli alterati di coscienza.

5. Fornire un appropriato trattamento alle vie aeree mantenendo la stabilizzazione della colonna cervicale.

Il controllo delle vie aeree resta la priorità principale nel trattamento dei traumatizzati gravi. Questo deve essere realizzato mantenendo la testa e il collo in una posizione neutra in asse, se indicato dal meccanismo della lesione. Tutti i soccorritori preospedalieri devono essere in grado di realizzare con facilità le "tecniche di base" nel trattamento delle vie aeree: pulizia manuale delle vie aeree, manovre manuali per renderle pervie (sublussazione della mandibola e sollevamento del mento), aspirazione e uso delle cannule orofaringee e nasofaringee.

La necessità di eseguire manovre complesse o avanzate e la scelta di quali presidi utilizzare dipende dal ragionamento critico che ogni soccorritore può applicare sul singolo caso, cioè sulla base della propria esperienza, del contesto dell'intervento, delle risorse disponibili, sulle considerazioni anatomiche del caso e anche dal tempo necessario per raggiungere l'ospedale.

Per molti anni, l'intubazione endotracheale è stata considerata la tecnica standard ottimale per controllare le vie aeree di un paziente con trauma critico nel contesto preospedaliero. Questa raccomandazione, basata sugli standard ATLS, è diventata sempre più controversa a mano a mano che sono emersi i dati sul trattamento preospedaliero delle vie aeree (si veda il capitolo "Vie aeree e ventilazione"). Come discusso precedentemente, le preoccupazioni riguardo l'intubazione endotracheale comprendono: mal posizionamento non riconosciuto, abilità tecnica insufficiente dovuta alla rara effettuazione della manovra e dati conflittuali sull'esito dei pazienti sottoposti a intubazione endotracheale.

Malgrado l'esecuzione dell'intubazione sul campo sembri essere giustificata, non vi è una prova conclusiva che l'intubazione endotracheale esiti in un abbassamento della morbilità o del tasso di mortalità in pazienti traumatizzati. La necessità di trattamento avanzato delle vie aeree deve essere in equilibrio con diversi fattori, compresi l'addestramento e l'abilità dei soccorritori e la distanza dalla struttura ricevente. Diversi studi effettuati a San Diego (California) hanno dimostrato che dopo l'intubazione tracheale, era frequente l'iperventilazione del paziente, con peggioramento della prognosi e riduzione della sopravvivenza. Gli autori hanno sottolineato che non era il presidio ad essere messo in discussione, quanto a gestione postintubazione della ventilazione. In alcune circostanze, come la stretta vicinanza ad una struttura ospedaliera appropriata, la decisione più prudente può essere concentrarsi sulle tecniche essenziali di trattamento delle vie aeree e trasportare rapidamente il paziente in ospedale. La ventilazione con pallone e maschera deve essere eseguita perfettamente e con la medesima attenzione ai dettagli richiesta per l'intubazione tracheale

Se il soccorritore è addestrato in modo corretto, l'intubazione endotracheale deve essere considerata per tutti i pazienti con trauma non in grado di proteggere le loro vie aeree, inclusi quelli che hanno un punteggio GCS (Glasgow Coma Scale) di 8 o inferiore, che richiedono elevate concentrazioni di ossigeno per mantenere la saturazione di ossigeno ($SpO2$) maggiore del 95% o che richiedono ventilazione assistita a causa di una diminuzione del grado di ventilazione o del volume minuto. L'intubazione può anche essere presa in considerazione per quei pazienti con potenziale rischio per le vie aeree, come in presenza di un ematoma che si espande nel collo o di reperti che indichino ustioni delle vie aeree o polmonari. Dopo avere eseguito l'intubazione endotracheale, devono essere eseguite una combinazione di valutazioni cliniche e strumentali per confermare che il tubo tracheale sia stato posizionato in modo corretto, prima di tutte la rilevazione della capnometria. Dopo avere spostato un paziente intubato, il corretto posizionamento del tubo tracheale deve essere sempre ricontrollato.

Quando l'intubazione è indicata ma non eseguibile, ci sono diverse opzioni alternative (si veda "Algoritmo per il trattamento delle vie aeree", nel capitolo 8). La ventilazione può essere eseguita utilizzando le sole tecniche fondamentali o può essere tentata con un tubo a due lumi o presidi extraglottici come la maschera laringea. Qualora non venga raggiunta una sufficiente ventilazione, si possono effettuare ulteriori tentativi d'intubazione utilizzando la tecnica retrograda o digitale. Se ancora non è possibile ventilare il paziente, l'esecuzione di una critotiroidotomia diventa una opzione accettabile.

6. Supportare la ventilazione e somministrare ossigeno per mantenere una SpO_2 superiore al 95%.

La valutazione e il trattamento della ventilazione sono aspetti chiave nel trattamento dei pazienti con lesioni critiche. La normale frequenza respiratoria del paziente adulto è di 12-20 atti al minuto. Una frequenza inferiore spesso interferisce significativamente con la capacità di ossigenare i globuli rossi che passano nei capillari polmonari e di rimuovere l'anidride carbonica (CO_2) prodotta dai tessuti. Questi pazienti bradipnoici necessitano di ventilazione assistita o sostitutiva con un dispositivo pallone-maschera collegato a ossigeno supplementare (FiO_2 >0,85).

Quando i pazienti sono tachipnoici (frequenza respiratoria >20 atti/min nell'adulto), deve essere stimata la ventilazione al minuto (volume corrente moltiplicato per la frequenza respiratoria). Per un paziente con una diminuzione significativa del volume minuto (ventilazione rapida e superficiale), gli atti respiratori dovrebbero essere assistiti con un dispositivo pallone-maschera collegato a ossigeno supplementare (FiO_2 >0,85).

Se disponibile, il monitoraggio della CO_2 di fine espirazione ($ETCO_2$) può rivelarsi utile per assicurare una sufficiente ventilazione di supporto. Un'improvvisa riduzione dell'$ETCO_2$ può essere indice di dislocamento del tubo endotracheale o di un'improvvisa diminuzione nella perfusione (ipotensione profonda o arresto cardiopolmonare).

Ossigeno supplementare viene somministrato a ogni paziente traumatizzato con evidenti o sospette alterazioni potenzialmente letali. Se disponibile, la pulsossimetria può essere usata per misurare la somministrazione di ossigeno per mantenere la SpO_2 >95% (a livello del mare). Se esistono dubbi circa l'accuratezza delle misurazioni del pulsossimetro o se questa tecnologia non è disponibile, l'ossigeno può essere somministrato attraverso una maschera unidirezionale con reservoir ai pazienti che respirano spontaneamente o con un dispositivo pallone-maschera connesso a ossigeno (FiO_2 >0,85) per quei pazienti che ricevono ventilazione assistita o sostitutiva.

In caso di ventilazione a pressione positiva mediante pallone, bisogna evitare di sottoporre il paziente a iperventilazione, che in caso di trauma cranico senza segni clinici di erniazione può tradursi in una eccessiva vasocostrizione cerebrale e quindi in un peggioramento delle condizioni del paziente.

7. Controllare qualsiasi emorragia esterna significativa.

Nel paziente con trauma, un'emorragia esterna significativa richiede un'attenzione immediata. Poiché il sangue non è disponibile per la somministrazione nella fase preospedaliera, il controllo delle emorragie diventa un problema serio per i soccorritori che devono mantenere un numero sufficiente di GR circolanti: *ogni globulo rosso conta*. Le ferite agli arti e al cuoio capelluto (ampie lacerazioni e scalpamento), possono essere associate a perdite ematiche potenzialmente fatali.

Le emorragie più superficiali sono prontamente controllate mediante l'applicazione di pressione diretta nella sede del sanguinamento o, se le risorse sono limitate, dall'utilizzo di una fasciatura compressiva creata con garze 4×4 e bende elastiche. Per poter essere efficaci, queste medicazioni compressive con garze devono essere stipate profondamente nella ferita, in modo che la garza sia in diretto contatto con la fonte di emorragia. L'obiettivo è quello di comprimere la ferita e i vasi sanguinanti, e non solo quello di impedire che il sangue sgoccioli fuori dalla lesione. Questo viene ottenuto al megio esercitando con la mano una compressione sulle garze per 5-6 minuti, per assicurarsi che il sanguinamento si sia arrestato. Attenzione ai pazienti che assumono anticoagulanti, per i quali può essere necessario molto più tempo di compressione.

Se la pressione diretta o la fasciatura compressiva non riescono a controllare l'emorragia esterna a un arto, il personale paramedico può considerare l'applicazione di un laccio emostatico (tourniquet). L'uso diffuso in ambito militare di questi dispositivi (in Iraq e in Afghanistan) ne ha dimostrato la sua ampia efficacia con minime complicazioni. In qualche caso un singolo tourniquet può non essere sufficiente a comprimere una grossa arteria a ad arrestare l'emorragia. In quel caso può essere indicato posizionarne un secondo in sede più prossimale.

Per le emorragie esterne in sedi in cui non può essere applicato un tourniquet (tronco, collo, ascella o inguine) si deve pensare ad utilizzare un agente emostatico topico che verrà stipato nella ferita e mantenuto compresso in sede per almeno 3 minuti.

In un paziente in evidente stato di shock da emorragia esterna, le misure di rianimazione (ad es., somministrazione di liquidi EV) devono essere evitate prima di aver adeguatamente controllato il sanguinamento. *Il tentativo di rianimazione non potrà mai andare a buon fine se c'è un'emorragia esterna in corso.*

Il controllo dell'emorragia esterna e il riconoscimento di una sospetta emorragia interna, combinate a un trasporto rapido alla più vicina struttura ospedaliera idonea, rappresentano un'eventualità in cui gli operatori di primo soccorso possono avere un ruolo significativo nel salvare molte vite.

8. Fornire una terapia di base per lo shock, incluso il ripristino e il mantenimento della normale temperatura corporea e l'appropriata immobilizzazione delle lesioni muscolo-scheletriche.

Al termine della valutazione primaria, il corpo del paziente viene scoperto in modo tale da permettere al personale di soccorso di esaminarlo per la presenza di ulteriori lesioni che ne minaccino la sopravvivenza. Dopo questa operazione, il paziente deve essere ricoperto di nuovo, poiché l'ipotermia può essere fatale per un soggetto traumatizzato in condizioni critiche. Il paziente in stato di shock è già compromesso da una marcata diminuzione nella produzione di energia per una insufficiente perfusione tessutale diffusa. Permettere una ulteriore riduzione della temperatura per una esposizione del corpo non necessaria all'ambiente esterno avrà un impatto negativo sulla condizione del paziente. La *Triade Letale* di ipotermia, acidosi e coagulopatia sono tutti sintomi di una ridotta produzione di energia e di metabolismo anaerobio. Un paziente freddo, che brivida ha già iniziato il suo viaggio verso la morte. Una temperatura dell'ambulanza confortevole per il soccorritore, che è completamente vestito con la sua divisa, probabilmente risulta troppo fredda per un paziente in shock.

L'ipotermia grave può peggiorare se non viene mantenuta la temperatura corporea del paziente. L'ipotermia altera drasticamente la capacità del sistema coagulativo del corpo di realizzare l'emostasi. Il sangue coagula come risultato di una complessa serie di reazioni enzimatiche che portano alla formazione di una matrice di fibrina che intrappola i GR e contiene l'emorragia. Questi enzimi sono attivi in un range di temperatura molto ristretto. Un calo della temperatura corporea sotto i 35 °C può contribuire significativamente allo sviluppo di una coagulopatia. Per questo motivo è importante mantenere e ripristinare la temperatura corporea con l'utilizzo di coperte e garantendo un ambiente riscaldato all'interno dell'ambulanza.

Quando si verifica la frattura di ossa lunghe, spesso subiscono lacerazione anche la muscolatura che le circonda e il tessuto connettivo. Questi danni tessutali, insieme al sanguinamento delle estremità dei segmenti ossei interessati dalla frattura, possono portare a un'emorragia interna grave. Tali perdite ematiche possono variare da circa 500 mL in caso di frattura dell'omero, fino 1-2 L da una singola frattura femorale. Una scorretta manipolazione degli arti fratturati può peggiorare il danno tessutale e aggravare l'emorragia. L'immobilizzazione aiuta a ridurre l'ulteriore perdita di sangue nei tessuti circostanti, e quindi a preservare i GR circolanti per il trasporto di ossigeno.

Oltre che per ridurre il dolore, le estremità fratturate vengono immobilizzate anche per questa ragione.

In soggetti traumatizzati in condizioni critiche, non c'è il tempo per immobilizzare ogni singola frattura. Piuttosto si bloccheranno tutte le fratture in una posizione anatomica utilizzando una tavola spinale, diminuendo così l'emorragia interna. Una possibile eccezione a questo è la frattura diafisaria del femore. A causa dello spasmo, infatti, i potenti muscoli della coscia si contraggono, provocando la sovrapposizione dei monconi ossei e causando quindi ulteriore danno ai tessuti. Questi tipi di fratture vengono gestiti meglio mediante l'uso di una immobilizzazione in trazione (mediante dei *traction splint*), qualora il tempo ne consenta l'applicazione durante il trasporto. Nella stragrande maggioranza dei casi di trauma, quando non vengono identificate condizioni potenzialmente letali nella valutazione primaria, ogni lesione sospetta alle estremità può e deve essere adeguatamente immobilizzata.

9. Mantenere manualmente la stabilizzazione della colonna prima che il paziente venga immobilizzato su una tavola spinale.

Quando si entra in contatto con un soggetto traumatizzato, la stabilizzazione manuale della colonna cervicale deve essere applicata e mantenuta finché il paziente (1) non venga immobilizzato su una tavola spinale o (2) non sia più ritenuta necessaria l'immobilizzazione della colonna (Fig. 18.6). Una soddisfacente immobilizzazione della colonna implica l'immobilizzazione dal capo fino alla pelvi. L'immobilizzazione non deve interferire con la capacità del paziente di aprire la bocca e non deve compromettere la funzione ventilatoria.

In un paziente con trauma chiuso, l'immobilizzazione della colonna è indicata se il soggetto presenta un livello di coscienza alterato (punteggio GCS <15), dolore al collo, sintomi neurologici o se all'esame obiettivo vengono identificati dolore spinale, alterazioni anatomiche o deficit motorio o sensitivo. Se il paziente ha subito un tipo di lesione che desta preoccupazione, l'immobilizzazione della colonna è indicata se il soggetto presenta segni di intossicazione da alcol o droghe, una lesione distraente grave o incapacità di comunicare per via dell'età o per ragioni linguistiche.

Per le vittime di traumi penetranti, l'immobilizzazione della colonna viene eseguita qualora il paziente presenti sintomi neurologici associati a una lesione della colonna vertebrale o qualora venga osservato all'esame fisico un deficit motorio o sensitivo.

Uno studio ha dimostrato la prognosi peggiore in quei pazienti vittima di trauma penetrante che ricevevano una immobilizzazione della colonna non necessaria sulla scena.

10. Per i pazienti traumatizzati con lesioni critiche, iniziare il trasporto all'ospedale idoneo più vicino quanto prima possibile dopo l'arrivo sulla scena.

Numerosi studi hanno dimostrato che ritardi nel trasporto dei pazienti traumatizzati a strutture ospedaliere attrezzate causano un aumento nei tassi di mortalità (Fig. 18.7). Sebbene il personale di soccorso sia competente per l'intubazione endotracheale, la ventilazione di supporto e la somministrazione endovenosa (EV) di fluidoterapia, i pazienti più critici sono in stato di shock emorragico e necessitano quindi di due cose che non possono essere fornite nella fase preospedaliera: (1) sangue da trasfondere e (2) controllo delle emorragie interne. Poiché il sangue umano è un prodotto deperibile, non è pratico per la somministrazione sul campo nella maggior parte dei casi. Le soluzioni cristalloidi ripristinano temporaneamente il volume intravascolare, ma non sostituiscono la capacità di trasporto dell'ossigeno dei GR persi né i fattori della coagulazione, infine si disperdono rapidamente nello spazio interstiziale. Alcuni mezzi di soccorso avanzato trasportano unità di plasma fresco in caso di trasporti prolungati. Il plasma non richiede scongelamento e può durare fino a 30 giorni senza refrigerazione. In alcune nazioni in Europa le ambulanze trasportano plasma liofilizzato, che quindi non necessita di refrigerazione e ha una emivita lunga, dopo che viene ricostituito aggiungendo cristalloidi.

Analogamente, il controllo di emorragie interne richiede quasi sempre un intervento chirurgico d'urgenza, meglio eseguito in sala operatoria. La rianimazione non può mai essere ottenuta in un paziente con emorragia interna in corso. L'obiettivo dell'operatore preospedaliero è pertanto quello di trascorrere il minor tempo possibile sulla scena dell'incidente.

Questa preoccupazione di limitare il tempo trascorso sulla scena non deve diventare un approccio "*scoop and run*" ("carica e corri") che trascura qualsiasi tentativo di risolvere i problemi principali prima del trasporto. Invece, il programma PHTLS sostiene una filosofia di "*intervento sulla scena limitato*", concentrandosi su una rapida analisi diretta a identificare le minacce per la sopravvivenza e a effettuare gli interventi che sono considerati necessari per migliorare la prognosi. Alcuni esempi includono trattamento delle vie aeree e della ventilazione, controllo delle emorragie esterne e immobilizzazione della colonna. Non si deve perdere tempo prezioso con procedure che possono essere effettuate durante il trasporto in ospedale. I pazienti che sono feriti in maniera critica (si veda Fig.17.4) dovrebbero essere trasportati entro 10 minuti dall'arrivo dei soccorsi sulla scena: i "10 minuti di platino" del Golden Period. Ragionevoli eccezioni ai 10 minuti di platino comprendono situazioni che richiedono lunghi tempi di estricazione del paziente o il tempo necessario per rendere sicura la scena dell'incidente, come la presenza di personale di polizia che deve assicurarsi che sul luogo non vi sia più alcun soggetto pericoloso.

L'ospedale *più vicino* può non essere il *più adatto* per molti pazienti traumatizzati. I pazienti che presentano alcuni parametri fisiologici, anatomici o di dinamica del trauma beneficiano del trasporto a un centro traumatologico: una struttura che ha maggiore esperienza e risorse per il trattamento dei traumi. Idealmente, i pazienti che rispondono ai criteri fisiologici, anatomici o di dinamica del trauma e quelli che si trovano in condizioni speciali dovrebbero essere trasportati direttamente a un centro traumatologico, se ve ne è uno ragionevolmente vicino (ad es. a 30 minuti di macchina). Anche gli elicotteri per il soccorso possono essere utilizzati per trasportare pazienti dalla scena dell'incidente direttamente al centro traumatologico, a condizione che il ritardo nel trasporto correlato all'attesa dell'arrivo dell'elicottero non superi il tempo del trasporto su terra all'ospedale più vicino, nel caso non vi sia a disposizione un centro traumatologico.

Così, ogni comunità, attraverso il consenso di chirurghi, medici d'emergenza e personale preospedaliero, deve decidere dove devono essere trasportati questi pazienti traumatizzati. Queste decisioni dovrebbero essere incorporate nei protocolli che stabiliscono la migliore struttura di destinazione: la più vicina e la più adatta. In alcune situazioni è opportuno non considerare gli ospedali privi di strutture per trattare i traumi a favore di un centro traumatologico attrezzato. Anche se questo causa un moderato aumento del tempo di trasporto, il tempo totale per arrivare al trattamento definitivo è più breve. Idealmente, nelle zone urbane, un paziente con lesioni critiche giunge a un centro traumatologico in 25-30 minuti dal momento della lesione.

L'ospedale deve lavorare con la stessa efficienza per continuare la rianimazione e, se necessario, trasportare velocemente il paziente in sala operatoria (tutto entro il Golden Period) per controllare l'emorragia e impedire che uno shock divenga irreversibile.

11. Iniziare l'infusione endovenosa di liquidi riscaldati durante il trasporto in ospedale.

L'inizio del trasporto di un soggetto traumatizzato in condizioni critiche non dovrebbe mai essere ritardato semplicemente per inserire un catetere EV e somministrare liquidi. Pur sostituendo il volume ematico perduto e migliorando la perfusione, le soluzioni cristalloidi non trasportano ossigeno. Inoltre, ristabilire la normale pressione arteriosa può causare ulteriore emorragia per la rottura del coagulo nei vasi sanguigni danneggiati dove inizia la coagulazione.

Durante il trasporto in ospedale, gli operatori possono inserire due cateteri EV di ampio calibro e iniziare l'infusione di soluzione cristalloide riscaldata (39°C), preferibilmente Ringer lattato. La soluzione riscaldata viene somministrata per aiutare a prevenire l'ipotermia. Il volume di ripristino è personalizzato a seconda della situazione clinica e implica l'equilibrio tra il bisogno di perfusione degli organi vitali e il rischio di nuova emorragia a causa dell'aumento della pressione sanguigna (si veda Capitolo dello Shock).

Nei pazienti adulti con sospetta emorragia non controllata in torace, addome o spazio retroperitoneale, la fluidoterapia EV deve essere regolata per mantenere una pressione arteriosa media di 60-65 mmHg (PAS di 80-90 mmHg), a meno che non vi sia il sospetto di una lesione del sistema nervoso centrale (trauma encefalico o del midollo spinale); in tal caso è corretto porsi un obiettivo di pressione sanguigna sistolica di almeno 90 mmHg. Se l'emorragia viene controllata (ad es., attraverso l'applicazione di un laccio emostatico su un'estremità amputata), il liquido EV riscaldato viene fornito in modo da riportare i segni vitali ai livelli normali, a meno che il paziente sviluppi evidenze di shock ricorrente di Classe III o IV; in tal caso il liquido viene regolato a una PAM di 60-65 mmHg. Gli accessi venosi e la fluidoterapia può essere iniziata durante il trasporto o in attesa dell'arrivo di un'eliambulanza. Questa strategia non comporta un ritardo nel trasporto per iniziare il ripristino volemico.

Il personale di primo soccorso (supporto vitale di base, BLS) deve considerare un rendez-vous con un servizio di supporto vitale avanzato (ALS) (via aerea o terrestre) quando si affrontano tempi di trasporto prolungati.

12. Raccogliere l'anamnesi del paziente ed eseguire una valutazione secondaria dopo aver trattato ed escluso in modo soddisfacente i problemi immediatamente pericolosi per la vita.

Se nella valutazione primaria vengono individuate condizioni potenzialmente letali, dovrebbero essere attuati interventi chiave e il paziente preparato per il trasporto entro i *10 minuti di platino*. Viceversa, se non vengono riscontrate condizioni di rischio per la sopravvivenza, può essere effettuata una valutazione secondaria. La valutazione secondaria è un esame fisico sistematico, dalla testa ai piedi, che serve per identificare tutte le lesioni. In questa fase si ottiene anche un'anamnesi SAMPLE [symptoms (sintomi) allergies (allergie), medications (farmaci), past medical history (passata storia medica), last meal (ultimo pasto), events (eventi precedenti la lesione)].

Per i soggetti traumatizzati in condizioni critiche, una valutazione secondaria viene effettuata solo se il tempo lo permette e dopo avere adeguatamente trattato e stabilizzato il paziente. In alcune situazioni in cui il paziente si trova nelle vicinanze di una struttura ospedaliera attrezzata, la valutazione secondaria potrebbe non essere completata. Questo approccio assicura che l'attenzione del personale di soccorso sia focalizzata sui problemi più gravi che possono portare a morte se non adeguatamente trattati, e non sulle lesioni di minore gravità.

Il paziente deve essere riesaminato frequentemente poiché i soggetti che inizialmente non manifestano segni di danni gravi, possono svilupparli successivamente.

13. Fornire una adeguata analgesia.

Il paziente vittima di trauma grave può provare molto dolore. E' corretto provvedere ad una buona copertura analgesica a meno che non sia controindicato dal qualche condizione particolare, quale ad esempio una grave ipotensione, che porrebbe essere peggiorata dalla somministrazione di alcuni farmaci analgesici.

Vi era una volta la convinzione che somministrare analgesici al paziente avrebbe mascherato i sintomi e limitato le capacità del trauma team di valutare adeguatamente il paziente una volta giunto in ospedale. Numerosi studi hanno dimostrato che questo non è vero. I pazienti non devono soffrire durante il trasporto e quindi i soccorritori devono prodigarsi per alleviare questi dolori.

14. Fornire alla struttura ricevente una comunicazione completa e accurata riguardo il paziente e le circostanze del trauma.

La comunicazione riguardo un paziente traumatizzato coinvolge tre componenti:

1) allertamento prima dell'arrivo;
2) rapporto verbale all'arrivo; e
3) documentazione scritta dell'intervento sulla scheda di assistenza preospedaliera.

L'assistenza al paziente traumatizzato è un lavoro di squadra. La risposta a un paziente critico incomincia con il soccorritore preospedaliero e continua nell'ospedale. Pertanto, trasmettere le informazioni dal contesto preospedaliero a quello intraospedaliero permette una notificazione e mobilizzazione di appropriate risorse ospedaliere per assicurare una ricezione ottimale del paziente nella struttura ricevente. Poi, all'arrivo in ospedale, idealmente un centro traumatologico per i pazienti più gravi, il soccorritore preospedaliero deve trasmettere a coloro che si fanno carico del paziente un rapporto verbale. Questo rapporto dovrebbe essere succinto e accurato e dovrebbe servire a informare il personale ricevente su:

- le condizioni di presentazione del paziente,
- sulla dinamica della lesione,
- sui reperti clinici,
- sugli interventi effettuati e
- sulla risposta del paziente agli interventi.

Grazie alla loro possibilità di intervistare familiari e astanti e poiché lo stato mentale del paziente può peggiorare durante il trasporto, i soccorritori preospedalieri possono possedere delle informazioni chiave essenziali per la valutazione e il trattamento del paziente che il personale ospedaliero può non essere in grado di appurare. La comunicazione diretta tra i professionisti sanitari durante il passaggio del paziente assicura continuità nella cura.

Dopo aver completato i doveri di assistenza al paziente, il soccorritore preospedaliero completa una scheda di assistenza preospedaliera (APO). Come altri documenti medici, la scheda APO funge da registrazione organizzata dell'intervento sul paziente specifico. Una APO comprende tutte le informazioni importanti raccolte dal paziente, dai familiari o dagli astanti, nonché i reperti identificati all'esame fisico. Inoltre, gli interventi realizzati vengono elencati assieme ai cambiamenti nella condizione del paziente notati durante la valutazione in corso.

Benché esistano diverse modalità e tipologie di schede, tutte quante devono servire a "dipingere un quadro" per chi riceve il paziente sulle condizioni del paziente e fornire la cronologia degli interventi. Le schede devono essere accuratamente compilate perché sono documenti medico-legali e forniscono informazioni cruciali che sono incluse nei registri degli ospedali traumatologici e possono essere utilizzati per la ricerca.

15. Soprattutto, non nuocere.

Il principio medico che sostiene "Soprattutto, non nuocere" risale al medico greco Ippocrate ("*primum non nocere*"). Applicato al trattamento preospedaliero dei soggetti traumatizzati, questo principio può assumere molte forme: pensare a un piano alternativo per il trattamento delle vie aeree prima di iniziare una intubazione in rapida sequenza, proteggere il paziente dai detriti durante l'estricazione da un veicolo danneggiato o controllare le emorragie esterne gravi prima di iniziare il ripristino del volume ematico. Una recente esperienza ha dimostrato che il personale di soccorso è in grado di eseguire in sicurezza la maggior parte delle procedure salvavita che possono essere fornite da un centro traumatologico. Comunque, la questione di fondo del moderno soccorso preospedaliero non è "Che cosa *possono* fare i soccorritori preospedalieri per i pazienti traumatizzati in condizioni critiche?", ma piuttosto "Che cosa *devono* fare?".

Quando si occupano di un paziente che versa in condizioni critiche, gli operatori che forniscono le cure preospedaliere devono chiedersi se le loro azioni sul luogo dell'incidente e durante il trasporto apporteranno un reale beneficio al paziente. Se la risposta a questa domanda è "no" o "forse", quelle azioni dovrebbero essere sospese e deve diventare prioritario il trasporto del paziente all'ospedale più vicino. Gli interventi dovrebbero essere limitati a quelli che prevengono o trattano il peggioramento fisiologico.

L'assistenza al soggetto con trauma deve seguire un determinato schema di priorità che stabilisce un efficiente ed efficace piano d'azione, basandosi sul lasso di tempo disponibile e su qualsiasi pericolo presente sul luogo, se il paziente sopravvive (Fig. 18.8). Un appropriato intervento e la stabilizzazione dovrebbero essere integrati e coordinati tra il campo, il reparto di pronto soccorso e la sala operatoria. È essenziale che ogni operatore a ogni livello di assistenza e in ogni stadio della terapia sia in armonia con il resto del team.

Un altro importante componente del principio "soprattutto, non nuocere" riguarda la questione delle "lesioni secondarie". È ormai chiaro che la lesione si sviluppa non solo a seguito di un evento traumatico iniziale, ma anche per le conseguenze fisiologiche del trauma diretto. Specificatamente, l'ipossia, l'ipotensione e l'ipotermia producono lesione aggiuntiva all'insulto primario. L'incapacità di riconoscere questi problemi permette loro di svilupparsi durante il corso del trattamento o l'incapacità di correggerli in tempo comporta ulteriori complicanze e maggiore morbilità e mortalità.

Riguardo la questione di "non nuocere", il concetto di "danno economico" deve essere considerato in aggiunta al comune concetto di "danno fisico". Nello specifico, di regola, le case produttrici introducono nuovi farmaci e dispositivi concepiti per sostituire o migliorare le modalità esistenti di trattamento. È importante considerare un certo numero di aspetti prima di applicare nuovi trattamenti:

- Quali evidenze scientifiche supportano l'efficacia del nuovo trattamento?
- Il nuovo intervento è migliore o equivale a quelli già esistenti?
- Il costo del nuovo intervento è paragonabile a quello dell'intervento preesistente?

Come principio generale ci dovrebbero essere prove mediche convincenti che dimostrino che un nuovo intervento sia almeno altrettanto valido e preferibilmente migliore rispetto ai trattamenti esistenti, prima che esso venga formalmente accettato e applicato. Dato che il costo di un nuovo intervento spesso supera quello di un intervento esistente, l'assenza di prove che indichino la superiorità del nuovo intervento porta a costi aggiuntivi per il paziente che comporta una perdita economica.

Infine, non arrecare ulteriore danno in qualche caso vuol dire fare di meno. I pazienti traumatizzati critici che giungono a un centro traumatologico possono avere un esito peggiore se trasportati da mezzi di soccorso piuttosto che con veicoli privati. Un fattore significativo che probabilmente è responsabile dell'aumentata mortalità è l'azione del personale preospedaliero che, in perfetta buona fede, non capisce che il trauma deve essere trattato chirurgicamente; la maggior parte dei soggetti con lesioni serie necessita di intervento chirurgico immediato per poter sopravvivere. Qualsiasi cosa che ritardi l'intervento chirurgico si traduce in maggiore emorragia, maggiore shock e infine morte.

Anche con la migliore rianimazione, non tutti i pazienti traumatizzati possono essere salvati. Comunque, con l'attenzione focalizzata sulle cause di morte precoce, una percentuale maggiore di pazienti può sopravvivere, con un tasso di morbilità inferiore rispetto a quanto risulterebbe senza il beneficio di un corretto trattamento sul campo. *I principi fondamentali insegnati nel PHTLS, valutazione rapida, interventi chiave sul campo e rapido trasporto alla struttura ospedaliera attrezzata più vicina hanno dimostrato un miglioramento dei risultati nei pazienti con trauma grave.*

CAPITOLO 21
TRAUMA AMBIENTALE I: CALDO E FREDDO

INTRODUZIONE

Questo capitolo si focalizza sulle modalità di riconoscimento e trattamento delle lesioni da esposizione a temperature sia calde che fredde. Negli USA, le più significanti morbilità e mortalità connesse all'ambiente sono attribuibili a traumi da ambienti caldi.

Gli estremi ambientali di caldo o freddo hanno come esito comune lesioni gravi e anche mortali, che possono interessare molti soggetti durante i mesi estivi e invernali. È importante sottolineare che, nei pazienti traumatizzati, la mortalità aumenta significativamente quando la temperatura corporea registrata nei DEA risulta bassa (temperatura centrale < 36°) o alta (temperatura centrale > 38°). I soggetti suscettibili alle alte o alle basse temperature sono quelli molto giovani, la popolazione anziana, i disagiati sociali in aree urbane, gli individui che assumono farmaci particolari, i malati cronici e gli alcolisti. La maggior parte degli interventi dei soccorritori per lesioni da caldo o freddo negli Stati Uniti riguarda pazienti in ambiente urbano. Tuttavia, l'interesse sempre maggiore per attività amatoriali e l'avventura estrema in regioni desertiche durante i periodi con temperature elevate mette molti più soggetti a rischio di incidenti e fatalità correlati al caldo o al freddo.

Epidemiologia

Patologie da calore

Durante un periodo di 20 anni (1979-1999) negli Stati Uniti sono stati registrati 8.015 decessi correlati al caldo. In media, negli USA , ogni anno, muoiono circa 1300 persone a causa del calore. Entro la fine del secolo si pensa che il numero salirà a 4500 vittime, a causa dei cambiamenti climatici. Il calore ha causato più decessi che uragani, fulmini, tornado, inondazioni e terremoti messi insieme. Degli 8.015 morti menzionati, 3.829 (il 48%) sono correlati alle alte temperature ambientali. Questo significa una media di circa 182 morti correlate al caldo ogni anno durante i quattro mesi estivi più caldi (da maggio ad agosto). La maggiore percentuale di decessi (il 45%) si è avuta nei soggetti di 65 anni di età e più.

Inoltre, morbilità e mortalità possono essere estremamente elevate quando si verificano periodiche ondate di calore stagionali (≥3 giorni consecutivi di temperature dell'aria ≥32,2°). I Centers for Disease Control and Prevention hanno riportato un totale di 3.442 morti (1999-2003) risultanti da esposizione a calore estremo (totale annuo: 688). Su 2.239 (65%) delle morti registrate, la causa primaria è stata l'esposizione a calore eccessivo, mentre nelle restanti 1.203 (35%) l'ipertermia è stata registrata come un fattore che ha contribuito. I maschi erano il 66% delle morti e hanno superato le morti tra le donne in tutti i gruppi di età. Dei 3.401 decessi per cui erano disponibili le informazioni di età, 228 (7%) avevano meno di 15 anni; 1.810 (53%) avevano tra i 15 e i 64 anni; e 1.363 (40%) avevano 45 anni e più.

Nel luglio del 1995 si ebbe un'ondata di calore record per un periodo di 17 giorni a Chicago, Illinois. L'ufficio del Chicago Medical Examiner ha riportato 1.177 morti associate a calore durante questo breve periodo. Tali casi includevano sia i decessi in cui il calore è stato identificato come causa primaria di morte sia quelli in cui la patologia cardiovascolare era presentata come causa di morte e il caldo come un fattore concomitante. Confrontato con lo stesso periodo nel 1994, questo rappresentava un incremento delle morti da caldo dell'84%. Di questi 1.177 casi, il caldo è stato la causa primaria di morte in 465 (39,5%).

Patologie da freddo

Condizioni meteorologiche di freddo moderato e intenso causano una media di 689 morti per anno negli USA. Quasi la metà di queste morti è avvenuta in persone di 65 anni di età o più anziane. La morte da ipotermia si è verificata circa 2,5 volte più frequentemente negli uomini che nelle donne. L'incidenza di decessi da ipotermia aumenta progressivamente con l'età ed è tre volte più elevata nei maschi che nelle femmine dopo l'età di 15 anni. Dal 1999 al 2011, il CDC riporta una media di 1301 morti per anno a causa dell'esposizione al freddo negli USA, di cui il 67% erano maschi e il 51% erano di età superiore ai 65 anni. I principali fattori contributivi all'ipotermia accidentale sono povertà urbana, assunzione di alcol, malnutrizione ed età (molto giovani, anziani).

L'ipotermia non solo avviene in condizioni associate al clima fresco e/o freddo, ma in tutte le situazioni in cui il corpo può disperdere calore, come, ad esempio, un anziano allettato esposto a un'eccessiva aria condizionata, a causa delle sue limitate risorse fisiche di adattamento ambientale, oppure a nuotatori e tuffatori esposti, d'estate, ad acqua fredda per periodi prolungati. Possiamo affermare quindi, che l'ipotermia non è solo una patologia specifica dei climi freddi.

Anatomia

La pelle

La cute, l'organo più esteso del corpo, si interfaccia con l'ambiente esterno e serve da strato di protezione. Essa previene l'invasione di microrganismi, mantiene l'equilibrio idrico e regola la temperatura. La cute è formata da tre strati di tessuto: epidermide, derma e tessuto sottocutaneo (Fig. 21-2). Lo strato più esterno, chiamato epidermide, o strato corneo, è costituito esclusivamente da cellule epiteliali, senza vasi sanguigni. Sottostante all'epidermide, vi è il derma più spesso. Il derma, o strato cutaneo profondo, è 20-30 volte più spesso dell'epidermide. Il derma è costituito da una struttura di tessuto connettivo che contiene vasi sanguigni, prodotti ematici, nervi, ghiandole sebacee e sudoripare. Lo strato più interno, lo strato sottocutaneo, è una combinazione di tessuti elastico e fibroso e anche di depositi adiposi e al di sotto di questo strato è situato il muscolo scheletrico. Cute, nervi, vasi sanguigni e le altre strutture anatomiche sottostanti svolgono un ruolo essenziale nel regolare la temperatura corporea.

Fisiologia

Termoregolazione ed equilibrio termico

Gli esseri umani sono considerati **omeotermi**, o animali a sangue caldo. Una delle caratteristiche chiave degli omeotermi è il fatto che sono in grado di regolare la propria temperatura corporea interna indipendentemente dalle temperature ambientali variabili.

Il corpo è essenzialmente suddiviso in un nucleo centrale più caldo (che include il cervello e gli organi toracici e addominali) ed uno strato più esterno costituito da cute e sottocute, con funzioni di guscio. Il guscio esterno gioca un ruolo fondamentale nel mantenimento della temperatura centrale. La temperatura centrale è regolata da un equilibrio di meccanismi di produzione e dispersione del calore. Le temperature sulla superficie cutanea e lo spessore del guscio dipendono dalla temperatura ambientale, così il guscio diviene più spesso a temperature più fredde e più sottile a temperature più calde in base al sangue dirottato da o verso la cute, rispettivamente. Questo guscio, o tessuto d'isolamento, indotto dalla vasocostrizione, equivale, come protezione esterna, a un abito da lavoro leggero.

La produzione metabolica di calore varia in base ai livelli d'attività. Indipendentemente dalla variazione esterna della temperatura, il corpo, normalmente, funziona entro uno stretto range di temperature, noto come metabolismo omeostatico, di circa 0,6 gradi in più o in meno di 37°C La normale temperatura corporea è mantenuta in uno stretto range da meccanismi omeostatici regolati nell'ipotalamo, situato nel cervello. L'ipotalamo è conosciuto come il centro termoregolatore e funziona come termostato corporeo a controllo neurologico e regolazione ormonale della temperatura corporea. Come osservato nei precedenti capitoli, un trauma cerebrale può ledere l'ipotalamo che a sua volta causa uno squilibrio nella regolazione della temperatura corporea.

L'uomo ha due sistemi per regolare la temperatura corporea: regolazione comportamentale e termoregolazione fisiologica. La regolazione comportamentale è controllata dalla sensazione e dal comfort termico individuale e la caratteristica distintiva è lo sforzo cosciente di ridurre il disagio termico (ad es., mettere altri indumenti, ripararsi dal freddo). Il processo di feedback sensoriale al cervello dell'informazione termica nella termoregolazione comportamentale non è ben chiarito, ma il feedback di sensazione e comfort termico risponde più velocemente delle risposte fisiologiche ai cambiamenti di temperatura ambientale.

Produzione di calore ed equilibrio termico

Il tasso di metabolismo basale è il calore prodotto soprattutto come sottoprodotto del metabolismo, principalmente dai grandi organi centrali e dalla contrazione dei muscoli scheletrici. Il calore generato è trasferito in tutto il corpo dal sangue nel sistema circolatorio. Il trasferimento e la dispersione di calore dal corpo da parte del sistema cardiopolmonare sono importanti nella valutazione e nel trattamento delle patologie da calore, come si vedrà in seguito. Il brivido aumenta il tasso metabolico incrementando la tensione muscolare, che conduce a ripetuti episodi di contrazione e rilasciamento muscolare. Esistono alcune differenze individuali, anche se tipicamente il brivido inizia quando la temperatura centrale è compresa tra i 34,4-36°C e continua fino a che la temperatura scende a 31°C. Con il brivido massimo, la produzione di calore è aumentata da cinque a sei volte i valori di riposo.

I sistemi di termoregolazione fisiologica che controllano la produzione di calore e le risposte di perdita di calore sono ben documentati.

I due principi della termoregolazione sono le chiavi per comprendere come l'organismo regola la temperatura interna: gradiente termico ed equilibrio termico. Il gradiente termico rappresenta la differenza di temperatura (temperatura alta vs bassa) tra due oggetti. L'equilibrio termico è il trasferimento di calore da un oggetto più caldo a uno più freddo nel tentativo di creare una temperatura uguale tra i due.

Quando la temperatura corporea aumenta, la normale risposta fisiologica è aumentare il flusso ematico cutaneo e dare avvio alla sudorazione. La maggior parte del calore corporeo è trasferito all'ambiente sulla superficie cutanea per conduzione, convezione, irradiamento ed evaporazione, come si vedrà in seguito. Dato che il calore è trasferito da un corpo a temperatura maggiore a quello a temperatura inferiore, il corpo umano può guadagnare calore per irradiamento e conduzione in condizioni di tempo caldo.

I metodi per mantenere e disperdere il calore corporeo sono concetti importanti per il personale di soccorso preospedaliero che deve comprendere in che modo il caldo o il freddo sono trasferiti al e dal corpo, in modo da trattare con efficacia un paziente che sia in ipertermia o in ipotermia (Fig. 21-3).

- L'irradiamento è la perdita o l'incremento di calore in forma di energia elettromagnetica; è il trasferimento di energia da un oggetto caldo a uno più freddo. L'irradiamento non utilizza una fonte intermedia come aria o acqua. Il sole riscalda la terra attraverso lo spazio con questo metodo di trasferimento di energia. Un paziente con patologia da calore può acquisire calore corporeo addizionale dal terreno caldo o direttamente dal sole. Queste sorgenti di calore aumentano la temperatura del corpo e ostacolano gli artifici per raffreddare il paziente, finché il personale di soccorso preospedaliero non elimina queste fonti di calore radiante mentre valutano e trattano il paziente.

- La conduzione è il trasferimento di calore tra due oggetti a diretto contatto tra loro, come un paziente che giace su di un piano gelido dopo una caduta. Il paziente, in genere, perde calore più velocemente quando giace su un terreno freddo che non se esposto ad aria fredda. Perciò, a basse temperature, il personale di soccorso preospedaliero deve sollevare il paziente dal suolo, piuttosto che coprirlo con una coperta.
- La convezione è il trasferimento di calore da un oggetto solido a un mezzo che si muove attraverso di esso. Le correnti d'aria e di acqua sono i due mezzi generalmente considerati nella perdita convettiva di calore, perché entrano in contatto con il corpo umano. Il movimento di aria o di acqua fredde, attraverso la cute più calda, provoca l'eliminazione continua di calore. Inoltre, un paziente perderà calore corporeo 25 volte più velocemente in acqua che in aria, ad eguale temperatura, quindi, è importante mantenere il paziente asciutto e rimuovere gli indumenti bagnati a temperature medio-fredde. Una muta da subacqueo aiuta a ridurre al minimo la perdita di calore corporeo per convezione durante le immersioni in acqua più fredda della temperatura corporea. Quando i soccorritori preospedalieri devono trattare con efficacia un paziente con patologia da calore, utilizzano il principio della perdita convettiva, umidificando e areando il paziente per disperdere velocemente calore corporeo.
- L'evaporazione di sudore da liquido a vapore è un metodo estremamente efficace di perdere calore dal corpo e dipende dall'umidità relativa o dall'umidità dell'aria. Il livello basale di acqua e di concomitante dispersione termica da aria espirata, cute e mucose è chiamato perdita insensibile ed è dovuto a evaporazione. Questa perdita insensibile è normalmente circa il 10% della produzione basale di calore, ma, quando la temperatura corporea aumenta, tale processo diventa più attivo (sensibile) e si produce sudore. Unite, la convezione e l'evaporazione, sono i più importanti metodi di raffreddamento, poiché sono regolati dai sistemi fisiologici del controllo della temperatura corporea.

Incrementi (ipertermia) e riduzioni (ipotermia) della temperatura corporea oltre il range di omeostasi (37 ± 0,6°C) possono dipendere da differenti cause interne ed esterne e tornano alle temperature di omeostasi senza complicazioni. L'ipertermia si verifica principalmente in tre possibili modi:

- come normale risposta a uno sforzo sostenuto, in cui il calore prodotto innalza la temperatura interna, ed è lo stimolo per le risposte di dispersione di calore (ad esempio sudorazione, aumento del flusso sanguigno nella pelle);
- quando la somma di produzione di calore e di calore ricavato dall'ambiente è maggiore la capacità di dispersione di calore dal corpo;
- dalla febbre.

Diversamente dalle prime due modalità, la febbre solitamente si manifesta in risposta a infiammazione a causa del cambiamento nella soglia di termoregolazione ed il corpo risponde innalzando la temperatura corporea a un valore più alto (38-41°C). La produzione di calore aumenta solo temporaneamente per raggiungere una nuova soglia di temperatura, nel tentativo di creare un ambiente meno ospitale per l'infezione invasiva.

Omeostasi

Tutte queste strutture anatomiche e sistemi fisiologici sono interagenti, così che il corpo funzioni correttamente quando esposto a variazioni di temperatura. Il corpo è in un costante stato di feedback neurologico dalle regioni periferiche e interne al centro termoregolatore e ad altre regioni nel cervello, tutto nel tentativo di mantenere condizioni interne costanti, stabili, in altre parole l'omeostasi dell'organismo. Alle volte, tuttavia, questo non si verifica. Ad esempio, quando avviene uno squilibrio negli adattamenti cardiovascolari e termoregolatori per eliminare un eccessivo calore corporeo, un risultato è la perdita di eccessivo liquido corporeo attraverso la sudorazione, che provoca una disidratazione acuta, e può portare a segni e sintomi di patologia da calore.

Fattori di rischio nelle patologie da calore

Molti studi nell'uomo hanno dimostrato grandi differenze individuali nella tolleranza agli ambienti caldi. Queste differenze possono essere parzialmente spiegate sia da caratteristiche fisiche sia da condizioni mediche associate a un aumentato rischio di patologie da calore (Fig. 21-4). È importante rendersi conto che ogni situazione in cui la produzione di calore supera la capacità del corpo di dissipare calore può portare a trauma da calore.

I fattori chiave che contribuiscono al manifestarsi della patologia da calore sono il consumo di alcol, farmaci, disidratazione, indice di massa corporea alto, obesità, dieta impropria, abbigliamento non adeguato, scarsa forma fisica, perdita di sonno, estremi di età, malattia cardiovascolare, lesioni cutanee, precedenti patologie associate a calore, anemia falciforme, ustione solare, malattia virale ed esercizio fisico durante le ore più calde della giornata. Le condizioni transitorie sono quelle che colpiscono gli individui che partono in aereo da climi più freddi e che all'arrivo non sono acclimatati al clima più caldo. Altri fattori temporanei che mettono i soggetti a rischio di patologie da calore sono malattie comuni, come raffreddore e altre condizioni che causano febbre, vomito e diarrea, insieme con lo scarso apporto alimentare e liquido.

I fattori considerati come condizioni croniche che mettono i soggetti a rischio maggiore di patologie da calore sono la forma fisica, la taglia corporea, l'età, la condizione medica e i farmaci.

Forma fisica e indice di massa corporea

Scarsi livelli di efficienza fisica per fattori genetici o sedentarietà con inadeguata attività fisica giornaliera potranno ridurre la tolleranza all'esposizione al calore. Essere fisicamente in forma fornisce una riserva cardiovascolare per mantenere la gittata cardiaca necessaria a sostenere la termoregolazione. Gli individui sovrappeso hanno una normale risposta vasodilatatoria cutanea e di produzione di sudore all'esposizione al calore, ma la combinazione di scarsa forma fisica, mancanza di acclimatamento al calore ed eccessivo peso corporeo (indice di massa corporea più elevato) aumenta il costo energetico del movimento e li mette a rischio maggiore di patologie da calore.

Età

La capacità termoregolatoria e la tolleranza al calore diminuiscono con l'età, specialmente negli individui con più di 65 anni. Tuttavia, questa condizione può essere migliorata mantenendo un basso peso corporeo e un alto livello di forma fisica.

Occorre considerare che nei bambini e lattanti, a causa della sproporzione tra massa corporea e superficie cutanea, rispetto agli adulti, vi è un maggiore rischio di patologia da calore. Inoltre, a causa del loro centro di termoregolazione immaturo, vi è una ridotta tolleranza all'esposizione al calore.

Sesso

Una convinzione durata molto a lungo era che le donne fossero meno tolleranti al calore rispetto agli uomini. Anche se erano state riportate ampie variazioni, queste differenze risultavano da donne che erano meno fisicamente in forma ed erano meno esposte al calore in confronto a uomini in condizioni di completo acclimatamento al calore. Studi più recenti hanno verificato che, a parità di forma fisica e acclimatamento al calore, le donne dimostrano un'eguale tolleranza al lavoro al caldo ed anzi, in alcuni studi, sembra che tollerino il calore più degli uomini.

Condizioni cliniche

Condizioni cliniche che possono incrementare il rischio di intolleranza al caldo e di patologie da calore sono il diabete mellito, le patologie tiroidee e quelle renali. Le patologie cardiovascolari e i problemi circolatori che aumentano il flusso ematico cutaneo e il fabbisogno circolatorio sono aggravati dall'esposizione al caldo. Una forma leggera di patologia da calore osservata nei soggetti è la "miliaria rubra" (detta anche sudamina) ed è stato dimostrato che è causa di ridotta tolleranza al calore.

Farmaci

L'uso di farmaci specifici o di farmaci da banco può mettere i soggetti a rischio maggiore di patologie da calore (Fig. 21-4). Certi farmaci possono incrementare la produzione metabolica di calore, sopprimere il raffreddamento del corpo, ridurre la riserva cardiaca e alterare l'equilibrio renale idrico ed elettrolitico. Farmaci sedativi e narcotici influenzano lo stato mentale e possono influenzare la capacità di ragionare e di giudizio, sopprimendo la capacità decisionale quando il soggetto è esposto al caldo.

Disidratazione

L'acqua corporea è la più ampia componente del corpo umano: rappresenta il 45-70% del peso corporeo. Ad esempio, un uomo di 75 kg contiene circa 45 L di acqua, in altre parole il 60% del peso corporeo Le variazioni eccessive del bilancio normale dell'acqua corporea (euidratazione) provocate sia da sovra consumo di acqua (iperidratazione; si veda il paragrafo sull'iponatriemia) sia da perdita di liquidi (causa di disidratazione acuta) altera l'omeostasi, producendo segni e sintomi specifici. La disidratazione acuta può essere un risultato grave dell'esposizione sia al caldo sia al freddo, ma si osserva anche come pericoloso effetto collaterale di diarrea, vomito e febbre.

La disidratazione è un reperto comune in molti casi di patologie da calore protratte per molti giorni, come si osserva negli anziani o durante attività fisiche, come negli atleti che sudano profusamente. Generalmente questi individui non assumono liquidi o ne consumano pochi durante le attività quotidiane, senza rimpiazzare l'acqua corporea depleta. I bambini e i soggetti d'età superiore a 65 anni sono particolarmente sensibili alla disidratazione.

L'acqua corporea viene persa ogni giorno attraverso sudore, lacrime, urine e feci. Normalmente bere liquidi e mangiare cibi che contengono acqua reintegra l'acqua corporea. La disidratazione avviene quando un soggetto si ammala con febbre, diarrea o vomito, o quando viene esposto al calore. A volte i farmaci che fanno perdere liquidi ed elettroliti corporei, come i diuretici, possono causare disidratazione.

Durante l'esposizione al calore, l'acqua corporea viene persa soprattutto come sudore. Gli individui possono sudare 0,8-1,4 L/ora ed è stato riportato che alcuni atleti professionisti acclimatati al caldo possono perdere fino a 3,7 L/ora durante la competizione in ambiente caldo. La chiave per evitare l'insorgenza di malattie da calore è mantenere l'equilibrio idrico corporeo e di ridurre al minimo la disidratazione nelle attività quotidiane, in particolare durante qualsiasi attività fisica in moderata o elevata esposizione al calore. Gli individui normalmente non percepiscono la sete sino a un deficit da sudorazione di circa il 2% del peso corporeo. Pertanto, la sete fornisce uno scarso indicatore del fabbisogno d'acqua corporea a riposo o nell'attività fisica.

Con livelli lievi o modesti di disidratazione acuta (2-6% del peso corporeo), i soggetti lamentano stanchezza, diminuita tolleranza al calore e deterioramento cognitivo, insieme con riduzione della potenza e della capacità fisica aerobica.

Senza una qualche forma di linee guida per idratare i soggetti con un'adeguata quantità di liquidi, da consumare in un'ora in caso di media o elevata esposizione al calore (si veda "Prevenzione delle patologie da calore"), le persone berranno costantemente meno liquidi e resteranno disidratate dell'1-2% circa del peso corporeo. Il sottoconsumo di liquidi per ripristinare il normale equilibrio idrico è noto come disidratazione "volontaria".

Quando i soggetti sono incoraggiati ad assumere liquidi frequentemente nel corso dell'esposizione al calore, la percentuale con cui i liquidi possono essere reintegrati per bocca è limitata dalla velocità di svuotamento gastrico e dalla velocità di assorbimento dei liquidi nell'intestino tenue· I liquidi lasciano lo stomaco a una velocità massima che va da 1 a 1,2 L/ora per passare nell'intestino tenue, dove l'assorbimento avviene nel torrente circolatorio· Lo svuotamento dallo stomaco all'intestino tenue, quando si realizza assorbimento nel flusso sanguigno, raggiunge un tasso massimo di circa 1-1,2 L/ora. Inoltre, la velocità di svuotamento gastrico è ridotta approssimativamente del 20-25% quando la perdita di peso da sudore provoca una disidratazione del 5% del peso corporeo totale (ad es., 5% di un uomo di 100 kg = 5 kg di perdita di peso).

Il messaggio importante è che una volta che la disidratazione avviene, diventa più impegnativo reidratare adeguatamente il soggetto con liquidi per via orale. Inoltre, una somministrazione orale di liquidi può portare a nausea e vomito, acuendo così il problema della disidratazione. La chiave per minimizzare la disidratazione durante l'esposizione al caldo è di cominciare ad assumere liquidi prima dell'esposizione e di mantenere un frequente apporto di liquidi durante e dopo l'esposizione al calore. Lo scopo dell'idratazione orale durante l'attività fisica è prevenire l'eccessiva disidratazione (>2% perdita di peso corporeo) ed eccessivi cambiamenti elettrolitici (ad es., sodio, potassio e cloruro).

Segni e sintomi della disidratazione

Quelli che seguono sono i segni più frequenti di disidratazione in lattanti, bambini e adulti, sebbene ogni individuo possa accusare i sintomi differentemente:

- diuresi meno frequente e urina di colore scuro;
- sete;
- cute secca;
- affaticamento;
- poca lucidità;
- cefalea;
- vertigini;
- confusione;
- bocca e mucose secche;
- frequenze cardiaca e respiratoria aumentate.

Nei lattanti e nei bambini altri sintomi possono essere i seguenti:

- bocca e lingua secca;
- nessuna lacrima durante il pianto;
- pannolini non bagnati per più di 3 ore;
- addome, occhi o guance infossati;
- febbre alta;
- apatia;
- irritabilità

- cute che non si ridistende quando viene pizzicata e rilasciata .

Lesioni da Calore

I disturbi da calore possono variare da minimi a gravi nei pazienti con patologia da caldo. È importante notare che i soccorritori possono, o meno, vedere una progressione di segni e sintomi, a cominciare da una sindrome minore (ad esempio, crampi da calore) e poi, a mano a mano, alla grave patologia da calore (ad es., colpo di calore classico). Nella maggior parte delle esposizioni al caldo il paziente è in grado di disperdere adeguatamente il calore corporeo interno e mantenere la temperatura interna nel range normale. Tuttavia, quando le condizioni correlate al calore portano a una chiamata per assistenza EMS, condizioni minori correlate al caldo possono essere evidenti ai soccorritori durante la valutazione del paziente, insieme a segni e sintomi di grave patologia da calore (Fig. 21-5).

Disturbi minori da calore

I disturbi minori da calore includono miliaria, edema da calore, tetania da calore, crampi muscolari (da calore) e sincope da calore.

Non sono lesioni pericolose per la vita, ma devono essere trattate.

Miliaria

La miliaria, anche nota come "prurito da calore" e miliaria rubra (o sudamina), è un'eruzione papulare rossa pruriginosa che si osserva di solito sulla cute nelle zone a contatto con indumenti costrittivi con pesante sudorazione (Fig. 21-6). Questa condizione è causata dall'infiammazione delle ghiandole sudoripare che blocca i dotti. Come risultato, le aree interessate non possono eliminare il sudore, ponendo i soggetti a rischio maggiore di patologie da calore a seconda della quantità di superficie cutanea interessata.

Trattamento: La cura è raffreddare e asciugare l'area interessata ed evitare ulteriori condizioni che possano fare sudare queste zone.

Edema da calore

L'edema da calore è un lieve edema declive di mani, piedi e caviglie osservato durante i primi stadi di acclimatamento, mentre il volume plasmatico si espande per compensare l'accresciuta necessità di flusso ematico termoregolatorio. Questa forma di edema non indica un eccessivo apporto di liquidi o di malattia cardiaca, renale o epatica. In assenza di altre patologie, questa condizione è priva di significato clinico ed è autolimitante. L'edema da calore si osserva spesso nelle donne.

Trattamento: La terapia prevede la liberazione da indumenti costringenti e il sollevamento delle gambe. I diuretici non sono indicati e possono aumentare il rischio di patologie da calore.

Tetania da calore

La tetania da calore è una condizione rara e autolimitante che può verificarsi nei pazienti gravemente esposti a condizioni di calore brevi e intense. L'iperventilazione che deriva da queste condizioni è considerata la causa principale. Possono svilupparsi alcalosi respiratoria, parestesie, spasmo carpopedale e tetania.

Trattamento: La terapia consiste nella rimozione della fonte di calore e nel controllo dell'iperventilazione. La disidratazione non è un evento frequente con queste brevi esposizioni al calore. La tetania da calore può essere osservata insieme a segni e sintomi di colpo di calore e collasso da calore.

Crampi muscolari (da calore)

I crampi muscolari da calore si manifestano a breve termine e sono contrazioni dolorose dei muscoli spesso osservate nei muscoli del polpaccio (gastrocnemio) ma anche nei muscoli volontari dell'addome e degli arti; sono comunemente osservati dopo prolungata attività fisica spesso a temperature medio-calde. Si manifestano nei soggetti durante sforzi che producono profusa sudorazione o durante la fase di recupero dallo sforzo. I muscoli lisci, del cuore, del diaframma e bulbari (muscoli deputati alla vocalizzazione, deglutizione e masticazione) non sono interessati. I crampi muscolari da calore possono verificarsi da soli o in concomitanza di collasso da calore. L'eziologia è sconosciuta, ma si ritiene che sia causata da fatica muscolare, perdita di acqua corporea e abbondante deplezione di sodio. È stato dimostrato che l'aggiunta di sali nella dieta riduce l'incidenza di crampi muscolari.

Trattamento: Il trattamento consiste in riposo in un ambiente fresco, stretching prolungato del muscolo colpito e consumazione di liquidi per via orale e alimenti che contengono cloruro di sodio (ad es., 1⁄8-1⁄4 di cucchiaino di sale aggiunto a 300-500 ml di liquidi o bevande sportive, 1-2 tavolette di sale con 300-500 ml liquidi, dadi da brodo o snack salati). Raramente sono necessari liquidi endovenosi (EV), ma i prolungati e gravi crampi muscolari possono essere eliminati rapidamente con soluzione fisiologica EV. Evitare l'uso di compresse di sale da sole, perché possono provocare distress gastrointestinale.

Sincope da calore

La sincope da calore si osserva nelle soste prolungate negli ambienti caldi ed è causata dalla bassa pressione del sangue che provoca svenimento o sensazione di svenimento o di testa vuota. Il calore provoca vasodilatazione e il sangue venoso si accumula nelle gambe, causando bassa pressione arteriosa.

Trattamento: Dopo lo spostamento in un ambiente freddo, il paziente deve riposare in posizione supina fornendogli reidratazione per via orale o EV. In caso di caduta, il paziente deve essere attentamente valutato per eventuali lesioni. I pazienti con una storia importante di disturbi cardiaci e neurologici richiedono ulteriori valutazioni della causa dell'episodio sincopale. Il monitoraggio dei segni vitali e dell'elettrocardiogramma (ECG) durante il trasporto è essenziale.

Disturbi gravi da calore

I disturbi gravi da calore includono il collasso da sforzo, il collasso da calore e il colpo di calore (forme classiche e da sforzo) e possono rappresentare un rischio per la vita, se non trattati.

Collasso da sforzo

Questo disturbo occorre quando un individuo collassa dopo uno sforzo eccessivo. Durante lo sforzo, la contrazione muscolare degli arti inferiori aiuta il ritorno del sangue venoso al cuore. Quando lo sforzo termina, come alla fine di una corsa, la contrazione muscolare che aiutava il ritorno del sangue al cuore si riduce significativamente. Questo a sua volta riduce il ritorno venoso al cuore, provocando una riduzione della portata cardiaca verso il cervello.

Valutazione: Segni e sintomi comprendono nausea, capogiri, collasso o sincope. I pazienti possono sentirsi meglio quando sono distesi ma in ortostatismo, quando tentano di stare in piedi o seduti tornano a vaneggiare (ipotensione ortostatica). La sudorazione profusa non è inusuale. La frequenza di ventilazione e del polso può essere rapida. La temperatura corporea interna del paziente può essere normale o lievemente aumentata. È difficile escludere la disidratazione, però questo tipo di collasso post sforzo non deriva dall'ipovolemia. Viceversa, il collasso che avviene durante lo sforzo necessita di una valutazione immediata delle altre cause (ad esempio, cardiovascolare).

Trattamento: Il paziente è spostato in un ambiente fresco e fatto riposare in posizione supina. La reidratazione orale o EV è fornita se necessario, in caso di disidratazione media o severa, altrimenti fornire liquidi freschi per OS. Poiché molti di questi pazienti hanno un collasso in conseguenza della diminuzione del ritorno venoso al termine dell'esercizio e non per disidratazione, si consiglia vivamente di evitare la terapia EV fino a completamento dell'ulteriore valutazione dopo riposo con le gambe sollevate e "raffreddamento". Come per qualsiasi forma di collasso, è necessaria un'ulteriore valutazione per escludere altre anomalie (ad es., iponatriemia associata a esercizio fisico, cause cardiache o neurologiche). Il monitoraggio dei segni vitali e dell'ECG durante il trasporto è essenziale per rilevare aritmie cardiache.

Collasso da calore

Il collasso da calore è il più comune disturbo da calore osservato dal personale di soccorso preospedaliero. Questa condizione può svilupparsi dopo giorni di esposizione, come negli anziani che vivono in spazi scarsamente ventilati, oppure acutamente come negli atleti. Questa condizione deriva dalla gittata cardiaca insufficiente per supportare l'aumentato carico circolatorio, dalla contemporanea necessità di dispersione termoregolatoria di calore, con aumentato flusso ematico cutaneo, ridotto volume plasmatico, ridotto ritorno venoso al cuore da vasodilatazione e deplezione di acqua e sali da sudore. I pazienti con collasso da calore, in genere, presentano una temperatura rettale minore di 40°C, ma questa è solo un'indicazione di massima e non sempre rappresenta un reperto affidabile.

Un'altra forma di collasso da calore è conosciuta come colpo di calore da sforzo. Si verifica con l'esercizio fisico o uno sforzo eccessivo a tutte le temperature. È definita come l'incapacità di continuare l'esercizio o lo sforzo e può essere associata, o meno, a collasso fisico· I fattori di predisposizione chiave sono la disidratazione e l'elevato indice di massa corporea che pone a maggiore rischio di colpo di calore da sforzo. Distinguere un grave collasso da calore dal colpo di calore spesso può essere difficile, ma una veloce valutazione dello stato mentale determinerà il livello d'interessamento neurologico. Se il collasso da calore non è trattato con efficacia può portare al colpo di calore, una forma di patologia da calore potenzialmente letale. Il collasso da calore è una diagnosi di esclusione quando non c'è evidenza di colpo di calore. Questi pazienti necessitano di ulteriori valutazioni fisiche e di laboratorio al pronto soccorso.

Valutazione: I segni e sintomi di collasso da calore non sono né specifici né sensibili. Comprendono basso apporto di liquidi, ridotta diuresi, cefalea frontale, sonnolenza, euforia, nausea, vomito, delirio, ansia, fatica, irritabilità, diminuita coordinazione, sensazione di caldo al capo e al collo, brividi e apatia. I pazienti possono sentirsi meglio quando sono distesi ma possono tornare a delirare quando tentano di mettersi in piedi o seduti (ipotensione ortostatica). Durante lo stadio acuto del colpo da sforzo, la pressione sanguigna è bassa, la frequenza della ventilazione e del polso è rapida. Il polso radiale può essere filiforme. Il paziente in genere appare sudato, pallido e livido. La temperatura corporea interna del paziente può essere sia normale sia leggermente elevata, ma in genere inferiore ai 40°C. È importante ottenere una buona anamnesi di precedenti patologie da calore e dell'attuale incidente di esposizione al calore perché tali pazienti possono mostrare segni e sintomi di altre condizioni di perdita di liquidi e sodio (ad es., iponatriemia; si veda la precedente trattazione). La rivalutazione è cruciale poiché potrebbe sopraggiungere il colpo di calore. Occorre controllare continuamente i cambiamenti mentali e di personalità (ad es., confusione, disorientamento, comportamento irritabile o inusuale). Ciascuno di questi cambiamenti dovrebbe essere considerato come un segno progressivo di ipertermia che indica colpo di calore: una condizione potenzialmente letale!

Trattamento: Spostare immediatamente il paziente dall'ambiente caldo a uno più freddo, all'ombra o in uno spazio con aria condizionata (ad es., l'ambulanza). Mettere il paziente in posizione di riposo supina. Rimuovere qualsiasi cosa limiti la dispersione del calore, come cappelli o indumenti. Valutare la frequenza cardiaca del paziente, la pressione sanguigna, la frequenza respiratoria, la temperatura rettale (se c'è a disposizione un termometro e le condizioni lo permettono) e soprattutto lo stato del sistema nervoso centrale come un indicatore precoce di colpo di calore potenzialmente fatale. Si può considerare la reidratazione orale per ogni paziente che possa assumere liquidi per bocca e che non è a rischio di inalazione, usando bevande elettrolitiche per sportivi diluite al 50%. Grandi quantità di liquidi per OS possono incrementare il gonfiore, la nausea e il vomito. Normalmente i liquidi EV non sono necessari finché la pressione sanguigna, le pulsazioni e la temperatura rettale sono normali. Tuttavia, nei pazienti che non sono in grado di assumere liquidi per via orale, la somministrazione EV fornisce una ripresa rapida dal colpo di calore. Se sono necessari liquidi EV, devono essere usate la soluzione di Ringer lattato (RL) o la soluzione fisiologica (SF). Le soluzioni EV producono un recupero più veloce dei liquidi somministrati per OS per il ritardo nello svuotamento gastrico e nell'assorbimento nell'intestino tenue causato dalla disidratazione.

Nei colpi di calore da sforzo, i pazienti più in forma si riprendono con riposo in posizione distesa e liquidi per via orale. Prima di qualsiasi decisione per la terapia EV in questi pazienti, occorre una valutazione completa dei segni e sintomi di disidratazione, pulsazione ortostatica, cambiamenti nella pressione sanguigna e la capacità di ingerire liquidi per via orale. I cambiamenti in corso nello stato mentale dovrebbero prontamente far pensare a iponatriemia, ipoglicemia e altre condizioni mediche. Nel paziente con colpo di calore da sforzo, i liquidi raccomandati per EV sono SF o destrosio al 5% in SF per i pazienti che sono leggermente ipoglicemici. Tuttavia, occorre prestare attenzione per assicurare che grandi quantità di liquidi EV non siano somministrati a un paziente che ha effettuato esercizio fisico prolungato (>4 ore), soprattutto individui che non hanno evidenti segni clinici di disidratazione o in atleti collassati con sospetto colpo di calore da sforzo che hanno assunto grandi quantità d'acqua. Questo tipo di pazienti possono avere iponatriemia da sforzo e fornire liquidi per via orale o EV porterà ulteriore iponatriemia diluizionale, causando una condizione potenzialmente letale. Si veda la trattazione sull'iponatriemia da sforzo per una valutazione ottimale e corretta del paziente con patologia e iponatriemia associata a calore.

Poiché può essere difficile distinguere il collasso da calore dal colpo di calore e poiché i pazienti con colpo di calore devono essere raffreddati rapidamente, la linea di condotta migliore è fornire misure di raffreddamento attive a ogni paziente con collasso da calore. Il raffreddamento attivo può essere eseguito semplicemente e velocemente bagnando la testa e la parte superiore del tronco con acqua, e ventilando il paziente per aumentare la dispersione convettiva del calore corporeo. Anche le procedure di raffreddamento corporeo miglioreranno lo stato mentale. Trasportare tutti i pazienti che sono incoscienti, che non si riprendono rapidamente o che hanno una storia clinica significativa. Durante il trasporto sono essenziali un'adeguata temperatura ambientale e il monitoraggio di parametri vitali e status mentale.

Colpo di calore

Il colpo di calore è considerato la forma di patologia da calore più urgente e potenzialmente letale. Il colpo di calore si definisce come una forma di ipertermia che deriva da un completo fallimento del sistema termoregolatore – un fallimento dei sistemi fisiologici dell'organismo a disperdere calore e a raffreddarsi. Il colpo di calore è caratterizzato da un'elevata temperatura interna, di 40°C o maggiore, e da disfunzione del sistema nervoso centrale (SNC) che provoca delirio, convulsioni o coma.

La differenza più significativa del colpo di calore in confronto al collasso da calore è l'invalidità neurologica, che si presenta ai soccorritori come un'alterazione dello stato mentale. Cambiamenti fisiopatologici spesso comportano insufficienza d'organo multipla. Questi cambiamenti fisiopatologici si verificano quando la temperatura del tessuto d'organo sale sopra un livello critico: le membrane cellulari sono danneggiate, portando ad alterazione del volume cellulare, del metabolismo, dell'equilibrio acido-base e della permeabilità della membrana che causa disfunzione cellulare e d'organo con morte cellulare e insufficienza d'organo. Il grado di complicazioni in pazienti con colpo di calore non è del tutto correlato all'entità dell'innalzamento della temperatura interna.

Questa disfunzione fisiopatologica è la causa sottostante del riconoscimento precoce di colpo di calore da parte dei soccorritori preospedalieri che possono rapidamente fornire raffreddamento aggressivo di tutto il corpo nello sforzo di ridurre rapidamente la temperatura interna e diminuire la morbilità e mortalità associate al colpo di calore troppo frequenti nei pronto soccorso.

Morbilità e mortalità sono direttamente connesse con la durata dell'elevata temperatura interna. Anche con un aggressivo intervento pre- e intraospedaliero, il colpo di calore può essere fatale e molti dei pazienti che sopravvivono hanno invalidità neurologiche permanenti.

Il colpo di calore ha due diverse presentazioni cliniche: colpo di calore classico e colpo di calore da sforzo (Fig. 21-7).

Il colpo di calore classico è un disturbo dei lattanti, dei bambini febbrili, dei poveri, degli anziani, degli alcolisti e dei pazienti malati che può essere aumentato dai fattori di rischio elencati in Figura 21-4 (ad es., i farmaci). Una presentazione classica è un paziente che è esposto a elevata umidità e ad alte temperature ambientali per molti giorni senza aria condizionata, il che porta a disidratazione e ad alta temperatura interna. Spesso il loro meccanismo di sudorazione si è fermato, fenomeno noto come anidrosi. Questo è in particolare frequente nelle grandi città durante le ondate di caldo estivo, quando non è possibile o non è utilizzata un'efficace ventilazione della casa· La valutazione dello scenario può fornire informazioni utili a identificare il classico colpo di calore.

Il colpo di calore da sforzo è un disturbo prevenibile spesso osservato in soggetti fuori forma, poco acclimatati coinvolti in attività fisiche molto faticose e di breve durata (ad es., lavoratori dell'industria, atleti, militari, vigili del fuoco e altri professionisti della pubblica sicurezza) durante una combinazione di elevata temperatura ambientale ed elevata umidità. Queste condizioni possono rapidamente innalzare la produzione di calore interno e limitare la capacità dell'organismo di disperdere calore. Quasi tutti i pazienti con colpo di calore da sforzo esibiscono sudore abbondante e pallore al momento del collasso, paragonabile alla cute secca, calda e con rossore dei pazienti con colpo di calore classico· Anche se l'assunzione di liquidi può rallentare la disidratazione durante un'attività fisica molto faticosa e ridurre il tasso cui la temperatura interna aumenta, l'ipertermia e il colpo di calore da sforzo possono verificarsi anche in assenza di disidratazione significativa.

Valutazione: L'aspetto di segni e sintomi dipende dal grado e dalla durata dell'ipertermia· I pazienti con colpo di calore tipicamente si presentano con cute calda e arrossata. Possono o meno essere sudati, a seconda di dove si trovano e se hanno un colpo di calore classico o da sforzo. La pressione sanguigna può essere elevata o diminuita e il polso radiale è di solito tachicardico e filiforme; il 25% di questi pazienti è ipoteso. Il livello di coscienza (LdC) del paziente può variare da confuso a incosciente e può anche essere presente attività epilettica, in particolare durante il raffreddamento· Come confermato in ospedale, la temperatura rettale può variare da 40 a 47°C.

I fattori chiave per distinguere il colpo di calore da uno degli altri disturbi da calore sono l'elevazione della temperatura corporea e lo stato mentale alterato. Ogni paziente che sia caldo al tatto con uno stato mentale alterato (confuso, disorientato, combattivo o inconscio) deve essere sospettato di avere un colpo di calore e trattato subito e in modo intensivo.

Trattamento: Il colpo di calore è una vera e propria emergenza. Occorre rimuovere immediatamente il paziente dalla fonte di calore. Si deve cominciare a raffreddare il paziente mentre i soccorritori valutano e stabilizzano le vie aeree, il respiro e la circolazione (ABC) Iniziare immediatamente il raffreddamento con qualsiasi mezzo disponibile (ad es., tubo per innaffiare il giardino, tubo antincendio, acqua in bottiglia) anche prima di rimuovere gli indumenti. Idealmente, l'immersione in acqua ghiacciata è il metodo più veloce di raffreddare, ma generalmente è limitato all'ambiente intraospedaliero.

Dai tardi anni 50, si pensava che l'immersione in acqua fredda o ghiacciata potesse causare una vasocostrizione sufficiente a diminuire la perdita di calore del corpo e provocare la comparsa di brividi, che a loro volta aumentavano il calore del corpo diminuendone la dispersione. Evidenze empiriche ora ridimensionano questa preoccupazione, per cui non c'è motivo per non raffreddare in questo modo un paziente con colpo di calore.

Se l'acqua fredda e il ghiaccio non sono immediatamente disponibili, rimuovere gli indumenti in eccesso, bagnare il paziente completamente e fargli aria. Gli individui che acquistano rapidamente lucidità durante il raffreddamento di tutto il corpo in genere hanno la prognosi migliore. *L'intervento preospedaliero più importante che i soccorritori possono fornire al paziente con colpo di calore (contemporaneamente all'ABC) è l'immediato e rapido raffreddamento dell'intero corpo per ridurre la temperatura interna.*

Durante il trasporto, il paziente deve essere messo in un'ambulanza preparata con aria condizionata. È un errore portare il paziente con colpo di calore nell'interno caldo di un'ambulanza, anche se vi è poco tempo per trasferirlo in ospedale. Rimuovere ogni indumento superfluo, coprire il paziente con un lenzuolo e bagnarlo per irrigazione mentre si continua a fare aria. Gli impacchi di ghiaccio, se disponibili, devono essere posti nelle aree inguinali, ascellari e sul collo antero-lateralmente dove i vasi sanguigni sono più vicini alla superficie cutanea; tuttavia, gli impacchi di ghiaccio da soli non sono sufficienti a ridurre rapidamente la temperatura centrale e devono essere considerati soltanto come un raffreddamento extra.

Se possibile, la temperatura rettale deve essere misurata ogni 5-10 minuti durante il trasporto per assicurarsi dell'effettivo raffreddamento ed evitare l'ipotermia. Altri mezzi per valutare la temperatura del paziente (ad es., orale, cutaneo, ascellare) non dovrebbero essere usati per le decisioni di trattamento poiché non riflettono adeguatamente la temperatura interna.

Il raffreddamento attivo deve essere interrotto quando la temperatura rettale raggiunge i 39°C, poiché la temperatura centrale continuerà ulteriormente a scendere, rischiando di raggiungere il limite inferiore dei 36,7°C. Fornire ossigeno ad alto flusso, supportare la ventilazione con un dispositivo pallone-maschera se necessario e monitorare il ritmo cardiaco.

Il paziente con colpo di calore generalmente non ha bisogno di abbondanti infusioni di liquidi e in genere inizialmente si somministrano liquidi EV come 1,0-1,5 L di SF. Somministrare un carico di 500 ml e valutare i segni vitali. Il volume di liquidi non deve superare 1-2 L nella prima ora, o secondo il protocollo medico locale. Controllare la glicemia perché questi pazienti sono spesso ipoglicemici e possono avere la necessità di un bolo di destrosio al 50% EV. Le convulsioni possono essere trattate con 5-10 mg di diazepam o altre benzodiazepine a seconda del protocollo locale. Trasportare il paziente ruotato sul fianco destro o sinistro per mantenere pervia la via aerea ed evitare l'inalazione.

Iponatriemia associata a esercizio fisico

L'iponatriemia associata a esercizio fisico, anche conosciuta come iponatriemia da sforzo o intossicazione da acqua, è una condizione potenzialmente letale che è stata via via riscontrata dopo prolungato esercizio fisico negli escursionisti amatoriali, maratoneti, ultra maratoneti, triatleti, corridori e nel personale militare di fanteria. Con la popolarità sempre maggiore di queste attività all'aria aperta, il tasso di incidenza di iponatriemia da esercizio fisico è decisamente aumentato da quando è stata riportata per la prima volta a meta degli anni Ottanta. Adesso si sa che è una delle complicazioni mediche più comuni della corsa a lunga distanza ed un'importante causa di morti collegate a gare.

Inoltre, l'iponatriemia è comunemente associata al consumo di acqua eccessiva durante attività fisiche prolungate (più di 1,5 litri per ora). I due principali meccanismi patogenetici sono: 1) Eccessivo apporto idrico e 2) Eccessiva e persistente secrezione di ADH (ormone antidiuretico), con relativa riduzione della diuresi urinaria. Questo tipo di iponatriemia può assumere due forme, moderata o grave, a seconda dei sintomi di presentazione.

Nella forma più grave, la bassa concentrazione plasmatica di sodio altera il bilancio osmotico della barriera ematoencefalica, provocando un rapido ingresso di acqua nel cervello, che a sua volta crea un edema cerebrale. Come si verifica in caso di aumento della pressione intracranica (PIC) nel trauma cranico (si veda capitolo sul trauma cranico), con l'iponatriemia avverrà una progressione dei sintomi neurologici, da cefalea, malessere, confusione e convulsioni, a coma, danni permanenti al cervello, erniazione del tronco e morte. Questi individui sono vittima di quella che viene definita un'encefalopatia iponatriemica associata a esercizio fisico.

I pazienti con questa patologia sintomatica in genere hanno una concentrazione di sodio nel siero inferiore a 126 mEq/L (tasso normale tra i 135 e i 145 mEq/L) con rapido sviluppo (<48 ore) di iponatriemia, come visto frequentemente in attività fisiche di resistenza prolungata. In alternativa, la forma più leggera in genere si presenta con isolati livelli di sodio nel siero di 135-128 mEq/L, senza sintomi facilmente riconoscibili (ad es., debolezza, nausea/vomito, cefalea o nessun sintomo) ed è autolimitante con riposo ed alimentazione corretta. Un crollo dei livelli plasmatici di sodio può avvenire, al termine di attività di *endurance*, causa del riassorbimento dei liquidi ritenuti nel tratto gastrointestinale. Ciò comporta la possibilità di un periodo lucido di circa 30 minuti tra la fine dell'attività e la comparsa dei sintomi.

Le ricerche hanno dimostrato che il 18-23% degli ultramaratoneti e il 29% dei finalisti dell'Hawaiian Ironman Triathletes avevano un'iponatriemia da sforzo. Nel 2003, 32 casi di iponatriemia da sforzo sono stati riscontrati tra gli escursionisti del Grand Canyon National Park, che in molti casi hanno richiesto un grande sforzo di salvataggio da parte dei guardaboschi del parco e dei paramedici.

L'iponatriemia associata a sforzo può verificarsi nelle seguenti situazioni:

1. Eccessiva perdita di sodio e acqua nel sudore durante una prova di resistenza, con conseguente disidratazione e deplezione di sodio;
2. Gli atleti si iperidratano unicamente con acqua che mantiene invariato il quantitativo di sodio plasmatico, creando una diluizione della concentrazione plasmatica di sodio;
3. Combinazione di eccessiva perdita di sodio e liquidi nel sudore ed eccessiva iperidratazione con sola acqua.

L'evidenza indica che l'iponatriemia indotta dallo sforzo è il risultato della ritenzione di liquido nello spazio extracellulare (da diluizione) piuttosto che di liquido rimasto non assorbito nell'intestino· Tipicamente, questi pazienti non hanno consumato bevande elettrolitiche per sportivi o hanno consumato supplementi energetici senza sale o che ne contengono in quantità insufficiente da bilanciare la perdita di sodio nel sudore o la diluizione da eccessivo apporto di acqua.

Alcuni dei principali fattori di rischio associati allo sviluppo di iponatriemia da sforzo sono:

1. durata dell'esercizio (>4 ore) o corsa lenta/camminata veloce con abbondanti assunzioni d'acqua;
2. genere femminile (forse per il minore peso corporeo);
3. Indice di massa corporea alto o basso;
4. assunzione eccessiva di liquidi (>1,5 L/ora) durante un esercizio;
5. farmaci antinfiammatori non steroidei, che diminuiscono la filtrazione renale;

L'iponatriemia da sforzo è stata descritta come l'"altra patologia da calore" perché i sintomi sono non specifici e sono simili a quelli osservati nei disturbi da calore minori e maggiori. Numerose prove di resistenza e attività avventurose che durano molti giorni sono condotte in ambienti caldi o molto caldi; quindi si ipotizza che segni e sintomi dell'iponatriemia da sforzo siano una qualche forma di patologia da calore e pertanto i pazienti sono gestiti con i protocolli standard che si indirizzano alla presunta ipovolemia e all'eccessivo calore corporeo. I protocolli standard che prevedono raffreddamento corporeo e carico di liquidi EV per correggere ipertermia, disidratazione da sudore e alterazioni dello stato mentale possono complicare l'iponatriemia da diluizione e mettere il paziente a ulteriore rischio di convulsioni e coma. Trattare un paziente iponatriemico con liquidi e riposo peggiorerà la sua condizione, diversamente dal paziente con collasso da calore.

Questo "altro disordine da calore" sta oggi diventando sempre più conosciuto e correttamente trattato dal personale EMS e dei PS, in gran parte grazie all'aumentato sforzo di educare il personale sanitario e il pubblico a prevenirlo, riconoscerlo precocemente e trattarlo (Fig. 21-9). I soccorritori preospedalieri di supporto o risposta a questi eventi atletici di resistenza in città o in mezzo al verde devono essere consapevoli che l'iponatriemia è riportata molto frequentemente oggigiorno. In generale è importante ricordare che la disidratazione è più comune in attività fisiche prolungate e che può condurre a performance alterate durante l'esercizio o attività fisiche e a gravi patologie associate al calore, ma che bere troppo con iponatriemia sintomatica è più pericoloso ed è una patologia potenzialmente letale.

Valutazione: Si può osservare un ampio range di segni e sintomi nella popolazione di atleti di resistenza con iponatriemia (Fig. 21-5). La temperatura interna è di solito normale ma può essere bassa o lievemente elevata, secondo la temperatura ambientale, la dispersione di calore corporeo e l'intensità dello sforzo precedente la valutazione. La frequenza cardiaca e la pressione sanguigna possono essere basse, normali o alte, secondo la temperatura interna, l'intensità dello sforzo, l'ipovolemia o lo shock. La frequenza respiratoria varia dai limiti normali a modestamente elevati. L'iperventilazione osservata con l'iponatriemia da sforzo può giustificare i disturbi visivi, le vertigini, il formicolio nelle mani e le parestesie degli arti. La valutazione e il dato caratteristici sono le alterazioni dello stato mentale, la spossatezza, il malessere, la cefalea e la nausea. Altre forme di alterazioni neurologiche sono l'eloquio rallentato, l'atassia e le alterazioni cognitive come comportamenti irrazionali, aggressività e paura. Questi pazienti spesso riferiscono di avere una sensazione di "fine imminente".

Trattamento: La prima fase del trattamento consiste nel riconoscere il disturbo e determinarne la gravità. Il trattamento si basa sulla gravità dell'iponatriemia da sforzo. Sono disponibili sistemi diagnostici portabili in commercio. La Figura 21-10 fornisce un algoritmo per valutare i pazienti per determinare se siano affetti da iponatriemia o da patologia da calore. I sintomi lievi devono essere trattati in modo conservativo osservando il paziente e aspettando una diuresi normale dei liquidi in eccesso.

I pazienti sintomatici devono essere posti in posizione eretta per conservare le vie aeree e per ridurre al minimo ogni effetto posturale sulla PIC. È noto che questi pazienti hanno vomito a getto durante il trasporto. Posizionare i pazienti privi di coscienza in decubito laterale sinistro, anticipando il vomito e considerando il trattamento attivo delle vie aeree. Fornire un elevato flusso di ossigeno, stabilire accesso EV al mantenimento di una vena pervia e monitorare per crisi epilettiche

Se necessario, somministrare terapia anticonvulsivante (ad es., benzodiazepine EV dosate a seconda del protocollo medico). Verificare con il controllo medico il volume di SF, se necessario, secondo la gravità del paziente e il tempo di trasporto all'ospedale. Poiché questi pazienti sono ancora sovraccarichi di liquidi, l'infusione di liquidi ipotonici EV è controindicata poiché può peggiorare il grado di iponatriemia e sovraccarico di liquidi·

I pazienti con segni e sintomi importanti di iponatriemia associata a esercizio fisico (ad es., edema cerebrale e polmonare) devono avere aumentata la concentrazione di sodio plasmatica. Attualmente vi è il consenso per il trattamento in contesto preospedaliero fornendo un bolo di infusione di 100 mL di NaCl al 3% in 10 minuti per ridurre l'edema cerebrale e aumentare il valore del sodio (Na+) di 2-3 mEq/L, se la soluzione è disponibile. Se non vi è miglioramento clinico, possono essere somministrate fino a due infusioni addizionali a bolo da 100 ml al 3% a seconda del protocollo medico. I casi gravi di questa patologia hanno un esito scarso se non ricevono soluzione fisiologica ipertonica. Mantenere il paziente calmo mentre si arriva al PS e continuare a controllare le alterazioni dello stato mentale o le convulsioni.

Prevenzione delle patologie da calore

Dato che lo stress da caldo rappresenta un significativo fattore di minaccia alla salute pubblica negli Stati Uniti, i metodi per prevenire le malattie da calore sono vitali per ogni comunità, in particolare per i soggetti che lavorano in ambienti ad alte temperature. Ad esempio, dal 2002 al 2011, ci furono un totale di 1054 morti di vigili del fuoco negli Stati Uniti per varie cause. Nel 2011, anno con minori morti (81), 50 morti furono dovute allo stress eccessivo sforzo sulla scena, e tra queste vi erano le patologie associate al calore

Il personale di soccorso preospedaliero e le loro agenzie EMS rappresentano una buona fonte di educazione delle comunità sotto varie forme, come diffusione educativa, website o newsletter di agenzia, presentazioni in comunità e giornali locali.

Come con la popolazione generale, può non essere possibile prevenire tutte le forme di patologie da calore nei soccorritori preospedalieri; perciò l'EMS e il resto del personale di sicurezza pubblica devono usare strategie di prevenzione e prepararsi all'esposizione ad ambienti ad alta temperatura. Queste strategie, che comprendono politiche amministrative, procedure, controlli ingegneristici, uso di equipaggiamenti e un programma di sorveglianza medica, sono disegnate per aiutare a ridurre al minimo l'impatto globale dell'esposizione acuta o cronica al calore. La messa a punto di semplici procedure preventive può avere un impatto sorprendente sulla riduzione dell'incidenza delle patologie da calore, ma i responsabili di un'organizzazione spesso non considerano queste strategie. La Figura 21-11 fornisce una panoramica delle strategie di prevenzione dello stress da caldo per i soccorritori EMS, i vigili del fuoco e altro personale di pubblica sicurezza.

Una complessa interazione di fattori che si combinano a superare i limiti di tolleranza per l'esposizione individuale al calore può alla fine portare all'esordio di segni e sintomi di patologia da calore. La capacità degli uomini di lavorare in ambienti caldi può essere resa massima tramite preparazione avanzata della forma fisica, dell'acclimatamento al calore, delle condizioni di vita e di lavoro, dell'igiene personale e dell'uso di cibo e bevande per conservare e reintegrare elettroliti e acqua nell'organismo. Ambiente, idratazione liquida, forma fisica e acclimatamento al calore sono fattori essenziali da capire.

Ambiente

Il personale di soccorso preospedaliero e il resto del personale di pubblica sicurezza è sottoposto ad ambienti a temperature elevate come parte dei loro requisiti professionali. Durante l'allenamento o una risposta per emergenza, molti soggetti del personale incontreranno elevati livelli di stress da calore mentre lavorano con i dispositivi di protezione individuale (DPI) (indumenti impermeabili), come tute antincendio, abiti per isolamento , indumenti di protezione chimico-biologica. Questo stress da calore è ulteriormente aumentato dalla necessità di entrare in spazi ristretti o scarsamente ventilati o di operare su un incidente con molti veicoli sotto il sole in una giornata calda e umida.

I DPI compromettono la capacità del corpo di disperdere il calore corporeo e impediscono l'evaporazione del sudore durante lavori pesanti. Con un'elevata sudorazione per la produzione interna di calore durante compiti fisicamente impegnativi e l'esposizione esterna al calore, il personale è a elevato rischio di disidratazione e di patologie da calore. Pertanto l'uso dei DPI riduce il vantaggio fisiologico guadagnato dall'acclimatamento al caldo e dall'allenamento fisico.

Questi rischi possono essere minimizzati applicando le indicazioni di lavoro-riposo alternati, in base alle condizioni ambientali.

Un metodo tradizionale per misurare il carico termico è utilizzare l'indice di stress da calore (Fig. 21-12). Questo indice usa la combinazione di temperatura ambientale (letta su un termometro) e umidità relativa. Si tratta di un metodo per prevedere un potenziale danno da calore sistemico migliore rispetto alla sola rilevazione della temperatura ambientale. Se si lavora sotto il sole diretto, vicino a superfici che irradiano grandi quantità di calore o con pesante abbigliamento protettivo, si devono aggiungere 5,5°C al valore nella tabella.

Un metodo usato molto più ampiamente per misurare lo sforzo da calore ambientale in molti contesti industriali e militari è l'indice di umidità, ventilazione e temperatura ambientale (Wet-Bulb Globe Temperature index, WBGT) (Fig. 21-13). Questo indice utilizza la combinazione di una sfera asciutta per la temperatura ambientale, una sfera umida per misurare l'umidità, una sfera nera per il calore radiante e il movimento dell'aria per fornire un impatto più accurato delle condizioni ambientali. Integrati nei cinque livelli dell'indice WBGT delle temperature sono il lavoro/riposo orario (minuti) e le linee guida di idratazione. Una bandiera colorata (nessuna bandiera, verde, gialla, rossa, nera) rappresenta ognuno dei cinque livelli dell'indice WBGT di temperatura. L'indice WBGT può essere monitorato ogni ora piazzando la corrispondente bandiera colorata sull'asta esterna perché tutto il personale possa vederla durante il giorno. Dove realizzabile, si possono fare gli appropriati cambiamenti di vestiario, attività fisica, cicli lavoro/riposo e apporto di liquidi sulla base di tali condizioni WBGT. Il sistema integrato dell'indice WBGT e le relative strategie possono essere facilmente sviluppati nelle varie sedi di pubblica sicurezza e di addestramento per assicurarsi che siano in uso efficaci programmi di prevenzione in modo da ridurre fatica, danni e patologie da calore.

Idratazione

Se non si usa il sistema a bandiere WBGT per le linee guida di idratazione, un'altra eccellente risorsa è pubblicata dall'American College of Sports Medicine (ACSM), basata su anni di ricerche· Queste linee guida sono facilmente applicabili a ogni soggetto impegnato in attività fisiche. Le linee guida sull'idratazione devono essere stabilite all'interno dell'agenzia nello sforzo di minimizzare la disidratazione (>2% di perdita di peso corporeo) creando un facile accesso all'acqua e alle bevande elettrolitiche per sportivi, in particolare durante attività in ambienti caldi (Fig. 21-14). Le ricerche mostrano che gli individui in media non bevono sufficienti quantità di liquidi prima, durante e dopo un lavoro o uno sforzo per reintegrare i liquidi corporei persi con la sudorazione, anche se ritengono di avere assunto liquidi a sufficienza. Anche se il consumo di liquidi può portare a iponatriemia (si veda il paragrafo sull'iponatriemia da sforzo), una condizione potenzialmente letale di concentrazioni ematiche di sodio da cliniche a basse, è più comune che gli individui si disidratino (>2% di peso corporeo) durante una data attività fisica. Idealmente, i programmi di ripristino dei liquidi dovrebbero essere adattati sulla base del tasso di sudorazione individuale, come determinato dalla misurazione della perdita di peso corporeo prima e dopo l'attività fisica senza indumenti.

Forma fisica

Per incrementare efficacemente la tolleranza al calore in condizioni di temperature elevate, i soggetti devono aumentare la propria forma fisica aerobica (ad es., camminare, correre, andare in bicicletta, nuotare, esercizi su scaletta, macchine di esercizio ellittiche) attraverso programmi individualizzati. Questi programmi forniranno la riserva cardiaca per sostenere la gittata cardiaca richiesta in caso di esigenze competitive di lavoro fisico (muscolare) e meccanismi di dispersione del calore (termoregolazione) in ambiente ad alte temperature.

Acclimatamento al caldo

L'acclimatamento al caldo può essere ottenuto con 60-90 minuti di esercizio al giorno in condizioni di caldo per circa 7-14 giorni. I benefici dell'acclimatamento al calore sono l'incremento della performance lavorativa, della tolleranza al caldo e il ridotto sforzo fisiologico. Questi adattamenti includono un aumentato volume ematico, un volume sistolico aumentato, una ridotta frequenza cardiaca per un dato livello di attività, una ridotta concentrazione di sodio nel sudore e quindi maggior sodio conservato nel corpo, inizio precoce della sudorazione e aumentato tasso di volume del sudore (Fig. 21-15). Questi cambiamenti migliorano il trasferimento di calore corporeo dal centro verso la cute in modo da aumentare il trasferimento di calore dalla pelle all'ambiente. Anche se la tolleranza al calore migliora in questi soggetti ed è considerata auspicabile (ad es., atleti di fondo, militari di fanteria), la maggior produzione di sudore (1-2 L/ora) provoca grandi perdite di liquidi, inducendo disidratazione. Di conseguenza, il maggior volume di sudore perso nei soggetti acclimatati aumenta le necessità d'idratazione durante l'esposizione al caldo, in particolare quando le persone non si attengono a un rigoroso schema di idratazione orale. La Figura 21-16 fornisce una panoramica delle linee guida di acclimatamento al calore.

Recupero fisico durante i soccorsi prolungati

Nel 1992, l'U.S. Fire Administration dichiarò che: "...i soccorritori a cui non è garantito il dovuto riposo e la dovuta reidratazione durante il servizio e gli addestramenti, sono a maggior rischio di infortunio e fonte di errore durante i soccorsi, a causa di un allungato tempo di reazione e la ridotta capacità di prendere decisioni critiche. Il riposo è un elemento fondamentale al fine di prevenire incidenti e colpi di calore."

L'edizione 2008 dell'NFPA 1584: *Standard on the Rehabilitation Process for Members During Emergency Operations and Training Exercises* riflette la scienza e la conoscenza attuale sul riposo dei membri dei servizi antiincendio e aggiorna i documenti precedenti implementando l'uso del riposo da una pratica raccomandata a uno standard operativo·

Le nove componenti chiave della riabilitazione richieste dall'NFPA 1584 sono:

(1) **Recupero dalle condizioni climatiche**: deve essere fornita un'area libera da fumo e riparata da calore o freddo estremo. Questo significa un piano non coinvolto nell'incendio in un edificio alto, un'area sopravento dal fuoco o una cabina riscaldata durante i mesi freddi invernali. L'idea è quella di fornire riparo da condizioni ambientali estreme.

(2) **Riposo e recupero:** i membri devono poter riposare almeno 10 minuti o tutto il tempo necessario per recuperare le capacità lavorative.

(3) **Raffreddamento o riscaldamento**: i membri che sentono caldo dovrebbero togliersi i DPI, bere acqua e avere modo di rinfrescarsi. I membri che sentono freddo dovrebbero potersi coprire, avvolgere in coperte e avere modo di riscaldarsi.

(4) **Reidratazione**: ripristino di liquidi. Il volume di liquidi necessario è stato eliminato dallo standard con l'eccezione della reidratazione con 500 ml di liquidi consumati 2 ore prima degli eventi programmati. Sulla scena devono essere forniti liquidi potabili così che i membri possano dissetarsi. I liquidi dovrebbero anche essere forniti per incoraggiare continua idratazione dopo l'incidente.

(5) **Ripristino elettrolitico e delle calorie**: quando è il caso per eventi di lunga durata, come incidenti della durata superiore alle 3 ore o situazioni in cui è probabile che i membri lavorino per più di un'ora. Nel caso in cui il cibo sia disponibile, ai membri devono anche essere forniti i mezzi per lavarsi le mani e il viso.

(6) **Monitoraggio medico**: specifica un minimo di sei condizioni che l'EMS deve valutare in ogni membro durante la riabilitazione:

a. Presenza di dolore toracico, vertigini, dispnea, debolezza, nausea o cefalea.
b. Malesseri generali come crampi, malori o dolore.
c. Sintomi di stress da calore o freddo.
d. Cambiamenti nell'andatura, nell'eloquio o nel comportamento.
e. Alterazione dell'attenzione e orientamento a persone, luoghi e tempi.
f. Qualsiasi segno vitale considerato anomalo nel protocollo locale. I segni vitali specifici e cosa li definisce normali è interamente responsabilità del controllo medico locale e delle autorità sanitarie. I segni vitali elencati nell'allegato NFPA 1584 comprendono la temperatura, le pulsazioni, la respirazione, la pressione sanguigna, la pulsossimetria e la valutazione del monossido di carbonio o della carbossiemoglobina utilizzando un monitor sul gas espirato).

(7) **Trattamento EMS secondo il protocollo locale**: disponibile sulla scena per i membri che richiedono trattamento o trasporto. Si noti che il monitoraggio medico è documentato nel sistema di raccolta dati del dipartimento di vigili del fuoco. Quando è fornito il trattamento EMS o il trasporto, un rapporto medico deve essere generato e incluso nella cartella clinica del membro.

(8) **Affidabilità del personale**: un sistema di affidabilità del personale deve tracciare i membri assegnati alla riabilitazione dal Comando dell'Incidente quando entrano ed escono.

(9) **Rilascio**: prima di lasciare la fase di recupero, l'EMS deve confermare che i membri sono in grado di rispondere pienamente al loro dovere.

Scorta dei farmaci sui mezzi in condizioni di temperature estreme

Il personale di soccorso preospedaliero opera in regioni degli Stati Uniti, e in qualsiasi luogo, dove gli estremi termici annuali vanno da temperature sotto lo zero a calore e umidità elevati. I loro veicoli, come unità mobili di terapia intensiva, unità paramediche ed elicotteri medicalizzati, e i farmaci conservati in quei veicoli, sono soggetti a sbalzi termici ambientali salvo che non ci sia a bordo un dispositivo di immagazzinamento a temperatura controllata. I farmaci usati dal personale di soccorso preospedaliero sono intesi per conservazione in ambienti a temperatura controllata in accordo con le raccomandazioni delle aziende farmaceutiche. L'United States Pharmacopeia (USP) ha la responsabilità di supervisione negli Stati Uniti per stabilire gli standard farmacologici tesi ad assicurare la qualità dei farmaci e definisce la temperatura ambiente controllata come segue:

Una temperatura mantenuta termostaticamente tra 20 e 25°C, risulta in una temperatura cinetica media calcolata per non essere maggiore di 25°C; che permette escursioni tra 15 e 30°C come si hanno in farmacie, ospedali e magazzini. A condizione che la temperatura cinetica media resti nel range consentito, punte transitorie a 40°C sono consentite qualora il produttore lo consenta.

I produttori garantiscono la stabilità, la qualità e l'efficacia del farmaco solo quando questo è immagazzinato nel range della temperatura consigliata. In molti casi nel paese, i veicoli EMS hanno dimostrato periodicamente di avere scorte di farmaci a temperature al di fuori del range consigliato dall'USP. Questi studi hanno esaminato l'esposizione termica dei farmaci sia sul campo sia in laboratorio per brevi (1-4 settimane) e lunghi (12-26 settimane) periodi. Quel che rimane poco chiaro è l'effetto di queste escursioni termiche sulla biodisponibilità di molti dei comuni farmaci preospedalieri. Tuttavia i test di laboratorio mostrano che la maggioranza di questi farmaci rimane stabile, tranne l'adrenalina, che si degrada in modo significativo a freddo e caldo estremi.

Per migliorare l'aderenza agli standard USP e alle raccomandazioni dei produttori, alcuni stati hanno implementato regole specifiche riguardo la conservazione dei farmaci. Ad esempio, il New Jersey Office of Emergency Medical Services (Department of Health and Senior Services) ha approvato controlli che necessitano delle seguenti caratteristiche:

Ciascun veicolo e armadietto o altri siti di stoccaggio di farmaci devono essere a clima sufficientemente controllato in modo che farmaci e soluzioni siano mantenuti entro il range di temperatura consigliato dal produttore. Ogni veicolo dovrà avere un dispositivo di registrazione delle temperature che dovrà registrare almeno le temperature più alte e più basse durante un preciso periodo di tempo.

Le agenzie EMS dovranno considerare come rispondere a questo problema per l'efficacia dei farmaci utilizzati nei propri veicoli per assicurare che questi veicoli funzionino sempre come quando utilizzati dal personale EMS. Il costo per implementare lo stoccaggio in ambiente controllato per tutte le unità di supporto vitale avanzato (ALS), come raccomandato da ogni ditta farmaceutica e dall'USP certamente non è insignificante, ma anche non fare nulla in accordo a queste ricerche è eticamente inaccettabile. È stato suggerito che ogni agenzia EMS sviluppi una politica per indagare le condizioni termiche nell'area di stoccaggio dei farmaci e dei veicoli e consideri un sistema di rotazione dei farmaci nei periodi di caldo o freddo estremi, o un qualche altro sistema per ridurre al minimo l'esposizione dei farmaci agli estremi termici nella loro regione.

Lesioni prodotte dal Freddo

Disidratazione

La disidratazione avviene molto facilmente al freddo, in particolare con l'aumento dell'attività fisica. Questo avviene per tre motivi principali:

1) evaporazione del sudore,
2) accresciuto calore respiratorio e perdita di liquidi causati dalla secchezza dell'aria fredda e
3) diuresi da freddo.

La diuresi da freddo è una normale risposta fisiologica risultante da una vasocostrizione cutanea da prolungata esposizione al freddo. Questa è la risposta dell'organismo per ridurre la perdita di calore corporeo dallo shunt ematico dalle vene più periferiche a quelle più profonde dell'organismo. Ciò provoca un'espansione del volume ematico centrale che esita in un innalzamento della pressione arteriosa media (PAM), del volume sistolico e della gittata cardiaca. Il volume ematico espanso può produrre una diuresi da freddo, come provato dalle frequenti minzioni. La diuresi da freddo può ridurre il volume plasmatico del 7-15%, provocando emoconcentrazione e disidratazione acuta per una perdita di liquidi quasi doppia rispetto al normale.

Come con l'esposizione al calore, l'osservanza delle linee guida di idratazione mentre si lavora in ambiente freddo è necessaria per ridurre al minimo la disidratazione, l'affaticamento e le alterazioni fisiche e cognitive associate. Poiché la sete è soppressa in ambienti freddi, la disidratazione è un rischio significante.

Disturbi minori associati al freddo

Lesioni da congelamento per contatto

Quando un materiale freddo viene a contatto con cute non protetta può provocare immediatamente un congelamento locale. Non toccare alcuna superficie metallica, alcool, gasolio, antigelo, ghiaccio o neve con le mani (si vedano i paragrafi "Valutazione" e "Trattamento" relativi ai geloni).

Gelone superficiale

Il gelone superficiale è un precursore del congelamento e provoca segni reversibili di sbiancamento cutaneo e parestesie in tessuti localizzati. Si osserva tipicamente su zone del viso, naso e orecchie. Il gelone superficiale è una lesione autolimitante dei tessuti che dura quanto l'esposizione al freddo; non richiede l'intervento del personale di soccorso preospedaliero ne' il trasporto.

Orticaria da freddo

L'orticaria da freddo è una patologia caratterizzata da rapido esordio (entro minuti) di prurito, rossore e gonfiore della cute dopo esposizione al freddo. La sensazione di bruciore può essere l'aspetto essenziale. Questa condizione, causata da un locale rilascio di istamina, a volte si osserva quando si applica il ghiaccio direttamente sulla cute per la terapia di distorsioni e strappi muscolari. Ai soggetti con storia di orticaria da freddo si raccomanda di evitare l'immersione in acqua fredda che potenzialmente potrebbe causare la morte per anafilassi sistemica. La terapia comprende evitare il freddo e talvolta prendere antistaminici.

Geloni (pernio)

I geloni sono piccole lesioni cutanee pruriginose e dolenti alla palpazione che appaiono come noduli rosso-violacei che compaiono sulla superficie estensoria delle dita o su qualsiasi superficie cutanea (ad es., orecchie, faccia) per una esposizione cronica al freddo. I geloni compaiono molte ore dopo l'esposizione al freddo in climi temperati umidi. A volte sono aggravati dall'esposizione al sole. Il freddo provoca vasocostrizione delle piccole arterie e vene della cute e il riscaldamento induce un rilascio di sangue nei tessuti e il gonfiore della cute.

I geloni si verificano con maggiore probabilità nei soggetti con alterata circolazione periferica. Alcuni fattori favorenti sono una tendenza familiare, una vasculopatia periferica da diabete, il fumo, l'iperlipidemia, la malnutrizione (ad esempio anoressia nervosa), le patologie del tessuto connettivo e del midollo osseo. Un gelone compare in poche ore come un gonfiore rosso e pruriginoso e scompare nei successivi 7-14 giorni. Nei casi gravi possono comparire flittene, pustole, croste e ulcerazioni. Occasionalmente la lesione può avere una forma ad anello. Può ispessirsi e persistere per mesi.

I sintomi si attenueranno rimuovendo l'individuo dall'esposizione al freddo. Il trattamento implica la protezione dal freddo con guanti e indumenti appropriati.

Cheratite solare (cecità da neve)

Senza la protezione dall'aria secca e dall'esposizione alla luce riflessa dalla neve, il rischio di ustioni da ultravioletti per pelle e occhi aumenta. Questo rischio è notevolmente aumentato a elevate altitudini. La cheratite solare è insidiosa durante la fase di esposizione, con ustioni corneali che si verificano entro 1 ora ma che non diventano evidenti fino a 6-12 ore dopo l'esposizione.

Il trattamento della cecità da neve è basata sui sintomi, che comprendono un'eccessiva lacrimazione, dolore, rossore, palpebre gonfie, dolore quando si guarda verso la luce, cefalea, sensazione di sabbia negli occhi e visione ridotta (offuscata). Il personale di soccorso preospedaliero deve considerare la necessità di bendare gli occhi colpiti se non c'è altro modo per impedire un'ulteriore esposizione agli ultravioletti (ad es., occhiali da sole), quindi trasportare il paziente. Gocce di anestetico oftalmico a uso topico, se disponibili, possono essere usate per fornire sollievo sintomatico. È necessario un controllo medico per determinare il livello di gravità e la necessità di antibiotici e analgesici.

Disturbi gravi da freddo

Lesioni cutanee da freddo localizzate

Le lesioni da freddo avvengono in sedi periferiche dell'organismo e sono classificate come lesioni da congelamento (ad es. gelone) o senza congelamento (ad es. piede da immersione). Le lesioni localizzate da freddo sono evitabili con adeguate precauzioni, con la precoce identificazione della lesione e con un efficace trattamento medico. Tuttavia, il congelamento, che è potenzialmente la più grave forma di lesione da freddo per il rischio di perdita di un arto, sarà la lesione d'interesse primario in questo paragrafo.

È imperativo riconoscere, trattare e prevenire l'ulteriore congelamento dei tessuti nelle forme medio-gravi di lesione da congelamento. Nicotina, intossicazione da alcol, essere senza tetto e le malattie psichiatriche maggiori rimangono importanti fattori predisponenti· Nel rapportare le lesioni da freddo alle etnie, si evince che gli afroamericani sono a rischio maggiore di lesioni da freddo, compreso il congelamento. Questo rapporto è correlato con la maggiore suscettibilità al congelamento delle cellule pigmentate in confronto alle cellule non pigmentate· Indumenti attillati o costrittivi, troppe calze e calzature strette sono i fattori predittivi dell'esordio del congelamento. Con l'incremento degli sport estremi e di altre attività ricreative condotte nella stagione invernale, le lesioni localizzate da freddo sono attualmente più frequenti. Il personale di soccorso preospedaliero deve evitare la perdita di calore corporeo e proteggere la cute esposta dei pazienti dal congelamento durante le esposizioni prolungate al freddo. Ad esempio, nei pazienti che devono essere estratti dai veicoli, in situazioni che impediscono di muovere il paziente e nei pazienti in ambienti freddi con tumefazione dei tessuti molli, l'alterata circolazione può condurre a un'aumentata incidenza di lesioni localizzate da freddo.

Lesioni da freddo senza congelamento

La lesione da freddo senza congelamento (Non Freezing Cold Injury, NFCI), una sindrome chiamata anche "piede da immersione" o "piede da trincea", deriva da danni ai tessuti periferici causati da prolungata (da ore a giorni) esposizione al freddo umido.

La NFCI non comporta congelamento del tessuto ma può coesistere con lesione da congelamento. Questa sindrome, che interessa soprattutto i piedi, può presentarsi in due forme. Il piede da trincea colpisce principalmente il personale militare durante le manovre di fanteria ed è correlato agli effetti combinati di una prolungata esposizione al freddo e una limitata circolazione nei piedi senza immersione in acqua· Il piede da immersione è causato da una prolungata immersione delle estremità a temperature umide e fredde. Il personale di soccorso preospedaliero può osservare il piede da immersione nei senzatetto, negli alcolisti o negli anziani; in escursionisti e cacciatori; in atleti che praticano sport avventurosi di molti giorni; e nei naufraghi. Spesso questa sindrome non viene riconosciuta nel corso della valutazione di soggetti che sono stati esposti a condizioni di freddo o umido per la mancanza di addestramento medico formale alle NFCI.[84]

Questa sindrome si verifica come risultato di molte ore di raffreddamento delle estremità inferiori a temperature che vanno da 0 a 18°C. La lesione dei tessuti molli compare sulla cute dei piedi, nota come macerazione. La distruzione della cute predispone il soggetto anche alle infezioni. La lesione maggiore si osserva a carico dei nervi e dei vasi periferici, dovuta al danno ischemico secondario. Le NFCI lievi sono inizialmente autolimitate, ma con l'esposizione continuata al freddo, diventano irreversibili. Quando i piedi sono umidi e freddi, il rischio aumenta e il danno accelera perché le calze umide sono scarsamente isolanti e l'acqua raffredda con maggiore efficacia dell'aria a uguale temperatura. Qualsiasi altro fattore che riduce la circolazione alle estremità contribuisce alla lesione, come indumenti costrittivi, stivali, immobilità prolungata, ipotermia e posizione accovacciata.

Le NFCI sono classificate in quattro gradi di gravità di seguito elencate.

- Minima: Iperemia o congestione causati da un aumento del flusso ematico verso i piedi e lieve alterazione della sensibilità persistono per 2-3 giorni dopo la lesione. La condizione è autolimitata e non residuano segni o danni dopo 7 giorni. Occasionalmente, residua una sensibilità al freddo.
- Lieve: Edema, iperemia e lieve alterazione della sensibilità persistono per 2-3 giorni dopo la lesione. Sette giorni dopo la lesione si osserva anestesia della superficie plantare del piede e della punta delle dita che perdura per 4-9 settimane. Non si osservano flittene e perdite cutanee. La deambulazione è possibile se camminare non provoca dolore.
- Moderata: Edema, iperemia, flittene e cute marezzata sono presenti fino a 2-3 giorni dopo la lesione. Al settimo giorno l'anestesia al tatto è presente su entrambe le superfici, plantare e dorsale, e sulle dita. L'edema persiste per 2-3 settimane e dolore e iperemia persistono fino a 14 settimane. Compaiono alcune vescichette di sfaldamento, ma senza perdita di tessuti profondi. Alcuni pazienti hanno lesioni permanenti.
- Grave: Edema grave, stravaso di sangue nei tessuti circostanti (extravasale) e gangrena sono presenti 2-3 giorni dopo la lesione. L'anestesia completa di tutto il piede rimane per giorni, con paralisi e atrofia muscolare degli arti interessati. La lesione oltrepassa il piede verso la regione inferiore della gamba. Questa grave lesione provoca una significativa perdita tessutale, con auto amputazione. La gangrena rappresenta un rischio costante finché la perdita tessutale non è completa. Il paziente avrà una prolungata convalescenza e un'invalidità permanente.

Valutazione: Dato che il paziente ha sofferto di un'esposizione lieve o moderata al freddo, è essenziale escludere l'ipotermia e la disidratazione. Anche se non si tratta di una lesione da congelamento, la NFCI è comunque una lesione insidiosa e potenzialmente disabilitante; il comune riscontro con queste due lesioni localizzate da freddo è che l'estremità è raffreddata fino all'anestesia o all'intorpidimento mentre si verifica la lesione.

La chiave del trattamento delle NFCI è identificarle e riconoscerle durante la valutazione. Nella valutazione iniziale, i tessuti lesi appaiono macerati, edematosi, pallidi, anestetizzati, senza polso e immobili, ma non congelati. Il paziente lamenta impaccio e inciampa quando prova a camminare. Dopo l'allontanamento dal freddo e durante o dopo il riscaldamento, il flusso ematico periferico aumenta insieme alla riperfusione dei tessuti ischemici. Le estremità cambiano colore da bianco a marezzato pallido bluastro, rimanendo ancora fredde e insensibili. La diagnosi di piede da trincea o piede da immersione di solito si fa quando questi segni non cambiano dopo riscaldamento passivo dei piedi. Tra le 24 e le 36 ore dopo il riscaldamento compare una marcata iperemia, insieme a dolore urente e intenso e alla ricomparsa della sensibilità prossimale ma non distale. Questa condizione è causata dalla vasodilatazione venosa. Edema e vescicole si sviluppano nelle aree lesionate a mano a mano che aumenta la perfusione. La cute resta poco perfusa dopo che compare iperemia ed è come se la pelle si sfaldasse con l'evolvere della lesione. Qualsiasi mancanza di pulsazioni dopo 48 ore nell'estremità lesa suggerisce lesione grave e profonda e una maggiore probabilità di perdita sostanziale di tessuto.

Trattamento: Una volta identificata una possibile NFCI, le priorità sono eliminare ogni ulteriore refrigerazione, prevenire ulteriori traumi alle estremità e trasportare il paziente. Non permettere al paziente di camminare su un'estremità lesa. Rimuovere con attenzione le calzature e le calze. Coprire la parte lesa o l'arto con una medicazione sterile, asciutta e lassa, proteggere dal freddo e iniziare il riscaldamento passivo dei tessuti lesi durante il trasporto. L'area interessata può essere aggravata dal peso di una coperta. Non è necessario il riscaldamento attivo. Non massaggiare la zona colpita perché questo può causare danni maggiori al tessuto. Se necessario, trattare la disidratazione del paziente con un bolo di liquidi EV e rivalutare. In base al tempo necessario per il trasporto, può comparire durante il riscaldamento passivo dolore grave mentre inizia la riperfusione dei tessuti e prima del riscaldamento può essere necessaria un'adeguata analgesia con oppioidi (ad esempio, iniziare con 5 mg di morfina EV al bisogno).

Lesioni da congelamento

Se continua l'esposizione al freddo dei tessuti periferici, dal gelone superficiale si giunge al congelamento, che varia da lievi a estese distruzioni tessutali, a causa della vasocostrizione. Le parti del corpo più sensibili al congelamento sono quei tessuti con ampio rapporto superficie/massa, come le orecchie e il naso o le aree più lontane dal centro dell'organismo, come mani, piedi, dita e genitali maschili. Queste strutture sono più suscettibili alle lesioni da freddo perché contengono molte anastomosi capillari arterovenose che facilmente riducono l'apporto ematico durante la vasocostrizione. La risposta normale dell'organismo a una temperatura più bassa del desiderabile è di ridurre il flusso ematico alla superficie cutanea in modo da ridurre lo scambio di calore con l'ambiente. L'organismo realizza questo con la vasocostrizione dei vasi periferici nel tentativo di deviare il sangue caldo verso il centro del corpo per mantenere una temperatura corporea normale. Riducendo il flusso ematico si riduce fortemente la quantità di calore erogato alle estremità distali.

Più è lungo il periodo di esposizione, più sarà ridotto il flusso ematico alla periferia. Il corpo conserva la temperatura interna a spese della temperatura delle estremità e della cute. La perdita di calore dai tessuti diventa maggiore del calore fornito a quell'area.

Quando un'estremità è raffreddata a 15°C, si verifica la massima vasocostrizione e il minimo flusso ematico. Se il raffreddamento continua fino a 10°C, la vasocostrizione è interrotta da periodi di vasodilatazione indotta dal freddo (Cold-Induced Vaso Dilation, CIVD), conosciuta come "hunting response" e si verifica un aumento associato della temperatura tessutale causato dall'incremento del flusso ematico. La CIVD ricorre in cicli di 5-10 minuti per offrire una certa protezione dal freddo. Le persone mostrano differenze nella predisposizione al congelamento quando esposte a uguali condizioni di freddo, cosa che può essere spiegata dall'entità della CIVD.

I tessuti non congelano a 0°C perché le cellule contengono elettroliti e altri soluti che impediscono al tessuto di congelare finché la temperatura cutanea non raggiunge approssimativamente i -2°C. In caso di temperature al di sotto dello zero quando le estremità sono lasciate non protette, i liquidi intracellulari ed extracellulari possono congelare. Questo provoca la formazione di cristalli di ghiaccio che si espandono e provocano danni ai tessuti locali. Si possono formare anche coaguli, alterando ulteriormente la circolazione nell'area lesa.

Il tipo e la durata dell'esposizione al freddo sono i due fattori più importanti nel determinare l'estensione del danno da congelamento. Il congelamento è classificato in base alla profondità del danno e alla presentazione clinica· Il grado di lesione in molti casi non sarà noto per almeno 24-72 ore dopo lo scongelamento, tranne che nelle esposizioni molto lievi o gravi. Un'esposizione cutanea al freddo breve in durata ma molto intensa creerà una lesione cutanea superficiale, mentre un congelamento grave all'intera estremità può verificarsi per prolungate esposizioni. Le lesioni dirette da freddo di solito sono reversibili, ma durante il riscaldamento si verificano danni tessutali permanenti. Nei casi più gravi, persino con l'adeguato riscaldamento dei tessuti, si può verificare trombosi micro vascolare che porta a segni precoci di gangrena e necrosi. Se la zona di lesione congela, si scioglie e poi ricongela, il secondo congelamento provoca una quantità maggiore di gravi trombosi e danni vascolari con perdita di tessuto. Per questa ragione, il personale di soccorso preospedaliero deve evitare che i tessuti congelati che si riscaldano durante l'iniziale trattamento sul campo siano sottoposti a nuovo congelamento.

I metodi tradizionali di classificazione del congelamento presentano quattro gradi di lesioni (come per le ustioni) sulla base dei reperti fisici iniziali dopo congelamento e riscaldamento (Fig. 21-18 e 21-19).

- Congelamento di primo grado: Una lesione epidermica; limitata alla cute sottoposta a breve contatto con aria fredda o metallo; la cute appare bianca o con placche giallastre nel sito del danno; non ci sono vescicole o perdita tessutale; la cute scongela rapidamente, è insensibile e appare rossa con edema circostante; la guarigione avviene in 7-10 giorni.
- Congelamento di secondo grado: Interessa l'epidermide e il derma superficiale; inizialmente appare simile alle lesioni di primo grado anche se i tessuti congelati sono più profondi; il tessuto è rigido al tatto, anche se il tessuto sottostante dà accesso alla pressione; lo scongelamento è rapido; esita in vescicole cutanee superficiali o vescicole con liquido chiaro o lattiginoso dopo diverse ore; circondato da eritema ed edema; non c'è perdita permanente di tessuto; la guarigione avviene in 3-4 settimane.
- Congelamento di terzo grado: Coinvolge l'epidermide e gli strati del derma; la cute congelata è rigida con mobilità limitata; dopo che il tessuto si scioglie, la cute si gonfia e compaiono vescicole ripiene di sangue (bolle emorragiche) che indicano un danno vascolare dei tessuti profondi; il gonfiore limita la mobilità; la perdita di cute si verifica lentamente, portando a mummificazione e sfaldamento; la guarigione è lenta.

- <u>Congelamento di quarto grado</u>: Il congelamento tessutale colpisce tutti gli spessori del derma coinvolgendo anche muscolo e osso; nessuna mobilità quando è congelato e movimenti passivi quando è scongelato ma senza funzione intrinseca del muscolo; scarsa perfusione della cute; non si sviluppano vescicole ed edema; precoci segni di necrosi tessutale; lento processo di mummificazione che avverrà insieme alla distruzione di tessuto e all'auto amputazione dei tessuti non vitali.

Anche se la tradizionale classificazione del congelamento è in quattro gradi di danno, è più facile per il personale EMS nel contesto preospedaliero classificarlo come superficiale o profondo. Il congelamento superficiale (primo e secondo grado) colpisce la cute e i tessuti sottocutanei, producendo vescicole chiare quando riscaldato. Il congelamento profondo (terzo e quarto grado) colpisce cute, muscolo e osso e la pelle presenta vescicole emorragiche quando viene riscaldata.

In particolari situazioni, il congelamento si può verificare rapidamente e il personale sanitario preospedaliero può rispondere a:

- versamento di idrocarburi liquidi sulla cute: ad esempio, la benzina causa rapida evaporazione portando a temperature sotto lo zero;
- toccare metalli estremamente freddi con cute calda;
- intenso indice di raffreddamento su cute esposta causato ad esempio dal flusso del rotore dell'elicottero di soccorso.

Valutazione: All'arrivo, stabilire la sicurezza dello scenario e poi valutare il paziente per l'ABC. Rimuovere il paziente dal freddo e portarlo in un'area protetta da umidità, freddo e vento. Molte vittime di congelamento possono avere ulteriori problemi medici associati, come disidratazione, ipovolemia, ipotermia, ipoglicemia e lesioni traumatiche. Rimuovere tutti gli indumenti bagnati per ridurre al minimo l'ulteriore perdita di calore. In caso di dubbio, trattare l'ipotermia per prima cosa. Il congelamento superficiale di solito è valutato riconoscendo le condizioni ambientali, localizzando il principale disturbo del paziente, quale dolore o intorpidimento, e osservando la discromia cutanea nella stessa area. Le condizioni ambientali durante l'esposizione devono essere al di sotto dello zero.

Le lesioni da congelamento sono insidiose perché il paziente può non avvertire dolore nel sito di lesione quando la cute è congelata e coperta da guanti o calzature. Per identificare l'area colpita è necessaria l'ispezione visiva diretta delle regioni del corpo più sospette, elencate in precedenza. La palpazione delicata dell'area può determinare se il tessuto sottostante è normale o duro. Assicurarsi che il paziente o il personale di soccorso preospedaliero non sfreghino o massaggino la cute interessata, perché questo causerebbe ulteriore danno cellulare ai tessuti congelati. Il paziente con congelamento superficiale di solito lamenta fastidio durante la manipolazione dell'area congelata. Nei pazienti con congelamento profondo, il tessuto congelato sarà duro e in genere non dolente al tatto. Dopo l'ispezione dell'area colpita, è necessario decidere il metodo di riscaldamento, che in genere è basato sul tempo di trasporto al dipartimento d'emergenza.

Il protocollo EMS dello stato dell'Alaska per riscaldamento dopo congelamento in fase preospedaliera sostiene che:

1) Se il tempo di trasporto è breve (1-2 ore al massimo), allora i rischi posti da un riscaldamento o raffreddamento impropri in fase preospedaliera superano i rischi del trattamento ritardato per congelamento profondo.
2) Se il tempo di trasporto è prolungato (più di 1-2 ore), spesso avverrà scongelamento spontaneo. È più importante prevenire l'ipotermia che riscaldare il congelamento rapidamente in acqua calda. Questo non significa che un'estremità congelata deve essere tenuta al freddo per prevenire il riscaldamento spontaneo.

Anticipare che le aree congelate si riscalderanno come conseguenza di mantenere il paziente al caldo e proteggerlo a tutti i costi dal congelamento.

Trattamento: I pazienti con gelone o congelamento superficiali devono essere posti con la zona colpita a contatto con una superficie calda, ad esempio, coprendo le orecchie del paziente con le mani calde o mettendo il dito colpito sotto l'ascella o all'inguine. Il congelamento superficiale necessita soltanto di riscaldamento a temperatura corporea normale.

Il trattamento preospedaliero del congelamento profondo comprende la valutazione e trattamento dell'ipotermia, se presente, fornire terapie di supporto, e un'appropriata protezione del paziente, e della regione colpita, per ridurre al minimo la perdita di calore, non permettere al paziente di camminare sui piedi colpiti, proteggere i tessuti fragili da ulteriori traumi durante i movimenti del paziente, la valutazione della zona congelata, la rimozione di indumenti e gioielli dalla zona lesa e controllo della sensibilità.

Se il congelamento è distale alla frattura, tentare di allineare l'arto se non vi sia resistenza. Steccare la frattura in modo che non comprometta la circolazione distale. Asciugare l'area e coprire con medicazioni lasse, sterili, non compressive e non adesive; le dita di mani e piedi devono essere separate e protette con garze sterili; non drenare le flittene; mani e piedi devono essere immobilizzati e sollevati per ridurre l'edema.

Generalmente sono necessari analgesici oppiacei endovenosi per alleviare il dolore, che devono essere iniziati prima di scongelare i tessuti; somministrare soluzione fisiologica EV da 250 ml in bolo per trattare la disidratazione e ridurre la viscosità ematica e l'impilamento capillare. Trasportare rapidamente nella struttura idonea.

Tentare di iniziare il riscaldamento del congelamento profondo sul campo può essere rischioso per la guarigione del paziente e non è consigliato a meno che non ci sia prolungato tempo di trasporto. Se il tempo di trasporto è prolungato, scongelare la zona lesa in un bagno di acqua calda a una temperatura non superiore ai 39° C; ma se si teme un nuovo congelamento, non scongelare; non permettere all'area scongelata di ricongelarsi; assicurare un rapido trasporto con il mezzo più adeguato.

Somministrare ibuprofene 12 mg/kg fino a 800 mg, se disponibile. I FANS riducono il dolore e la vasocostrizione.

Il paziente può bere qualcosa di caldo (e non alcolico) se è disponibile, in base al LDC del paziente e alle altre lesioni. L'uso del tabacco (fumo, tabacco masticato, patch di nicotina) dovrebbe essere sconsigliato perché la nicotina provoca ulteriore vasocostrizione.

Ipotermia accidentale

Si definisce ipotermia la condizione nella quale la temperatura corporea interna è inferiore a 35°C; la temperatura interna si misura tramite un termometro rettale inserito per almeno 15 cm nel retto. L'ipotermia può essere vista come una diminuzione della temperatura interna che rende una vittima incapace di produrre calore a sufficienza e di ritornare all'omeostasi o alle normali funzioni corporee.

L'ipotermia può verificarsi in molte differenti situazioni, come aria ambientale fredda, immersione o sommersione (quasi annegamento) in acqua fredda e può essere intenzionalmente indotta nella chirurgia. L'ipotermia da immersione ("testa fuori") avviene tipicamente quando un soggetto è accidentalmente posto in un ambiente freddo senza preparazione o pianificazione. Ad esempio, una persona caduta in acqua fredda è immediatamente in pericolo di diventare una vittima di sommersione, per apnea da "shock da freddo", perdita della capacità motoria, ipotermia e annegamento. Questi aspetti del tutto particolari degli incidenti da sommersione possono indurre ipossia e ipotermia.

La progressione dell'ipotermia in aria o acqua fredda può essere ritardata finché la produzione metabolica di calore può bilanciare la perdita di calore. Sopravvivere a un'esposizione a freddo intenso è possibile, con molti casi riportati di sopravvissuti in mare o in altre situazioni estreme. Sono noti molti fattori che incrementano la sopravvivenza dopo l'esposizione al freddo, come l'età, il sesso e la composizione corporea (ad es., rapporto area corporea/massa corporea), inizio e intensità dei brividi, livello di allenamento fisico, stato nutrizionale e consumo di alcol.

L'ipoglicemia può verificarsi durante fasi progressive di ipotermia e può essere più comune nell'ipotermia da immersione. La causa è la deplezione di glucosio nel sangue e glicogeno nel muscolo come fonti energetiche per la contrazione muscolare durante i brividi. Inoltre, l'ipotalamo come centro regolatore nel cervello richiede concentrazioni ottimali di glucosio nel sangue poiché è la fonte energetica primaria per il funzionamento cerebrale. Di conseguenza, un alcolista è a maggiore rischio di ipotermia poiché l'alcol blocca la produzione di glucosio nell'organismo e inibisce il brivido massimo per la produzione di calore. Pertanto, la valutazione rapida e il trattamento efficace della bassa concentrazione di glucosio nel sangue in un paziente ipotermico è essenziale per ottenere un aumento efficace nel metabolismo e brivido durante il riscaldamento.

A differenza del congelamento, l'ipotermia può avvenire in ambienti con temperature ben al di sopra dello zero. L'ipotermia primaria in genere avviene quando soggetti sani si trovano in avverse condizioni climatiche non preparati a un'esposizione acuta o cronica al freddo intenso. I decessi per ipotermia primaria sono conseguenza diretta dell'esposizione al freddo e sono documentati dal medico legale come incidenti, omicidi o suicidi.

L'ipotermia secondaria è considerata una normale conseguenza delle patologie sistemiche del paziente, come ipotiroidismo, iposurrenalismo, traumi, carcinoma e sepsi. La Fig. 21-20 mostra un ventaglio di condizioni mediche associabili ad ipotermia secondaria. Se non riconosciuta o impropriamente trattata, l'ipotermia può essere fatale, in alcuni casi entro 2 ore. La mortalità è superiore al 50% nei casi di ipotermia secondaria causata dalle complicanze di altre lesioni e in gravi casi in cui la temperatura corporea interna è inferiore ai 32°C.

Occorre un'attenzione rapida alla prevenzione di ulteriore perdita di calore nel paziente traumatico da parte del soccorritore preospedaliero poiché l'ipotermia lieve è molto comune dopo lesioni in tutte le condizioni atmosferiche.

Ipotermia nel paziente traumatizzato

È sin troppo comune ricevere pazienti ipotermici che arrivano a un centro traumatologico e hanno ulteriore perdita di calore durante la valutazione iniziale del paziente. Lo sviluppo dell'ipotermia che comincia in contesto preospedaliero è correlato all'effetto del trauma sulla termoregolazione e l'inibizione del brivido come meccanismo principale di produzione di calore. In molti pazienti, un'ulteriore perdita di calore continua dopo l'arrivo all'ospedale a causa di una varietà di ragioni: un paziente esposto in un dipartimento d'emergenza o centro traumatologico freddi, la somministrazione di liquidi freddi per il ripristino, cavità addominali o toraciche aperte, l'uso di agenti bloccanti anestetici e neuromuscolari che prevengono il brivido per produrre calore e ulteriore esposizione al freddo nell'ambiente di una sala operatoria.

Pertanto, il paziente con trauma dovrebbe essere rimosso dall'ambiente freddo il prima possibile e messo al caldo nell'ambulanza. La temperatura nell'ambulanza dovrebbe essere regolata per ridurre al minimo la perdita di calore dal paziente e non per il comfort del soccorritore. Liquidi riscaldati EV (38-42 gradi) aiuteranno a mantenere la temperatura corporea del paziente Una causa della più elevata mortalità nei pazienti traumatizzati ipotermici è correlata alla combinazione letale di ipotermia, acidosi e coagulopatia (incapacità del sangue di coagulare normalmente). Questa è nota come la "triade letale" del paziente traumatizzato. È essenziale valutare e trattare i pazienti sia per il trauma sia per l'ipotermia perché la coagulopatia è reversibile con il riscaldamento del paziente. In uno studio, il 57% dei pazienti con trauma ammessi a un centro traumatologico di I livello hanno sperimentato ipotermia in un qualche momento del trattamento. Il tasso di mortalità si avvicina al 100% quando la temperatura interna scende sotto i 32° C in un paziente con trauma. Questo contrasta con una mortalità del 20% in un paziente con ipotermia primaria (non traumatico) a livelli moderati (28-32° C). Di conseguenza, il tasso di mortalità associato all'ipotermia nella vittima del trauma è così alto che la definizione di ipotermia lieve, moderata e grave nel paziente con trauma è risultata in una classificazione speciale (Fig. 21-21).

La relazione tra trauma, ipotermia ed aumento della mortalità è riportata da anni, compresi i feriti di guerra. Comunque, recenti studi hanno dimostrato che l'ipotermia non è un fattore di rischio isolato, ma da correlare alla severità delle ferite e dei danni d'organo, al fine di decretarne l'influenza sulla mortalità dei pazienti. Uno studio ha dimostrato che alcune pratiche nel soccorso preospedaliero possono ridurre l'incidenza dell'ipotermia, come non spogliare eccessivamente il paziente, monitorare la temperatura corporea, riscaldare gli ambienti e somministrare liquidi caldi. La Figura 21-22 mostra spunti di riflessione sui benefici nell'utilizzo dell'ipotermia indotta intenzionalmente.

Ipotermia da immersione

Durante l'immersione, se non c'è incremento o perdita di calore da parte dell'organismo, la temperatura dell'acqua è considerata termoneutrale. La temperatura dell'acqua termoneutrale è di 33-35°C, a queste temperature un soggetto nudo che rimane fermo in acqua fino al collo può mantenere una temperatura interna costante per almeno 1 ora. I soggetti in acqua termoneutrale non corrono quasi nessun rischio di "shock da freddo" da immersione e di ipotermia, come accade invece con l'esposizione improvvisa all'acqua fredda.

Quando l'immersione si verifica in acqua a temperatura più fredda del limite inferiore termoneutrale, le immediate variazioni fisiologiche sono un rapido declino della temperatura cutanea, vasocostrizione periferica che induce brividi e aumento di metabolismo, ventilazione, frequenza cardiaca, gittata cardiaca e PAM. Per compensare la perdita di calore in acqua, la produzione di calore deve avvenire aumentando l'attività fisica, con il brivido o con entrambi. In caso contrario, la temperatura interna continua a diminuire e il brivido cessa; queste risposte fisiologiche si riducono proporzionalmente alla caduta della temperatura interna.

Il rischio maggiore dell'ipotermia da immersione inizia di solito a temperature dell'acqua inferiori a 25°C. Poiché la capacità di dispersione di calore dell'acqua è 24 volte maggiore di quella dell'aria, i soggetti in acqua sono a rischio più rapido di ipotermia. Tuttavia, l'attività fisica continua in acqua fredda (ad es., nuotare per scaldarsi), alla fine diventa un detrimento per la crescente perdita di calore per convezione verso l'acqua più fredda che circonda il corpo, determinando un esordio più veloce dell'ipotermia. Capire questo ha portato a consigliare alle persone di ridurre al minimo la dispersione di calore durante l'immersione in acqua fredda usando la postura che riduce la dispersione di calore (*Heat Escape Lessening Posture*, HELP) o la posizione di mucchio quando ci sono più vittime di immersione tutte insieme (Fig. 21-23).

La temperatura interna più bassa registrata in un bambino con conseguente ripresa neurologica senza reliquati, dovuta a ipotermia accidentale, è 15°C. Mentre 13,7°C è la temperatura interna più bassa mai registrata in un sopravvissuto adulto a ipotermia accidentale. Si tratta di una donna di 29 anni che ha lottato per salvarsi per più di 40 minuti prima che i sintomi di ipotermia grave influissero sulla contrazione muscolare. La donna era stata immersa per più di 80 minuti prima che arrivasse la squadra di soccorso e che la rianimazione cardiopolmonare (RCP) iniziasse durante il trasporto all'ospedale locale. Dopo 3 ore di riscaldamento continuo, la sua temperatura interna tornò normale e la donna sopravvisse con normali funzioni fisiologiche.

Questo caso di ipotermia accidentale illustra perché tutto il personale di soccorso preospedaliero che tratta pazienti ipotermici non deve interrompere il trattamento e dichiarare morto il paziente finché la sua temperatura non sia stata riportata oltre i 35°C anche in assenza di attività cardiorespiratoria e neurologica. Questo è uno dei tanti esempi di sopravvissuti ipotermici in cui i pazienti sono stati dimessi dagli ospedali con funzione neurologica completa dopo prolungata RCP sul campo. Gli insegnamenti di questo caso e di quelli con simile risultato sono che l'impressione iniziale di morte di questi pazienti non è una giustificazione sufficiente per rifiutare le misure di supporto vitale di base. Ecco la ragione per la quale è stata coniata la famosa frase: *"I pazienti non sono morti fino a quando non sono caldi e morti".*

Che sia intenzionale o non intenzionale, l'immersione in acqua fredda (testa fuori) accade durante tutto l'anno negli Stati Uniti come risultato di attività ricreative e industriali e anche di incidenti. Se il soggetto sopravvive all'iniziale incidente di sommersione senza annegare, esso è a rischio di ipotermia secondo la temperatura dell'acqua. La Figura 21-24 mostra come, sebbene il pensiero comune, secondo il quale la morte per ipotermia in acqua fredda avvenga rapidamente, in realtà, occorre molto tempo per annegare a casa del freddo, diversamente dalle altre cause, parzialmente controllabili dalla vittima.

Le risposte dell'organismo all'immersione in acqua fredda possono essere distinte in tre fasi. In tutte le fasi può verificarsi la morte del soggetto:

1) <u>Prima fase:</u> *shock da acqua fredda.* Questa fase comincia con un riflesso cardiovascolare noto come "shock da freddo", che si verifica entro 2-4 minuti dall'immersione e inizia con rapido raffreddamento della cute, vasocostrizione periferica, apnee respiratorie ed incapacità di trattenere il respiro, iperventilazione e tachicardia. Le difficoltà respiratorie potrebbero portare a inalazione e annegamento, secondo la posizione della testa fuori o dentro l'acqua. Queste risposte possono indurre la morte immediata o entro pochi minuti dall'immersione per diverse cause, incluse sincope o convulsioni che portano ad annegamento, arresto vagale e fibrillazione ventricolare.
2) <u>Seconda fase:</u> *intorpidimento da freddo.* Se una vittima sopravvive alla fase di shock da freddo, avviene un significativo raffreddamento dei tessuti periferici nei primi 15 minuti dell'immersione. Tale raffreddamento ha un effetto deleterio sulla capacità motoria fine e grossolana delle estremità, causando rigidità delle dita, scarsa coordinazione e perdita di forza e rendendo quasi impossibile nuotare, aggrapparsi a una corda di salvataggio o eseguire altre attività motorie per la sopravvivenza.
3) <u>Terza fase:</u> *inizio dell'ipotermia*. Sopravvivere alle prime due fasi senza annegare mette il soggetto a rischio di ipotermia per continua perdita di calore e riduzione della temperatura interna da immersione più lunga di 30 minuti. Se la vittima non è riuscita a rimanere sopra la superficie dell'acqua per la fatica e l'ipotermia, il soggetto è a rischio di diventare vittima di sommersione, che induce inalazione e annegamento. Quanto a lungo un individuo possa sopravvivere in acqua fredda dipende da molti fattori. È stato stimato che una vittima di sommersione non può sopravvivere più di 1 ora in acqua con temperatura di 0° C; in acqua con temperatura di 15°C la sopravvivenza è poco frequente dopo 6 ore.

4) Quarta fase: *collasso peri-soccorso*: in questa fase, la morte può giungere in qualsiasi momento, sebbene il paziente possa sembrare cosciente e stabile. Sono riportate morti fino a 90 minuti dopo il soccorso e durante il trasporto; alcuni riportano morti fino a 24 ore dopo il recupero; le cause potrebbero essere un crollo della temperatura centrale, insufficienza vascolare e rapidi sbalzi del pH con relativi problemi cardiaci. In totale, il 20% dei sopravvissuti muore nel periodo peri-soccorso.

Per ulteriori informazioni , fare riferimento alle figure 21-25 e 21-26.

Effetti fisiopatologici dell'ipotermia sull'organismo

Che sia da esposizione a un ambiente freddo o immersione, l'influenza che l'ipotermia ha sull'organismo colpisce tutti i maggiori sistemi d'organo, in particolare cuore, reni e sistema nervoso centrale Quando la temperatura interna diminuisce a 35°C si verificano tassi massimali di vasocostrizione, brividi e metabolismo con incremento di frequenza cardiaca, ventilazione e pressione sanguigna. Il fabbisogno di ossigeno del metabolismo cerebrale si riduce dal 6 al 10% per ogni grado di diminuzione della temperatura interna e il metabolismo cerebrale è conservato. Quando la temperatura interna scende tra 30 e 35°C, funzione cognitiva, funzione cardiaca, metabolismo, frequenza respiratoria e brividi sono tutti significativamente diminuiti o completamente inibiti. A questo punto, i limitati meccanismi difensivi fisiologici che impediscono la perdita di calore dal corpo falliscono e la temperatura interna cala rapidamente. A una temperatura interna di 29,5°C, gittata cardiaca e metabolismo sono ridotti approssimativamente del 50%. Ventilazione e perfusione sono inadeguati e non supportano la richiesta metabolica, causando ipossia cellulare, aumento dell'acido lattico e infine acidosi respiratoria. L'ossigenazione e il flusso ematico sono mantenuti verso l'interno e il cervello.

Compare bradicardia in una grande percentuale di pazienti quale effetto diretto del freddo sulla depolarizzazione delle cellule pacemaker e sulla più lenta propagazione attraverso il sistema di conduzione. È importante notare che l'uso di atropina è spesso inefficace per aumentare la frequenza cardiaca quando il miocardio è freddo. Quando la temperatura interna scende al di sotto di 30°C, il miocardio diviene eccitabile. Gli intervalli PR, QRS e QT sono prolungati. Il segmento ST e l'onda T si alterano e può comparire l'onda J (onda di Osborne) che può mimare altre alterazioni dell'ECG, come un infarto miocardico acuto (IMA). Le onde J sono una forte caratteristica dell'ECG nei pazienti ipotermici e si osservano in circa un terzo dei pazienti ipotermici moderati o gravi (<32°C). L'onda J è descritta come una deflessione a "gobba" tra il complesso QRS e la parte iniziale del segmento ST. L'onda J è meglio visibile nelle derivazioni aVl, aVf e laterale sinistra (Fig. 21-27).

Compare fibrillazione atriale e grave bradicardia che possono continuare tra 28 e 32°C. Quando la temperatura interna raggiunge i 26,7-28°C, qualsiasi stimolazione fisica del cuore può dare origine a una fibrillazione ventricolare (FV). La RCP o una brusca manipolazione (valutazione e movimento del paziente) del paziente potrebbe essere sufficiente a causare FV. A queste temperature interne molto basse il polso e la pressione arteriosa sono impercettibili e le articolazioni sono rigide. Le pupille diventano fisse e midriatiche a temperature interne estremamente basse. E ancora, un paziente non dovrebbe essere presunto morto finché, nonostante sia riscaldato, continua a non dare segni di vita (ECG, polso, ventilazione e funzione del SNC).

Con l'esposizione acuta al freddo, il flusso ematico renale aumenta a causa dello shunt dovuto alla vasocostrizione. Questo può condurre a un fenomeno noto come diuresi da freddo che comporta una maggiore produzione di urina da parte del paziente che può disidratarsi. A 27-30°C il flusso ematico renale è depresso del 50%. A questi livelli medio-gravi di ipotermia, la riduzione della gittata cardiaca provoca una caduta del flusso ematico renale e della velocità di filtrazione glomerulare, che a sua volta induce insufficienza renale acuta (IRA).

Valutazione

È imperativo esaminare la sicurezza dello scenario all'arrivo. Tutti i soccorritori devono assicurarsi della propria incolumità e proteggersi dall'esposizione al freddo quando operano in questa situazione. Deve sussistere un forte sospetto di ipotermia anche quando le condizioni atmosferiche non la suggeriscono (ad esempio, vento, umidità, temperatura). Alcuni pazienti possono presentare vaghi disturbi di affaticamento, letargia, nausea, vomito e vertigini. Nei traumatizzati e nei pazienti critici, è importante iniziare la valutazione e ipotizzare l'ipotermia proteggendo il paziente dal freddo ambientale; la valutazione comincia con l'ABC. La funzionalità neurologica è valutata e monitorata spesso. I pazienti gravemente ipotermici generalmente si presentano con bradipnea, stupor e coma. La temperatura rettale di solito non viene valutata sul campo, oppure viene utilizzata come un segno vitale nella maggior parte dei sistemi preospedalieri. Le ambulanze generalmente sono munite di un termometro orale o rettale a range standard (per i bambini piccoli) con un limite inferiore di 35,5°C. I termometri elettronici nei casi di ipotermia non sono utili per un'accurata lettura. La misurazione della temperatura infrarossi della membrana timpanica (MT) è generalmente accurata se viene usata una tecnica attenta per assicurarsi che la sonda venga mirata alla membrana timpanica e non al canale uditivo che può incidere sulla lettura. Inoltre, l'orecchio deve essere liberato dal cerume e dal sangue.

Perciò i soccorritori è meglio che focalizzino sulla scena e l'ABCDE. La Figura 21-28 fornisce le risposte fisiologiche prevedibili alla riduzione della temperatura interna.

I segni di brividi e alterazione dello stato mentale sono importanti nella valutazione della sospetta ipotermia. I pazienti modestamente ipotermici (temperatura centrale 32°C) avranno brividi e di solito mostrano segni di LDC alterato (ad esempio, confusione, parlare intorpidito, andatura anormale, movimenti maldestri). Saranno lenti nelle azioni e in genere sono trovati in stato di immobilità, seduti o distesi. Il personale di polizia e quello di soccorso preospedaliero possono mal interpretare questa condizione come intossicazione da droga o alcol o come accidente cerebrovascolare (TIA o ictus) in pazienti anziani. Tuttavia, il LDC del paziente non è un indice affidabile del grado di ipotermia; alcuni pazienti sono rimasti coscienti con una temperatura interna inferiore a 27°C.

Quando la temperatura interna del paziente scende al di sotto di 32°C, è presente moderata ipotermia e il paziente probabilmente non si lamenterà di sentire freddo. Il brivido può essere assente e il LDC del paziente può essere fortemente ridotto, forse anche al punto di incoscienza e coma. Le pupille del paziente reagiscono lentamente o possono essere dilatate e fisse. I polsi del paziente possono essere ridotti o assenti e la PA può essere bassa o imprendibile. La ventilazione del paziente può essere rallentata fino a 2 atti respiratori/min. Un ECG può dimostrare una fibrillazione atriale, la più comune aritmia. A mano a mano che il miocardio diventa più freddo è più irritabile, a circa 28°C si osserva spesso FV. A causa delle alterazioni del metabolismo cerebrale, si può osservare evidenza di "denudamento paradosso" prima che il paziente perda conoscenza. Si tratta del tentativo del paziente di togliersi i vestiti mentre si trova in ambiente freddo e si ritiene rappresenti la risposta a un'imminente crollo della termoregolazione.

Il trattamento clinico dell'ipotermia si basa sui seguenti tre range di temperatura corporea rettale, come presentati dall'American Heart Association per l'avvio del supporto cardiaco vitale avanzato:

- ipotermia lieve, da >34 a <36°C;

- ipotermia moderata, da 30 a 34°C;
- ipotermia grave, <30°C

Trattamento

Il trattamento preospedaliero del paziente ipotermico consiste nel prevenire ulteriori perdite di calore, nella manipolazione delicata mentre si avvia un trasporto rapido e nel riscaldamento. Questo include spostare il paziente da qualsiasi fonte di freddo in un'ambulanza riscaldata o in un riparo caldo se il mezzo di trasporto non è immediatamente disponibile (si veda paragrafo sul trasporto prolungato). In assenza di un polso centrale, la RCP deve essere subito iniziata. [127]Gli indumenti bagnati vanno rimossi tagliandoli con forbici da trauma per evitare movimenti non necessari e agitazione da parte del paziente. Il timore di scatenare aritmie ventricolari per le manipolazioni del paziente non deve ritardare nessun intervento critico. Questo timore diventa più reale nei pazienti gravemente ipotermici (<30°C). Testa e corpo del paziente devono essere coperti con coperte calde o sacchi a pelo, sui quali posizionare una copertura esterna antivento per evitare la perdita di calore da evaporazione e convezione.

Se il paziente è cosciente e sveglio, dovrebbe evitare di assumere alcol e bevande a base di caffeina. Anticipare l'ipoglicemia e valutare il livello di glucosio nel sangue. Per il paziente con ipotermia lieve e livelli di glucosio normali, fornire liquidi caldi, ad alto contenuto calorico o con glucosio. Per le vittime moderatamente ipotermiche con bassa concentrazione di glucosio nel sangue, stabilire la somministrazione di liquidi EV con destrosio al 50% (D50) come da protocollo medico e ripetere la determinazione del glucosio ogni 5 minuti per determinare il bisogno di un bolo addizionale di D50. I pazienti ipotermici hanno bisogno di ossigeno ad alto flusso perché hanno un ridotto rilascio di ossigeno ai tessuti; la curva di dissociazione dell'emoglobina si sposta a sinistra con il decrescere della temperatura interna. L'ossigeno ad alto flusso deve essere erogato con una maschera non-rebreather o un dispositivo PVM. Idealmente, il paziente avrebbe maggiore vantaggio da ossigeno riscaldato e umidificato (42-46°C). Quando possibile, somministrare ossigeno riscaldato prima degli spostamenti può evitare la FV durante il trasporto.

Nei pazienti ipotermici non responsivi, il riscaldamento passivo sarà insufficiente ad aumentare la temperatura interna. Tali pazienti avranno necessità di una via aerea supplementare per protezione e questo deve essere fatto in base alla rigidità della mandibola. Il rischio di aritmie durante l'intubazione orotracheale non deve rallentare le manovre rianimatorie ed il posizionamento di una via aerea sicura.Se l'intubazione endotracheale non può essere ottenuta con successo senza manovre grossolane, continuare la ventilazione con un dispositivo pallone-maschera e prendere in esame un altro dispositivo avanzato delle vie aeree (ad es., tubo laringeo King, maschera laringea, intubazione nasale). Come minimo, usare una via orale o nasofaringea con ventilazione con maschera con reservoir.

La SF, meglio se con glucosio al 5%, dovrebbe essere riscaldata a 43°C e somministrata senza muovere il paziente. Al paziente ipotermico non devono essere somministrati liquidi freddi (a temperatura ambiente) perché questo potrebbe raffreddare di più il paziente o ritardare il riscaldamento. Quando non si dispone di SF o glucosata, è sufficiente una qualsiasi soluzione cristalloide calda. Somministrare un carico di liquidi di 500-1.000 mL ed evitare che la soluzione congeli o che diventi più fredda posizionando la sacca EV sotto il paziente per infondere liquidi caldi sotto pressione. L'effetto di riscaldamento dei liquidi EV scaldati è il migliore rispetto ad altri. Non è consigliato fare impacchi caldi o massaggiare gli arti del paziente.

In particolare, il riscaldamento esterno attivo avviene solo sulla regione toracica, senza riscaldamento attivo delle estremità. Questo eviterà l'incremento di circolazione periferica che provoca l'aumento di quantità di sangue più freddo verso il torace prima del riscaldamento interno. L'aumentato ritorno di sangue periferico può incrementare l'acidosi e l'iperkaliemia e può in realtà ridurre la temperatura interna ("*afterdrop*"). Ciò complica la rianimazione e può scatenare una FV.

2010 American Heart Association Guidelines for Cardiopulmonary Resuscitation and Emergency Cardiovascular Care - Circulation 2010[1]

Le linee guida per la rianimazione del malato ipotermico si sono evolute in vari decenni. Le attuali linee guida sono state pubblicate dall'American Heart Association nella rivista Circulation, ottobre 2015.

La vittima ipotermica può presentare molte difficoltà al soccorritore EMS, in particolare il paziente incosciente con ipotermia medio-grave. Dato che l'ipotermia grave è una temperatura interna minore di 30°C, il paziente può presentarsi con polso o ventilazione non rilevabili per la ridotta gittata cardiaca e la ridotta pressione arteriosa. Storicamente, il problema è stato stabilire se iniziare interventi di supporto vitale di base (BLS) o avanzato (ALS) su tali pazienti sulla base dei loro segni vitali. Inoltre, può essere difficile determinare da parte dei presenti se questi pazienti hanno avuto una causa ipotermica primitiva o, ad esempio, un arresto cardiaco o un ictus o un trauma che hanno preceduto l'ipotermia. Altri problemi per il personale di soccorso preospedaliero sono proteggere il paziente ipotermico con un miocardio potenzialmente irritabile da qualsiasi manovra brusca e iniziare il massaggio cardiaco nel paziente con polso imprendibile, in entrambi i casi questi provvedimenti possono indurre una FV.

Indipendentemente dal contesto che ha portato all'ipotermia, primaria o secondaria, non si deve rinunciare alle procedure salvavita sulla base della presentazione clinica, sia che ci si trovi in ambiente urbano con distanze di trasporto brevi sia in ambiente periferico con potenziali e significativi ritardi di trasporto che implicherebbero un trattamento prolungato del paziente (si veda discussione successiva).

Linee guida per il supporto vitale di base (BLS) per il trattamento dell'ipotermia medio-grave.

Il paziente ipotermico deve essere tenuto in posizione orizzontale per tutto il tempo per evitare un'ipotensione aggravante perché tali pazienti sono spesso ipovolemici per la diuresi da freddo. Può essere difficile palpare o rilevare respirazione e polso nel paziente ipotermico. Perciò si raccomanda all'inizio di valutare il respiro e poi il polso per 60 secondi per avere eventuale conferma di:

- arresto respiratorio;
- arresto cardiaco senza polso (asistolia, tachicardia ventricolare, FV);
- bradicardia (che necessita di RCP).

Qualora il paziente non respiri, iniziare le compressioni toraciche immediatamente in qualsiasi paziente ipotermico che sia senza polso e non abbia segni evidenti in circolo (eccetto i casi di morte certa, come rigor mortis o decapitazione). Se esiste un dubbio sull'evidenza del polso, iniziare le compressioni. Mai rinunciare alle procedure BLS finché il paziente non è riscaldato. Se si determina che il paziente è in arresto cardiaco, utilizzare le attuali linee guida BLS.

Si deve usare un defibrillatore automatico esterno (DAE) se è presente una tachicardia ventricolare senza polso o una FV. Le attuali linee guida sul trattamento

[1] Gli argomenti trattati sono rimasti invariati anche nelle ultime linee guida AHA del 2015

delle emergenze cardiovascolari raccomandano che questi pazienti siano trattati fornendo fino a 5 cicli (2 minuti) di RCP (un ciclo è di 30 compressioni e 2 ventilazioni) prima di verificare il ritmo ECG e tentare uno shock quando diventa disponibile un DAE. Se si osserva un ritmo defibrillabile, dare uno shock, poi continuare 5 cicli di RCP. Se il paziente ipotermico non risponde a uno shock con un polso evidenziabile, ulteriori tentativi di defibrillare il paziente dovrebbero essere procrastinati e gli sforzi diretti verso un'efficace RCP con enfasi sul riscaldamento del paziente a oltre 30°C prima di tentare ulteriore defibrillazione. Nell'eseguire la compressione toracica in un paziente ipotermico è richiesta una maggiore forza perché l'elasticità della parete toracica con il freddo si riduce. Se la temperatura interna è inferiore a 30°C, la conversione al ritmo sinusale normale di solito non si verifica finché il riscaldamento non supera questa temperatura.

L'importanza di non dichiarare morto il paziente finché non sia stato riscaldato e rimanga non responsivo è oggi persino maggiore, con le nuove evidenze da studi su vittime di ipotermia che indicano che il freddo esercita un effetto protettivo sugli organi vitali.

Linee guida ACLS per il trattamento dell'ipotermia.

Il trattamento dell'ipotermia grave sul campo rimane controverso. Però, le linee guida per le procedure di supporto cardiaco vitale avanzato (Advanced Cardiac Life Support, ACLS) sono differenti rispetto al paziente normotermico. I pazienti ipotermici incoscienti devono avere le vie aeree protette e dovrebbero essere intubati. Non si deve ritardare il trattamento delle vie aeree per il timore di scatenare una FV. Come notato precedentemente, se si identifica un ritmo defibrillabile, defibrillare una volta a 120-200 joule in modalità bifasica o 360 joule in modalità monofasica, riprendere la RCP e rinviare i farmaci e il successivo tentativo di defibrillare fino a quando la temperatura interna è al di sopra di 30°C. Se possibile, iniziare le procedure di riscaldamento attivo con ossigeno caldo umidificato e soluzioni EV calde e avvolgere il paziente per il trasporto per prevenire ulteriori perdite di calore.

Le procedure di riscaldamento passivo, però, sono inadeguate pe un paziente gravemente ipotermico, il quale necessita di un riscaldamento attivo, disponibile dolo nei dipartimenti di emergenza e rianimazioni, perciò il personale delle ambulanze dovrebbe focalizzarsi più sull'evitare ulteriori perdite di calore, piuttosto che riscaldare il paziente.

Il problema con le procedure ACLS in un paziente ipotermico è che il cuore può non essere responsivo ai farmaci ACLS, al pacing e alla defibrillazione. Inoltre i farmaci ACLS (ad es., adrenalina, amiodarone, lidocaina, procainamide) possono accumularsi in circolo a livelli tossici con somministrazioni ripetute nel paziente gravemente ipotermico, in particolare quando il paziente si riscalda. Di conseguenza, si raccomanda di sospendere la somministrazione di farmaci EV nei pazienti con una temperatura interna inferiore a 30°C. Se un paziente ipotermico si presenta all'inizio con una temperatura interna superiore a 30°C, oppure se un paziente gravemente ipotermico è stato riscaldato oltre questa temperatura, i farmaci EV possono essere somministrati. Tuttavia, si raccomandano intervalli maggiori tra le somministrazioni di farmaci rispetto agli standard ACLS.[127] L'uso di ripetute defibrillazioni è indicato se la temperatura interna continua ad aumentare oltre 30°C secondo le attuali linee guida ACLS.

Infine, le procedure BLS/ACLS eseguite sul campo dovrebbero essere evitate unicamente nei pazienti con lesioni incompatibili con la vita o se il corpo è congelato tanto che le compressioni toraciche non sono possibili, o se bocca e naso sono bloccati dal ghiaccio. La Figura 21-29 mostra un algoritmo di linee guida per ipotermia lieve, moderata e grave nei pazienti con o senza polso.

Prevenzione delle lesioni da freddo

Prevenire le lesioni da freddo nei pazienti, in se stessi e nel resto del personale di soccorso è vitale sulla scena. Segue un elenco delle raccomandazioni per prevenire le lesioni da freddo.

1) Constatare i fattori di rischio generalmente accettati per le lesioni da freddo:
   - affaticamento;
   - disidratazione;
   - malnutrizione;
   - mancanza di esperienza della stagione fredda;
   - razza nera;
   - uso di tabacco;
   - raffreddamento.
2) Quando non si riesce a rimanere asciutti in condizioni fredde, umide e ventose, terminare la sessione esterna e cercare un rifugio appena possibile.
3) Ricordare che i soggetti con storia da lesioni da freddo sono a rischio maggiore di successiva lesione da freddo.
4) Evitare la disidratazione.
5) Evitare l'alcol negli ambienti freddi.
6) Usare la tecnica del mucchio con altri in caso di immersione accidentale in acqua fredda. Le probabilità di sopravvivere sono maggiori rimanendo fermi in acqua fredda sotto i 20°C, che non tentando di nuotare verso riva, a meno che non sia vicina.
7) Elementi che aumentano le probabilità di sopravvivere in ambienti freddi:
   - mantenere la volontà di sopravvivere;
   - adattabilità e improvvisazione;
   - ottimismo e convinzione che l'evento è solo una situazione temporanea;
   - mantenere una serena razionalità verso un'esperienza bizzarra e senso dello humor.
8) Le estremità fredde o quasi congelate possono essere riscaldate con il calore corporeo mettendo le dita sotto l'ascella o nell'inguine. I piedi e le dita possono essere poste sullo stomaco di un'altra persona.
9) Tenere in automobile degli indumenti protettivi antigelo (ad es., stivali, calzini, guanti, cappelli, pantaloni e giacche isolanti, protezioni contro il vento) per emergenze impreviste durante la stagione invernale. Evitare indumenti che assorbono umidità come abiti bagnati che acuiranno la perdita di calore (utilizzare lana o felpa).
10) Il congelamento può avvenire rapidamente quando si toccano oggetti metallici al freddo con le mani nude; indossare sempre i guanti.
11) Comprendere che l'indice di windchill (Fig. 21-30) è composto dalla velocità del vento e dalla temperatura dell'aria, ed essere in grado di vestirsi con indumenti isolanti e antivento.
12) Mantenere i piedi asciutti con calze che trasferiscano l'umidità dai piedi alla calzatura.
13) Non camminare nella neve con calzature basse; se non si hanno le scarpe e le calze protettive adeguate, tentare di restare in un'area protetta; non stendersi o riposare direttamente sulla neve. Stendersi su rami d'albero, su un lettino o su un poncho.
14) Usare un sacco a pelo all'esterno e senza indossare indumenti che assorbiranno

e riterranno il sudore; il sudore sarebbe trattenuto negli indumenti e aumenterebbe la perdita di calore provocando brividi.

15)Le lozioni a base acquosa su volto, mani e orecchie aumentano il rischio di congelamento. Usare lozioni a base oleosa (ad es., Chapstick®, Vaselina®).

16)Le moffole sono più efficaci a trattenere l'aria calda intorno alle dita dei guanti a cinque dita.

17)Nel proteggere le estremità inferiori dal freddo, è comune non tenere conto della protezione dei genitali. Usare pantaloni traspiranti, biancheria lunga, calzamaglie in Lycra®, pantaloni in Gore-Tex®; una qualsiasi combinazione di questi indumenti funziona bene.

18)Per prevenire il congelamento:
- non indossare vestiti stretti, guanti oppure stivali che impediscano la circolazione;
- esercitare le dita di mani e piedi e la faccia periodicamente per mantenerli caldi e per identificare le zone intorpidite;
- lavorare o fare esercizi insieme a un partner che controlli i segnali d'allarme di lesione da freddo e ipotermia;
- indossare vestiario adeguatamente isolante e mantenerlo asciutto e portare sempre biancheria, calze e scarpe extra;
- prestare attenzione a intorpidimento e formicolio.

Trasporto prolungato

A volte la localizzazione di un paziente può causare un ritardo nel trasporto o un trasporto prolungato verso il luogo di cura appropriato, richiedendo una prolungata gestione preospedaliera. Di conseguenza il personale EMS potrebbe dover considerare opzioni di trattamento al di là di quelle che avrebbe utilizzato in caso di trasporto rapido. Come trattare il paziente dipenderà dal tempo per il trattamento definitivo, dai protocolli medici approvati, dall'equipaggiamento e dai mezzi a disposizione, da personale e risorse aggiuntive, dalla localizzazione del paziente e dalla gravità delle lesioni.

Sono proposte qui alcune considerazioni di trattamento prolungato per pazienti moderatamente o gravemente lesi da ognuno degli ambienti discussi nel capitolo. Come sempre nell'assistenza ai pazienti, è chiaro che le priorità sono la sicurezza della scena, l'ABCDE e l'uso di procedure standard di valutazione e trattamento appropriate a quell'ambiente. Qualora sia disponibile una supervisione medica, richiedere sempre un consulto precoce e comunicare durante tutto il periodo di assistenza prolungata. Tutte le procedure elencate che cadono al di fuori della pratica devono essere usate da altro personale medico esperto.

Inoltre è importante sapere che tutte le agenzie hanno linee guida stabilite per l'interruzione della RCP (si veda la trattazione dell'American Heart Association sui problemi etici nell'erogare e interrompere le procedure di rianimazione BLS o ALS). La Wilderness Medical Society raccomanda che una volta iniziata la RCP, questa dovrebbe essere proseguita fino a quando la rianimazione non abbia successo, i soccorritori siano esausti o in pericolo, il paziente sia inviato a un trattamento definitivo o non risponda a sforzi di rianimazione prolungati (30 minuti). Anche la National Association of EMS Physicians (NAEMSP) fornisce le linee guida per interrompere la RCP in ambiente preospedaliero (si veda il capitolo sulla Valutazione e trattamento del paziente). Qualora sia disponibile una supervisione medica iniziare il consulto precocemente, se possibile, per considerare l'interruzione della RCP dopo un tempo totale di 20 minuti, in base alle circostanze speciali del paziente.

Patologie da calore

Colpo di calore

Provvedere al raffreddamento dell'intero corpo il più rapidamente possibile. Pensare a usare un qualsiasi accesso disponibile all'acqua. Immergere il corpo fino al collo in acqua fredda (mantenere il controllo corporeo e proteggere le vie aeree), o spruzzare il corpo intero con acqua (ad esempio liquidi EV, soluzioni fisiologiche, acqua in bottiglia, etc) e fornire una fonte di corrente d'aria continua (ad esempio, vento, ventilazione con asciugamano, ventilatori per evacuazione fumi). Quando possibile, tenere il controllo medico informato delle condizioni del paziente anche per ricevere ulteriori direttive mediche. Bloccare il raffreddamento quando la temperatura rettale raggiunge i 39°C. Quindi proteggere il paziente da brividi e ipotermia.

Mentre si attua il raffreddamento, gestire le vie aeree dei pazienti non responsivi e iniziare una ventilazione ottimale con pallone-maschera e ossigeno ad alto flusso. Ottenere un accesso venoso, somministrare un carico di 500 ml di SF e valutare i segni vitali. Si devono controllare i segni vitali del paziente ogni 500 ml. Il volume totale di liquidi deve rimanere entro 1-2 L nella prima ora. Un ulteriore litro può essere considerato nel corso della seconda ora se il trattamento preospedaliero è prolungato.

Le priorità successive sono trattare eventuali crisi convulsive e ipoglicemiche, previo controllo medico, con diazepam e destrosio rispettivamente.

Mettere il paziente in posizione di sicurezza e continuare la valutazione includendo livello di coscienza, segni vitali, temperatura rettale e glicemia. Fornire il trattamento di supporto e i fabbisogni di base dell'organismo per tutto il tempo rimanente dell'assistenza prolungata.

Iponatriemia da sforzo

Correggere la presunta bassa concentrazione ematica di sodio. Se il paziente può assumere cibo per bocca e se disponibile, dare patatine, ciambelline salate o altri cibi salati, bibite elettrolitiche per sportivi o altre bevande contenenti sali, o somministrare 2 cucchiai da tè di sale in 450 g di acqua. La somministrazione di soluzioni saline per via orale si è dimostrata un efficace metodo di reintegro dei ali.

Stabilire un accesso EV. Iniziare a somministrare SF a goccia lenta. Stabilire con il controllo medico una velocità di infusione di 250 ml/ora o maggiore in base al ritardo stimato del trasporto del paziente all'ospedale o la presenza di disidratazione severa o rabdomiolisi. Non usare liquidi EV ipotonici perché aggraverebbero l'edema cerebrale.

In un paziente con gravi segni o sintomi (convulsioni o coma), considerare la somministrazione di furosemide (un diuretico, se disponibile) per ridurre il contenuto idrico extracellulare del corpo mentre si somministra sodio infondendo SF a 250-500 mL/ora EV.

Valutare l'edema cerebrale e l'aumentata PIC. Stabilire un punteggio Glasgow Coma Scale (GCS) di base e rivalutarlo ogni 10 minuti come indicatore di progressivo edema cerebrale e incremento della PIC (trattamento per edema cerebrale; si veda il capitolo sul trauma cranico).

Essere preparati a trattare nausea e vomito a getto. Prendere un grosso sacco da spazzatura e fare un buco per la testa del paziente a circa 30 cm dal bordo. Far passare la testa del paziente attraverso il buco in modo che la testa possa rivolgersi in basso verso il fondo del sacco. Essere inoltre preparati a gestire le urine quando inizia la diuresi. Utilizzare un grande sacco da spazzatura come pannolino, un secchio o altri contenitori.

Somministrare ossigeno supplementare al paziente letargico od obnubilato. Gestire le vie aeree dei pazienti non responsivi e iniziare una buona ventilazione con un dispositivo pallone-maschera (non iperventilazione; si veda il capitolo sul trauma cranico), con ossigeno, a 10 atti respiratori/min.

Misurare la glicemia e fornire destrosio EV secondo protocollo ai pazienti ipoglicemici. Prestare attenzione a eventuali convulsioni e somministrare un anticonvulsivante (ad es., diazepam, inizialmente 2-5 mg EV/IM e adattare in funzione del protocollo medico). Porre il paziente incosciente in posizione distesa laterale sinistra. Continuare la valutazione del paziente.

Patologie da freddo

Congelamento

Iniziare liquidi EV (mantenere la vena pervia) prima di avviare le procedure di riscaldamento. Se non vi è accesso alla vena, l'alternativa è l'infusione intraossea.

In una situazione di significativo ritardo di trasporto, si deve prendere in considerazione il riscaldamento attivo. Il riscaldamento attivo rapido può bloccare il danno diretto dei cristalli di ghiaccio nei tessuti, ma può non cambiare la gravità della lesione. È fondamentale evitare che il tessuto scongelato ricongeli perché questo peggiora in modo significativo l'esito in confronto allo scongelamento passivo. Pertanto, quando e dove cominciare il riscaldamento attivo è un problema critico del processo decisionale, sempre che sia realmente necessario.

Una procedura standard di riscaldamento è immergere l'estremità colpita in acqua riscaldata tra i 37 e i 39°C in un contenitore grande abbastanza per contenere i tessuti congelati, senza che essi tocchino i lati o il fondo del contenitore. L'acqua dovrebbe essere percepita sulla mano come tiepida, ma non troppo calda (si noti che questo nuovo range di temperature è più basso che come precedentemente raccomandato poiché il range di temperature diminuisce il dolore per il paziente mentre la fase di riscaldamento è solo leggermente rallentata). Se disponibile, si dovrebbe usare un termometro rettale od orale per misurare la temperatura dell'acqua. Una temperatura inferiore a quella raccomandata scongela il tessuto, ma è meno vantaggiosa per un rapido scongelamento e per la sopravvivenza dei tessuti. Qualsiasi temperatura maggiore causerà maggiore dolore e possibile ustione. Evitare il riscaldamento attivo con intense fonti di calore (ad es., stare vicino al fuoco di bivacco). Continuare l'immersione finché il tessuto è soffice e piegabile, il che può avvenire dopo 30 minuti. Il movimento attivo degli arti durante l'immersione è vantaggioso, ma non bisogna sfregare o massaggiare direttamente le parti colpite. Se non è disponibile il riscaldamento per immersione, avvolgere in panni sterili, asciutti e lassi l'arto.

Durante il rapido scongelamento il dolore provato è violento. Trattare con morfina 5-10 mg EV e ripetere la dose se necessario. Somministrare ibuprofene, 400 mg per via orale ogni 12 ore, da solo o in combinazione con morfina. Può essere somministrata aspirina se l'ibuprofene non è disponibile, anche se il dosaggio ottimale non è ancora stato determinato (l'aspirina è controindicata nei pazienti pediatrici per il rischio della sindrome di Reye).

Il ritorno della cute a colore, calore e sensibilità normali nelle parti colpite sono tutti segni favorevoli. Asciugare le parti colpite con aria calda (non sfregare con teli asciutti le parti colpite) e, idealmente, applicare aloe vera topica sulla cute, mettere garze sterili tra le dita delle mani o dei piedi, bende o tutori e sollevare le estremità. Coprire le estremità con materiale isolante, antivento e impermeabile (ad es., sacco per la spazzatura) come strato esterno, in particolare se il trasporto del paziente avviene all'esterno.

Ipotermia

Iniziare le procedure di riscaldamento attivo. Il punto centrale è prevenire ulteriori perdite di calore. Infondere liquidi scaldati a 40-42°C.

Il brivido è il modo migliore per riscaldare lievemente i pazienti ipotermici nella fase preospedaliera in confronto ai metodi esterni di riscaldamento. I pazienti ipotermici capaci di avere brividi massimali possono aumentare la temperatura interna fino a 3-4°C l'ora. Tuttavia, spesso sono usate fonti di calore esterno, che però possono procurare solo minimi vantaggi. Per il paziente ipotermico medio-grave, queste sono ancora di particolare interesse nelle situazioni di assistenza prolungata quando usate insieme a coperture isolanti per ipotermia.

Alcune fonti esterne di calore sono le seguenti:

- l'ossigeno umidificato riscaldato (a un massimo di 42°C) per maschera può impedire la perdita di calore durante la respirazione e fornire un certo trasferimento di calore al torace dal tratto respiratorio;
- il contatto corpo-corpo ha il merito di trasferire il calore, ma molti studi non sono in grado di mostrare alcun vantaggio nei pazienti mediamente ipotermici;
- le coperte termiche elettriche portatili non offrono ulteriori vantaggi;
- il riscaldamento ad aria forzata ha un qualche vantaggio nel ridurre al minimo la diminuzione della temperatura centrale post raffreddamento ("*afterdrop*"), offrendo un riscaldamento efficace comparabile al brivido per i pazienti mediamente ipotermici.

Isolare ogni paziente ipotermico in scenari lontani per minimizzare la perdita di calore. Preparare una copertura multistrato per ipotermia. Mettere un grande lenzuolo di plastica impermeabile sul pavimento o sul terreno. Aggiungere uno strato isolante di coperte o sacchi a pelo sullo strato impermeabile. Stendere il paziente sullo strato isolante insieme a ogni sorgente esterna di calore. Aggiungere un secondo strato isolante sopra il paziente. Il lato sinistro della copertura per ipotermia è ripiegato per primo sopra il paziente, poi il lato destro. La testa del paziente è coperta per evitare la perdita di calore, mantenendo un'apertura sulla faccia per permettere la valutazione del paziente.

Somministrare destrosio assicurerà l'apporto di un carburante adeguato (zucchero) per il metabolismo muscolare durante il brivido ed eviterà ulteriori ipoglicemie. I pazienti coscienti possono consumare liquidi zuccherati caldi per bocca.

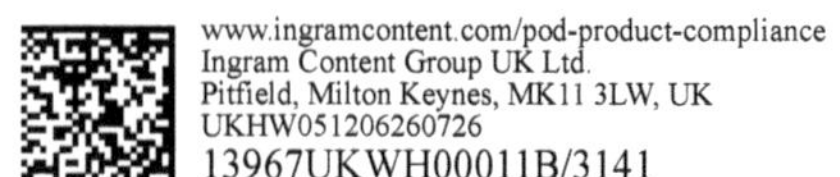

www.ingramcontent.com/pod-product-compliance
Ingram Content Group UK Ltd.
Pitfield, Milton Keynes, MK11 3LW, UK
UKHW051206260726
13967UKWH00011B/3141

9 781284 185553